뇌졸중의 동작분석

Movement Analysis of Stroke

뇌졸중의 동작분석

임상추론에서부터 치료 접근법까지

Tadafumi Kaneko (金子唯史) 저

양승철 역

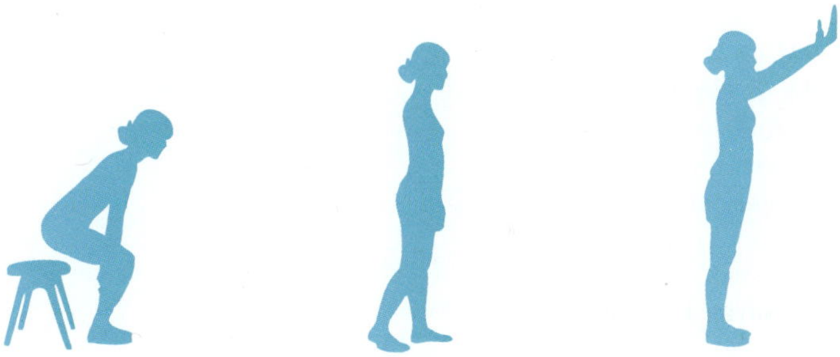

dh 나래출판사

Narae Publishing, Inc.

SK V1 Tower 1507
Younmujang 5 gagil 25, Sungdong-gu,
Seoul 04782, Korea
TEL: +82-2-922-7080
FAX: +82-2-922-0841
E-mail: nrpub@naver.com
Website: www.nrbooks.kr

Authorized translation from the Japanese language edition, entitled
脳卒中の動作分析 臨床推論から治療アプローチまで
ISBN 978-4-260-03531-6
著者 : 金子 唯史
published by IGAKU-SHOIN LTD., TOKYO Copyright © 2018

뇌졸중의 동작분석 – 임상추론에서부터 치료 접근법까지

Movement Analysis of Stroke

발행일 2025년 8월 25일
저자 Tadafumi Kaneko
역자 양승철
발행인 최용원
편집디자인 이은의
표지디자인 이은의
교정·교열 연민영
발행처 **나래출판사** (등록 제2012-000051호/1994.6.10)
주소 서울시 성동구 연무장 5가길 25, 성수역 SK V1 Tower 1507호
전화 (02) 922-7080
팩스 (02) 922-0841
이메일 nrpub@naver.com
홈페이지 www.nrbooks.kr

ISBN979-11-7133-190-1

정가 40,000원

Printed in Korea

저자 약력 Tadafumi Kaneko (金子唯史)

2002년 나가사키의료기술전문학교 작업치료학과 졸업 후, 치카모리 재활 병원에 입직
2004년 준텐도대학 의학부 부속 준텐도의원 입직
2012~2014년 영국에서 국제 보바스 상급 강습회 수료
2015년 주로 뇌졸중을 대상으로 한 자비재활시설 'STROKE LAB'을 도쿄도 내에 개설

【번역】

2011년 현대 보바스 개념-이론과 실천. 가이아북스.
2014년 근거에 기반한 뇌졸중 후의 상지와 손의 재활치료. 가이아북스.
2017년 신 현대 보바스 개념-발전하는 이론과 임상추론. 가이아북스.

【감수】

2014년 근거에 기반한 고령자의 작업치료. 가이아북스.

【분담 집필】

2014년 작업으로 말하는 사례 보고-작업치료 이력서 쓰는 법·사고방식. 의학서원.

【집필】

2023년 뇌졸중의 기능회복-동영상으로 배우는 자율 훈련. 의학서원.
2024년 뇌의 기능해부와 재활치료. 의학서원.

역자 약력 양 승 철

역자는 보바스기념병원 및 경희대학교병원 등 수도권 소재 종합병원과 재활병원에서 신경계 전문 작업치료사로 14년간 근무를 했으며, 보바스와 PNF 치료의 국제 교육 과정을 이수했다. 2020년부터 현재까지는 재활운동센터에서 재활전문운동지도자로 근무하며, 동시에 해외의 우수한 임상 지식을 우리나라의 신경계 작업·물리치료사들에게 전해주기 위해 번역가로서 많은 노력을 하고 있다.

소개

이 책을 정리하려고 생각한 동기는 제가 작업치료사로서 회복기 재활병원에서 일하기 시작했을 때의 에피소드가 큽니다. 당시 뇌졸중 환자에 대한 화장실 동작이나 탈의 동작 등의 ADL 훈련의 상황에서 오로지 반복 훈련밖에 할 수 없어 무력감밖에 생기지 않았습니다. 왜냐하면 동작을 수행할 수 없는 것을 '마비이기 때문에'라고 밖에 결론 짓지 못하고, 많은 컴포넌트로 구성되는 ADL을 해부학/운동학/신경과학을 기반으로 분석할 수 없었기 때문입니다. 불과 몇 년 동안의 학교 교육에서 얻은 지식에 의존하여 임상에 필요한 논문을 거의 읽지 않았고, 기초 지식이 부족했습니다. '원천을 거슬러 나아가면 진실이 있고, 휩쓸려가면 그저 쓰레기일 뿐이다.'라는 표현이 있는 것처럼 동작분석을 심화시키기 위해서는 휩쓸려가지 않는 방대한 지식과 기술이 필요합니다. 그래서 이후 15년의 회복기 → 급성기 → 유지기(자비 영역)의 각 병기에서 일을 해 온 가운데 많은 논문을 접하고, 실기 연습이나 임상에서의 토론(discussion)을 거듭했습니다. 그리하여 기본 동작의 이해를 깊게 함으로써 환자의 ADL의 동작분석이나 개입 효과가 비약적으로 증가하는 임상 경험을 얻었습니다. 기본 동작을 익히지 않으면, 응용 동작의 분석은 어렵다는 것을 통감한 것입니다.

이 책에서는 저의 경험을 바탕으로 아래의 3가지 포인트로 좁혀 독자 여러분에게 동작분석의 이해를 깊게 할 수 있도록 많은 궁리와 노력을 했습니다.

1. 기본 동작을 돌아눕기~손의 기능까지의 5가지로 나누어 각 동작의 이해와 서로의 동작의 관계성을 제시한다.
2. 기본 동작에 대하여 해부학/운동학적 측면과 신경학적 측면을 바탕으로 한 논문 기반에 의한 임상과의 관련성을 제시한다.
3. 각 장에서 실제 뇌졸중 증례에 대한 임상추론과 개입 아이디어를 제시한다.

이 3가지 포인트를 이해함으로써 치료사의 전문성에만 집착하는 것이 아니라 동작 분석을 모든 측면에서 파악할 수 있는 계기가 되기를 바랍니다. 하나하나의 기본 동작을 숙달함으로써 시너지가 생기고, 동작분석에 머무르지 않고 기본 동작부터 생활 동작에 이르기까지의 다양한 임상 응용으로 이어져 갑니다. 물론 이 책만으로 동작분석이나 임상추론의 스킬이 완결되는 것은 아니고, 매일 임상이나 수많은 문헌 등을 통해서 일생을 걸쳐 연마해 갈 필요가 있습니다.

현대는 비용 대비 효과에 걸맞은 성과가 요구되는 엄격한 감시하에 환자의 생활을 지원할 수 있는 스킬이 더 요구되는 시대입니다. 지금까지와 같은 병원, 시설에서 전문성을 발휘하는 직무 방식이 바뀌고 있는 치료사 업계에서 물리치료사의 기본 동작 중심의 기능 훈련, 작업치료사의 생활 기능 훈련과 같은 완전 분업화가 반드시 이점이 되는 것은 아닙니다. 어느 분야에서 일하든 치료사의 강점이 되는 동작 ⇔ 생활의 프로세스를 의학적 시점에서부터 추론할 수 있는 능력이 요구됩니다. 이 책이 뇌졸중 환자에 대한 동작분석, 임상추론에 도움이 되었으면 좋겠습니다.

덧붙여 이 책의 발간은 당초의 예정보다 방대한 시간이 소요되었지만, 의학서원의 담당자인 Hojo(北條) 씨를 포함하여 논문 수집 등을 지원해 준 치료사 동료들의 도움도 있어 이와 같은 형태로 만들 수 있었습니다. 진심으로 감사드립니다.

2018년 4월
STROKE LAB 대표
Tadafumi Kaneko (金子唯史)

역자 서문

번역을 마무리하며 돌이켜보니, 처음 이 책을 접했을 때 치료에 대한 학문적 습득, 그리고 이해에 더해 모국어가 아니기에 생기는 언어의 차이로 인한 해석의 오해가 있지 않을까 하는 두려움이 컸습니다. 하여, 번역과 더불어 관련 서적과 영상 및 논문들을 찾아가며 하나하나 잘못 이해한 것은 없는지 찾아가며 지난하게 공부하던 시절들이 주마등처럼 스쳐 지나갑니다. 조금은 느릴지 몰라도 한 문장씩 짚어가며 정확히 이해하는 것을 목표로 삼으며 시작했고, 내용을 정리하여 실제 임상 현장에서 활용하고 싶었을 뿐이었습니다. 그러다보니 언제 끝날지 장담할 수 없는 지루한 시간을 지나, 만 4년에 걸쳐 내용을 정리하고 이해의 폭을 넓혀가면서, 이 원서의 내용이 현재 우리나라 임상에서 많은 고민과 고군분투를 하고 계신 분들, 그리고 임상에 첫발을 내딛으려는 분들을 포함한 많은 신경계 재활치료사 선생님들께 큰 이정표가 될 수 있으리라는 확신을 가지게 되었고, 여러분의 조언을 받아 번역 출간을 하기로 마음을 정하고 실제 출간을 앞둔 지금의 상황이 믿기지 않을 만큼 놀랍고 감사할 따름입니다.

마침 일본에서 저자의 후속작인 "뇌졸중의 기능회복"이 출간되어 이 책과의 내용 연계 및 확장이 가능해졌고, 번역하던 중 이 책을 포함하여 저자의 저서 두 권이 중국에서 번역을 시작했다는 소식을 접하였습니다. 그러면서, 제가 이 책을 번역 출간하여 한국의 치료사분들께 알려드리고 싶었던 책의 가치에 관한 생각이 다시 한번 검증된 것 같아 더 기쁜 마음으로 탈고 작업을 할 수 있었습니다.

현재 우리나라의 신경계 재활 분야는 개개인이 근무하는 기관 내 교육, 학회 교육, 연구회 등을 통해 신경계 증례 분석, 임상 추론, 개입 아이디어 등을 양질의 교육으로 진행하고 있습니다. 하지만 이러한 수준 높은 교육을 많은 치료사들이 원하고 있음에도 시간적, 물리적 한계로 그 기회를 얻기가 쉽지가 않습니다. 또한 위와 같은 교육의 임상 지식을 책을 통해 개인적으로 습득하고자 해도 찾아볼 수 있는 임상 서적이 많지 않아 그 또한 어려운 부분이 많은 현실입니다.

이 책은 상기한 교육의 형태를 모두 담아 임상서로서 체계적으로 집필되었으며, 적절한 근거와 문헌, 사진, 동영상 자료를 제시하여 학습자 혼자 또는 스터디 그룹을 통해 손쉽게 학습을 진행할 수 있도록 돕습니다. 물론 그렇다고 해도 이 책이 신경계 재활치료의 방대한 지식을 모두 담고 있다고 볼 수는 없기에, 다른 시점이나 방향성을 가진 전문 지식들 또한 함께 탐구해 나가기를 추천합니다.

현재 일본에서는 저자가 운영하는 재활센터에서 이 책의 내용을 토대로 한 교육과정이 진행되고 있으며, 후속 저서인 "뇌졸중의 기능회복"과 "뇌의 기능해부와 재활치료" 또한 출판되어 신경계 재활치료 분야에 큰 영향력을 미치고 있습니다. 역자 또한 탈고 후 저자의 또 다른 후속 저서를 작업 중에 있어, 빠른 시일 내에 우리나라의 치료사분들께도 전해 드릴 수 있기를 희망합니다.

이 책이 번역되어 출판될 수 있도록 도움을 주신 나래출판사 최용원 대표님과 이상훈 부장님 그리고 모든 출판사 직원 여러분, 특히 인내심을 갖고 끝까지 도와주신 연민영 과장님께 깊은 감사를 표합니다. 이 책이 나오기까지 긴 시간과 생각지도 못한 많은 어려움으로 인해 힘이 들기도 했지만, 뇌졸중 등 신경계 환자들의 회복을 위해 지금도 열심히 노력하고 계신 모든 신경계 재활치료사 선생님들께 미력하나마 도움이 되는 학습서가 되길 희망하며 작업에 임했습니다.

우리나라 모든 분야의 재활치료사 선생님들을 진심으로 응원합니다. 감사합니다.

2025년 7월

양 승 철

목차

신경학적 측면 | 207

임상 응용 | 221

부록

제 1 장

동작분석과 임상추론

개요

동작분석과 임상추론

동작분석의 본질

동작분석의 본질은 얻을 수 있는 정보로부터 임상추론 과정을 통해 클라이언트(환자)의 건강을 지원하는 개입으로 연결하는 것이다. 따라서 기능적·작업적·상황적 측면에서 포괄적으로 생각하는 **'클라이언트 중심'**이어야 한다. 그러기 위해서는 동작분석에 들어가기 전에 클라이언트를 이해하는 것부터 시작할 필요가 있다. 클라이언트의 이해에는 의학적 정보수집부터 면담을 통한 대화 등 신뢰관계의 구축이 필수이다. 그리고 이해를 깊게 한 가운데 기초적인 운동과 동작 분석을 통한 임상추론을 쌓아가는 상향식(bottom-up), ADL 등의 과제분석에서 파헤쳐가는 하향식(top-down)의 양쪽을 치료사는 상황에 맞추어 실시할 필요가 있다[1].

동작분석은 어디까지나 치료사에게는 하나의 수단이며, 분석의 측면이나 해석도 다방면에 걸쳐 있지만, 클라이언트 중심은 항상 일관한다. Satterfield 등[2]은 적절한 동작분석을 통한 임상추론을 실시하는 데 있어서 임상가의 경험, 가장 유익한 근거연구(evidence research) 활용, 클라이언트의 개별성 등을 토대로 중요성을 설명하였다(그림 1-1). 예를 들어, 재활치료실과 병동(bedside)에서 동일한 환자의 동일한 동작을 분석할 경우에 운동 패턴이 바뀔 수도 있다. 또한 그것을 분석하는 치료사도 환경 인자에 영향을 받아 임상추론이 바뀔 수도 있다. 식전과 식후에도 동작 패턴에

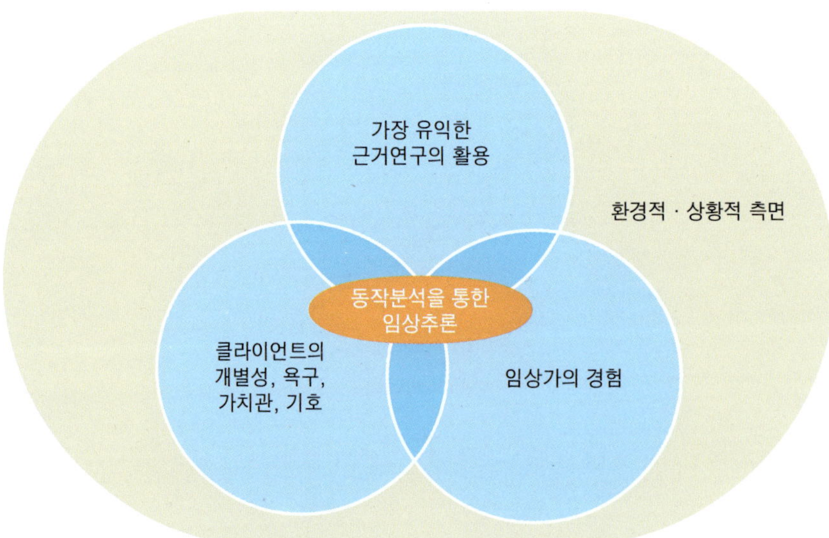

그림 1-1. 동작분석과 임상추론의 관계성.

(Satterfield JM, et al. Toward a transdisciplinary model of evidence-based practice. Milbank Q. 2009; 87: 368-390.에서 수정)

변화가 생길 수 있다. 뇌졸중의 전형적인 편마비 자세에서도 균형 전략, 인지적 측면, 욕구(needs)나 가치관은 완전히 다르다. 오늘과 내일에서도 환자의 개인적 배경이나 주변 환경은 크게 변화하기 때문에 동작분석을 통한 임상추론은 수시로 업데이트되어야 한다.

이 책에서는 동작분석과 임상추론의 흐름(그림 1-1)을 의식하여 근거연구의 가능한 한 인용, 필자의 임상경험, 클라이언트의 개별성 등을 고려하는 개입을 문장화하기 위해 유념하였다. 같은 뇌졸중, 편마비라도 개입이 획일화(one-pattern), how to화하는 것은 바람직하지 않다고 필자는 생각한다.

동작분석의 흐름

동작분석은 매우 복잡하다. 왜냐하면 운동 시스템에 관련된 지식이 필요한 것 외에도 다양성이 있는 정상 운동에서 '무엇을 일탈로 판단하는가?', '무엇을 우선순위의 문제로 보는가?' 등과 같은 임상추론 과정을 요구하기 때문이다. 인간의 동작분석은 비디오 해석, 3차원 해석, 무게중심 동요기기 등 다양한 기기를 이용한 분석 방법과 치료사의 관찰에 의한 분석이 있다. 이 2가지 분석 방법은 병행해서 진행되지만, 여기에서는 기기와 관련된 자세한 내용은 언급하지 않고 치료사의 관찰에 초점을 맞춘 내용을 제시한다.

동작분석은 기초동작(돌아눕기, 보행 등)뿐만 아니라 일상생활활동(activities of daily living; ADL) 등의 과제 분석에서도 요구되고, 스킬을 높이는 데 수년간의 경험이 필요하며, 항상 완성되는 것도 아니다. 일반적으로 기본 동작의 분석이 '동작분석', ADL과 같은 복합적 요소, 본인의 상황적 배경이 포함된 동작은 '과제분석'이라고 불린다.

동작분석은 ① **시작 자세**, ② **실행 중인 동작**, ③ **종료 자세**를 중심으로 이루어지는데, Hedman 등[3]은 초기 컨디션의 중요성을 설명하였다(그림 1-2). 이 시계열 분석 중 과제를 완수하는 데 있어서의 문제는 무엇인가, 운동 수행 기능을 방해하는 국면은 어디인가, 문제의 밑바탕에 있는 결정 요인은 무엇인가, 어떻게 개입할 것인가 등에 대해 생각해 간다.

뇌졸중 등의 중추신경계 장애의 동작분석은 그림 1-2에 나타낸 황토색 음영 부분이 특히 중요

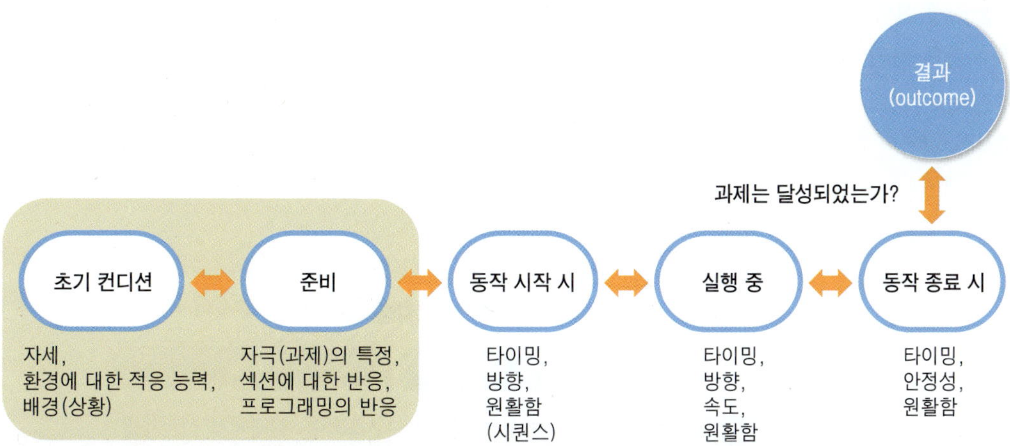

그림 1-2. 동작분석의 기본 프레임.

(Hedman LD, et al. Neurologic professional education: lining the foundation science of motor control with physical therapy interventions for movement dysfunction. J Neurol Phys Ther. 1996; 20: 9-13.에서)

하며, 동작은 심리적 문제, 환경, 상황에 따라 크게 영향을 받는다. 따라서 눈에 보이는 현상 외에도, 시작 전 대상자의 분석을 뇌내 과정을 포함하여 평가해 두는 것은 동작분석을 통한 임상추론 과정에서 중요하다.

동작분석에서의 문제점 추출

동작분석 속에서 문제점을 추출할 때, ① **신경학적 측면**(운동 제어에 관여하는 구조 및 경로), ② **생체역학적 측면**(근육, 관절 및 연부조직의 구조 및 특성을 가리킴), ③ **행동적 측면**(인지적, 동기부여, 지각, 감정적 측면)의 3가지로 분류하여 관찰할 필요가 있다. 이 3가지 측면만으로 대상자 문제의 결정 인자를 모두 특정할 수는 없지만, 잠재적인 감각, 운동, 근골격 문제와 작업 실행 중인 근육 그룹의 상승적 협조성(synergy)을 평가하는 것은 가능하다.

예를 들어, 일어서고 앉기의 수행을 어렵게 하는 원인을 근력 저하로 판단하였을 경우, 근력을 개선하는 개입이 필요하다. 그러나 실제 임상에서는 근력이 증가하는 것만으로 과제 실행 중의 적절한 시너지, 운동 패턴이 개선되는 것은 아니며, 특히 중추신경계 장애가 있는 클라이언트에게 자주 마주하는 문제이다. 중추신경계 장애에서는 **원동력**(prime movers), **이차적 원동력**(secondary movers), **시너지**(synergy), **전신의 안정성**(whole-body stability) 등과 같은 근육군의 적절한 협조성이 빈번하게 장애를 당한다[4-6].

일부 클라이언트는 도수근력검사(manual muscle testing; MMT)에서는 적절한 힘을 발휘할 수 있어도 기능적인 활동에서는 적절한 시너지 작용을 발휘하지 못한다. 반대로 전신운동(또는 다른 근육군과의 조합)에서만 근육군에 힘을 생성할 수 있고, 단관절 운동에서는 생성할 수 없는 클라이언트도 있다. 임상에서는 MMT뿐만 아니라 관절가동범위(range of motion; ROM)에서도 동일한 문제에 마주한다. 예를 들어, 일어서기나 선자세 시에 족관절 저측굴곡을 강하게 하여 일어서서 느슨하게 할 수 없는 클라이언트라도 앉은자세나 누운자세에서는 배측굴곡의 제한이 없는 경우가 있다. 따라서 단독적인 MMT나 ROM만으로는 운동 기능부전의 근본적인 원인을 완전히 특정하기에는 불충분하다.

이 분석은 최근의 논문에서는 그다지 주목받지 못하고 있으며 간과되기 쉽다. 운동전략·시너지 작용을 분석하는 데 있어서는 상대적으로 안정된 정적 자세(누운자세, 앉은자세)의 평가에서 선자세나 과제 등의 동적 자세로의 분석으로 이행하는 가운데 단독 문제에서 운동 전략의 문제로 연결해 나가는 것이 가능하다. 이와 같이 운동 전략은 과제·환경에 크게 제약을 받기 때문에 표 1-1에 제시된 시점이 중요하다.

표 1-1. 동작분석 과제와 환경 인자

과제 \ 환경	정적	동적
정적	조용한 치료실에서 선자세를 유지한다.	시끄러운 실내에서 선자세를 유지한다.
동적	조용한 치료실 안을 걷는다.	시끄러운 실내에서 걷는다.

정리하면, 아래의 질문사항을 토대로 동작분석과 임상추론을 진행해 나가는 것이 중요하다고 할 수 있다.

① 어떤 환경하에서 과제를 실행하는 것이 어려운가?[7]

② 환경에서 어떤 문제가 중요한가?
[예: 의자 높이, 지지 기저면(BoS), 조명, 지지면의 탄성(compliance)]

③ 과제에서 운동의 시퀀스(시계열)는 어떤가?[3]

④ 과제 실행 중의 시간축에서 특정 또는 복수 단계(stage)에 영향을 미칠 가능성이 있는 근본적인 장애는 무엇인가?

⑤ 대상자는 어떤 조건하에서 근육의 시너지를 조정하는 것이 어려운가?

동작분석을 통한 임상추론

현상을 설명하는 것은 '동작관찰'에 불과하다. '동작분석'은 임상추론이 기반이 되며, '정보수집 → 분석 → 문제점 추출 → 가설 설정 → 개입 → 재평가'라는 일련의 흐름으로 진행된다. 동작분석을 실시하는 데 있어서 필수의 지식·이미지로서 이상적인 정상인의 수행능력(performance)을 숙지하고 있어야 한다. 따라서 정상 운동의 이해가 필수이지만, 정상 운동에도 폭이 있어서 무엇이 정상이고 무엇을 일탈로 할지에 대한 판단은 쉽지 않다. 게다가 대상자에게 이상적인 수행능력을 강요해도 개인 인자, 환경 인자가 모두 다르기 때문에 실패로 끝나는 경향이 있다. 그래서 정상 운동에 대한 이해를 깊게 하면서 수많은 증례에 대해 표 1-1에 나타낸 흐름을 반복하며, 임상가의 경험치를 높여 갈 필요가 있다. 평가와 개입은 항상 일체가 되어 '왜?'를 자문자답하면서 진행해 간다(그림 1-3).

임상추론에 대해 Higgs 등[8]은 '치료사가 임상 데이터, 환자에 따른 선택, 프로페셔널한 판단과 지식에 근거하면서 환자를 목표(goal)로 이끄는 해결방법을 탐구해 나가는 과정이다'라고 설명한다. 임상추론은 매우 복잡하고 불확실하여 주관과 객관을 교차시키면서 시행착오를 거쳐 최적의 실천

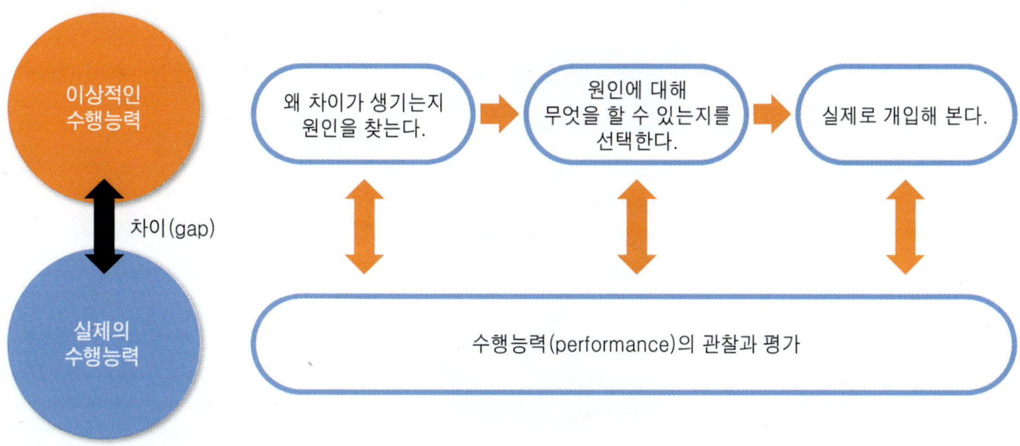

그림 1-3. 동작분석과 임상추론의 흐름.

패턴을 자신에게 구축시켜 나간다. 최적의 임상추론 판단을 하는 데 있어서 Jones[9]는 지식의 조직화, 인지, 메타인지 과정의 중요성을 설명한다. 아래에 자세한 내용을 설명한다.

지식의 조직화

많은 문헌들에서 일관된 지견은 임상가의 특정 분야 지식이 전문 지식과 진단의 정확성에 의존하고 있는 것이다. '얼마나 많은 사실을 알고 있는가?'라는 표면적인 지식량뿐만 아니라 지식 조직화의 중요성이 설명되어 있다.

지식은 임상추론에 영향을 미치는 가장 중요한 변수이며, 해부·운동·신경계 등의 지식에 대해 치료사는 항상 비판적일 필요가 있다. 모든 지식에 대해 이해해야 하는지 또는 무관한지를 고려해야 한다[10]. 임상에 사용할 수 없는 지식은 전문가의 사고에 방해가 될 수 있고, 직장 환경이나 기술에 따라 지식의 범위도 변화한다. 따라서 지식을 조직화하고 사용할 수 있는 지식으로 만드는 것이 임상추론에 중요한 인자가 된다.

인지

인지란, 데이터 해석, 합성, 조사 등의 전략에 의해 가설 검증을 수행하는 사고 과정(process)을 의미한다[11]. 임상적인 전문 지식은 임상가의 지식 조직화와 관련이 있고, 또한 지식과 인지는 상호 의존한다. 예를 들어, 어떤 계획에 대해 치료의 유효성을 확인해 나가는 가설 검증은 지식 획득에 중요한 역할을 한다[12].

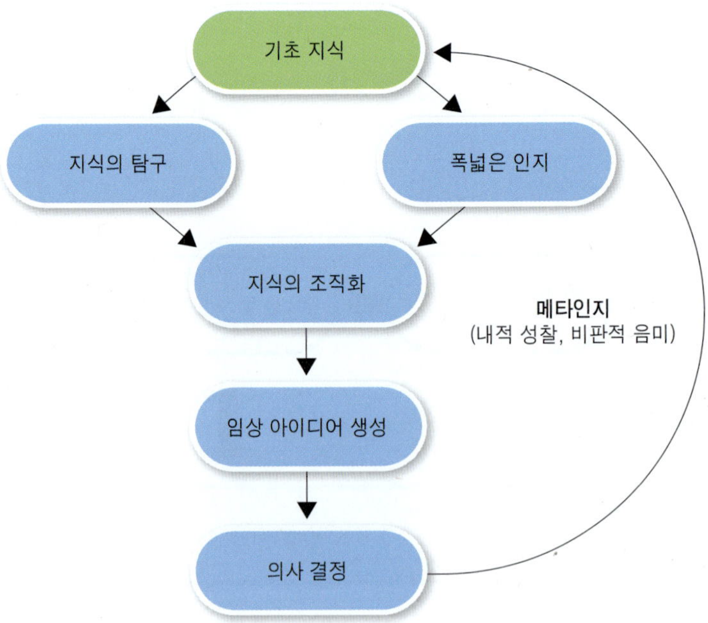

그림 1-4. 임상추론의 발전.

일반적으로 임상추론에서의 실패는 인지의 실패와 관련이 있다. 예를 들어, 기존 가설을 지지하는 지견에 과도한 강조가 포함되는 경우, 기존 가설을 잘못 해석하면 부적절한 연역적 추리가 된다[13]. 그러나 많은 임상가들은 환자의 평가와 치료 시에 사용하는 사고 과정의 오류를 깨닫지 못한다.

가장 일반적인 실패는 마음에 드는 가설을 고집하고 있었을 경우이다. 이것에 의해 패턴 인식이 고유화되고 제한된다. 즉 개별 상자에 사물을 넣으려고 하면, 상자 자체가 주의의 초점이 되어 상자 외측 패턴이 보이지 않게 된다. 예를 들어, 보행의 동작분석 장면에서 입각중기에 고관절의 후방 편위가 생겼을 경우, 발의 문제, 하지, 체간, 상지 기능 등의 신체적인 측면에서 가설을 설정하는 경향이 있다. 그러나 부위 외에도 근골격계·신경계·심리적 요인 등 여러 측면에서 가설을 검증할 필요가 있다. 어쩌면 고관절의 후방 편위가 구두에 쓸려 까져서 또는 지면의 미끄러움에 영향을 받았을지도 모른다.

성공 패턴만 고집하지 않도록 귀납법과 연역법을 구사하여 매일 임상을 개선(brush up)시키는 것이 중요하다.

메타인지

메타인지란, 임상가의 의식과 사고방식을 객관적으로 파악하는 능력을 의미한다[8]. 이것은 '행동을 안다'는 것이며, 자기에 대한 감시, 내적 성찰이다. 자신의 생각에 대해 내적 성찰하고, 비판적인 의견을 물음으로써 임상에서의 모호한 사고 패턴의 인식이 가능해져 새로운 인지의 획득이 실현된다. 임상에서 '무슨 일이 생겼는가? 무엇을 느꼈는가? 무엇이 좋고 무엇이 잘못되었는가? 무엇을 배울 수 있었는가? 다음은 무언가 다른 것을 실시할 수 있는가?' 등에 대해 항상 자신에게 물어보고, 기술하고, 정리하는 습관은 메타인지를 높여가는 데 좋은 훈련이 된다.

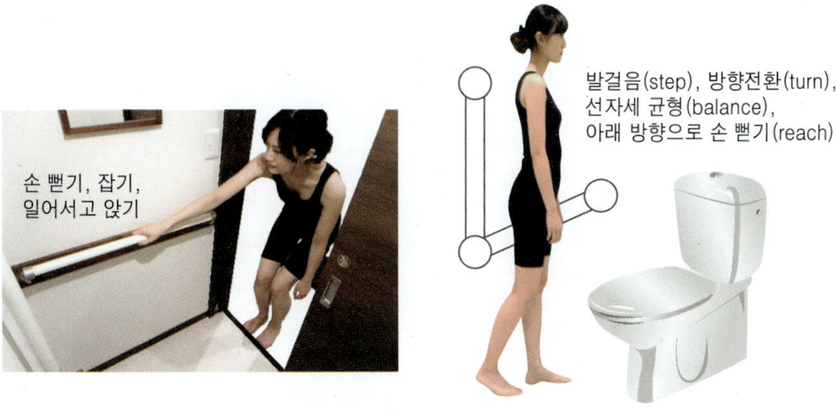

그림 1-5. 화장실 동작을 구성하는 기본 동작.

휠체어에 앉은자세 ⇔ 손잡이로 뻗어 잡기 ⇔ 일어서기 ⇔ 발걸음(step), 방향전환(turn) ⇔ 바지를 올리거나 내리기 ⇔ 변기에 앉기 ⇔ 변기에서의 앉은자세 임상추론을 발전시켜 나가기 위해서는 그림 1-4에 나타낸 과정을 반복해 나가는 것이 중요하다. 교과서, 논문, 학회, 동료와의 대화 등에서 지식을 수집하면서 사고하고, 임상에 사용할 수 있는 지식으로 조직화시켜 나감으로써 임상 아이디어가 생긴다.

ADL은 기본 동작의 집합체

치료사로부터 ADL(activities of daily living)에 대한 과제 분석의 포인트에 대해 질문을 받는 경우가 있다. 필자는 기본 동작의 분석이 되지 않는 한 ADL에 대한 과제 분석은 어렵다고 생각한다.

그림 1-5에서는 화장실 동작에 필요한 구성요소(component)를 제시하였다. 이 책에서는 이러한 기본 동작들을 각 장에서 다루고 있다. 기본 동작을 이해하고 임상에 활용해 나간다면 최종적으로는 과제 분석이 쉬워질 것으로 생각한다. 예를 들어, 야구나 악기 연주는 기초가 되는 운동이나 주법이 있기 때문에 일련의 동작이 가능해진다. **화장실 동작을 구성하는 요소를 숙지하지 못한 수준에서는 화장실 동작의 과제분석은 할 수 없다.** 물론 기본 동작의 분석만으로는 환경이나 상황적 측면에 영향을 받는 ADL에 대한 과제 분석을 완전히 파악할 수 있는 것은 아니다. 그러나 '가능', '불가능', '일부 보조' 등 동작 수행의 결과에 초점을 맞추는 평가 방법으로 폭이 넓어지고, 양적 평가뿐만 아니라 질적 평가도 가능해진다. '가능', '불가능'의 가로축뿐만 아니라, 동작이 '효율적', '비효율적'과 같은 세로축의 가능성을 치료사는 탐구해 나가야 하는 것을 잊어서는 안 된다(그림 1-6).

동작의 운동 제어와 뇌졸중의 병태

동작분석에 있어서 기본적인 운동 제어를 이해하는 것은 중요하다. McCrea 등[14]은 상지 뻗기 동작 메커니즘을 제시하였다(그림 1-7). 실제 뻗기 동작(출력) 전에 수많은 시스템이 성립되어야 한다. 뻗기 동작의 신경 제어는 계산상 복잡하며, 모든 관절, 자세의 안정에 있어서 근수축의 협조성

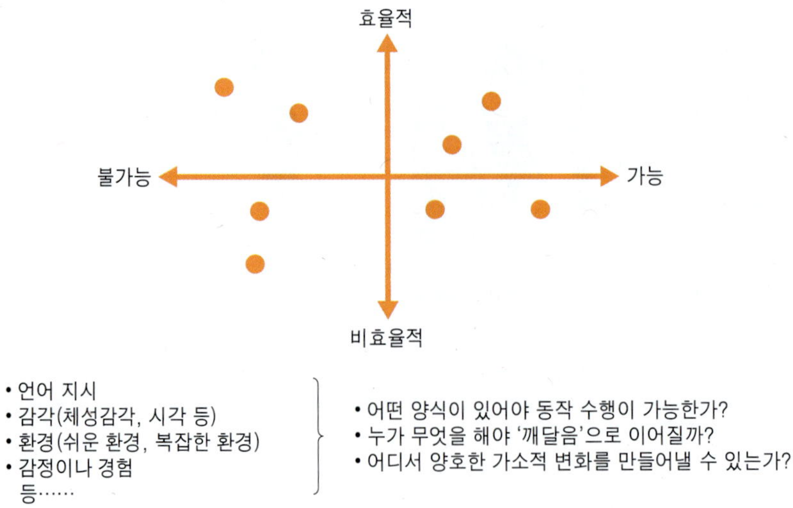

그림 1-6. 잠재성 탐구.

을 필요로 한다. 뻗기 동작에서 **중추신경계(central nervous system; CNS) 내**의 계획은 공간상에서 손을 움직이기 위해 어깨, 팔꿈치의 운동 패턴을 변환시키는 계층적인 운동 제어를 한다. 뻗기 중 각 관절의 가속도는 관절 토크(회전력)와 관성(운동의 변화에 대한 물체의 저항)에 의존한다. 상지, 전완, 손의 움직임이나 구성에 따라 상지의 복합적인 관절운동이 생긴다[15]. 관절 토크의 사슬(chain)은 근활동뿐만 아니라 중력, 관절의 점탄성, 외력(예: 문손잡이에서의 반발력)의 영향을 받는다. 또한 중력은 상지의 각 분절 간의 질량과 방향에 의존한다. 점탄성은 관절의 위치를 안정시키는 고유한 기계적 특성이다. 운동은 고위 레벨에서는 관절각의 좌표축(예: 어깨, 팔꿈치 및 손목의 각도)과 최종적인 종점의 좌표(target)로 결정된다[16].

또한 CNS는 피드포워드(feed forward) 전략과 피드백(feedback) 전략을 모두 사용하여 상지 뻗기를 제어한다[17]. 뻗기의 제1단계는 **피드포워드(계획된) 제어**이며, 지각 정보는 사지의 역학에 대한 외란을 예측하고, 경험을 바탕으로 적절한 근육의 활성화를 계획하기 위해 사용된다. 피드포워드 제어는 하나의 가속 단계와 하나의 감속 단계를 포함하는 연속적인 이동으로 특징지어진다. 뻗기의 제2단계는 **피드백 제어**이며, 팔의 현재 위치와 속도에 대한 팔의 배치 장소의 차이를 수정한다. 피드백 제어에 있어서 말초수용기로부터의 신호는 근육, 관절, 그 밖의 조직에서 발생하는 현상에 대한 정보를 신경계로 되돌리는 역할을 한다. 피드백 제어는 손과 대상(target) 간의 오차를 전달하기 때문에 다양한 가속·감속을 포함한 비연속적인 이동이 특징이다.

이와 같이 신체에 작용하는 내외의 힘에 영향을 주는 외란을 예측하고, 수정하는 것을 배우고, 반복함으로써 수의운동의 제어가 개선된다[18]. 뻗기의 자세한 메커니즘은 상지의 장에 자세히 설명되어 있으므로 참고하기 바란다(➡ 108쪽). 뇌졸중 환자의 경우, 그림 1-7의 외곽선에 제시된 문제(주황색 문자)가 수반되기 쉬워 결과적으로 운동 출력 시에 실패하기 쉽다.

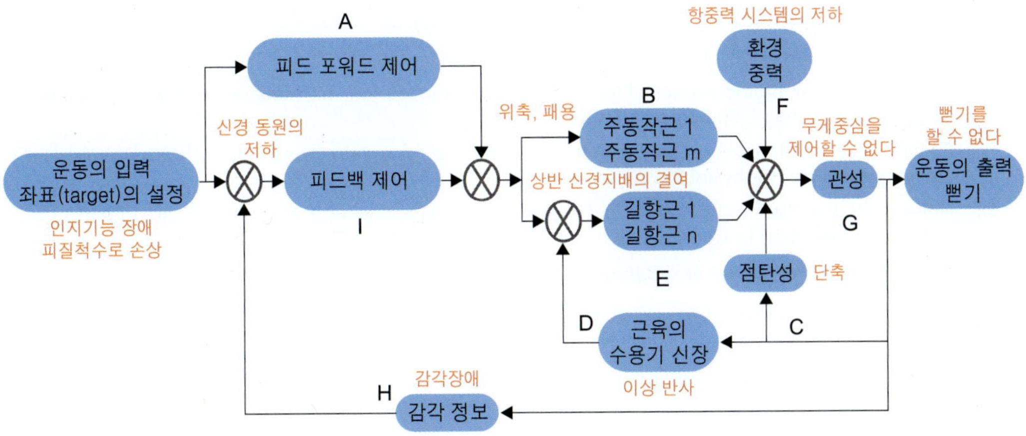

그림 1-7. 상지 뻗기의 운동 제어와 뇌졸중 병태.
(McCrea PH, et al. Biomechanics of reaching: clinical implications for individuals with acquired brain injury. Disabil Rehabil. 2002; 24: 534-541.에서 수정)

제 1 장 학습 포인트

- [ ] 동작분석의 본질을 이해한다.
- [ ] 동작분석의 흐름을 이해한다.
- [ ] 동작분석에서 문제점 추출을 이해한다.
- [ ] 동작분석을 통한 임상추론을 이해한다.
- [ ] 동작분석을 할 때에 운동 제어와 뇌졸중의 병태를 이해한다.

참고문헌

1) Weinstock-Zlotnick G, et al: Bottom-up or top-down evaluation: is one better than the other? Am J Occup Ther 58: 594-599, 2004
2) Satterfield JM, et al: Toward a transdisciplinary model of evidence-based practice. Milbank Q 87: 368-390, 2009
3) Hedman LD, et al: Neurologic professional education: lining the foundation science of motor control with physical therapy interventions for movement dysfunction. J Neurol Phys Ther 20: 9-13, 1996
4) Janssen WG, et al: Determinants of the sit-to stand movement: a review. Phys Ther 82: 866-879, 2002
5) Kamper DG, et al: Alterations in reaching after stroke and their relation to movement direction and impairment severity. Arch Phys Med Rehabil 83: 702-707, 2002
6) Runge CF, et al: Ankle and hip postural strategies defined by joint torques. Gait Posture 10: 161-170, 1999
7) Gentile AM: Skill acquisition: action, movement, and neuromotor processes. In: Carr JH, et al (eds): Movement Science: Foundations for Physical Therapy in Rehabilitation, 2nd ed, pp111-187, Gaithersburg, MD, Aspen Publishers Inc, 2000
8) Higgs J, et al: Clinical reasoning in the health professions. In: Higgs J, et al (eds): Clinical Reasoning in the Health Professions, 3rd ed, pp3-14, Butterworth-Heinemann, 2000
9) Jones M: Clinical reasoning and pain. Man Ther 1: 17-24, 1995
10) Hislop HJ: Clinical decision making: Educational, data, and risk factors. In: Wolf SL (ed): Clinical Decision Making in Physical Therapy, pp25-690, F. A. Davis, 1985
11) Carr J, et al: Teaching towards clinical reasoning expertise in physiotherapy practice. Higgs J, et al (eds): Clinical Reasoning in the Health Professions, pp235-245, Butterworth-Heinemann, 1995
12) Lawson AE, et al: Hypothetico-deductive reasoning skill and concept acquisition: Testing a constructivist hypothesis. J Res Sci Teach 28: 953-970, 2013
13) Jones M: Clinical reasoning in manual therapy. Phys Ther 72: 875-884, 1992
14) McCrea PH, et al: Biomechanics of reaching: clinical implications for individuals with acquired brain injury. Disabil Rehabil 24: 534-541, 2002
15) Gribble PL, et al: Compensation for Interaction torques during single- and multijoint limb movements. J Neurophysiol 82: 2310-2326, 1999 [PubMed: 10561408]
16) Hollerbach JM: Planning of arm movements. In: Osherson DN, et al (eds): Visual Cognition and Action: An Invitation to Cognitive Science, Vol. 2, pp183-211, MIT Press, 1990
17) Jeannerod M: The Neural and Behavioural Organization of Goal-directed Movements. Clarendon Press, 1990
18) Shadmehr R, et al: Spatial generalization from learning dynamics of reaching movements. J Neurosci 20: 7807-7815, 2000

제 2 장

돌아눕기·일어나기

개요

돌아눕기·일어나기란?

돌아눕기(rolling)나 일어나기(come to sit)는 일상생활에서 필수적인 동작이며[1], 뇌졸중의 경우에 항상 문제가 생기는 과제이기도 하다. 이를테면 급성기에는 안정도에 따른 체위 변환이나 침대 위에서의 기상이 필요하며, 회복기나 만성기에도 환자의 자립도에 따른 체위 변환이나 이동(transfer)이 요구된다. 돌아눕기나 일어나기는 바로누운자세에서 시작하는 경우가 많아 신체의 질량중심인 CoM(center of mass)을 중력에 대해 크게 상하·좌우로 이동시킬 필요가 있으며, 가장 많은 노력량이나 보조량이 요구된다. 이 때문에 환자 본인, 돌봄 인력(care staff), 가족 등이 어려움을 겪는 상황이 많다.

돌아눕기나 일어나기에 관련된 연구 논문은 적으며, 원인 중 하나로 다양한 운동 패턴 즉 개별성이 존재하는 것을 생각할 수 있다. 이 장에서는 돌아눕기나 일어나기의 기본적인 동작분석과 공통되는 '체간 기능'에 주목하여 해부학적·운동학적 측면과 신경학적 측면, 뇌졸중 환자의 일상생활동작의 특징이나 증례에 대한 개입을 제시해 간다.

Sarnacki 등[2]은 돌아눕기·일어나기에서 아래의 3가지 필요조건을 설명하였다(그림 2-1).

① 신체를 수직 방향으로 움직이기 위한 모멘텀(momentum)의 생성
② CoM을 제어하기 위한 안정 조건(지지 기저면 내에서의 체간, 둔부, 발, 상지 등)과 수평 이동
③ 환경 적응 능력(지지 기저면, 시각 정보, 전정계 등의 융합)

이 조건을 평가하여 해부학적·운동학적 측면이나 신경학적 측면의 문제점을 파악해 나가는 것은 중요하다고 할 수 있다. 돌아눕기의 경우, 가장 무게중심이 낮은 바로누운자세에서 두경부나 하지를 굴곡시키거나 바닥을 상·하지로 밀어내는(pushing) 등으로 CoM을 상하·좌우로 이동하면서 지지 기저면에 적응하여 동작을 달성시킬 수 있다.

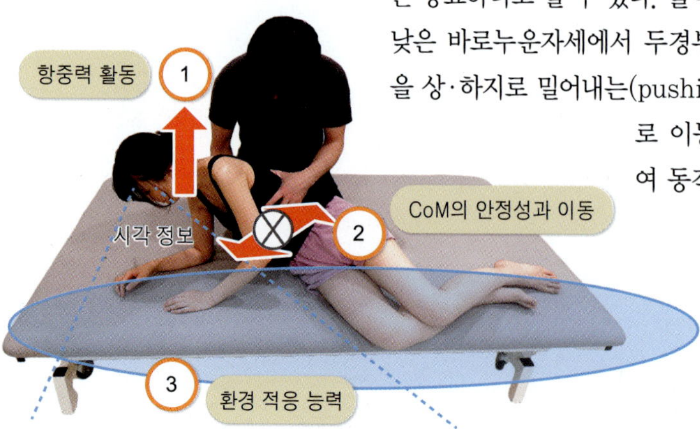

그림 2-1. 돌아눕기·일어나기에서의 3가지 조건.

자세 제어

중추신경계의 가장 중요한 기능 중 하나는 자세와 운동의 조정이다. 이 기능에 의해 운동 시작 시나 외부 자극으로 야기되는 흔들림에 대하여 신체를 안정화한다[3].

신경계 시스템은 모든 운동 활동에서 자율적으로 신체의 질량중심(CoM)을 지지면상에 유지할 수 있도록 균형을 잡아야 하고, 돌아눕기나 일어나기에서도 각 단계에 따라 CoM을 지지 기저면 내에 안정시킬 수 있어야 한다. 자세 제어를 위해서는 감각, 지각, 인지, 운동 시스템이 신체의 근골격계와의 상호작용을 통해 작용한다. 바닥면이 되는 침대의 재질, 침대 주위의 환경이나 소음, 보조자의 말, 터치나 유도의 감각, 환자 자신의 신체 상황 등을 통합한 돌아눕기나 일어나기의 자세 제어가 필요하다. Bouisset[4]은 CoM의 흔들림에 대하여 안정시키는 메커니즘을 **"자세-운동 능력(posturo-kinetic capacity; PKC)"**이라고 정의하였다. PKC 이론에 따르면, 기능적 과제의 수행능력(performance)에는 흔들림에 효율적으로 대항할 수 있는 자세 활동이 중요하게 생각되었다[5]. 또한 균형과 제어를 최적화하기 위해 흔들림에 대해 예측적으로 자세조절을 만들어 내는 것이 본질적으로 필요하다고 강조하였다. 이러한 자세조절은 **선행 수반성 자세조절(anticipatory postural adjustments; APAs)**과 일치한다.

돌아눕기나 일어나기에서도 바로누운자세에서 중력이나 마찰을 이겨내고 시작한 운동의 속도·타이밍·방향을 제어하는 근활동이 없으면 수행이 어려워진다. 뇌졸중 환자의 경우, 예측적(피드포워드)으로도 반응적(피드백)으로도 문제가 생겨 돌아눕기 시 지면 반발력, 신체의 위치, 순서, 두경부나 체간의 제어가 어려워진다.

구성요소

돌아눕기·일어나기는 자세의 연속이다. 그림 2-2에서는 기본이 되는 자세의 흐름을 보여주고 있다. 돌아눕기·일어나기의 경우, 일반적으로 바로누운자세에서 운동이 시작된다. 그 후 반측 누운자세를 거쳐 옆누운자세, 엎드려 누운자세가 되면 돌아눕기 동작으로서 성립하고, 앉은자세로 이행하면 일어나게 된다. 어떤 동작을 분석하더라도 바로누운자세나 옆누운자세에 대한 이해를 깊게 하고, 어떤 구성요소(component)가 효율적인 돌아눕기나 일어나기로 연결되는지를 이해하는 것이 중요하다.

각각의 자세의 특징이나 장점·단점을 설명해 간다.

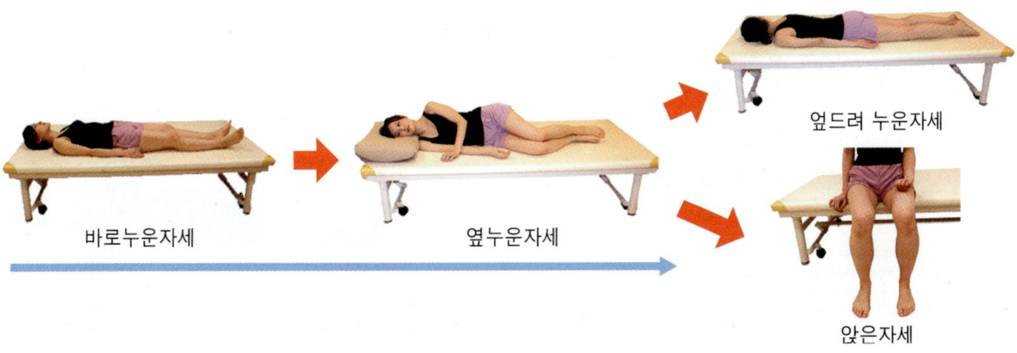

그림 2-2. 돌아눕기·일어나기까지의 일련의 자세 변화.

바로누운자세의 특징

바로누운자세의 자세 설정(postural set)은 대상자가 고관절, 요추, 경부, 견갑대의 원심적인 길이를 만들 수 있다면, 신전의 특성을 갖는다(그림 2-3). 지지 기저면은 넓고, 무게중심은 낮고, 근긴장은 느슨하며, 자세 긴장도는 낮아진다. 양호한 정렬이라면, 사지는 약간 외전, 외회전, 신전의 경향을 취한다. 전완은 정상적인 범위 내의 회내 위치, 팔꿈치는 약간의 굴곡 위치가 된다. 손은 침대에 접촉함으로써 환경과 신체의 상호작용, 정중축의 오리엔테이션 구축을 촉진할 수 있다. 바로 누워 있는 자세는 신체 구조상 요추가 과전만 위치로 등 부분의 지지 기저면(base of support; BoS)이 감소하기 쉽다. 복근군이 저긴장으로 체간이 불안정한 뇌졸중 환자의 경우, 요추의 과전만이나 골반의 전반경사가 조장되기 쉽고, BoS가 협소화함에 따라 머리, 천골부, 상지, 발뒤꿈치로 바닥면을 내리누르는 경향이 있다(그림 2-4). 따라서 하지의 중량 지지나 견갑골 및 손에 대한 접촉 자극을 의식한 포지셔닝으로 BoS를 넓히는 것이 필요한 경우도 있다(그림 2-5).

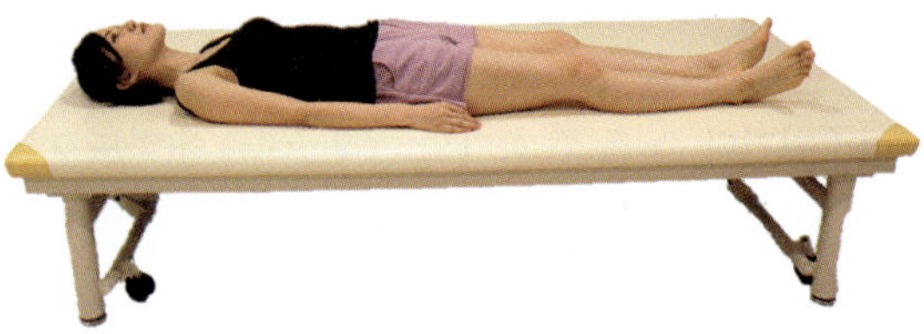

그림 2-3. 바로누운자세의 특징.

유리한 점 누운자세의 자세 설정은 그 자세에 적응할 수 있다면, 단축되고 불활성인 근육군에 대한 치료에 적합하다. 임상적으로는 앉은자세에서 누운자세, 누운자세에서 앉은자세와 같은 각각의 과정에서 단계적인 협조운동이나 굴곡, 신전, 외전, 내전, 회전 요소의 상호작용을 이용하여 신체 부위 간의 안정성과 가동성의 조절을 촉진해 간다.

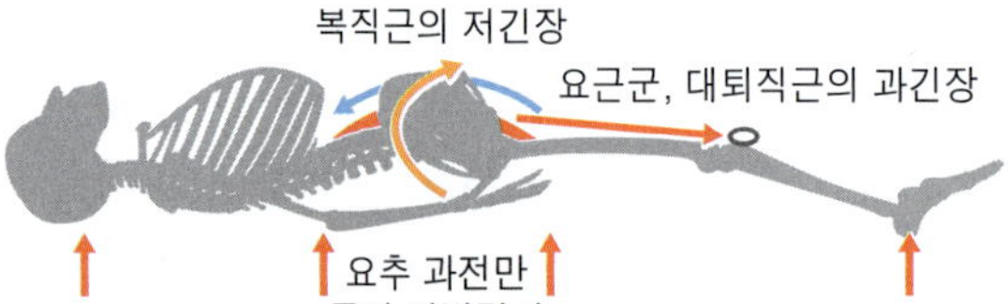

복직근의 저긴장
요근군, 대퇴직근의 과긴장
요추 과전만
골반 전방경사

그림 2-4. 뇌졸중 환자의 바로누운자세의 특징.

불리한 점 누운자세에서의 자세 긴장도는 기본적으로 낮다. 이 때문에 중력에 대항하는 초기 활동, 즉 근수축의 동원이 어려워질 수 있다. 누운자세에서의 폭넓은 접촉 영역은 많은 마찰이나 관성 요소를 이겨낼 수 있어야 한다. 중추신경계 손상 후 환자의 경우, 종종 위치 관계에 대한 적응을 무시하고 움직이는 보상 전략을 사용하기 쉽다.

임상 아이디어

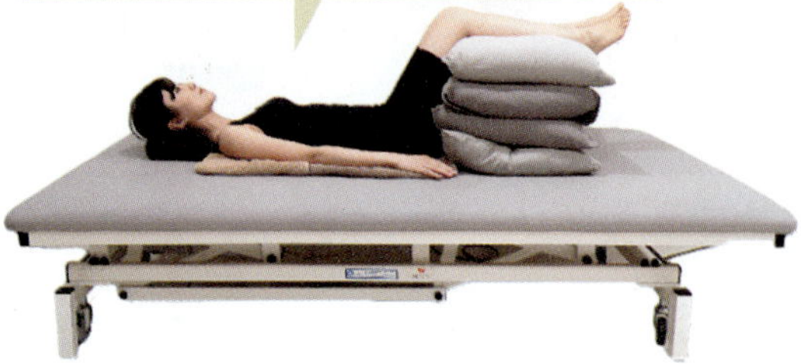

하지의 질량을 지지하면, 요추전만이 경감하고,
견갑골 주위의 BoS가 안정적으로 넓어지기 쉽다.

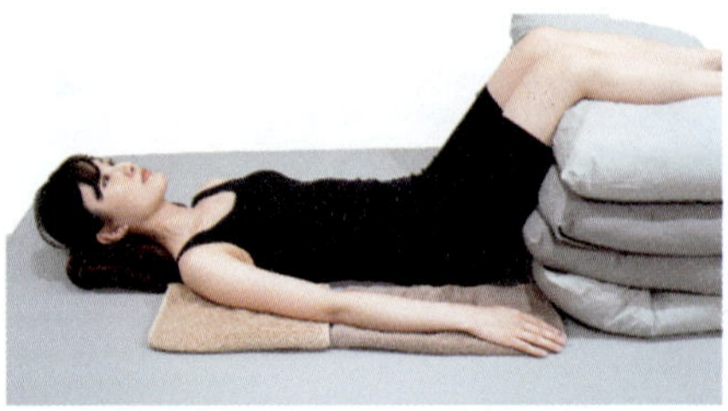

손/상지에서의 감각 정보

그림 2-5. 하지 지지와 견갑골, 손의 지남력(orientation).

옆누운자세의 특징

옆누운자세의 경우에 체중의 하중측은 신전으로, 반대측은 굴곡을 강하게 하기 쉬운 특징이 있다(그림 2-6). 지지 기저면과의 상호작용에 의해 하중측으로 지면 반발력(ground reaction force; GRF)이 집중되기 때문에 안정성이 가장 요구된다. 객담 배출 자세, 욕창 예방 자세 등 다양한 상황에서 포지셔닝으로 도입되기 쉬운 반면, 지지 기저면이 좁아지기 때문에 불안정한 자세가 되기 쉽다. 이 때문에 안락한 포지셔닝이 중요하다(그림 2-7).

자세 정렬은 고관절이 약간 굴곡·내전, 내회전 자세이며, 견관절도 마찬가지인 경향이 있다. 옆누운자세는 보행에 필요한 고관절의 신전이나 족관절, 슬관절, 고관절, 체간 등의 운동사슬을 구축시키는 치료 자세로 도입하기 쉽다. 예를 들어, 보행 상황에서 하지나 체간에 대한 무게중심 이동을 촉진하고 싶은 경우에 발바닥에서부터 압력을 가하면 입각종기의 고관절 신전과 같은 감각 정보를 전달할 수 있다(그림 2-8). 또한 호흡조절이나 늑간과 골반의 분절성 촉진에도 사용하기 쉽다(그림 2-9).

유리한 점 옆누운자세의 자세 설정은 체간, 사지 내의 회전 요소의 변화 또는 안정성에 영향을 주는 베개의 사용에 따라 다양하게 변화할 수 있다. 뇌졸중 환자의 경우, 마비측을 아래로 한 옆누운자세에 의해 촉각 입력이나 체중의 하중을 통해 마비측을 자극할 수 있다. 또한 신체의 중심과 근위부 간 양쪽의 자세 활동을 촉진해 준다. 비마비측을 아래로 한 옆누운자세는 공간상에서 마비측 상·하지의 운동을 촉진할 수 있다.

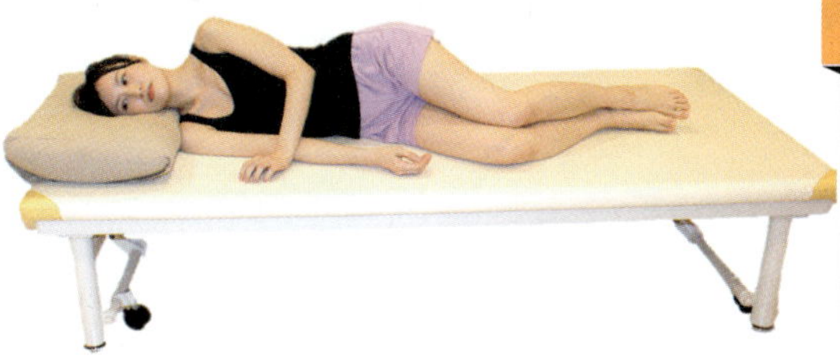

그림 2-6. 옆누운자세의 특징.

임상 아이디어

비지지측의 상지나 하지를 베개로 지지함으로써
옆누운자세의 좁은 BoS를 넓힐 수 있다.

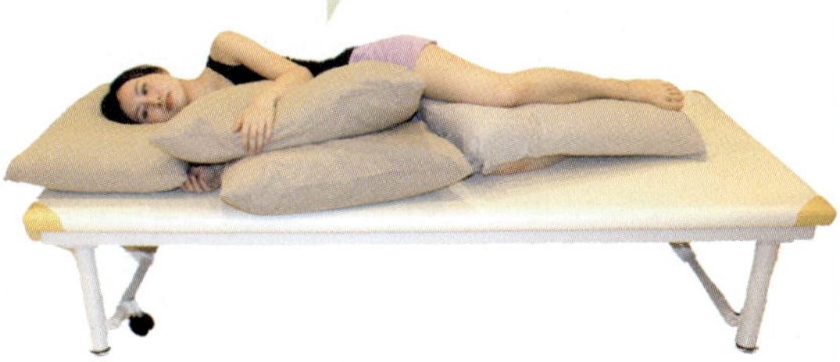

그림 2-7. 옆누운자세의 안락한 포지셔닝.

불리한 점 옆누운자세의 자세 설정은 바로누운자세에 비해 무게중심의 위치가 약간 높고, 지지 기저면은 길고 좁기 때문에 매우 불안정해진다. 이 때문에 어려운 치료 자세가 될 수 있다. 만약 지지 기저면에 대한 적응이 부적절한 경우, 예를 들어, 하중측의 원심적 신전을 하는 능력이 감소되어 있으면, 견갑대나 골반이 불안정해지기 쉽다. 옆누운자세의 안정성은 단단하게 말린 타월(roll towel)을 몸 쪽의 틈새에 넣거나 체간의 전방, 후방, 대퇴부에 베개를 정확하게 채우는 것으로도 높일 수 있다.

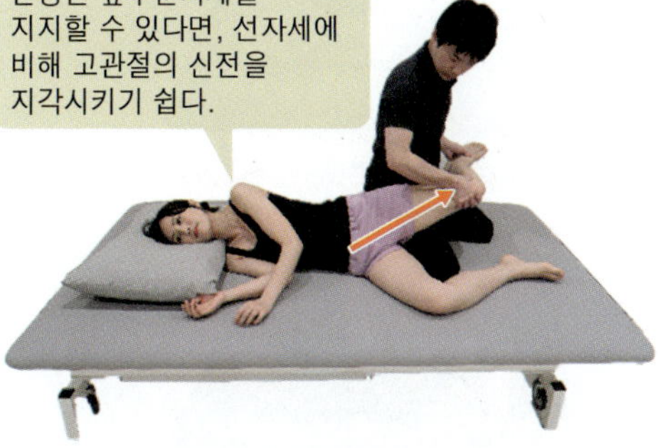

그림 2-8. 보행 시 발로 지면 밀기(push-off)의 촉진.

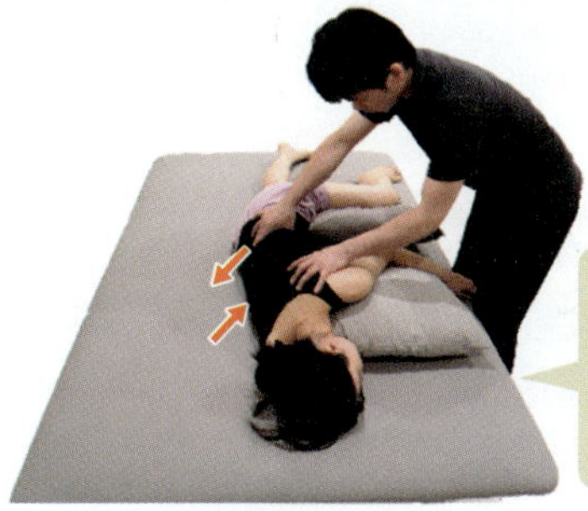

그림 2-9. 호흡조절.

엎드려 누운자세의 특징

엎드려 누운자세는 일반적으로 지지면 위에 좌·우대칭 자세로 신체의 전면이 접촉하는 형태가 된다(그림 2-10). 다만, 머리는 호흡의 문제가 있기 때문에 한쪽으로 회전하는 경우가 많다. 엎드려 누운자세에서 견갑대는 전인(protraction)되고, 상지는 굴곡·내전·내회전 위치의 이완(relax) 자세가 된다. 골반은 전방경사되고, 고관절은 약간 굴곡·내전·내회전 위치가 되며, 발은 저측굴곡 위치가 된다. 또한 엎드려 누운자세는 굴곡의 과긴장 조절에 유익하게 작용하는 경우가 있다. 예를 들어, 뇌성마비 환자나 뇌졸중 환자의 고관절 굴곡을 개선시켜 선자세의 적절한 가동성이나 근긴장을 확보할 수 있다. 게다가 반 정도 엎드려 누운자세를 이용함으로써 치료 상황에도 도입하기 쉽고, **활동적 자세(active position)**로 연결하는 것이 가능하다(그림 2-11). 매일 포지셔닝 관리 중에 엎드려 누운자세를 도입함으로써 자세 제어를 학습할 수 있는 가능성이 있다.

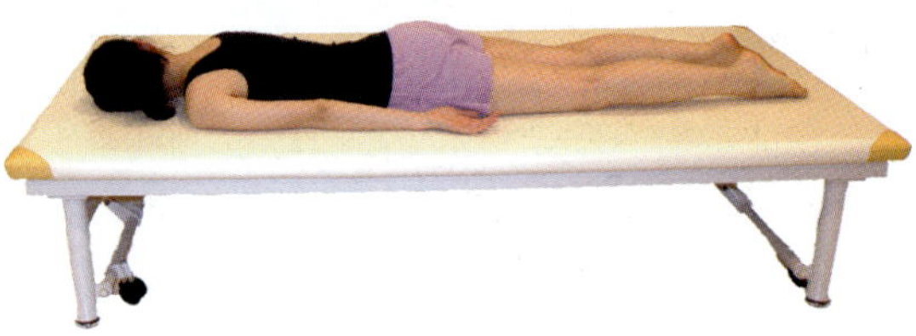

그림 2-10. 엎드려 누운자세의 특징.

유리한 점 엎드려 누운자세는 자세 적응이 잘 되면 복강내압을 높이고, 코어 스태빌리티를 촉진할 수 있다. 이를 통해 고관절 신전이나 견관절 신전, 견갑골 하강·내전 등의 유도를 할 수 있다. 뇌졸중 환자의 경우, 바로 누운자세나 앉은자세로 낮 시간을 보내는 경우가 많아 등근육군을 이완시키는 경험이 적다. 엎드려 누운자세에서 등근육군을 이완시키고 편안한 호흡을 촉진할 수 있다면, 경직 등의 굴곡 패턴이나 구축 억제에도 도입될 수 있다.

불리한 점 자세 적응이 안 될 경우, 요추는 과전만되어 복강내압을 높이기 어려워 신전 패턴을 조장할 수 있다. 또한 고관절 굴곡근군의 단축이 강한 경우, 스트레치에 대한 신장반사로 인해 더욱 고관절의 굴곡을 강하게 해버리는 경우도 있다. 이것은 상지도 마찬가지로 과도한 스트레치로 인한 통증에 주의가 필요하다. 엎드려 누운자세는 흉부 전면을 압박하고 중력의 영향을 받기 쉽기 때문에 공포심을 가질 수도 있다.

임상 아이디어

Active position은 신체적인 이완 상태를 유지하면서 활동적으로 움직일 수 있는 근긴장을 확보할 때에 사용한다. 욕창 예방이나 폐담 자세와 같은 기계적(mechanical) 시점과는 다르다.

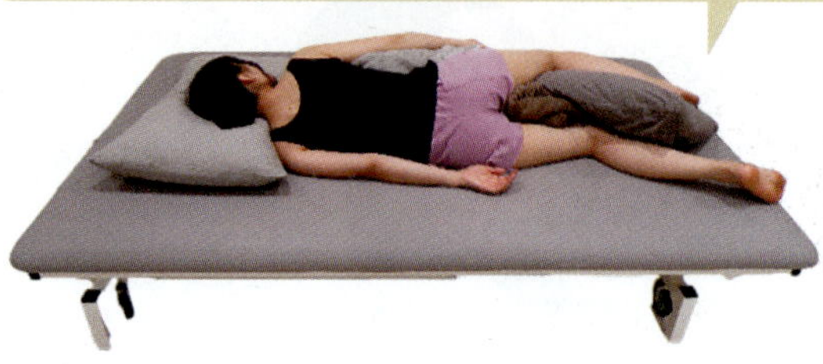

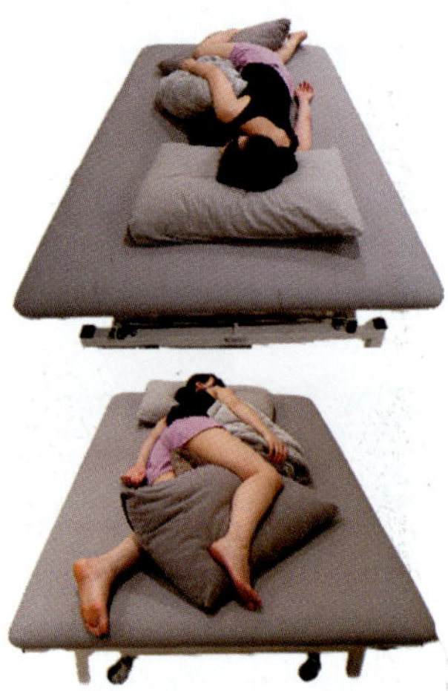

그림 2-11. 엎드려 누운자세의 active position.

해부학적·운동학적 측면

돌아눕기의 운동 패턴

돌아눕기에 대해 Richter 등[6]은 아래의 4가지 기본 패턴을 보고하였다(그림 2-12). 크게 나누면, 체간을 굴곡시켜 복근군을 우위로 작용시키는 굴곡 우위 패턴, 신전근군을 우위로 작용시키는 신전 우위 패턴이 있다. 돌아눕기의 패턴과 선자세에서의 유지 패턴은 비교적 유사한 경우가 많고, 돌아눕기의 굴곡 우위 패턴은 선자세의 경우에 체간, 무릎, 주관절 등을 굴곡 위치로 유지하기 쉽다. 반면, 신전 우위 패턴은 선자세의 경우에 등근육군의 과긴장이나 슬관절의 잠김(locking), 경부의 신전 위치에서 유지하는 타입이 많다. 굴곡이나 신전 패턴의 어느 쪽이든 질량중심(center of mass; CoM)의 안정이 중요하며, 개별성에 따라 굴곡근군이나 신전근군을 활용하여 CoM이 불안정해지지 않는 전략을 사용한다.

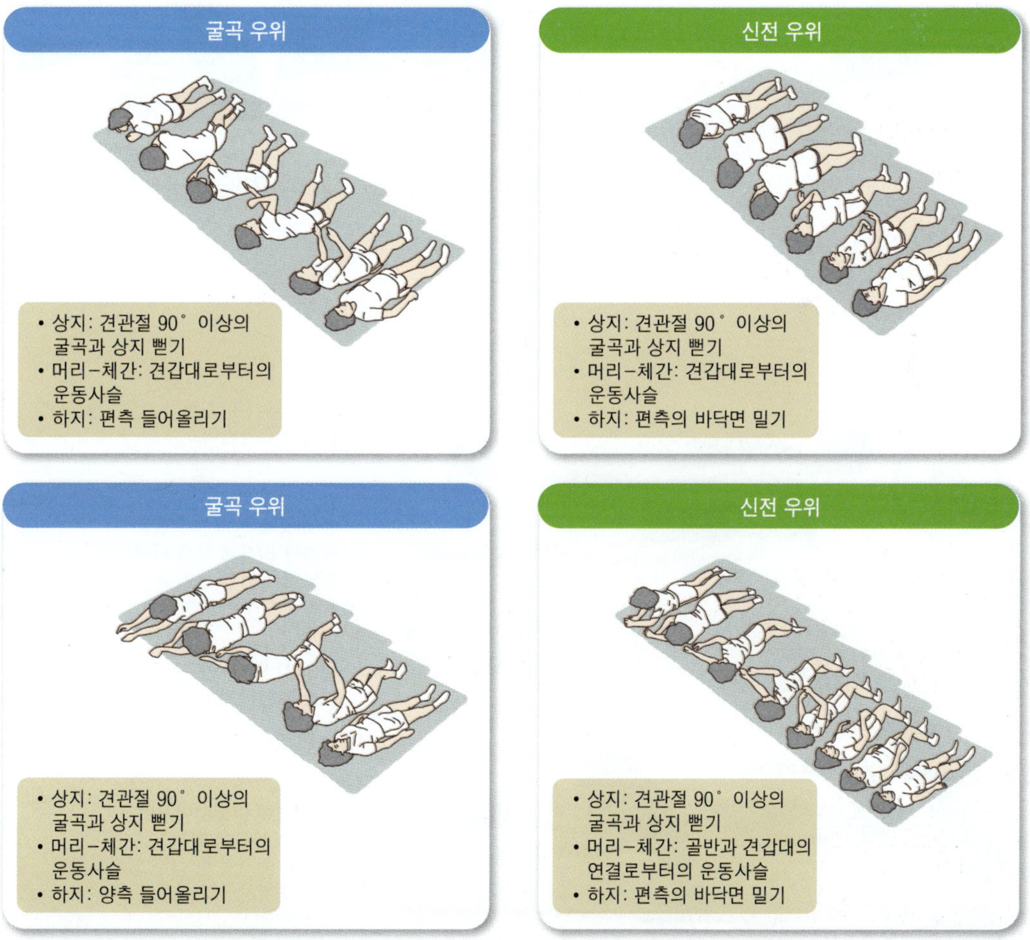

그림 2-12. 돌아눕기의 4가지 패턴.

(Richter RR, et al. Description of adult rolling movements and hypothesis of developmental sequences. Phys Ther. 1989; 69: 63-71.에서)

돌아눕기의 4단계와 핸들링

아래에 일반적인 돌아눕기의 4단계 특성과 핸들링 아이디어를 기재한다. **반복하지만, 돌아눕기나 일어나기의 운동 패턴은 다양하며.** Ford-Smith 등[7]의 연구에서는 60명의 피검자의 일어나기에 있어서 89가지 패턴이 확인된 보고도 있다.

바로누운자세

돌아눕기에서의 바로누운자세는 신체가 편안하고, 다음에 생기는 두경부의 운동이나 체축 내회전의 준비 상태가 필요하다(그림 2-13). 또한 두경부의 운동이나 체축 내회전의 준비에 있어서 정중축을 기반으로 한 **수직 신체축(longitudinal body axis; LBA)**이 필요하다. 돌아눕기는 회전축의 연속적 변화로 척주를 중심으로 한 LBA가 필요, 또 LBA를 시작 축으로 동작이 행해진다. 일반적으로 뇌졸중 환자의 경우, 바로누운자세에서 정중축의 편위가 보고된다[8].

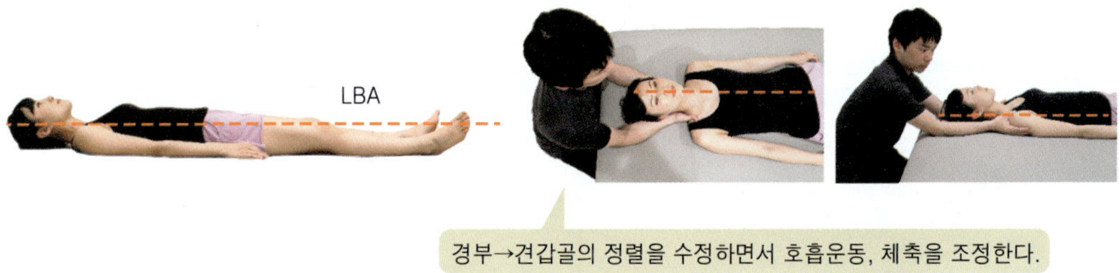

그림 2-13. 적절한 바로누운자세와 핸들링 아이디어.

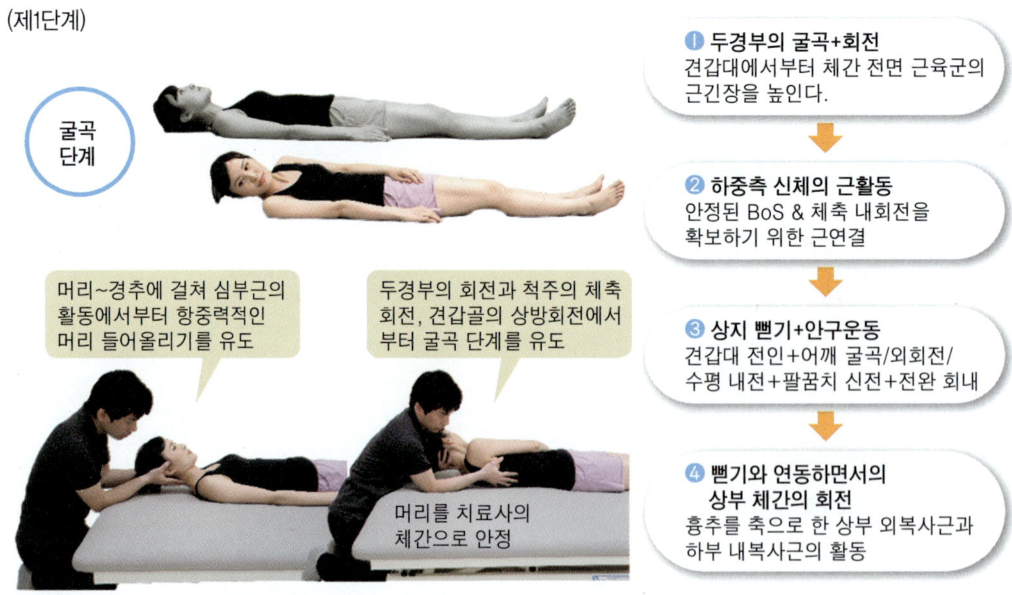

(제1단계)
굴곡 단계
머리~경추에 걸쳐 심부근의 활동에서부터 항중력적인 머리 들어올리기를 유도
두경부의 회전과 척주의 체축 회전, 견갑골의 상방회전에서부터 굴곡 단계를 유도
머리를 치료사의 체간으로 안정
❶ 두경부의 굴곡+회전
견갑대에서부터 체간 전면 근육군의 근긴장을 높인다.
❷ 하중측 신체의 근활동
안정된 BoS & 체축 내회전을 확보하기 위한 근연결
❸ 상지 뻗기+안구운동
견갑대 전인+어깨 굴곡/외회전/수평 내전+팔꿈치 신전+전완 회내
❹ 뻗기와 연동하면서의 상부 체간의 회전
흉추를 축으로 한 상부 외복사근과 하부 내복사근의 활동

그림 2-14. 굴곡 단계와 핸들링 아이디어.

제1단계 굴곡 단계(flexion movement phase): 바로누운자세 → 상부 체간 회전까지

돌아눕기 동작으로의 이행에 있어서 두경부 굴곡의 움직임이 중요하다. 견갑대의 전인이 발생함으로써 체간 회전 근육군을 활성화하고, 이어서 척주를 중심으로 한 체축 내회전이 일어난다. 상지 뻗기에 의해 상지 무게가 돌아눕는 방향으로의 관절 토크로서 체축 내회전을 보조한다(그림 2-14).

제2단계 이행 단계(momentum transfer phase): 상부 체간의 회전 → 완전 옆누운자세까지

지지면이 반대측으로 이행해 가는 단계이다. 견갑대의 전인과 상지 뻗기에 이끌리듯이 흉추가 회전하고, 상부 체간이 돌아눕는 방향으로 회전해 간다. 흉추 회전에 따라 CoM이 돌아눕는 방향으로 이동하고, 광배근의 원심성 수축에 의한 관성의 생성을 위해 하지에서의 BoS에 대한 적응과 지지가 요구되며, 골반의 전방회전이나 하지의 추종이 발생한다. 이 협조운동에 의해 완전 옆누운자세가 달성되고, 하중측 상지의 지지(몸 가누기)도 생긴다(그림 2-15).

제3단계 신전 단계(extension phase): 완전 옆누운자세 → 엎드려 누운자세(대퇴 전면, 전완 지지)까지

완전 옆누운자세에서 엎드려 누운자세 방향으로 이행해 가는 단계이며, 신전 활동이 우위가 된다. 따라서 비지지측 견관절의 추가 굴곡이나 전완 지지로의 준비 단계가 되며, 종중력 컨트롤이 요구된다. 완전 옆누운자세는 BoS가 좁고, 가장 근긴장의 조절이 요구되며, 골반의 추가 전방회전이나 고관절 신전을 위한 근활동도 필요하다(그림 2-16).

(제2단계)

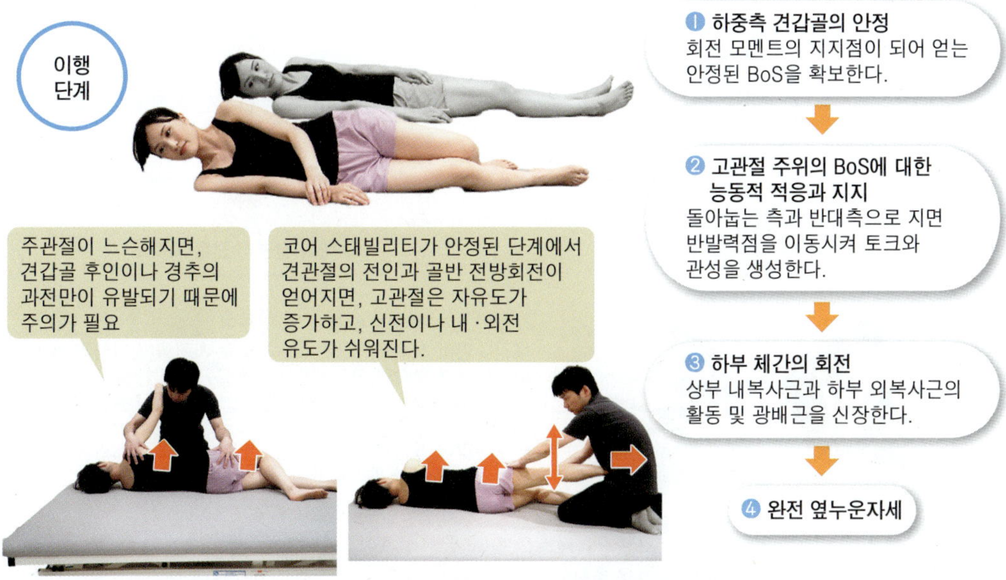
이행
단계
❶ 하중측 견갑골의 안정
회전 모멘트의 지지점이 되어 얻는
안정된 BoS을 확보한다.
❷ 고관절 주위의 BoS에 대한
능동적 적응과 지지
돌아눕는 측과 반대측으로 지면
반발력점을 이동시켜 토크와
관성을 생성한다.
❸ 하부 체간의 회전
상부 내복사근과 하부 외복사근의
활동 및 광배근을 신장한다.
❹ 완전 옆누운자세
주관절이 느슨해지면,
견갑골 후인이나 경추의
과전만이 유발되기 때문에
주의가 필요
코어 스태빌리티가 안정된 단계에서
견관절의 전인과 골반 전방회전이
얻어지면, 고관절은 자유도가
증가하고, 신전이나 내·외전
유도가 쉬워진다.

견갑골의 전인에 맞춘 상지 뻗기, 상부 체간 회전에 맞춘 골반의 전방회전과 전방이동의 촉진

치료사의 복부를 통한 반발력의 자세와 대퇴직근의 원심성 제어나 대퇴의 내회전 방향으로의 유도를 한다. 상부 체간으로 연쇄하기 위해서는 중둔근이나 내복사근 등의 활동이 중요하다.

그림 2-15. 이행 단계와 핸들링 아이디어.

제4단계 안정 단계(stabilization phase): BoS 위에서의 안정과 항중력 활동

척측, 대퇴 전면 근육군, 하복부를 중심으로 한 BoS로 안정되는 단계이다. 일어서기의 안정 단계에 비해 지지 기저면이 많아 미세한 흔들림(sway)은 확인되지 않는다. 반면, 중력의 영향을 받기 때문에 활동이 적은 경우는 흉부의 BoS가 넓어지기 쉽고, 척주기립근군이나 두경부의 신전근 활동도 적어진다. 안정 단계는 일어나기나 네발기기 등의 상황에 따라 근긴장의 큰 변화가 요구된다. 뇌졸중 환자의 경우, 관절 가동범위나 종중력 컨트롤 활동의 저하로 인해 엎드려 누운자세에 가까운 자세를 유지한 안정이 어렵고, 고정적으로 되기 쉽다. 이 때문에 야간의 수면 시에 무의식적인 돌아눕기가 적고, **안락 자세(rest position)**의 유지가 어렵다. 포지셔닝의 아이디어에 의한 안정 단계의 지지를 통해 신체 피로나 비대칭 자세를 경감하는 것이 중요하다(그림 2-17).

운동사슬(kinetic chain)

돌아눕기는 바로누운자세 → 반측 누운자세 → 옆누운자세로 이행해 나가는 동작이다. 중요한 포인트는 지지면측과 비지지면측 모두의 활동을 요구하면서 체축 회전을 실시하는 것이다. 굴곡 패턴

(제3단계)

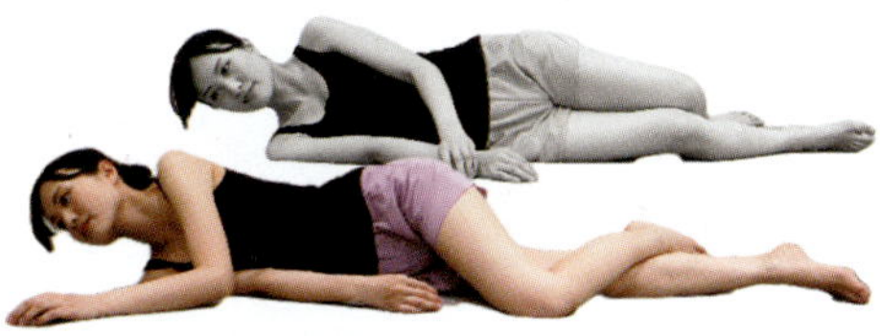

신전 단계

❶ 하중측 체간이나 늑간의 추가 신전 활동
하중측의 고관절, 늑골, 견갑대 사이에서의 지지를 중심으로 신전 활동과 회전 모멘트를 생성

❷ 비하중측 견갑골의 상방회전과 전인
전완 지지에 필요한 견갑흉곽관절·견갑상완관절의 협조운동

❸ 슬관절을 지점으로 한 골반 회전과 고관절 신전
복근군의 원심성 제어나 고관절 신전근군, 하퇴나 족관절의 적응

❹ 대퇴 전면과 전완 지지로

호기에 맞춰 엎드려 누운자세로 유도해 가는 경우도 있다.

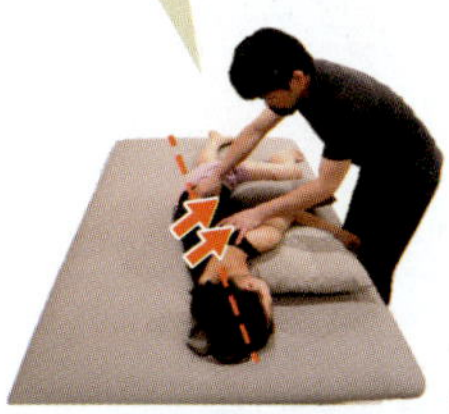

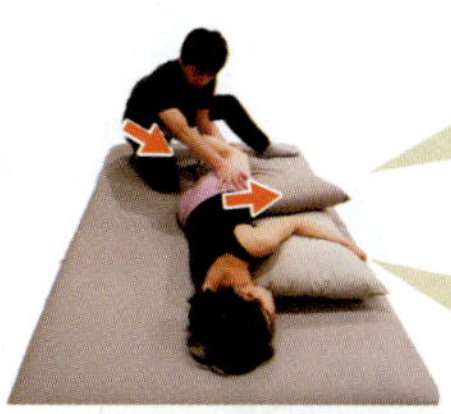

적절한 고관절 신전을 얻을 수 있으면, 슬관절 굴곡이 있어도 복강내압이 저하되지 않는다. 즉 발로 지면을 밀어내며 떼기(push-off)부터의 모듈 3에서 전경골근이나 대퇴직근의 활동을 유도할 수 있다. (※ 모듈은 보행의 장을 참조)

복강내압이 불충분하면, 고관절 신전보다 과도한 요추전만이나 골반 전방경사가 유발되기 때문에 주의한다.

베개를 활용하여 코어 스태빌리티를 확보함으로써 신전 활동이 향상되기 쉬워진다. 견갑골의 추가적인 상방회전에 의해 견관절 굴곡, 주관절 신전, 손가락 신전을 얻기 쉬워진다.

대퇴직근의 원심성 제어로부터의 고관절 신전이나 복근군의 원심성 수축을 촉진하는 것도 가능하다. 이 단계는 보행 시 입각중기 → 입각종기의 밀어내기(push-off)와 링크되는 컴포넌트로 이어진다.

그림 2-16. 신전 단계와 핸들링 아이디어.

의 경우는 그림 2-18A에 보여주는 바와 같이 체간 전면 근육군의 심부 근육(local muscle)과 표면 근육(global muscle)의 활동이 필요하다. 두경부에서부터의 돌아눕기 패턴은 머리 → 견갑대 → 체간 → 골반 → 하지로 하행성 운동사슬이 생기기 쉬운 경향이 있다. 하행성의 경우는 전정계의 활동에 따른 두경부와 안구의 협조성이 초기에 요구된다. 반면 신전 패턴의 경우, 그림 2-18B와 같이 하지 → 골반 → 체간 → 견갑대 → 머리와 같은 상행성 운동사슬로 발이나 둔부에서의 지면 반발력(ground reaction force; GRF)을 활용하는 경향이 있다. 양자를 균형 있게 활용하면서 CoM을 안정시켜 이동시킴으로써 돌아눕기 동작의 수행이 가능해진다.

(제4단계)

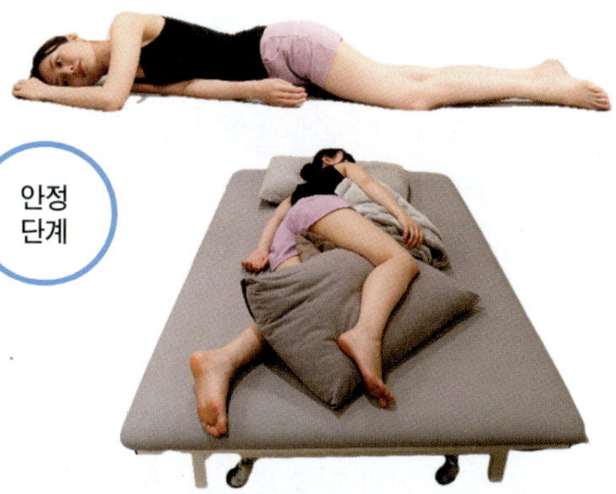

안정 단계

포지셔닝을 통한 안정 단계의 구축

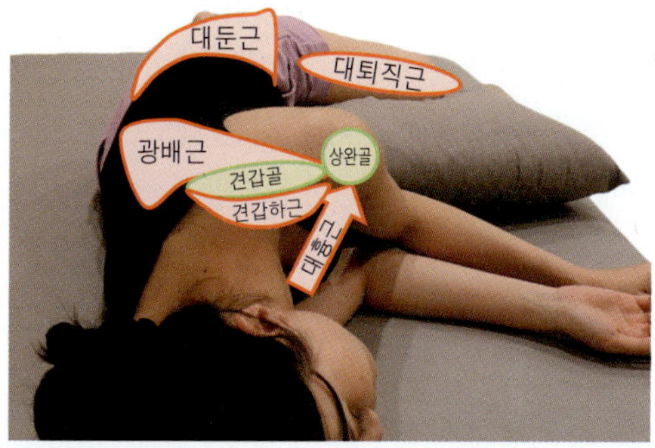

광배근, 대흉근, 견갑하근, 대둔근과 같은 코어 스태빌리티에 관련된 로드 트랜스퍼 근육(자세한 내용은 그림 2-36 ⇒ 33쪽)의 적절한 길이가 중요하다. 이를 통해 흉곽의 회전이 만들어져 안정 단계를 확보할 수 있다.

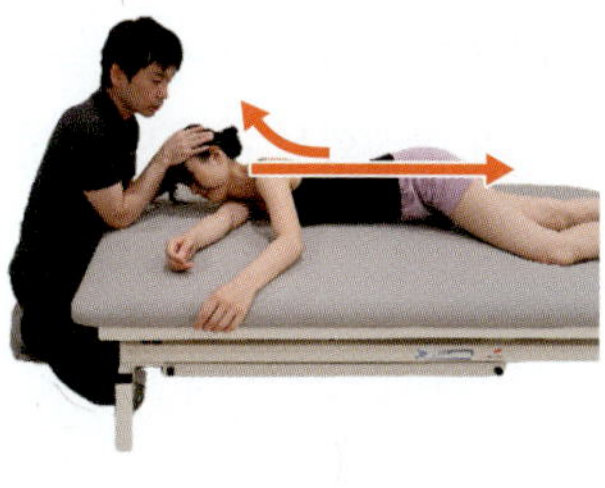

안정 단계에서 머리의 신전→척주 기립근→고관절 신전근의 촉진

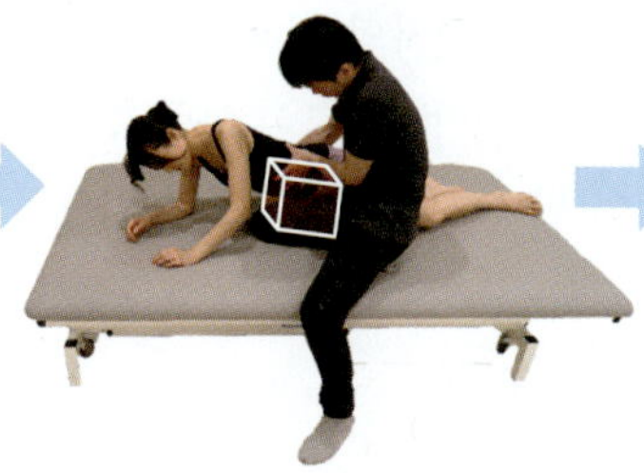

머리 들어올리기에서 코어 스태빌리티 촉진→네발기기 자세로

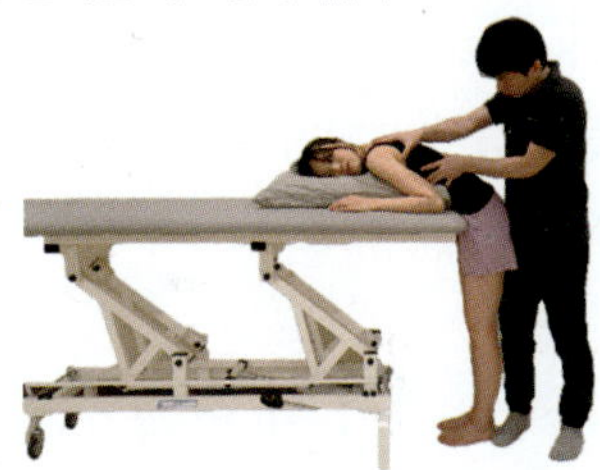

엎드려 선자세(prone standing)에서 견갑골–흉곽–척주의 분절성을 촉진하고, 안정 단계에서의 촉진

그림 2-17. 안정 단계와 핸들링 아이디어.

(A)

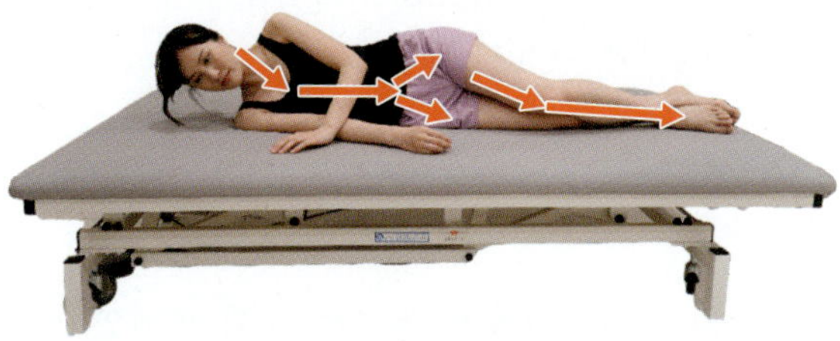

(머리 굴곡에서부터의 굴곡 패턴 우위의 경우)
표면근이지만, 흉쇄유돌근 → 대흉근 → 외복사근 → 전거근 → 내복사근 → 복직근 → 장요근 등의 활동이 연쇄되기 쉽다. 이 근육들의 활동 배경에는 심부근의 작용이 중요하다.

(B)

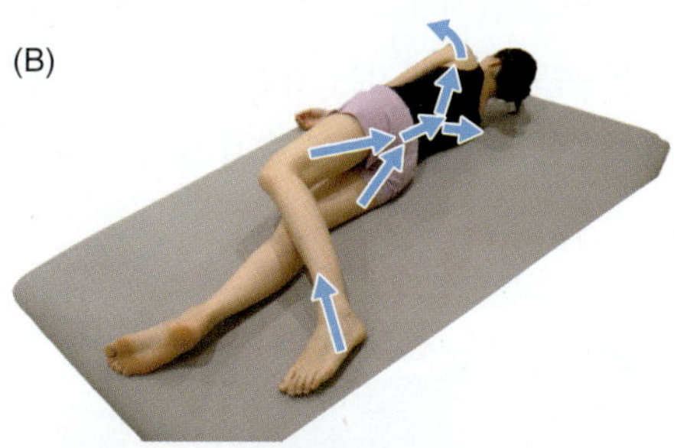

(바닥을 차는 신전 패턴의 경우)
표면근이지만, 하퇴삼두근 → 햄스트링 → 대둔근 → 척주기립근 → 광배근 → 경부 신전근군 등의 활동이 연쇄되기 쉽다. 이 근육들의 활동 배경에는 심부근의 존재가 중요하다.

그림 2-18. 돌아눕기에서의 하행성 사슬과 상행성 사슬.

또한 상황적 배경도 운동사슬에 영향을 미치는 경우가 있다. 이를테면 돌아눕기 → 일어나기의 경우는 굴곡근군을 이용한 굴곡 패턴이 효율적이며, 돌아눕기 → 엎드리기의 경우는 등근육군을 이용한 신전 패턴 쪽이 운동 방향적으로 효율이 좋다. 두 패턴을 잘 전환할 수 있는 자세 제어가 중요하다고 할 수 있다. 상행성·하행성 운동사슬은 그림 2-19와 같이 각 개인에 있어서 과제에 따른 일련의 패턴이 확인된다. 그것들이 조합되어 다이내믹한 돌아눕기가 가능해진다. **운동사슬적 시점(뼈, 관절운동)뿐만 아니라 자세사슬적 시점(근육의 발화 패턴)에서 동작을 파악하는 것도 중요하다.**

회전운동

돌아눕기나 일어나기는 척주의 가동범위가 많이 요구되는 동작이라 할 수 있다. 고령자가 될수록 회전의 가동범위가 저하되기 쉬운 경향이 있다. 또한 뇌졸중 환자나 파킨슨병 환자의 경우도 회전이 저하되기 쉬운 경향이 있어 보상이나 보조량의 문제에 영향을 준다. 그림 2-20은 척주의 일반적인 가동범위를 나타낸다[9]. 회전 각도는 환축추관절을 제외하고 10° 이내에 들어가 있어 척주의 회전에 측방굴곡·굴곡/신전, 그 밖에 늑골, 견갑골, 골반 등 다양한 신체 부위의 움직임이 더해짐으로써 돌아눕기나 일어나기가 수행된다. 회전 각도는 미미하더라도 회전에 따른 심부근의 지각 센서는 중요하기 때문에 상세하게 평가할 필요가 있다.

흉곽과 견갑골의 관계성

하중측 견갑골의 전인이 요구되는 근활동은 상측(비하중측)의 견갑골 운동과는 다르다. 상측은 흉곽에 대하여 견갑골이 움직여 가지만, 하측은 견갑골에 대하여 흉곽이 운동하기 때문에 안정성이 필요하다(그림 2-21). 따라서 뇌졸중 환자의 경우, 마비측이 하중측이면 흉곽의 회전이 부족한 돌아눕기가 되기 쉬운 경향이 있다. 또한 비마비측이 하중측에서도 지팡이의 고정화된 사용방법 등으로 인해 가동범위 저하나 푸싱이 발생하여 회전운동이 저해될 수도 있다.

일어나기의 4단계와 핸들링

제1단계 굴곡 단계(flexion momentum phase): 바로누운자세 → 상부 체간 회전까지

일어나기의 제1단계는 돌아눕기와 유사한 경우가 많으며, 자세한 내용은 돌아눕기의 항목을 참고하기 바란다(➡ 18쪽). 그러나 운동의 플래닝이 다르고, 일어나기 쪽의 근긴장이 높아지기 쉬우며, 운동 속도도 빨라지는 경향이 있다. 원인으로서 항중력 방향으로의 운동이 많이 요구되기 때문에 가동범위, 근력, CoM의 수직 방향 이동 등의 필요를 생각할 수 있다(그림 2-22).

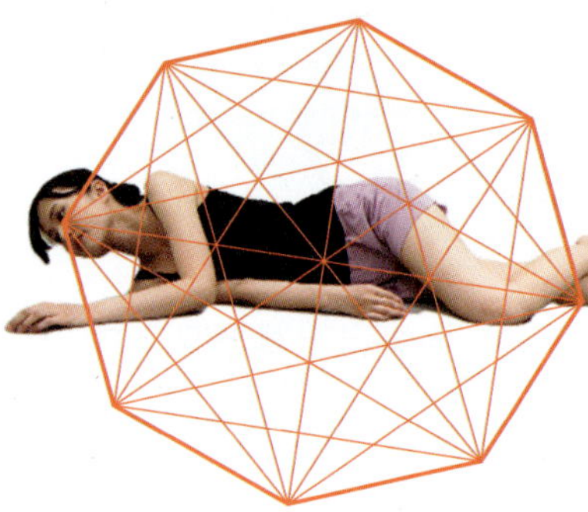

모든 운동에서 말할 수 있는 것이지만, 각 개인에 있어서 일정한 패턴을 추구함으로써 반복과 규칙성이 확인된다. 이것은 수학에서의 기하학이나 예술과도 통하는 공통점이다. 운동 분석 속에서 패턴을 찾아 연결함으로써 역동적인 운동이 생성된다.

그림 2-19. 돌아눕기에서의 기하학적 요소.

제2단계 이행 단계(momentum transfer phase): 상부 체간 회전 → 전완과 하지로의 지지

제2단계는 등 부분의 접촉 지지에서 상지대, 하지대로 BoS가 이행해 가는 단계로서 보다 큰 항중력 활동이 요구된다. 머리의 공간상에서의 제어, 전완 지지(on elbow), 골반 경사, 체간의 측방굴곡 활동이 필요하다. 체간이나 골반대의 제어가 불충분한 경우에는 상지의 지지나 고관절 굴곡, 관성을 이용한 속도로 보상하기 쉽다(그림 2-23).

제3단계 신전 단계(extension phase): 전완과 하지에서의 지지 → 양측 둔부로의 이행

제3단계는 전완 지지 → 손 지지(on hand) → 지지 없음이 되며, 지지 기저면은 대퇴부 외측에서 양측 둔부, 대퇴부 후면으로 이행해 간다. 머리는 보다 수직 방향으로의 제어가 필요하며, 안구-머리-체간에서의 정중축 지각이 요구된다(자세한 것은 그림 2-57 ➡ 47쪽 참조). 비하중측의 골반 거상은 원심적인 하강으로의 제어가 필요하며, 바닥면에 대한 발의 접촉·탐색 활동도 필요하다(그림 2-24).

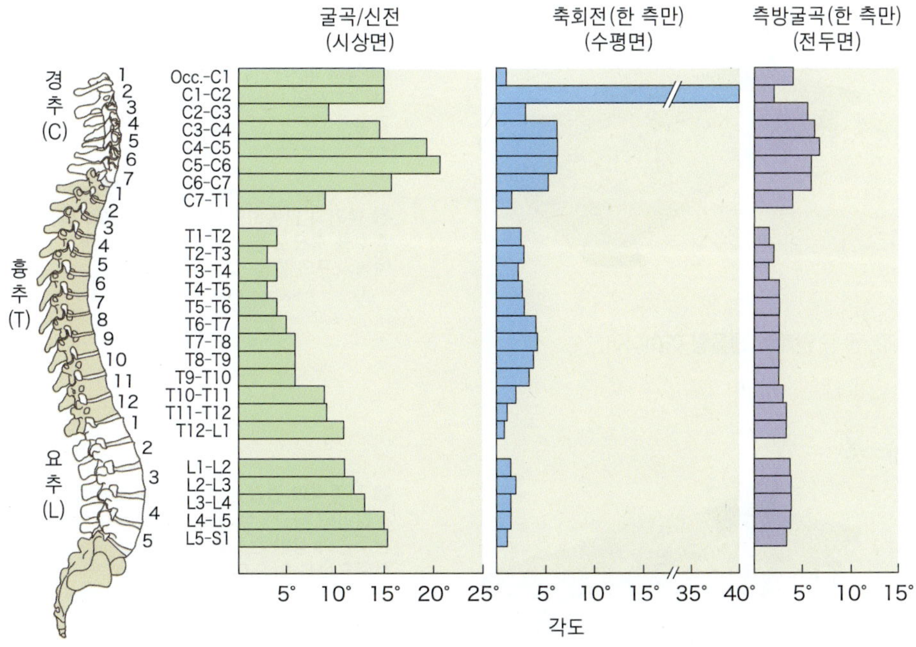

그림 2-20. 척주의 가동성.
(Neumann DA. Kinesiology of the Musculoskeletal System. 3rd ed. Elserier. 2016, p. 370.에서)

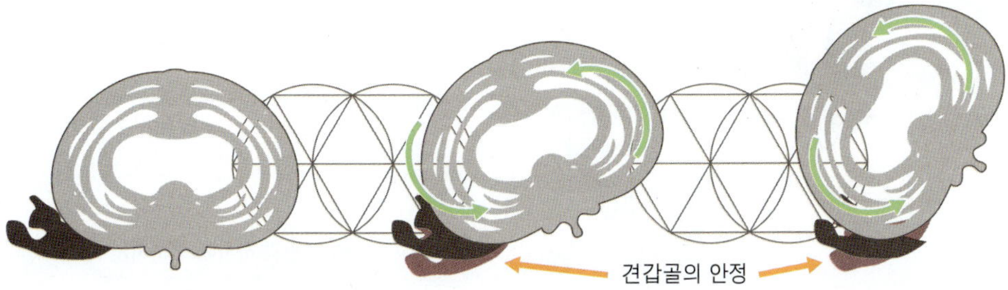

그림 2-21. 하중측 견갑골의 움직임.

제4단계 안정 단계(stabilization phase)**: 양측 둔부로의 이행 → 앉은자세의 안정(좌골 지지)까지**

제4단계는 양측 둔부에서 좌골 지지를 중심으로 한 항중력적인 균형 활동이 필요하다. 일어나기 → 앉은자세로의 상황에서는 머리가 일어나는 측(사진에서는 우측)으로 CoM이 편위하기 쉽다. 이 때문에 상지의 푸싱이나 지지에 의존하기 쉽고, 선자세 → 앉은자세에 비해 굴곡 활동이 출현하기 쉽다. 반면, 척주의 회전이나 굴곡 활동은 선자세 → 앉은자세에 비해 수행하기 쉬운 동작이며, 이완된 앉은자세(rest sitting)나 바닥면에 대한 적응을 촉진할 때에 이용하기 쉽다. 앉아 있는 자세

(제1단계)

굴곡 단계

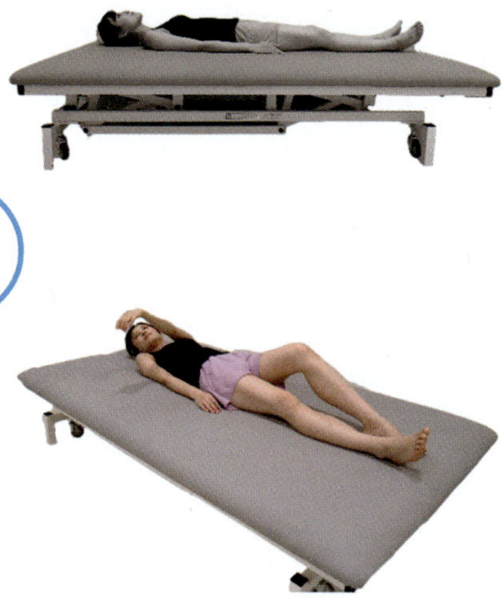

❶ 두경부의 굴곡+회전
견갑대에서부터 체간 전면 근육군의 근긴장을 높인다.

↓

❷ 하중측 신체의 근활동
안정된 BoS & 체축 내회전을 확보하기 위한 근연결

↓

❸ 상지 뻗기+안구운동
견갑대 전인+어깨 굴곡/외회전/수평내전+팔꿈치 신전+전완 회내

↓

❹ 뻗기와 연동하면서의 상부 체간의 회전
흉추를 축으로 한 상부 외복사근과 하부 내복사근의 활동

그림 2-22. 굴곡 단계와 핸들링 아이디어.

(제2단계)

이행 단계

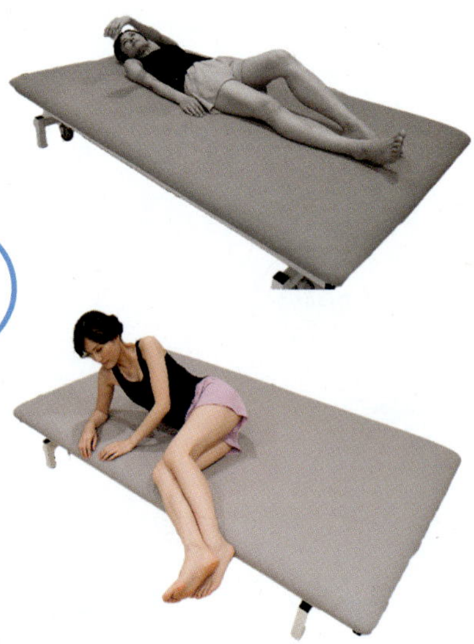

❶ 하중측의 견갑골, 상지, 골반대 안정
견갑골의 하강 · 내전과 삼각근이나 상완이두근 · 삼두근의 상반 컨트롤, 손의 환경 탐색, 어깨→전완으로의 BoS 이행

↓

❷ 비하중측의 골반 거상과 복사근 활동
비하중측의 내복사근, 하중측의 외복사근 수축, 고관절 굴곡과 복근군의 활동

↓

❸ 양측 하지 제어
상부 체간의 회전과 하부 척주·골반의 회전과 협조하면서 고관절 굴곡, 슬관절이나 족관절이 고정되지 않는 근긴장 조절

↓

❹ 전완과 하지에서의 지지

그림 2-23. 이행 단계와 핸들링 아이디어.

에서는 상지 활동이나 신발 신기 등 ADL로 이어지는 과제도 늘어나기 때문에 안정된 좌골 위에서 적절한 CoM의 안정, 머리 및 상지의 제어를 할 수 있어야 한다(그림 2-25).

돌아눕기·일어나기에서의 코어 스태빌리티

돌아눕기·일어나기는 이전 항목에서 설명한 바와 같이 체축 내회전에 필요한 CoM의 안정, 즉 체간 기능의 이해가 중요하다. 여기에서는 **코어 스태빌리티(core stability, 핵심 안정성)**의 관점에서 체간에 대해 설명해 간다. 코어 스태빌리티란, 돌아눕기부터 일상생활에 이르는 모든 활동에서 최대의 힘 생성과 최소의 관절 부담을 위한 효율적인 생물역학적 기능으로서 중요시된다. 다음 내용은 다른 장에서 설명하고 있는 '보행', '뻗기' 등에서도 충분히 공통되는 내용이다.

(제3단계)

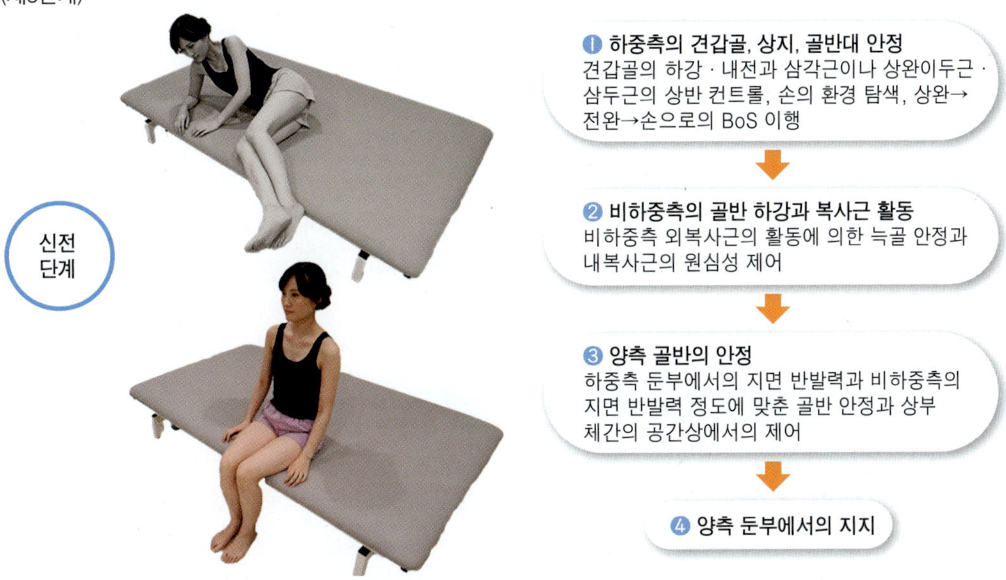

그림 2-24. 신전 단계와 핸들링 아이디어.

(제4단계)

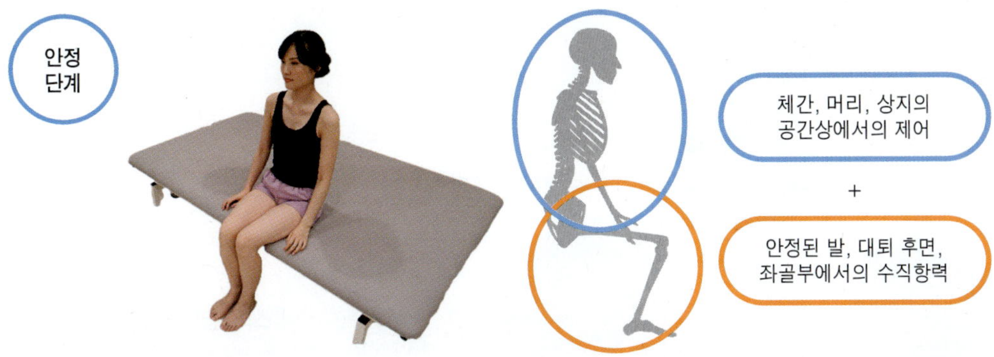

그림 2-25. 상부와 하부의 연결.

돌아눕기나 일어나기는 특히 중력 활동에 대항하여 지지 기저면이 작아지는 초기 동작이며, 동작의 기본이 되는 체간, 코어 스태빌리티를 이해해 두는 것이 향후 장의 이해를 깊게 하는 데 있어서도 중요하다.

코어 스태빌리티의 정의와 역할

코어 스태빌리티의 정의로서 Kibler[10]는 '체간·견갑골·골반, 대퇴부의 일련의 활동 즉 다관절 운동사슬이며, 예측적·반사적으로도 효율적으로 움직일 수 있는 안정성'이라고 설명하고 있으며, 주요한 역할로서 아래의 3가지를 제시하였다.

1. 예측적인 자세 제어로서 사전에 프로그래밍 된 근활동이며, 연속적인 근육의 생성을 예측하는 신체 활동을 지원한다.
2. 상호적인 모멘트를 만들어 각 관절이 적응할 수 있도록 힘과 하중의 생성을 제어한다.
3. 전신을 통한 힘 생성을 지원한다.

코어 스태빌리티의 3가지 시스템

Panjabi[11]는 척주의 코어 스태빌리티의 필수 조건으로서 신경적 서브시스템(➡ 37쪽), 수동적 서브시스템, 능동적 서브시스템 등 3가지를 제시하였다(그림 2-26). 이 3가지 요소가 조합됨으로써 예측적으로도 반사적으로도 척주가 기능한다. 이 개념은 보행의 장의 풋 코어 시스템에도 응용된다(➡ 203쪽).

수동적 서브시스템(passive subsystem)

수동적 서브시스템은 척추, 추간판, 인대, 관절포 등으로 운동에 대한 기계적인 저항이나 장력의 최종 범위를 안정시킨다. 또한 감각수용기를 통해 신경적 서브시스템으로 하중 정보나 위치감각을 전달하는 역할도 담당한다. 구체적으로는 골량 구조에 의해 요추를 안정시키고 있다. 이러한 구조에 대한 조직 손상은 기능부전을 야기한다. 척추의 뒷부분에는 늑연골관절, 추궁근, 추궁판 및 추간관절이 포함된다. 이러한 구조들은 실제로는 유연성이 있지만, 과도한 허리의 굴곡 및 신장을 수반하는 하위 관절면에 대한 부하로 인해 장애가 생긴다. 관절돌기 사이는 과도한 요추 척주 전만

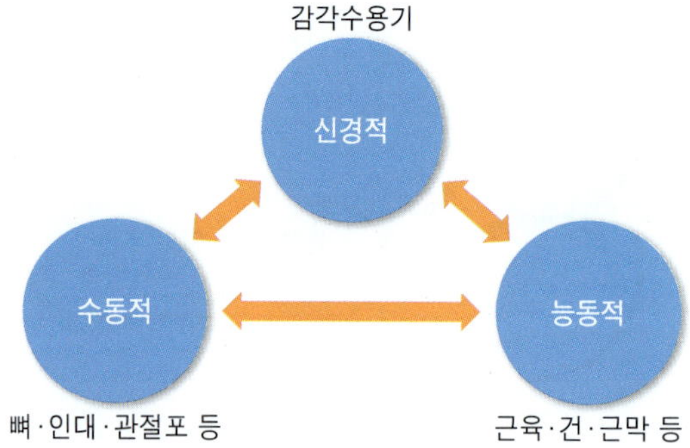

그림 2-26. 코어 스태빌리티의 3가지 시스템.
(Panjabi MM. The stabilizing system of the spine: Part I. function, dysfunction, adaptation, and enhancement. J Spinal Disord. 1992; 5: 383-389; discussion 397.에서)

등의 특정 위치를 제외하고 수직 하중이 거의 없다[12]. 추간판은 섬유륜, 수핵 및 종판으로 구성된다. 압박, 전단력으로 인한 하중으로 인해 추간판탈출증(hernia)이 발생할 가능성이 있다. 추간판에 대한 과도한 외부 부하는 근육 약화에 따른 제어에 의해 야기되며, 추간판이 최적의 수동 강성(stiffness) 또는 안정성을 갖지 못하는 악순환을 일으킨다. 척주 인대의 중요한 역할은 요추의 분절성에 필요한 구심성의 고유수용감각을 제공하는 것이다[13].

뇌졸중 환자의 경우, 기왕력에 압박골절이나 자세변형 등을 가지고 있거나 보상적 패턴으로 인한 분절성 저하로 인해 추간판이나 인대의 기능이 저하되어 있을 가능성이 있다.

능동적 서브시스템(active subsystem)

능동적 서브시스템은 근육, 건, 근막 등으로서 안정성 외에도 감각입력이나 운동 생성에 큰 역할을 한다.

Akuthota 등[14]은 '코어'에 대해 횡격막(지붕), 복근군과 복사근(전/측부), 척주기립근군과 둔근군(후부), 골반기저근과 둔근군(바닥부)의 3차원으로 구성된 요추-골반대로 정의하였다. 이것들이 척주와 체간을 안정시키는 코르셋과 같은 역할을 한다[15](그림 2-27).

코어 스태빌리티는 '안정'과 '운동'을 모두 담당하며, 요추 주위를 둘러싸고 있는 모든 근육군의 협조성에 의해 기능한다. 연구에서는 특히 복횡근이나 다열근의 중요성이 주창되고, 요통이나 뇌졸중 등의 다른 분야에서 연구되고 있다[16-18]. 이 근육군들의 적절한 수축을 획득하기 위한 입력 및 출력(고유수용감각에 기초한 신경근 활동의 촉진)을 학습하는 것은 체간 기능을 향상시키는 데 있어서 중요하다[19].

코어 스태빌리티: 근육군과 역할

흉요근막

흉요근막은 '천연의 후면 스트랩'으로 요추의 근육을 그물 모양으로 둘러싸는 스트랩으로서 기능한다. 흉요근막은 3층(전·중·후)으로 구성되며, 특히 후층은 요추 및 복근군을 지지하는 데 있어 가장 중요한 역할을 한다. 복횡근은 흉요근막의 중간층과 후층에 넓게 부착된다[20](그림 2-28)[21].

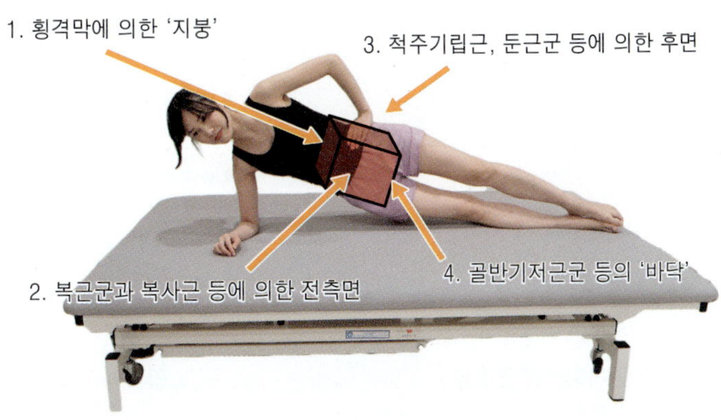

그림 2-27. 코어 스태빌리티를 담당하는 근육군.

후층은 2장의 얇은 막으로 구성되며, 표막은 하방향과 중방향으로 섬유가 통과하고, 심막은 하방향과 가로 방향으로 통과하면서 극돌기에 부착된다(그림 2-29). 광배근의 건막은 표층을 형성한다. 본질적으로 흉요근막은 하지와 상지 간의 링크를 구축한다[22]. 이것들은 근수축에 따라 피드백을 제공하는 고유수용기로서 중요한 역할을 한다.

척주기립근군

요추를 신전시키는 근육군은 주로 척주기립근과 국소 근육군(요회선근, 횡돌간근, 다열근)의 2그룹으로 구성된다. 요추 영역의 척주기립근은 최장근과 장늑근의 2가지가 주를 이룬다. 이것들은 실제로는 흉추 근육군이며, 골반까지 부착되는 긴 건(힘줄)을 통해 허리 부분에 작용한다. 이 긴 모멘트 암은 요추의 굴곡과 신전을 만들어 내는 데 있어서 중요한 역할을 한다[23].

척주기립근군의 심부 및 중간부는 국소 근육군이 있다. 요회선근과 횡돌간근에는 큰 모멘트가 없다. 그만큼 풍부한 근방추에 의해 척주 분절 간의 길이 조정이나 위치를 모니터하는 역할을 담당한다. 다열근은 2~3 추체에 걸쳐 분절 간 안정을 확보하는 기능을 담당한다. 다열근의 모멘트는 짧기 때문에 대근육(gross) 운동에 크게 관여하지 않는다. 뇌졸중 환자의 경우에 이 근육군의 위축이 확인되고, 코어 스태빌리티에 특화된 치료의 중요성이 시사된다[24].

요방형근

요방형근은 요추에 직접 부착하는 크고 얇은 사각형의 근육이다. 요방형근은 3가지의 구성요소(하사, 상사, 세로다발)로 형성되며, 세로측 및 상사의 두 섬유는 요추에 직접적인 작용을 미치지 않는다. 이것들은 호흡 중에 제12늑골을 안정시키기 위한 호흡 보조근으로 작용한다. 일반적으로 하사 섬유에는 요추의 측방굴곡 작용이 약간 있다고 생각된다. McGill[25]은 등척성 수축으로 작용하는 척추의 주요 안정근으로서 요방형근이 있다고 설명하였다.

복근군

복근군은 코어 스태빌리티의 중요한 구성요소로서 기능한다. 특히 복횡근은 주목받고 있으며, 그

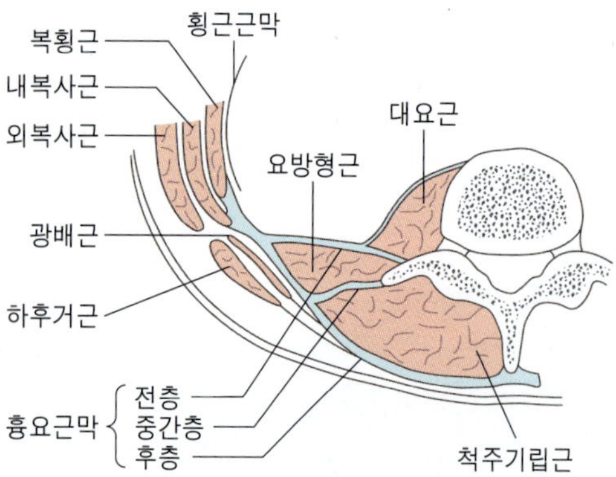

그림 2-28. 흉요근막의 3층과 복횡근의 관계성.

[Vleeming A, et al. The posterior layer of the thoracolumbar fascia. Its function in load transfer from spine to legs. Spine (Phila Pa 1976). 1995; 20: 753-758.에서]

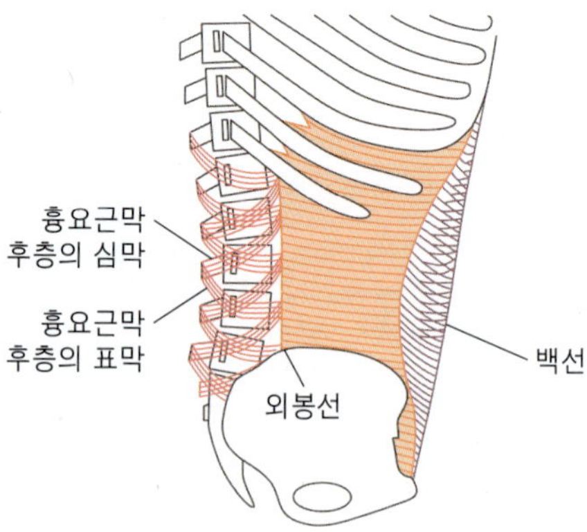

그림 2-29. 흉요근막의 후층.

섬유는 복부의 둘레를 수평으로 주행하며 수축을 수반한 복부의 응력(stress)을 가능하게 한다. 복횡근의 단독 수축은 복부 내에서 풍선이 부풀어 오르는 듯한 **'공동화 작용(hollowing in)'**에 의해 달성된다. 복횡근은 정상인의 경우, 사지 운동 전에 활성화하는 것이 연구에서 보고되었지만, 요통이나 뇌졸중의 병태에서는 활성화 지연이나 불활성이 보고되었다[26].

내복사근은 복횡근과 유사한 섬유 주행을 가지며, 외복사근, 복횡근과 공동으로 흉요근막을 통한 '공동화 작용'으로 복강내압을 증가시켜 요추의 기능적 안정성에 기여한다[23](그림 2-30)[14]. 외복사근은 가장 얕은 층에서 넓게 분포하는 복근군이며, 골반의 전방경사 각도를 모니터한다. 마찬가지로 요추 신전·회전에서 원심적으로 작용한다[27]. 복직근은 복부 앞쪽 벽의 스트랩이 되는 근육이며, 근수축은 주로 요추의 굴곡을 촉진한다.

뇌졸중 환자 중에서 복직근이나 외복사근을 과도하게 수축시켜 체간을 고정적으로 잠그고 있는 케이스가 많다. 이러한 케이스는 예측할 수 있는 외란에 대해 고정적으로 체간을 유지할 수 있기 때문에 체간 기능이 좋아 보인다. 그러나 내부 유닛(inner unit)과의 균형이 부족하여 다이내믹한 요추의 안정성을 구축할 수 없다. 이로 인해 균형을 유지하는 폭(안정성 한계)이 좁아지고, 예측 불가능한 외란이 생기는 경우에는 낙상 위험이나 통증이 수반되기 쉽다. 또한 그림 2-30과 같은 흉요근막의 장력을 뇌졸중 환자는 얻지 못하는 경우가 많다.

고관절 근육군

고관절 근육군은 뇌졸중 등 하지 불안정성을 가진 환자의 경우에 사지로부터의 운동사슬을 전달하는 데 있어서 중요한 역할을 한다. 고관절은 하지에서부터 골반과 척추로 힘을 전달하는 운동사슬의 중계 지점이다. 대요근은 길고 굵은 근육으로서 주요 활동은 고관절의 굴곡이다. 그렇지만 기시부가 되는 요추의 부착부는 척주의 안정 구조를 지지하는 역할을 담당한다. 해부학적으로 요근군은 3개의 부착부(T12~L5의 횡돌기 내측 절반, 추간판, 추간판에 인접한 추체)를 가진 것으로 알려져 있다[28]. 요근군은 요추 굴곡의 증대 시를 제외하고, 척주의 충분한 안정성을 제공하지는 않는다. 많은 안정성이 요구되어 요근(psoas muscle)이 과긴장되면, 요추에 대한 부하가 증대하여 추간판을 압박할 위험이 있다.

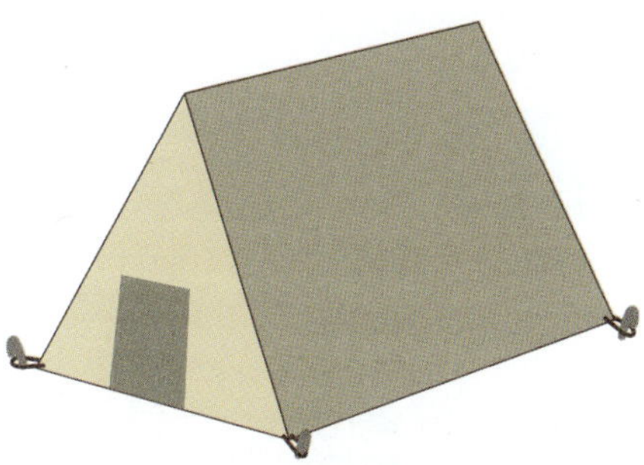

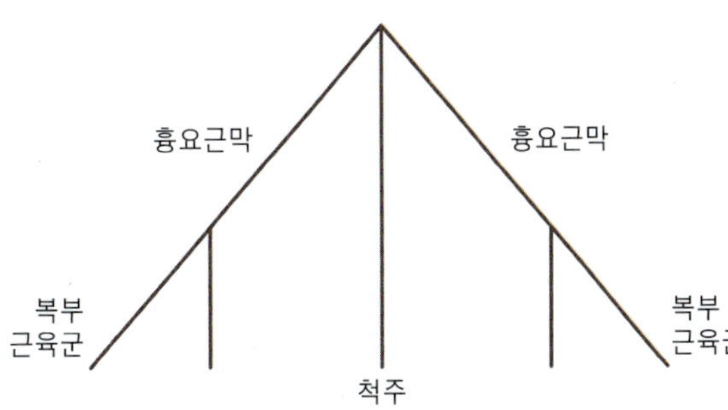

그림 2-30. 기능적인 안정성.

흉요근막을 통한 근육의 동시수축은 동적인 안정성을 생성한다. 이것은 바람에 대하여 텐트의 지지대가 텐트에 안정성을 지원하는 상황과 유사하다.

[Akuthota V, et al. Core strengthening. Arch Phys Med Rehabil. 2004; 85 (3 suppl 1): S86-S92.에서 수정]

뇌졸중 환자의 경우, 균형의 불안정성에 따른 고관절 전략이나 경직으로 인해 장요근의 단축이 생기기 쉽다. 이 문제에 대해서 Corry 등[29]은 경직에 있어서 햄스트링이나 장요근 등의 보톡스 치료를 제창하고 있으며, 요추의 분절성 저하 개선을 통한 균형 능력 확대가 기대된다.

횡격막/골반기저근군

횡격막은 코어 스태빌리티의 '지붕'으로서의 기능을 담당하고, 골반기저근군은 '바닥' 부분을 담당한다(그림 2-31). 횡격막의 수축 및 복강내압의 증가로 인해 요추에 안정성이 생긴다. 뇌졸중과 관련된 횡격막이나 골반기저근군의 보고는 거의 없지만, 임상적으로는 체간 주위 근육의 저긴장으로 인한 굴곡 자세를 수반한 뇌졸중 환자의 경우, 횡격막이나 골반기저근군의 기능부전으로 인해 복강내압을 높이는 기능을 얻지 못하였다. 또한 뇌졸중 환자는 노력적인 자세 전략으로 표면 근육(global muscle)을 고정적으로 사용하여 호흡 보조근 우위가 된다. 이러한 케이스는 동작 시에 호흡을 멈추고 일어서는 운동 전략을 사용하는 경향이 있어 쉽게 피로를 수반하게 된다. 또한 뇌졸중 발병 후에 무호흡증후군이 병발하는 환자도 있다.

골반기저근군은 복횡근과의 공동수축으로 활성화하기 쉽고, 골반기저근군의 기능부전을 수반한 뇌졸중 환자의 경우에 변비나 요실금으로 고통받는 경우도 확인된다. 골반기저근군에는 직접 작용과 간접 작용이 있고, 간접적으로 작용하는 중둔근이나 햄스트링 기시부 등 골반대 주위 근육군의 정렬이나 근활동을 조정함으로써 골반기저근군의 안정성을 개선할 수 있는 경우도 있다.

심부 근육과 표면 근육의 역할

Akuthota 등[14]은 근육을 **심부 근육(local muscle: 국소)**과 **표면 근육(global muscle: 전체)**으로 분류하였다. 표 2-1에 요추에서의 두 근육군의 자세한 내용을 보여준다. 심부 근육은 단관절근으로 구성된 단위(unit)로서 정적 안정성의 유지나 운동 제어를 담당한다. 반면, 표면 근육은 일반적으로 이관절근이 중심으로 운동에 필요한 큰 토크나 힘의 생성을 담당한다[29].

Gibbons 등[30]은 표면 근육을 **스태빌라이저(내·외복사근, 척주근군)**와 **모빌라이저(복직근군, 장늑근군)**로 구분하고, Behm 등[31]은 이에 더해 **로드 트랜스퍼(load transfer)**라는 개념을 제창하였다(그림 2-36 참조 ➡ 33쪽). 로드 트랜스퍼에는 체간과 관련된 근육(대둔근, 중둔근, 고관절 내

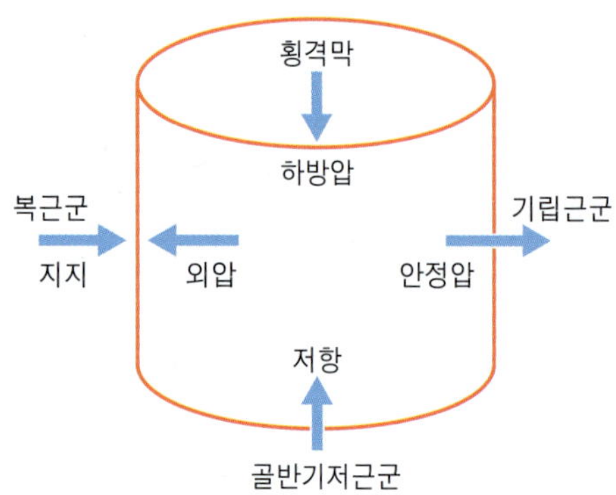

그림 2-31. 요추부의 근육군.

표 2-1. 요추부의 근육군

표면 근육 (다이내믹, 토크 생성)	심부 근육 (자세, 톤 생성, 분절 간 안정)
복직근 외복사근 내복사근(전부 섬유) 장늑근(흉추부)	다열근 대요근 복횡근 요방형근 횡격막 내복사근(후부 섬유) 장늑근, 최장근(요추부)

[Akuthota V, et al. Core strengthening. Arch Phys Med Rehabil. 2004; 85 (3 suppl 1): S86-S92.에서]

전근군, 대퇴사두근, 장요근, 승모근, 광배근, 삼각근, 대흉근 등)이 포함되어 있다. 이러한 로드 트랜스퍼가 말초부와 코어를 연결하는 운동사슬의 역할을 담당하여 근막 등을 통한 힘의 생성과 전달을 수행한다. 위치상 설정으로는 주요 코어 스태빌리티 근육군이 아닌 간접적인 역할로서 분류된다[32,33].

뇌졸중의 임상 상황에서는 코어 스태빌리티를 높이기 위해서 발바닥이나 손의 정렬을 조정하여 척주 주위의 심부 근육을 동원하기 쉽게 하는 경우도 있다. 심부 근육은 근방추가 풍부하고 감각정보에 의존하기 쉽기 때문에[34] 발바닥이나 손 등 감각기관의 조정이 매우 중요하다.

그림 2-32에서는 돌아눕기를 예로 심부 근육과 표면 근육의 관계성을 정리하였다. 심부 근육을 중심으로 한 동원에 의해 안정성이 확보되어 다이내믹한 균형을 만들어 내는 것이 가능해진다.

뇌졸중 환자의 돌아눕기나 일어나기는 감각 우위의 심부 근육보다 수의운동으로 수반되기 쉬운 표면 근육을 사용하기 쉽고, 안정 상태가 고정으로 되기 쉬운 경향이 있다(그림 2-33). 고정 전략은 과도한 노력량에 따른 순환기계에 대한 부담, 피로, 균형의 불안정성으로 인한 낙상 등으로 이

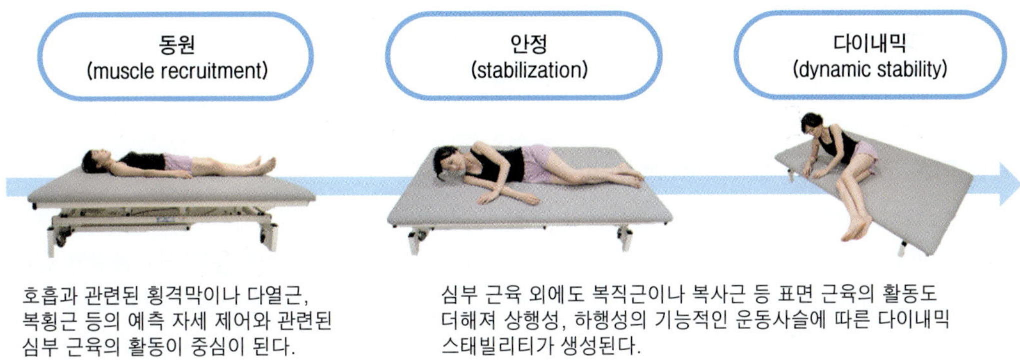

그림 2-32. 정상인의 돌아눕기·일어나기.

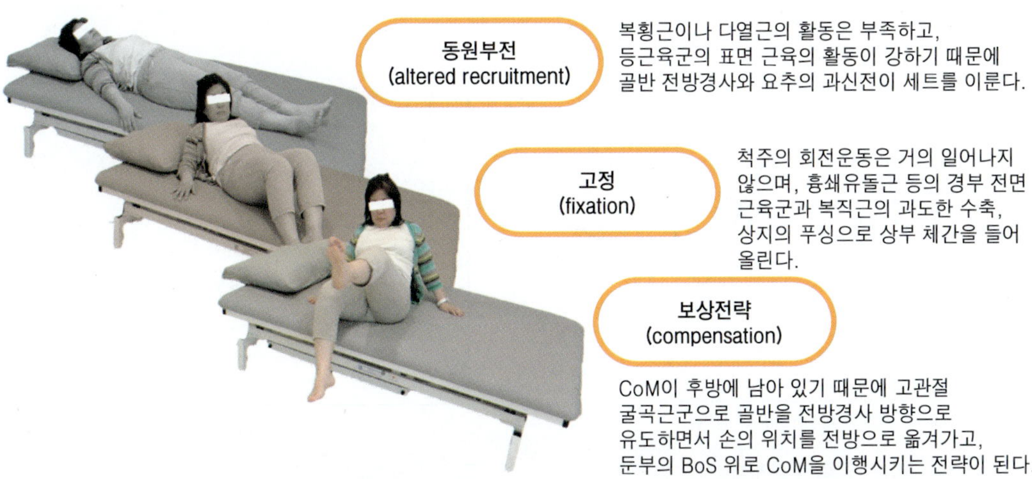

그림 2-33. 뇌졸중(좌측 체간 우위의 실조 증상) 환자의 돌아눕기·일어나기의 동원 순서.

어지기 쉽다. 임상에서는 심부 근육을 다양한 감각입력이나 과제 설정을 통해 활동시키는 것이 중요하다.

코어 스태빌리티의 생리학적 측면

근 활성화와 운동사슬 기능은 과제 지향적이며, 운동 활동에 특이적이고, 반복에 의해 개선되는 예측적으로 프로그래밍 된 두 가지 패턴을 기반으로 한다[10].

■ 길이 의존 패턴(length dependent pattern)

관절 주위에 안정성을 주는 길이 의존 패턴은 감마 운동 뉴런으로의 구심성 입력에 의해 매개되며, 관절 주위의 강성(stiffness)을 제공하기 위해 근육의 상반억제를 제어한다. 그림 2-34는 근절(sarcomere)의 길이와 근육의 최대 장력의 관계성을 나타낸다[35]. 근육이 수축 위치에서는 장력을 얻기 쉽고, 근절의 길이를 필요로 하지 않는다. 반면, 이완 상태에서는 장력을 얻는 데 근절의 길이를 필요로 한다.

뇌졸중으로 장기간 누운 상태이면 복직근군이 스트레치되고 약화되어 일어나기에 어려움을 겪는 예들이 많다. 이것은 신장성 약화(stretch weakness)라고 불리며, 이 상태에서는 근절의 길이가 과도하게 신장되어 있기 때문에 근육의 장력을 얻기 어려워진다. 또한 경직 위치에서는 장력을 얻을 수는 있지만, 길이를 얻기 어려워 구축으로 이어진다.

■ 힘 의존 패턴(force dependent pattern)

복수 근육의 활성화를 조합하여 관절을 움직이고, 힘을 발휘하며, 골지건기관에 의해 중계된다. 힘 의존 패턴은 코어 스태빌리티 연구에서 수많이 실증되었다. 급속한 팔의 움직임과 관련된 근 활성화 패턴을 평가하였을 경우, 최초로 발화하는 근육은 반대측의 비복근과 가자미근이라는 것이 보고되었다[36].

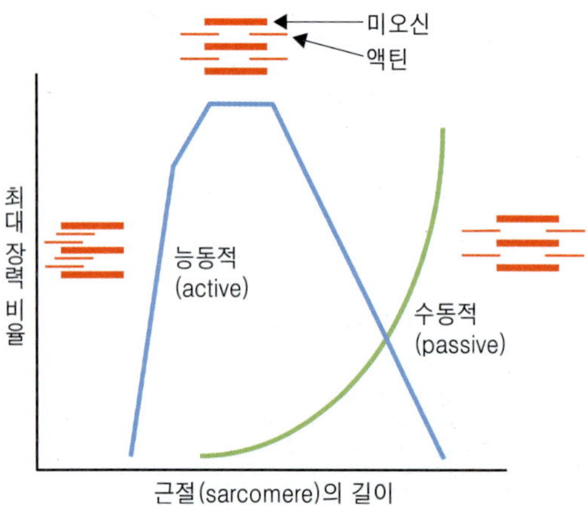

그림 2-34. 길이와 장력의 관계성.

[Tony Everett, et al (eds). Human Movement: An Introductory Text. 6th ed. Churchill Livingstone, 2010, pp. 15–16.에서]

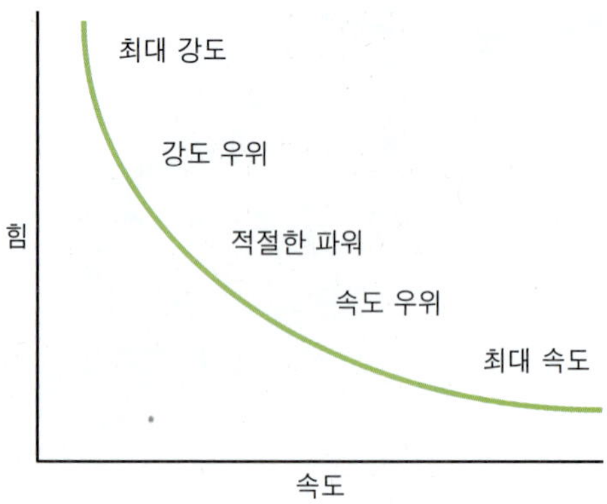

그림 2-35. 힘과 속도의 관계성.

[Tony Everett, et al (eds). Human Movement: An Introductory Text. 6th ed. Churchill Livingstone, 2010, pp. 15–16.에서]

투구 동작의 연구에 따르면, 모든 레벨의 투구에서 반대측 외복사근으로부터 시작해 팔로 향하는 근 활성화 패턴이 존재하는 것으로 나타났다[37]. 공을 찰 때에는 슬관절 신전보다 고관절 굴곡근 쪽이 킥의 최대 속도에 대한 관련성이 높다[36]. 양자의 근 활성화 패턴은 사지의 근 활성화 레벨 상승을 가져오고, 사지의 지지 또는 이동 능력을 개선시킨다. 고관절 근육의 사용으로 인해 비복근의 견인력이 최대한 생성된다. 이러한 근위부 근육의 수축으로 인해 26% 이상의 활성화가 족관절에서도 생긴다[38]. 또한 견갑골이 승모근이나 능형근으로 안정될 때, 회전근개에서는 최대 23~24%의 근 활성화가 보고되었다[39]. 말초운동은 중추부의 근육 활성화를 최대한으로 얻을 수 있는 경우, 힘보다 정밀한 운동 제어로 직결되므로 코어 스태빌리티의 구축에 따른 상지나 하지 기능에 대한 영향이 크다.

그림 2-35는 힘과 속도의 관계성을 나타낸다[35]. 속도에 너무 의존하면 힘을 만들어 내지 못하고, 근력에만 의존하면 고정적이고 속도가 감약해 파워를 만들어 내지 못하게 된다. 뇌졸중 환자의 경우, 일어날 때에 난간을 당겨서 힘에 의존하는 케이스, 기세를 올려 속도에 의존하는 케이스가 많다.

코어 스태빌리티의 평가

코어 스태빌리티를 강화하는 목적은 전반적인 기능 개선을 위해 신경근 제어 시스템 조정을 통한 로컬 및 글로벌한 **스태빌라이저(안정), 모빌라이저(운동) 및 로드 트랜스퍼(하중 이행)**를 동원하기 위해서이다[40]. 그리고 근력과 지구력을 회복하고, 자세와 균형을 되찾는 것이다[41].

코어 스태빌리티는 로컬과 글로벌의 시점, 스태빌라이저, 모빌라이저, 로드 트랜스퍼의 시점, 신경근 제어 및 실행되는 과제의 특정 요구와의 복잡한 상호작용으로 생성된다(그림 2-36)[40].

코어의 안정성을 정확하게 평가하기 위해서는 **① 근육의 동원, ② 근육의 강도·내구성, ③ 자세**

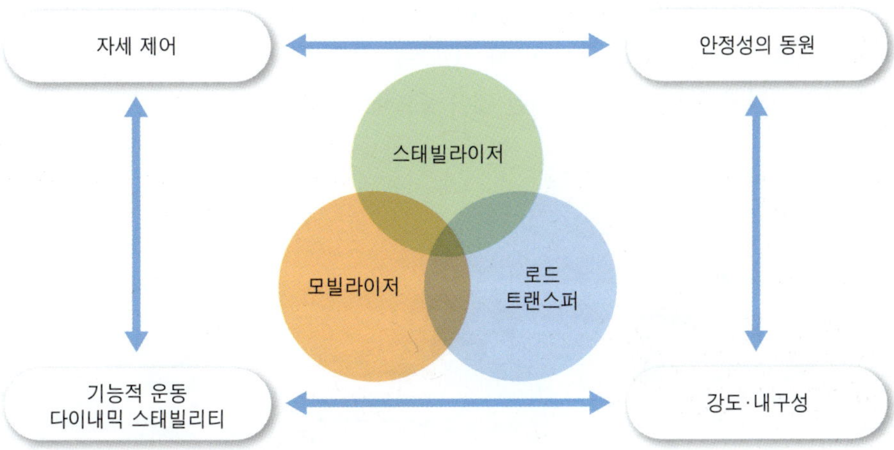

그림 2-36. 코어 스태빌리티의 기능적 3요소.
(Kellie C. Core stability training for injury prevention. Sports Health. 2013; 5: 514-522.에서 수정)

제어·운동 패턴 등 3가지 측면의 평가가 중요하며, 많은 신뢰성과 타당성이 보고된다[42,43]. 아래에 자세한 내용을 설명한다.

근육의 동원

코어 스태빌리티 기능의 가장 단순한 평가는 환자가 수의적으로 복횡근 및 요추의 다열근을 수축할 수 있는지 여부이다. 이 근육들의 동원 패턴의 변용은 많은 뇌졸중 환자에게서 확인된다. 수축부전이나 지연 등을 정적·동적 상황에서 치료사가 평가해 나갈 필요가 있다.

체간 근육군의 신경 제어는 뇌졸중 환자의 운동영역에서 재구성되며, 다열근군의 선택적인 동원은 기본 동작의 기반이 된다. 복횡근의 자발적 수축은 상전장골극(ASIS)의 내측 및 하방을 촉진(palpation)함으로써 평가할 수 있으며, 복직근 외측부의 심층에 위치한다. 이 활동을 심호흡을 사용하지 않고 중력 활동 중에 활성화할 수 있는 것이 최종적으로는 중요하다. 다열근은 누운자세나 앉은자세에서 척주를 신전시키는 활동 중에 평가할 수 있는 심부근이며, 두 근육군 모두 직접적인 촉진이 어렵고, 치료사의 섬세한 감각을 바탕으로 한 평가가 필요하다.

많은 뇌졸중 환자의 경우, 표층의 척주기립근군을 활성화해 척주 신전을 유지하기 때문에 외란에 대해서는 과도하게 고정적이며 노력적이고, 모멘트가 너무 큰 운동이 되기 쉽다.

근육의 강도·내구성

코어 근육군을 의식적으로 동원시켜 확인하는 평가 외에도, 코어의 강도나 내구성을 평가할 필요가 있다[15,42,44]. 그림 2-37은 **McGill 테스트**에 의한 코어 근육군의 평가 모습으로서 복근군, 복사근군, 등근육군을 주로 확인한다. 굴곡근군의 내구성 평가는 피검자에게 고관절과 무릎이 90° 굴곡 위치의 앉은자세에서 체간이 테이블에 대해 60° 각도를 유지하도록 요구한다(그림 2-37A). 복사근을 주로 평가하는 사이드 브릿지에서는 옆누운자세에서 허리를 올려 신체를 발로 지지해 유지하도록 요구한다[44](그림 2-37B). 신전근군의 내구성 평가는 엎드려 누운자세에서 하지를 고정하고, 둔부와 상반신을 테이블 끝에서 넘어 공간 위치에 유지한다. 피검자는 양손을 흉추 레벨에서 포개 모으고, 체간을 테이블보다 높은 위치에서 유지하도록 요구한다[44](그림 2-37C). 근육의 강도뿐만 아니라 근육의 지구력은 코어의 안정성에 더욱 중요한 요소가 된다[45]. 뇌졸중 환자는 이러한 자세 유지가 어려운 경우가 많다. 그러나 레퍼런스나 서포트를 활용하여 이러한 자세에 가까운 형태로 저긴장 부위의 약간의 수축을 평가, 치료하는 것이 중요하다.

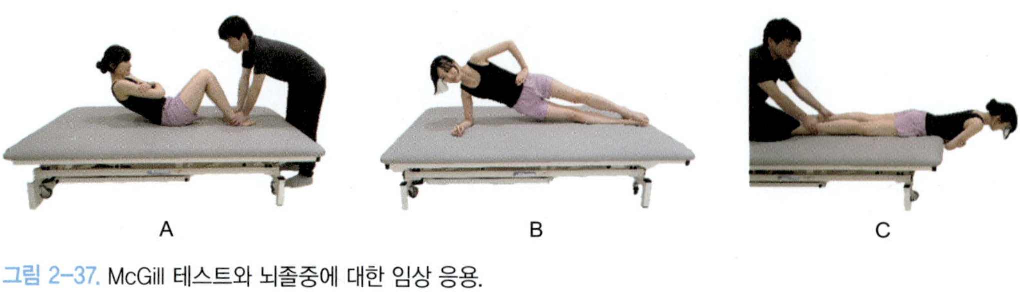

A B C

그림 2-37. McGill 테스트와 뇌졸중에 대한 임상 응용.

Kibler[10]는 더욱 기능적인 동작 내에서 코어 스태빌리티를 평가하는 방법을 제안하였다(그림 2-38). 이 평가법에서는 3차원 시점에서 닫힌 사슬 vs 열린 사슬의 평가, 구심성 수축 vs 원심성 수축을 평가해 나간다(한 다리 선자세, 한 다리 선자세에서의 스쿼트, 로테이션을 조합한 한 다리 선자세). 선자세 균형에서는 트렌델렌버그 자세, 균형을 유지하는 상지 또는 자세 제어의 일탈에 대해 평가할 수 있고, 무게중심 이동에서는 근위부의 코어 스태빌리티를 확인할 수 있다. 한 다리 선자세 균형에서는 한 다리 선자세에서의 스쿼트(squat) 움직임의 질을 평가할 수 있다. 테스트는 선자세부터 한 다리 선자세의 흐름 속에서 평가되고, 기능적인 포지션이나 운동 중 코어의 안정성을 평가한다. 그러나 관찰과 단계 척도(scale)의 신뢰성이 충분하지 않다[10]. 뇌졸중 환자의 경우에도 기능 수준에 따라 실시할 수 있는 요소는 있다.

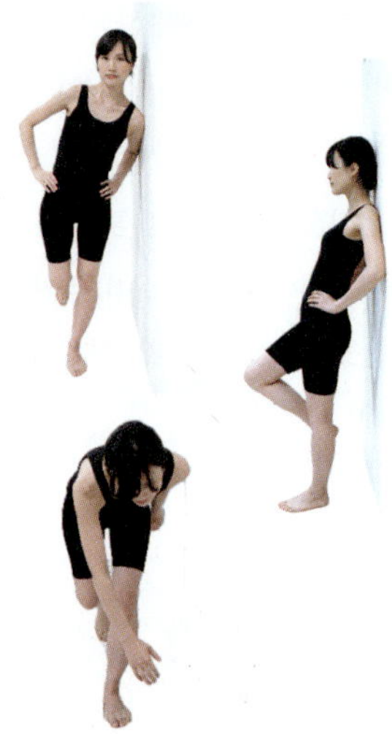

그림 2-38. Kibler 테스트의 일부.

자세 제어·운동 패턴

근육 동원, 강도, 내구성 평가는 코어 스태빌리티의 단독적인 구성요소를 반영하지만, 다양한 하중 상황, 포지션, 과제 등에서 코어 스태빌리티를 완전히 평가할 수 있는 것은 아니다. 최근에는 동작을 중심으로 한 운동 패턴을 분석하면서 근육 기능, 강도, 내구성을 분리하여 평가하는 방법이 도입되었다. 스크리닝에 기반한 운동 패턴 평가는 안정성과 운동성을 모두 평가하고 기능적 능력을 정량화한다. 코어 스태빌리티는 사지와의 운동사슬을 촉진하는 로드 트랜스퍼로서의 안정된 기반으로 평가된다[46]. 이것은 신경근 제어, 고유수용감각, 관절의 안정성, 운동성, 강도 및 균형을 포함한 기능적 측면을 고려한 평가이다.

Functional movement screen(FMS)은 부상 위험을 평가하는 스크리닝 도구로서 개발된 것이다[47]. 일부 연구에서는 FMS 점수가 14 미만을 부상 위험 인자로 판단한다[48]. 나아가 예비적 연구에서 코어 스태빌리티는 운동 패턴을 개선할 수 있었다[49]. 한 연구에서는 433명의 소방관에 대하여 유연성과 코어 스태빌리티 훈련 프로그램을 실시하여 FMS 실시 전후 부상과의 관련성을 조사하였다[50]. 이 연구에서는 FMS 점수가 이전의 상해 경력과 유의하게 상관관계가 있다고 보고하였다. 또한 코어 스태빌리티 훈련의 개입 후에 62%의 대상자에게서 허리 통증이나 허리 부상의 횟수가 감소했다고 보고하였다[50]. 프로축구 선수의 경우에도 코어 스태빌리티와 운동성에 초점을 맞춘 훈련을 통해 좌·우 비대칭성 감소와 함께 FMS 점수의 대폭적인 개선이 나타났다. FMS는 운동선수의 부상 위험을 선별하는 데 유익한 방법일 수 있다[48].

지금까지 소개한 스크리닝뿐만 아니라 병동에서의 별 생각 없이 앉아 있는 휠체어 자세, 보장구 탈착 시, 식사 상황, 화장실 동작 상황 등에서 코어 스태빌리티의 평가는 필수이다. 체간의 흔들림, 과제에서의 비정상적인 자세사슬이나 운동 패턴, 과도한 저긴장이나 고긴장 등 항상 관찰이나 촉진(palpation)으로 평가하면서 가설을 수립하고, 개입을 모색해 나가는 것이 중요하다(그림 2-39A). 우선은 현상을 올바르게 이해하고, 적절한 정보수집·분석으로부터 문제점을 특정하여 개입하고, 효과 측정과 내적 성찰을 반복해 나가는 것이 중요하다(그림 2-39B).

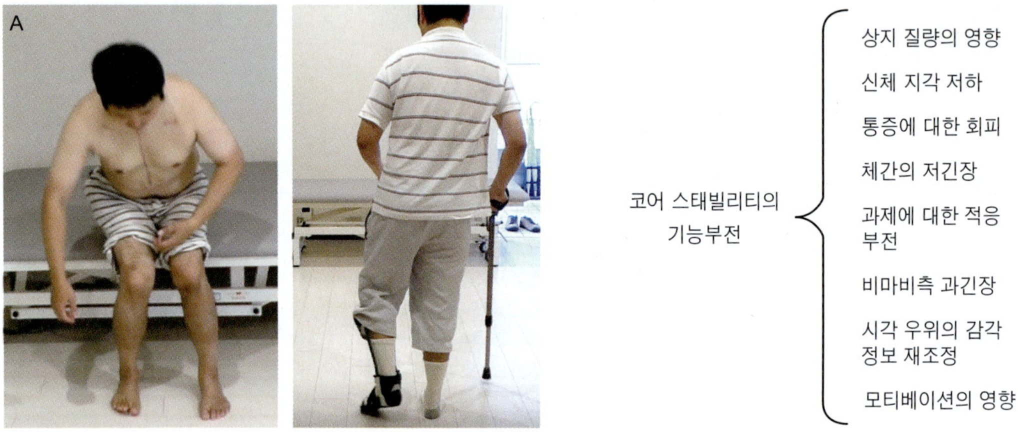

그림 2-39A. 과제로부터 파악하는 자세 제어.
보행이나 일어서기 시 비대칭 및 균형 저하

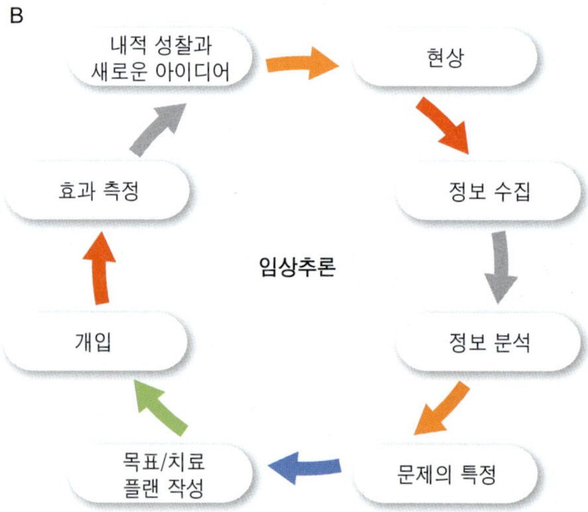

그림 2-39B. 임상추론의 발전.
이 그림에 나타낸 흐름을 반복하여 임상추론을 발전시켜 나가는 것이 중요하다. 그림 2-39A의 코어 스태빌리티 기능부전의 원인도 상황에 따라 우선순위 변경이나 추가·삭제가 이루어진다. 한 가지 가설만 고집하지 말고, 모든 가능성을 탐구해 나가는 것이 중요하다.

신경학적 측면

코어 스태빌리티: 신경계의 관여

신경적 서브시스템(neural subsystem)

코어 스태빌리티 3요소 중 하나인 **신경적 서브시스템**은 근방추, 골지건기관 및 척추의 인대로부터의 피드백을 기반으로 근육 출력을 끊임없이 감시·조정하는 복잡한 작업을 담당한다. 자세의 조정이나 신체에 대한 외부 하중을 기반으로 충분한 안정성을 확보하면서 목적으로 한 관절운동을 가능하게 한다[51].

신경적 서브시스템을 통해 충분한 안정성을 확보하는 데 있어서 중요한 근육은 복횡근이다. Cresswell 등[52]은 이 복횡근이 주로 복강내압을 상승시키는 작용을 하며, 요추 압박에 대한 부하를 경감시키는 것으로 보고하였다. 다른 연구에서는 복횡근이 체간의 운동 방향, 예측의 유무에 관계없이 상지나 하지 운동 중에 활성화하는 최초의 근육이라는 것도 실증하였다[53]. Hodges[54]는 복횡근의 기능과 관련된 피드포워드 메커니즘을 제창하였다. 신경적 서브시스템은 자세조정 또는 외란에 대비하여 이전에 경험한 운동 패턴으로부터의 피드백을 이용해 복횡근을 예측적으로 조정한다. 뇌졸중 등의 질환이 있는 경우, 복횡근의 불활성화뿐만 아니라 지연 요소에도 영향을 미칠 수 있다. 또한 복횡근뿐만 아니라 다열근이나 요추회선근 등의 국소 근육은 고밀도의 근방추를 포함한다. 이 근육들은 신경적 서브시스템에 고유감각 피드백을 제공하는 모니터로서 기능한다[55].

코어 스태빌리티는 지각에 기반한 자세조정, 외란에 맞추어 끊임없이 변화하는 다이내믹한 콘셉트이다(그림 2-40)[56]. 코어 스태빌리티를 높이기 위해 하복부에 대한 복강내압을 의식시키는 '드로

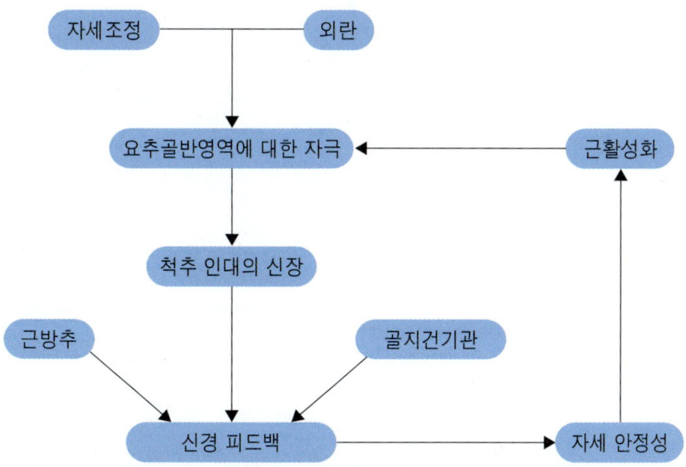

그림 2-40. 코어 스태빌리티의 신경적 서브시스템.

(Willardson JM. Core stability training: applications to sports conditioning programs. J Strength Cond Res. 2007; 21: 979-985.에서)

우 인(draw-in)'은 하나의 수단이며, 뇌졸중 환자의 경우에 손이나 발에서의 감각, 운동 이미지, 환경 등도 코어 스태빌리티에 크게 기여하기 때문에 다양한 개입이 요구된다.

예측적 자세조절(APA)

코어 스태빌리티에 있어서 복횡근 등의 역할이나 운동에 선행하여 수축하는 내용은 이미 설명하였지만, 이러한 예측적 자세조절(anticipatory postural adjustment; APA)에 관해 상세하게 설명한다.

APA란, 수의운동을 할 때에 발생하는 흔들림의 카운터 밸런스로서 기능하는 무의식적인 근 활동이다. 이를 통해 상지 뻗기나 보행 시작 시에 발생하는 CoM의 흔들림을 안정시키고, 전신의 다이내믹한 밸런스를 높여준다. APA는 생득적인 반사에 의한 것이 아니라 의도한 운동을 시작하기 전에 상위중추기구(central nervous system; CNS)로부터의 명령에 의해 발현되는 것으로 생각된다[57](그림 2-41).

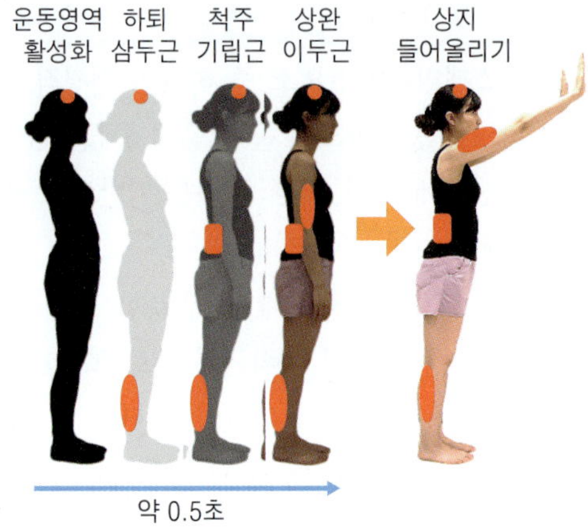

그림 2-41. 상지 들어올리기에서의 APA.

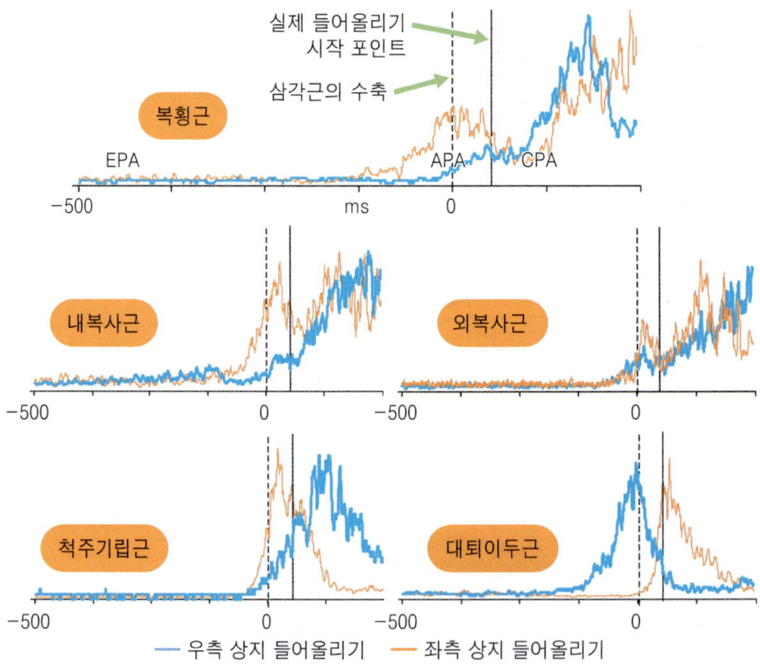

그림 2-42. 좌우 상지 들어올리기에서의 코어 근육군의 선행 수반성 자세조절.

EPA: early postural adjustment(조기 자세조절) [운동 전 400~500ms]
APA: anticipatory postural adjustment(예측적 자세조절) [운동 전 100±50ms]
CPA: compensatory postural adjustment(보상적 자세조절) [운동 후 50~350ms]

(Allison GT, et al. Feedforward responses of transversus abdominis are directionally specific and act asymmetrically: implications for core stability theories. J Orthop Sports Phys Ther. 2008; 38: 228-237.에서 수정)

Allison 등[58]은 상지 들어올리기에 선행한 코어 스태빌리티의 활동을 보고하였으며, 삼각근 수축 전에 코어 근육군이 활성화하는 것을 설명하였다(그림 2-42). Caronni 등[59]은 검지손가락의 태핑(tapping)을 할 때에 작은 운동이라도 동측 상지(상완이두근, 상완삼두근, 승모근 상부 등)에 **예측적 자세사슬(anticipatory postural chain)**이 높아지는 것을 보고하였다. 이 활동들은 예측적인 근활동이 동측의 사지 근육에 분포하기 때문에 **사지 내(intra-limb) APA**라고 불린다. 이것은 수의 운동에 선행하여 공간의 과제 방향에 따라 수축이 분산됨으로써 과제에 기초한 자세 요구에 따른 변화에 적응한다. 따라서 돌아눕기나 일어나기의 경우에는 체간의 사전 수축뿐만 아니라 견관절, 상완, 전완 등 모든 예측적 자세사슬을 고려한 개입이 중요하다.

APAs와 복횡근·복사근의 관계성

Morris 등[60]은 척주 안정을 위한 '코르셋 이론'이라는 개념을 제창하며, 복횡근의 피드포워드적인 활동에 주목하였다. 그림 2-43에서는 우측 상지를 들어 올렸을 때의 반대측 복횡근의 활동을

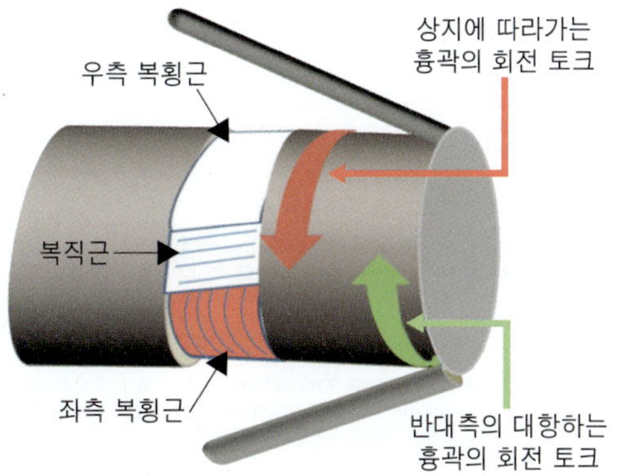

그림 2-43. 우측 상지 들어올리기 시에 선행하는 반대측의 복횡근 활동.
[Morris SL, et al. Corset hypothesis rebutted: transversus abdominis does not co-contract in unison prior to rapid arm movements. Clin Biomech (Bristol, Avon). 2012; 27: 249-254.을 바탕으로 작성]

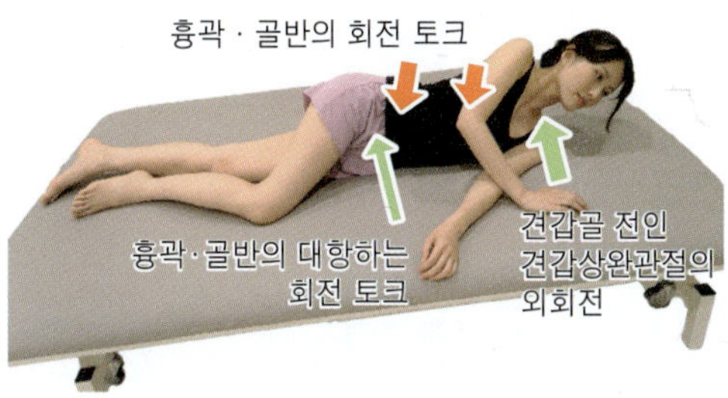

그림 2-45. 돌아눕기에서의 지지면 측의 안정.

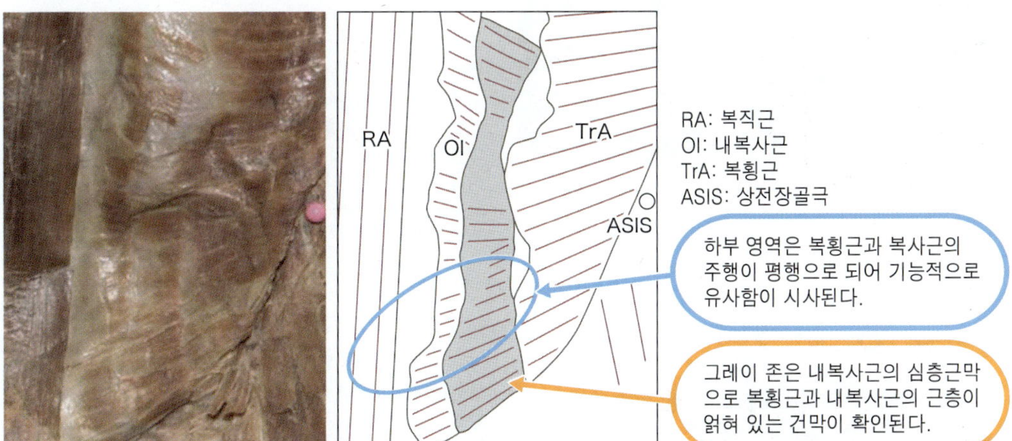

그림 2-44. 복횡근과 내복사근의 근육 주행.
[Urquhart DM, et al. Regional morphology of the transversus abdominis and obliquus internus and externus abdominis muscle. Clin Biomech (Bristol, Avon). 2005; 20: 233-241.에서 수정]

나타내고 있다. 우측 상지를 들어 올리면 적색 화살표의 회전 토크가 흉곽에 전달된다. 이 회전을 유지하며 상지의 전방으로의 이동을 용이하게 하기 위해서는 동등한 회전 토크를 반대 방향(녹색 화살표)으로 발생시킬 필요가 있다. 그러기 위해서는 들어 올리는 측과 반대측 복횡근의 피드포워드에 기반한 수축이 중요하다. 또한 복횡근 외에 내복사근도 반대측 APAs의 기능을 담당한다는 보고도 있다[61]. 이 2개의 근육은 해부에서도 공통되는 영역이 있어 연속적으로 작용하는 유사 기능을 시사하였다(그림 2-44)[62].

임상적으로 돌아눕기의 경우, 지지면 측이 되는 복횡근 주위의 근활동이나 흉곽의 안정성을 관찰·치료하는 것이 중요하며, 지지면의 안정은 반대측 골반이나 흉곽의 회전 토크 생성을 촉진한다(그림 2-45).

복횡근은 상부·중부·하부 영역에서 그 역할이 다르다(그림 2-46)[62]. 이를테면 늑연골에서 생기는 복횡근의 상부섬유는 흉곽을 안정시키고, 중부섬유는 요추 제어에 영향을 주며, 장골능에서 생기는 하부섬유는 복부의 내압을 지지하여 천장관절로의 압력을 생성한다[63,64]. 또한 근전도(electromyography; EMG) 연구의 검증에 따르면, 복근 기능에는 국소적으로 편차(variation)가 있으

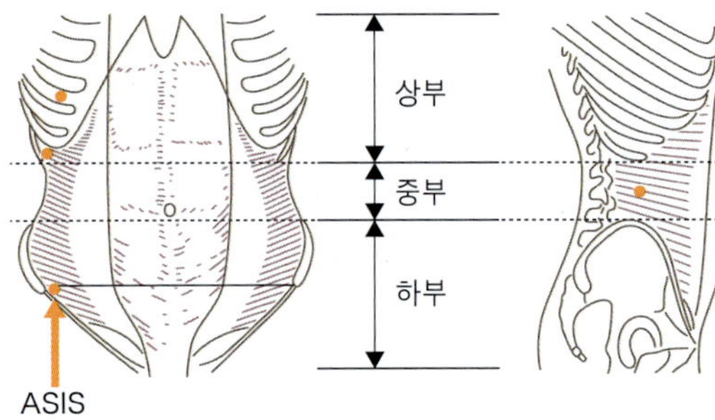

그림 2-46. 복횡근의 분포.
복횡근은 상부·중부·하부로 나뉘어 부착되며, 기능도 다르다. 늑연골부는 상부섬유, 흉요근막은 중부섬유, 골반은 하부섬유가 된다. 복횡근, 내복사근 모두 상전장골극(ASIS)의 2cm 아래까지 분포하지만, 외복사근은 분포하지 않는다.
[Urquhart DM, et al. Regional morphology of the transversus abdominis and obliquus internus and externus abdominis muscle. Clin Biomech (Bristol, Avon). 2005; 20: 233-241.에서]

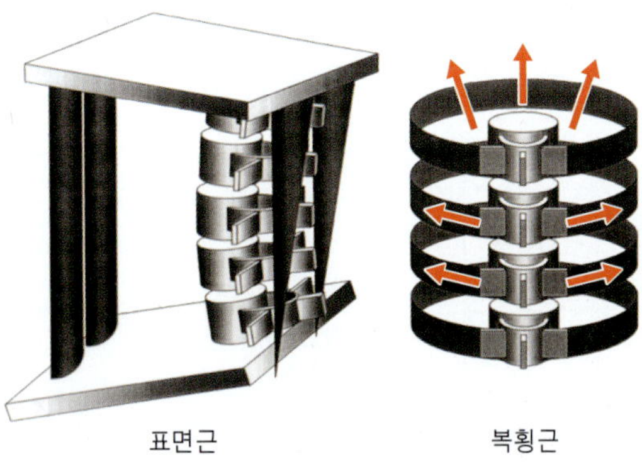

그림 2-47. 코어 스태빌리티의 2가지 모델.
표면근(복직근, 외복사근, 내복사근 및 척주기립근)은 척추의 전체적인 오리엔테이션 또는 자세를 제어하는 기계적 구조를 담당한다. 복횡근은 외력을 직접 제어할 수 없어 복강 내압 및 흉요근막의 장력을 증가시킴으로써 관절 간의 분절성을 제어할 수 있다.
(Hodges PW. Is there a role for transversus abdominis in lumbo-pelvic stability? Man Ther. 1999; 4: 74-86.에서)

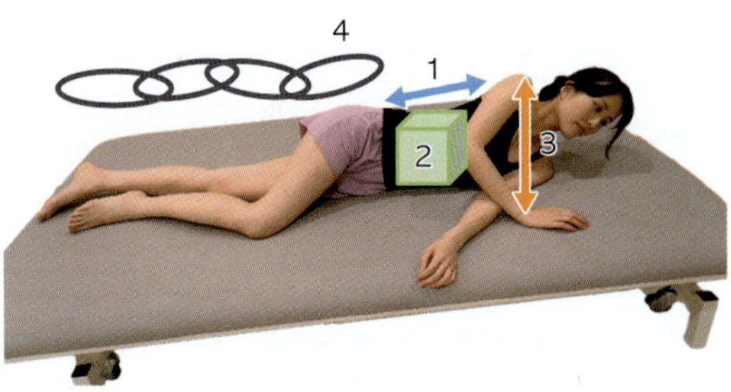

그림 2-48. 돌아눕기 평가.
돌아눕기의 경우에 체간 기능 하나에서도 다음과 같은 사항들을 고려한 평가·개입이 요구된다.
1. 복횡근과 같은 동일 근육에서의 **영역별**
2. 심부 근육과 표면 근육 같은 **계층별**
3. 지지측과 비지지측 같은 **기능별**
4. 전체의 운동사슬(kinetic chain)과 자세사슬 (postural chain) 같은 **사슬별**

며, 상지 운동 시에 복횡근의 하부섬유 쪽이 중간부보다 근활동이 큰 것으로 보고되었다[65]. 선자세 상황에서 하부 영역의 표층 복벽은 상부 영역보다도 활성화하는 것으로 보고되었다[66]. 게다가 외복사근과 내복사근의 활동도 체간의 신전이나 회전 시에 따라 크게 다른 것으로 보고되었다. 임상 상황에서도 위와 같은 영역별로의 개입 외에도 심부와 표면 영역의 계층별(그림 2-47)[65], 지지측이나 비지지측의 기능별 등 다양한 평가 시점을 통해 개입해 나갈 필요가 있다(그림 2-48).

Aruin[57]은 APAs 생성 조건으로 다음 3가지를 제시하였다. 그림 2-49는 좌측 체간 우위의 중증 실조증 환자에 대한 일어나기에 대해 3가지 생성 조건을 의식한 개입을 제시하였다.

① **예측된 흔들림의 방향이나 정도**: 신체 분절을 많이 사용하는 운동은 공통적으로 CoM의 수직선(center of gravity; CoG)의 큰 무게중심 이동을 수반한다. 하중이 없는 상지의 들어올리기보다 하중이 있는 상지의 들어올리기 쪽이 증대한다.

② **흔들림과 관련된 수의운동**: 근위부 근육의 활동은 운동 시에 반대 방향으로 예측적인 활동의 증대를 나타낸다. 빠른 운동은 예측성 자세 제어의 증대를 가져오고, 느린 운동은 감소한다.

③ **자세의 과제**: 자세가 불안정할 때 APAs는 출현하지 않게 된다. 좁은 지지면에서의 비복근의 활동은 안정된 지지면에서의 동일 과제에 비해 예측적인 근육 발화가 감소한다.

선행 수반성 자세조절(APAs)과 상위중추기구(CNS)의 관계성

▪ 보조운동영역

해부학적·생리학적 데이터를 기반으로 한 일부 연구에서는 보조운동영역(supplementary motor area; SMA)이 APAs 생성에 관여한다고 보고되었다[67,68]. SMA 손상 환자에 대하여 손상측과 반대측의 전완에 하중을 가했을 때에 중증의 APAs 기능장애가 확인되었다. 반면, SMA가 손상되지 않고 뇌량만 완전 차단된 환자의 경우에는 APAs에 장애가 확인되지 않았다[69,70].

▪ 일차운동영역

APAs를 생성할 때의 일차운동영역(M1)의 역할은 인간과 동물 연구에 의해 나타난다. 온전한 고양이의 일차운동영역의 자극에 의해 실제로 반대측 움직임과 지지되는 다리의 APAs를 유발할 수

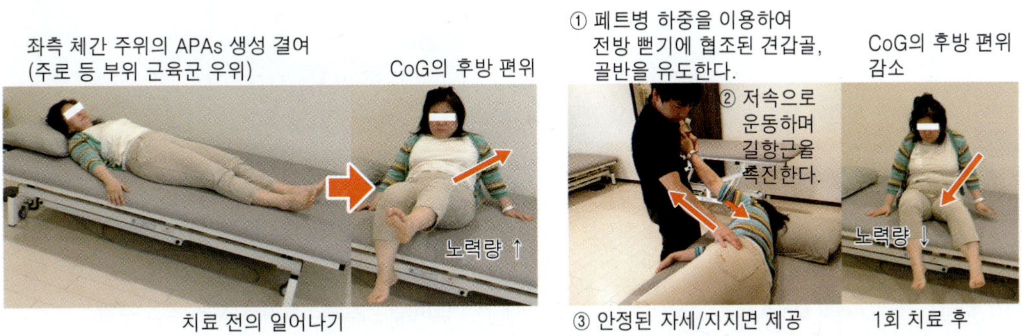

그림 2-49. APAs 생성 조건을 의식한 개입 예(좌측 우위의 실조증 환자에 대해).

있었다[71]. 이것은 고양이의 일차운동영역이 의식적·불수의적 양쪽 모두에 관련된 자세조정을 포함하기 때문이다. 게다가 고양이에서는 피질척수 뉴런의 활동이 전신의 평형을 유지하는 APAs에 관련된 CoP 편위의 매개변수(parameter)에 비례하였다[72]. APAs에서 일차운동영역의 역할은 인간 연구에서도 관찰되었다. Palmer 등[73]은 경두개자기자극(transcranial magnetic stimulation; TMS)을 이용하여 피험자가 좌측 상지를 외전하는 동안 좌우 M1의 관찰을 실시하였다. 이 경우, 우측 광배근에서 APAs가 선행하는 것으로 알려져 있으며, 좌측 M1에 자극을 보내면 우측 광배근의 APAs 생성에 지연을 가져오지만, 실제 운동의 타이밍에 변화는 확인되지 않았다. 반면, 우측 M1에 대한 자극은 실제 운동의 활성화를 지연시키는 것이 보고되었다. 유사한 연구로서 Massion 등[69]은 양측 전완에 대한 하중 과제에서의 일차운동영역이나 보조운동영역의 기능을 보고하였다(그림 2-50). 여기에서는 하중측의 일차운동영역, 전운동영역, 보조운동영역, 대뇌 기저핵이 타이밍 조정 등 APAs 생성에 관여하는 것으로 되어 있다.

■ 대뇌 기저핵

기저핵의 APAs 관여는 파킨슨병 환자의 중증 APAs 장애에 대한 Viallet 등의 보고에서 응용할 수 있다[74]. 최근에는 양측 상지에서의 조작 과제에서 부하측을 지배하는 뇌 영역의 선행적 활동이 기저핵, SMA, 시상에 국소화된 것으로 보고되었다(그림 2-51)[75]. 이것은 충분히 학습된 손가락의 움직임에 관여하는 것으로 보고되는 기저핵-시상-대뇌피질 운동 네트워크의 사

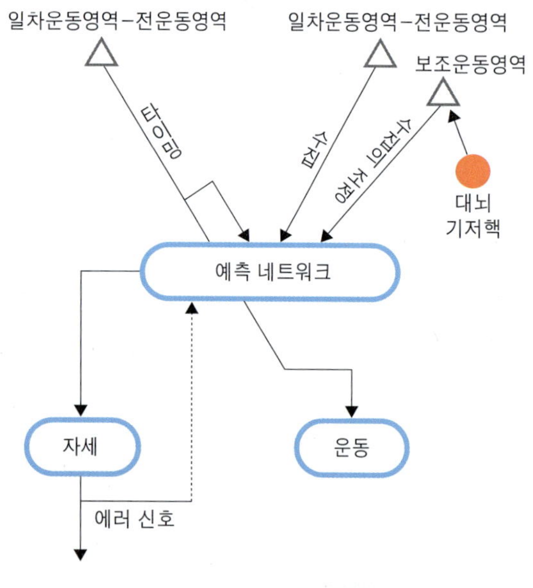

그림 2-50. 양측 전완에 대한 하중 과제에서의 개념도.

전완을 유지할 때에는 자세와 운동의 양자의 병렬 모델이 존재하며, 하나는 전완의 자세조정을 실시하고, 한쪽은 하중 과제의 운동을 실시한다. 양자 모두 일차운동영역이나 기저핵 등의 조정에 의해 예측적인 타이밍을 조절한다. 뇌졸중이나 파킨슨병 환자는 예측 네트워크에 수집된 대뇌피질로부터의 정보가 누락되어 있다. 뇌졸중 환자는 새롭게 학습되는 APAs에 관해서는 장애를 받기 쉽지만, 지금까지 학습한 운동의 APAs 생성에 대한 장애는 적다고 보고되었다.

(Massion J, et al. Acquisition of anticipatory postural adjustments in a bi-manual load-lifting task: normal and pathological aspects. Exp Brain Res. 1999; 128: 229-235.에서 수정)

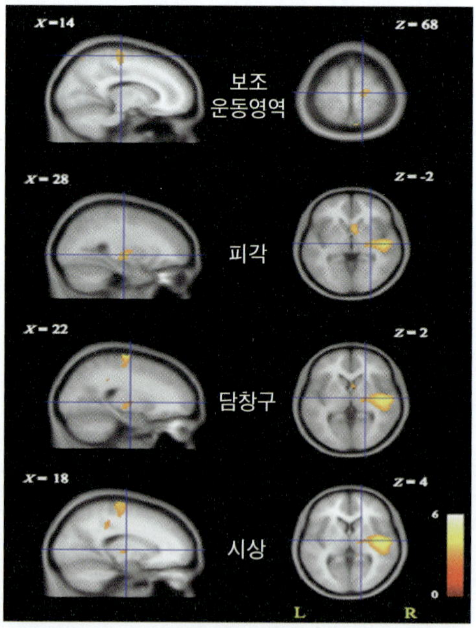

그림 2-51. 상지 부하에서의 반대측 기저핵-시상-대뇌피질 네트워크를 구성하는 국소 부위.

(Ng TH, et al. Neuromagnetic brain activity associated with anticipatory postural adjustments for bimanual load lifting. Neuroimage. 2013; 66: 343-352.에서)

고방식과 유사하다[76]. 즉 APAs와 수의운동 명령의 신경 구조에 자세와 수의운동의 양쪽 명령이 기반이 된다는 견해가 일부 지지를 받는 것이라고 할 수 있다.

■ 소뇌

소뇌 또한 APAs의 제어에 깊이 관여한다. Babinski는 소뇌 병변이 수의운동과 평형 밸런스 간의 조정을 혼란시키며, 소뇌가 자세 제어에 관여하는 것을 보고하였다[77]. 이 견해는 소뇌가(지각된 자세에 따라) 행동의 결과를 예측할 수 있고, 피드백 제어에 관련된 시간 지연을 극복하기 위한 내부 모델(순 모델, forward model)을 담당한다는 생각과 일치한다[78]. 환자에 대한 일부 연구에서는 그러한 관여에 대해 적극적으로 결론짓고 있다. 소뇌 병변을 앓고 있는 환자는 대상물을 들어 올리

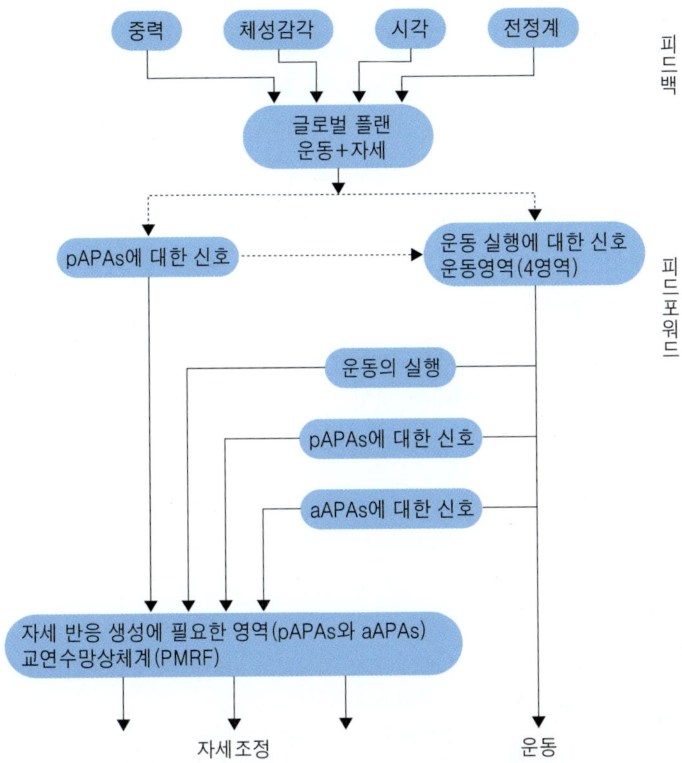

그림 2-52. APAs 메커니즘.

체성감각, 시각, 전정계 등의 피드백 정보와 경험을 바탕으로 중추신경계 내에서 플래닝이 이루어지고, APAs가 생성된다. APAs는 피드포워드 제어이며, 자세조정에서 교연수망상체계의 관여가 크다.

(Schepens B. Independent and convergent signals from the pontomedullary reticular formation contribute to the control of posture and movement during reaching in the cat. J Neurophysiol. 2004; 92: 2217–2238. 에서 수정)

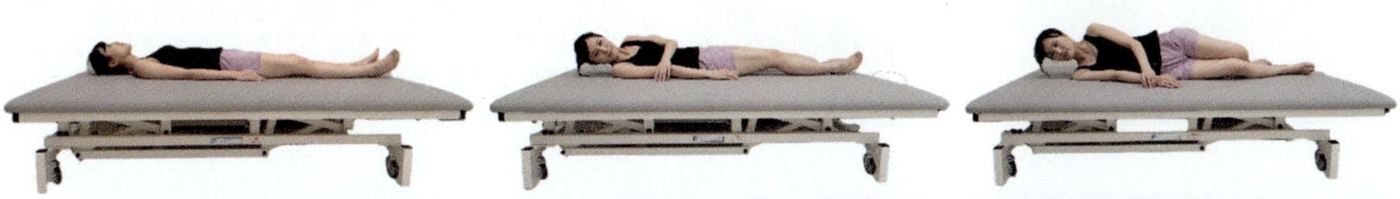

시작 전

현재의 신체나 머리 위치(체성감각이나 전정계), 시각(중심시, 주변시) 정보를 처리하고, 돌아눕기의 방향이나 신체축을 미리 내부 모델을 이용하여 예측하는 단계이다. 언뜻 보기에 신체의 움직임은 확인되지 않더라도 각 근육군이 약간 수축하거나 BoS에 대한 적응이 수반되기 시작한다.

시작 초기

돌아눕기 운동이 시작되는 순간에 APAs 시스템에 기반하여 양측(타이밍은 상황에 따라 변화함) 체간에 수축이 들어가 지지측의 복횡근, 내복사근 등 개인의 운동 패턴에 따라 선행적인 심부근 수축이 들어간다. 여기에는 안구와 머리의 조정이나 예측적인 운동·반사도 포함한다.

후기

운동 실행 중에 실시간으로 말초로부터의 피드백과 상위 중추의 피드포워드에 기반한 예측을 통합시켜 에러 수정이 이루어진다. 실제의 침대 공간(bed space)이나 그 후의 일어나기로의 이행 등 상황에 따라 APAs는 항상 수정된다.

그림 2-53. 돌아눕기에서의 APAs의 이미지.

거나 움직일 때에 파지력(grip strength)을 정상적으로 예측하고 조정할 수 없다[79]. 즉 소뇌 병변이 APAs의 가소성을 무효화할 가능성이 시사된다[80].

APAs 생성 메커니즘

Schepens[81]는 APAs를 **예측적 선행 수반성 자세조정(pAPAs)**과 **수반적 예측적 자세조정(aAPAs)**으로 분류하여 수의운동과 자세조정의 내용을 상세하게 보고하였다[82](그림 2-52). 양자의 관계성은 복잡하지만, 운동 직전에 pAPAs가 선행하고, 이어서 aAPAs가 실행되어 운동 실행 중에도 항상 양자의 관계성이 존재한다. 돌아눕기에서의 APAs의 이미지도 참고해주기를 바란다(그림 2-53).

돌아눕기·일어나기와 페리퍼스널 스페이스

페리퍼스널 스페이스(peripersonal space)(그림 2-54)란, 시각·촉각·청각 정보 등의 고도의 다감각통합으로 신체를 씌우는 영역으로서 지각 영역(perceptual space)이나 그레이 존(Gray zone)이라고도 하며[83], 주로 사지를 뻗을 수 있는 범위 내의 공간 정보처리에 쓰이는 용어이다.

신체도식(body schema)과 페리퍼스널 스페이스는 밀접하게 얽혀 있으며, 신체도식은 일반적으로 촉각, 고유수용감각, 운동감각 정보와 같은 자신의 신체 정보처리와 얽힌 표현으로 사용되기 쉽다[84]. 두 용어의 관계성은 표 2-2에 나타냈다[83].

정상인의 경우, 무의식적으로 침대의 넓이, 반발력, 공간 정보를 자신의 신체 감각과 비교하여 처리하여 위험이 없는 최적으로 효율적인 운동을 만들어내는 것이 가능하다. 반면, 뇌졸중 등 마비에 따른 신체도식이 저하된 경우, 돌아누울 때에 침대 공간의 넓이에 과도하게 공포심을 나타내거

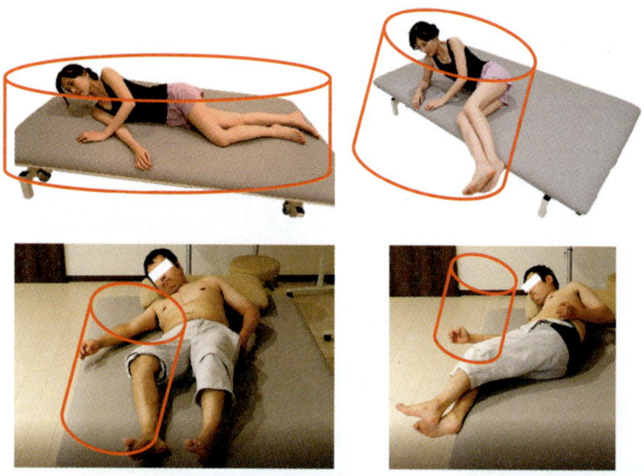

그림 2-54. 정상인과 뇌졸중 환자의 페리퍼스널 스페이스의 이미지.

정상인의 경우, 상하좌우로 페리퍼스널 스페이스가 펼쳐져 자세에 맞게 업데이트되는 가소적(plastic) 요소를 가지고 있다. 뇌졸중 환자의 경우, 마비측 공간이 좁아져 있어 자세 변화에 맞추어 정보처리가 어려워진다. 결과적으로 마비측 상지를 잊어버리거나 지지면에 맞춘 자세 제어를 할 수 없게 된다.

	페리퍼스널 스페이스	신체도식
감각입력	시각 청각 촉각	고유수용감각 운동감각 촉각
기능적 특성	방어적인 운동 수의적인 행동	행동에 대한 신체 지식
신경 메커니즘	두정-전두피질의 바이 모달 뉴런	전전두피질과 두정엽

표 2-2. 페리퍼스널 스페이스와 신체도식의 차이.

신경 메커니즘적으로 페리퍼스널 스페이스에는 바이 모달 뉴런의 관여가 실험에서 시사되었다[86]. 바이 모달 뉴런은 물체가 신체에 닿았을 때와 물체가 신체 주변에 보였을 때의 양쪽 모두에 반응한다. (예: 체성감각과 시각)

(Cardinali L, et al. Peripersonal space and body schema: two labels for the same concept? Brain Topogr. 2009; 21: 252-260.에서)

나 마비측 상지의 위치를 무시하는 돌아눕기를 수행한다. 결과적으로 어깨통증이 발생하는 등 자신의 신체와 공간 정보의 관계성을 잘 처리하지 못하는 경우가 많다.

또한 휠체어를 침대에 효율적인 각도로 세팅하는 것과 같은 고도의 공간 정보처리가 요구되는 동작에서 특히 좌측 편마비 환자의 경우는 낙상 위험을 수반하는 세팅으로 이동하려고 하는 장면을 볼 수 있다. 일반적으로 좌측 편마비 환자는 개방된 공간(open space)에서 시공간 처리에 장애를 받기 쉽고, **시각 정보로의 실시간 수정이 어렵다**[85]. 이 문제는 페리퍼스널 스페이스의 결여와 관계가 깊을 가능성이 있다.

과긴장과 경직의 관계성

돌아눕기나 일어나기 상황에서는 항중력 활동이 많이 요구되기 때문에 경직성 과긴장이 상·하지에 출현하기 쉬워 동작에 방해가 되기 쉽다. 여기서는 뇌졸중 후의 과긴장과 경직을 임상적 관점에서 정리한다.

Li 등[87]은 신경 징후와 임상증상을 구체적으로 제시하였다. 임상 상황에서는 돌아누울 때에 팔꿈치가 구부러지는 과긴장 장면을 "경직이 나타나고 있다"고 표현하는 치료사도 있지만, 구체적인 내용을 생각하는 경우에 표 2-3에 나타낸 점은 참고가 된다. 경직은 과긴장을 일으키는 수많은 요인들 중 하나로서 근육이 스트레치될 때에 속도 의존성으로 확인되며, 다른 병인에 따른 항진과 구별될 수 있다[88]. 뇌졸중 발병 후 13개월 이내에 실시한 24명의 통증 환자 연구에서는 12명이 주관절의 수동적 신전에 대한 저항성을 높였고, 그중 5명에게서만 경직이 나타났다는 보고도 있다[89]. 따라서 과긴장의 내용을 임상적으로 평가해 나갈 필요가 있다. 예를 들어, 돌아눕기 상황에서 팔꿈치가 구부러진다고 해도 돌아눕기 전에는 팔꿈치가 펴져 있는지, 수동적 운동에 저항을 나타내는지, 수의적으로 의식하면 제어할 수 있는지, 정형적인 연합반응 패턴이 아닌 신체 부위는 있는지, 그 외의 동작에서는 출현하는지, 수면 시에는 느슨한지, 통증은 출현하는지 등이다.

또한 경직은 반사항진뿐만 아니라 근육의 기계적 성질의 변용으로도 설명할 수 있다[90]. 기계적 저항의 증대는 근섬유 내의 생리학적 변화나 건(힘줄)의 유연성 변용으로 인해 야기된다. 이러한 근육

표 2-3. 뇌졸중 후의 임상 징후와의 관련

망상체척수계의 흥분성 증대의 척수 내 네트워크 입력에 의한 척수반사의 과민	• 속도 의존성의 저항과 안정 시 근긴장 증대 • 정상 자극(다양한 속도에 의한 수동적 스트레칭)이나 불쾌 자극(피부나 자율신경계)에 대한 과잉 반응 • 대폭적인 근긴장 변동(보행 시 자세 변화 등)
망상체척수로의 흥분성 균형부전에 따른 피질척수로의 수의적인 활동 감소와 정형적인 동시수축, 방산 출현	• 경직성 동시수축(운동 제어부전), 예를 들어, 팔꿈치를 펴려고 시도하였을 때에 팔꿈치가 구부러지는 현상 등 • 정형적 시너지 패턴(견관절 내전·내회전, 팔꿈치·손목·손가락 관절 굴곡) • 연합반응(운동 활동의 비정상적인 확산)
탈억제된 망상체계와 그 밖의 대뇌피질이나 뇌간 내 중추(centers) 간의 상호작용	• 근긴장의 유동적 변동(야간이나 수면 시 등) • 통증 상승(망상체계와의 커넥션) • 분노나 불안 등 감정 변화에 따른 근긴장 상승(망상체계와의 커넥션) • 호흡 기능에 따른 변화(급성기에 하품을 하면 손이 느슨해지거나 기침을 하면 구부러지는 등) • 교감신경성 증상과의 관련(뇌졸중 후의 복합성 국소 통증 증후군 등)

(Li S, et al. New insights into the pathophysiology of post-stroke spasticity. Front Hum Neurosci. 2015; 9: 192.에서)

성질의 변화는 이차적인 마비성 증상이나 적응성 문제에 악영향을 미친다. 마비된 사지가 단축된 위치로 고정되면 근절(sarcomere)이 감소하여 구축이나 단축이 점점 강해지고[91], 신장반사를 증대시켜 평상시 2배의 경도(단단함)가 된다는 보고도 있다[92].

따라서 과긴장을 조절하기 위해서는 도수적인 개입뿐만 아니라 평소의 자기관리나 약물, 환경 조정이 중요해진다.

전정계의 관여

전정계는 공간 내의 머리 움직임을 감지함으로써 자기운동정보(self-motion)를 감지한다. 이를 통해 자신의 운동에 주체감을 부여하고, 시선의 안정화, 균형 및 자세 제어에 중요한 역할을 한다[93]. 돌아눕기의 경우, 머리 회전과 안구운동의 제어가 필수이며, 일어나기가 더해지면 추가되는 중력과의 관계성, 두경부 각도, 운동의 가속도 등 많은 정보처리가 요구된다. 소뇌 질환 등으로 전정 시스템에 장애가 있는 환자는 어지럼증이나 두경부 제어에 큰 문제를 나타낸다. 또한 일반적인 피각 출혈 등의 병소에서도 전정계를 과도하게 활용한 자세 제어가 되어 두경부가 고정적으로 되는 환자도 적지 않다. 여기에서는 전정계와 돌아눕기나 체간 기능에 대해 고찰해 간다.

최근의 연구에서는 내이의 전정감각기관을 신경지배 하는 구심성 섬유에 이목이 집중되었다[94,95]. 감각기관은 3차원에서 모두 각가속(angular acceleration)을 감지하는 **삼반규관**과 3차원에서 모두 선형가속(linear acceleration)(즉 중력 및 병진운동)을 감지하는 2개의 **이석기(구형낭 및 난형낭)**가 있다. 삼반규관은 내측전정핵을 경유하여 두경부의 운동 뉴런에 영향을 미치고, 이석기는 외측전정핵을 통해 척수 운동 뉴런을 지배한다(그림 2-55). 내이신경은 이 기관들의 수용기로부터의 신호를 전정핵으로 전달한다. 돌아눕기에서도 두경부의 움직임으로부터 각가속이나 선형가속을 감지함으로써 적절한 사지의 위치, 두경부 위치의 제어를 지원한다.

전정계의 3가지 역할[93]

1. 일상생활에서 명료한 시각을 확보하기 위한 주시(gaze) 제어
2. 외부 정보와 내부 정보를 바탕으로 자세 안정에 필요한 경부와 사지의 운동 생성
3. 탐색(navigation)이나 상지 뻗기 등 복잡한 자발적 동작 지원

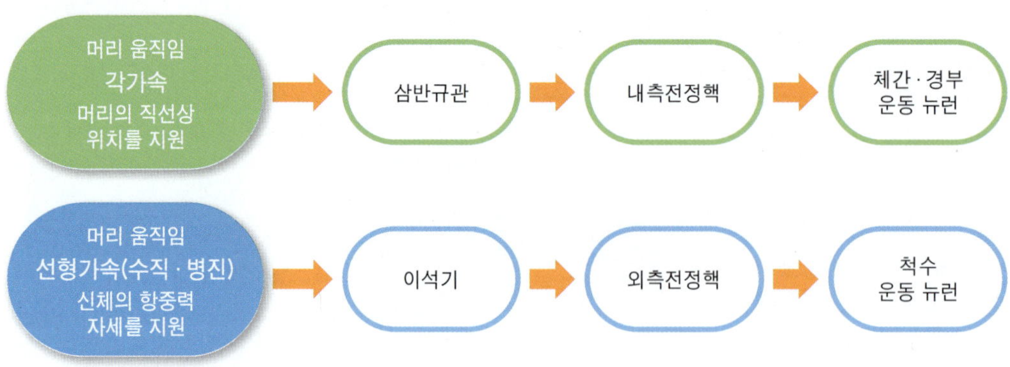

그림 2-55. 삼반규관과 이석기의 역할.

전정과 시각 입력의 통합

전정계에 관련된 시각 정보로서 **옵티컬 플로우(광학적 유동)**는 중요한 역할을 한다. 이를 통해 자기 운동의 중요한 감각적 단서를 제공하고, 자신이 정지해 있을 때에도 강력한 감각을 생성할 수 있다. 옵티컬 플로우는 보다 낮은 주파수에서의 자기 운동 중에 안정된 시선을 확보하기 위해 **전정동안반사(vestibulo-occular reflex; VOR)**를 보완하는 안구운동의 생성을 유발한다. 머리 회전으로 시야가 틀어지지 않고, 매끄럽고 연속된 시각 세계를 유지할 때에는 옵티컬 플로우를 포함하는 대량의 시각 정보와 전정 정보를 통합할 필요가 있다. 뇌 영역에서는 이 역할을 두정엽의 배측 MST 영역(dorsal medial superior temporal area; MSTd), 복측 두정간영역(ventral intraparietal area; VIP)이 담당하는 것으로 보고되었다[96]. 돌아눕기나 일어나기에서는 이러한 전정과 시각 입력의 통합이 필수적인 기능이라고 할 수 있다.

다중감각통합

전정핵으로의 입력은 삼반규관이나 이석기로부터의 정보뿐만 아니라 체성감각, 고유감각, 시각

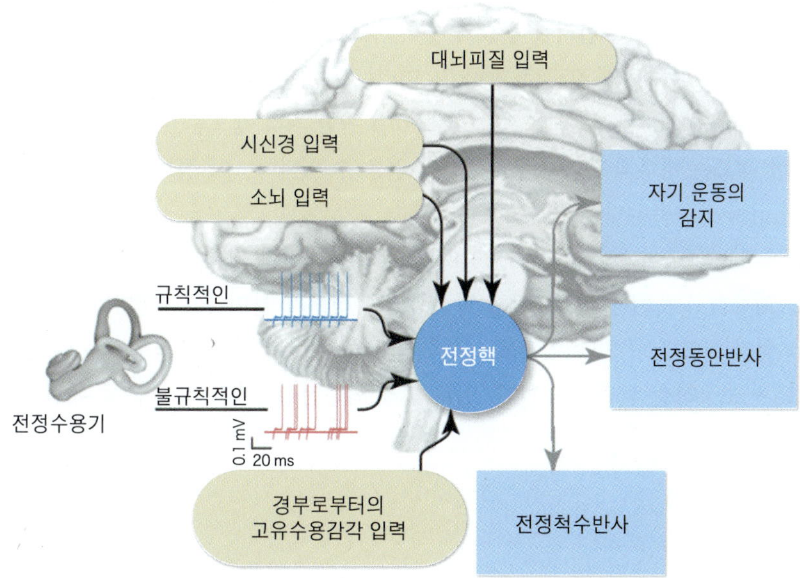

그림 2-56. 전정핵에서의 다중감각통합.

(Cullen KE. The vestibular system: multimodal integration and encoding of self-motion for motor control. Trends Neurosci. 2012; 35: 185-196.에서)

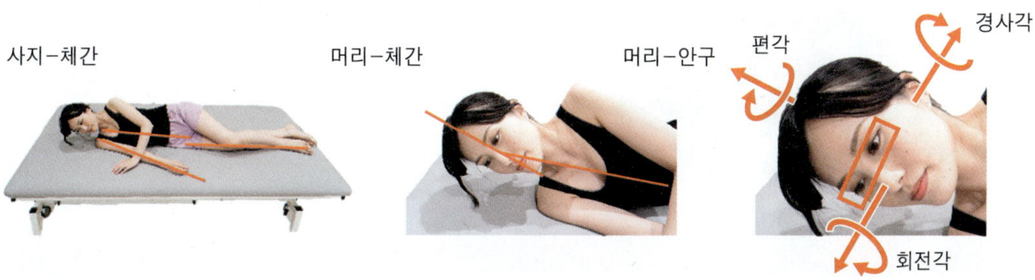

그림 2-57. 돌아눕기에서의 사지-체간-머리-안구의 협조운동.

입력 및 운동 관련 신호도 또한 환경과의 상호작용에서 이동의 레퍼런스를 제공해 준다. 즉 전정 처리에서의 초기 특징은 지각의 다중감각통합이다. 그림 2-56은 환경과의 상호작용에서 전정 정보 이외로부터의 입력을 나타낸다[93]. 시신경, 소뇌, 대뇌피질, 두경부로부터의 고유감각 정보 등에 기반하여 자신의 운동 감지, 주시(gaze) 안정, 자세 안정을 담당한다. 이러한 전정핵에 대한 정보를 바탕으로 돌아눕기나 일어나기는 사지-체간-머리-안구의 협조운동 속에서 수행된다(그림 2-57).

전정과 체성감각/고유수용감각의 통합

체성감각/고유수용성의 입력은 척수후근을 통해 전정핵에 도달한다[97]. 이 입력에 민감한 소뇌 및 대뇌피질영역은 전정핵에 직접 투사한다는 보고도 있다[98,99]. 또한 제뇌 또는 마취하에서 수동적인 경부 고유수용 자극은 전정핵 뉴런의 활동에 영향을 미친다[100]. 이러한 많은 영역에서 전정핵으로의 감각입력에 의해 신체 운동의 상세한 지각이나 자세의 안정화가 가능해진다. 또한 전정소뇌의 문측실정핵(rostral fastigial nucleus)에서의 전정감각 및 고유감각 정보의 통합은 자세 제어에 필수적이며, 자기 운동을 지각하는 고차의 기능을 담당한다. 예를 들어, 전정척수반사에 의해 생기는 운동은 신체에 대한 머리의 위치 변화를 바탕으로 실행될 필요가 있다[101].

체간의 수직선에 대한 중량 방향을 결정하기 위해서는 머리의 방향에 관한 정보와 체간에 대한 머리의 방향에 관한 정보를 조합시킬 필요가 있다. 그림 2-58에서는 머리와 체간의 관계성을 보여준다. 머리는 중력에 대해 α의 각도로 향하고, 머리는 체간에 대해 β의 각도로 향한다. 따라서 체간은 수직에 대해 $\alpha+\beta$의 각도로 배향된다. 각도 α에 관한 지각 정보는 이석기로부터 얻을 수 있고, 각도 β에 관한 정보는 경부의 고유수용기로부터 얻을 수 있다[102]. 이 정보에 의해 체간과 머리의 적절한 사슬(chain)이 구축된다.

임상 상황에서는 급성기에서 의식이 불명확한 환자는 중력에 대해 체간이나 머리가 굴곡 위치에 있어 중력을 지각하지 못한다. 이로 인해 전정핵으로 정보가 들어가기 어려워 적절한 체간이나 사지의 긴장을 얻기 어렵다. 반면 회복기로 이행하여 보상 패턴이 구축된 경우, 두경부를 과도하게 과신전시킴으로써 보상하는 환자들도 많다. 이로 인해 외측전정핵에서 척수 운동 뉴런이 자극되어 사

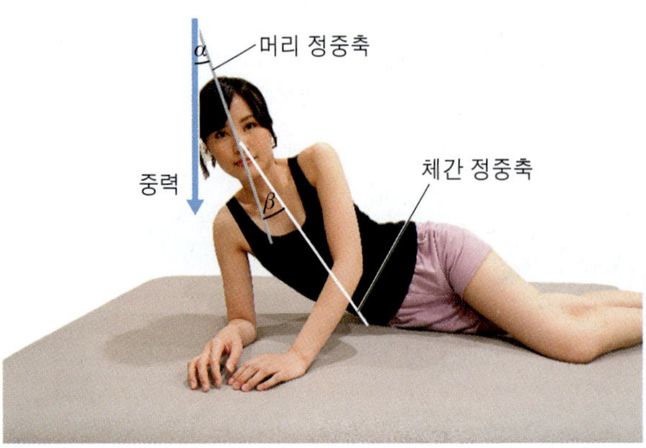

그림 2-58. 체간에 대한 머리의 수직축 감지.

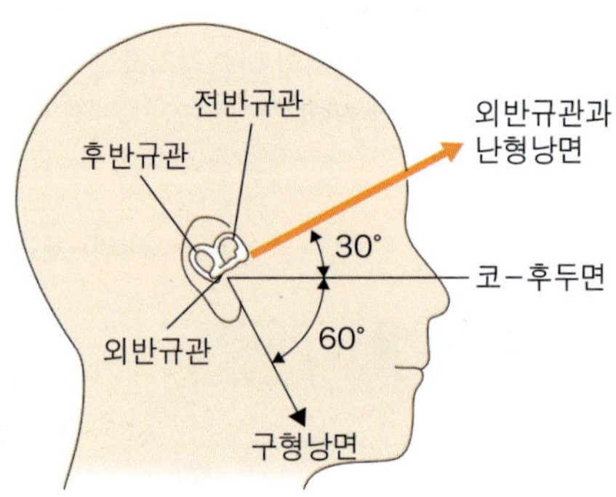

그림 2-59. 체간에 대한 머리의 수직축 감지.
(Dickman JD. The Vestibular System. Oxford University Press, 2012.에서)

지가 뻗대기 쉬운 경향이 생긴다. 병동에서는 침대에서 일어날 때에 전정계가 과도하게 흥분하여 손발을 뻗대어 일어나기 어려운 케이스가 많다.

그림 2-59는 전정수용기의 방향성을 시상면에서 나타낸 것이다[103]. 앞에서 설명한 바와 같이, 내이의 5개 전정수용기는 기능적으로 서로를 보완한다. 또한 이것들은 3차원 공간의 특정 평면에서의 움직임에 가장 민감하도록 공간적으로 정렬되어 있다. 인간의 경우에 삼반규관은 양쪽 모두 코-후두면에 대해 전상방으로 경사져 있다(그림 2-59). 인간이 걷거나 달리면 머리는 보통 약 30° 숙여지고, 시선은 수 미터 앞을 향한다. 이 방향은 외반규관-난형낭면을 지면에 대해 평행하게 하여 머리를 중력에 대해 수직 방향으로 안정시킨다[103]. 돌아눕기나 일어나기에서도 특히 제2~3단계에서 안구 방향의 안정에 따라 머리의 수직 방향으로의 오리엔테이션을 쉽게 하기 위해 개입 시에는 운동방향이나 머리와 시선을 고려할 필요가 있다. 그림 2-60에 간단하긴 하지만, 발병 6개월이 경과한 뇌졸중 증례에 대한 전정계로의 개입에 대해 정리하였다.

보행

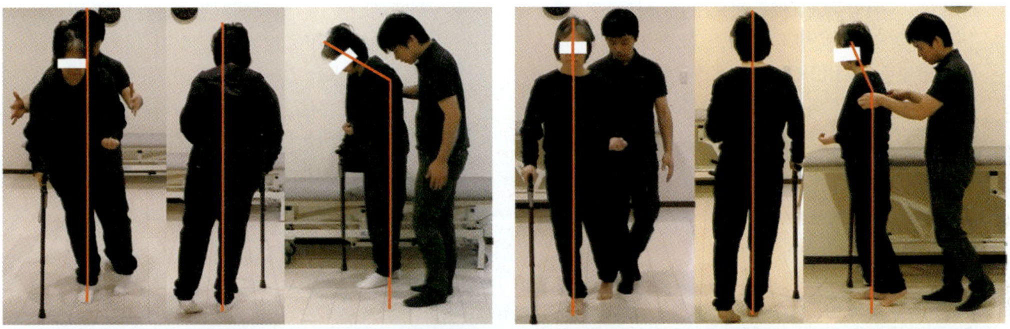

개입 시

두경부는 굴곡 위치에서 시선이 바닥면으로 고정되었고 보행 속도가 느렸다. 발뒤꿈치에 대해 체간이나 머리의 전방 편위가 크고 휘청거림이 심하였다.

개입 2개월 후

두경부가 신전되고 안구가 분리되었다. 보행 속도가 상승하였다. 보행 시 발뒤꿈치에 대한 체간이나 머리의 위치가 수직 위치로 정위하기 쉬워졌다.

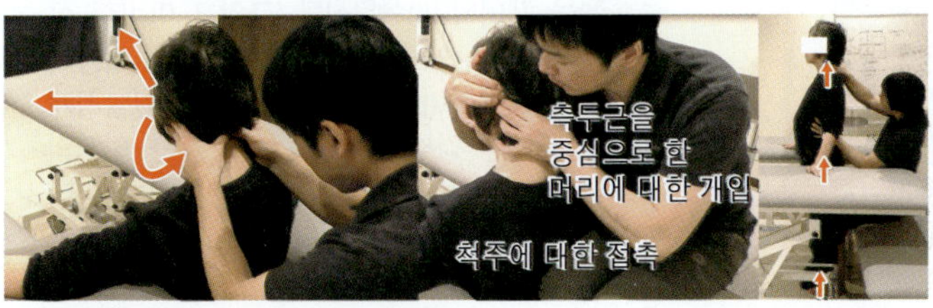

경부 신전근군을 중심으로 한 개입.
안구운동이나 경부의 회전도 실시한다.

그림 2-60. 전정계에 대한 접근법.

후두하근, 측두근, 이개근군, 익돌근군의 과긴장을 개선하면서 체간에 대해 머리가 공간상에서 안정되도록 의식하였다. 그 가운데 목표물에 대한 정점(fixed point)과 경부의 회전운동을 촉진하여 안구의 분리운동도 유도하였다. 나아가 선자세와 일어서고 앉기에서 손이나 발로부터의 감각입력에 대해 머리 위치나 안구 방향이 고정되지 않도록 경부 신전근군을 수정하였다. 안구 정보, 체성감각 정보, 전정 정보가 정확하게 전정핵에 입력됨으로써 두경부나 사지 운동이 안정되어 보행 개선에 기여하였다.

뇌졸중 전정 재활 동영상 검색
https://youtu.be/geD0GQRu9j8

임상 응용

돌아눕기·일어나기 치료에 대해 1. 비마비측 치료, 2. 앉은자세, 3. 앉은자세 → 누운자세, 4. 마비측 치료 등 4가지로 분류하고, 각각의 평가와 치료에 대해 설명한다. 4가지의 연관성을 찾아감으로써 편마비 환자의 돌아눕기·일어나기를 다각적으로 파악하기 쉬워진다. 공통되는 요소로서 지금까지 설명해온 코어 스태빌리티의 평가와 치료를 증례에 적응시켜 나간다.

1. 비마비측의 치료

비마비측의 치료는 마비측의 치료를 진행하는 데 있어서 중요하다. 마비측을 위로 향한 옆누운자세로 안정시키기 위해서는 비마비측이 지면 반발력에 대해 적응하고, 신전 요소를 만들 필요가 있다. 뇌졸중 환자의 경우, 지팡이 보행 등 비마비측을 내리누르는 습관이 구축됨으로써 체간이나 견관절에 굴곡 활동이 생기기 쉬워진다.

2. 앉은자세에서의 평가와 치료

앉은자세 균형 중에 코어 컨트롤을 확대시키는 것은 결과적으로 돌아눕기나 일어나기 기능의 개선으로 이어지는 경우가 많다. 이것은 선자세나 ADL 활동에서도 마찬가지지만, 누운자세에서의 치료는 중력이나 마찰의 영향을 받기 쉽다. 따라서 지지 기저면이 작은 공간 내에서 치료를 진행해 나가는 것이 결과적으로 돌아눕기나 일어나기의 자립 및 질 향상으로 이어진다.

돌아눕기·일어나기 치료

3. 앉은자세 → 바로누운자세의 평가와 치료

항중력 컨트롤뿐만 아니라 종중력 컨트롤을 경험하게 하는 것은 신체 분절 간 근활동의 학습에 중요하다. CoM의 제어는 항중력과 종중력에 따라 근활동량이나 운동 패턴이 다르다. 일어서기의 경우는 자리앉기에 대한 제어, 상지 뻗기의 경우는 뻗고 나서 원래 위치로 되돌아갈 때까지의 종중력 컨트롤이 중요하다.

4. 마비측의 평가와 치료

1~3에서 비마비측 상지나 체간의 치료를 시행함으로써 마비측 견갑골이나 견갑상완관절을 제어하기 쉬워진다. 그리고 마비측 상지나 골반대의 움직임 속에서 CoM의 이동이 따라오면 돌아눕기나 일어나기가 원활하게 되기 쉽다. 경부–견갑골–체간–골반–하지의 분절적인 활동이 가능해짐으로써 보행이나 ADL의 문제에 좋은 영향을 미칠 수 있다.

증례 소개와 치료 전·후의 비교

뇌졸중 돌아눕기 어깨통증 동영상 검색
https://youtu.be/967n_E0F7Fc

30대 남성. 좌측 편마비. 2년 전에 우측 피각 출혈 발병 후, 반년간의 회복기 재활병동 입원을 거쳐 단하지 보장구를 활용하여 생활하고 있었다. 1년 전에 대동맥치환술을 시행한 후 보행 중 낙상이 발생하였기 때문에 복직 전의 신체 조정 목적으로 우리 시설에서 주 1회 재활을 실시하였다. 마비측 표재·심부 모두 중등도의 감각장애가 확인되고, 좌측 상지는 굴곡 위치, 수의적인 뻗기는 견관절 내전 및 주관절 굴곡에 의해 직선적인 뻗기가 어려웠다. 하지는 내번·저측굴곡이 강하며, 선 자세에서 반장슬(genu recuvatum)이 강하게 확인되고, 하지 전체에 간대성 경련(clonus)이 생기기 쉬웠다. 또한 수술에 따른 체간이나 척주의 가동범위 제한이 심하여 돌아눕기 시에는 좌측 어깨 전면의 스트레치에 따른 통증이 나타났다. 일어나기 시에 견관절의 통증 경감을 목적으로 3회의 개입을 실시한 경과를 보고한다.

개입 전

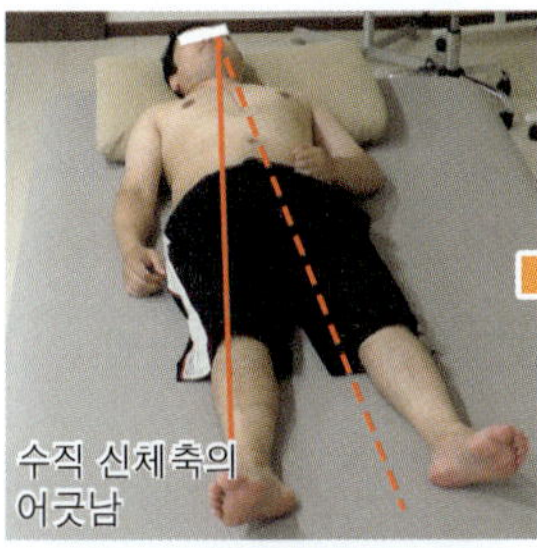

바로 누워 있는 자세는 침대에 대해 수직 위치의 자세를 취하지 못하고, 마비측 견갑골의 과도한 후인이 확인되어 팔꿈치와 손가락은 굴곡되고, 골반이나 상부 체간은 종중력 방향으로 무너지고 있다.

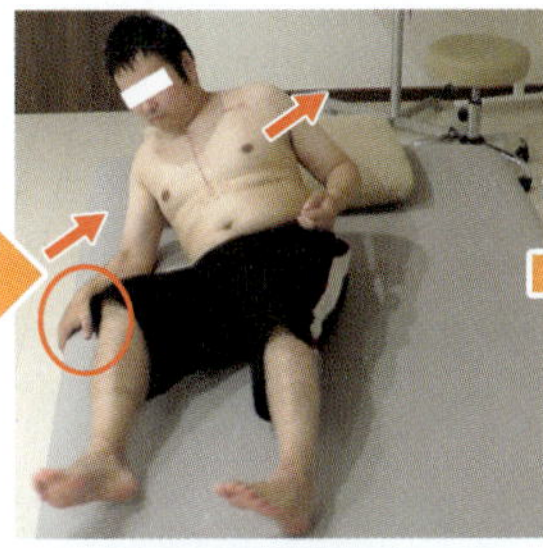

전완 지지(on elbow)까지 무게중심을 이동하지 못하고, 침대 가장자리를 끌어당겨 체축 회전이 부족한 상태에서 일어난다. 마비측 상지는 후방으로 당겨져 좌측 어깨 전면의 신장통이 생긴다.

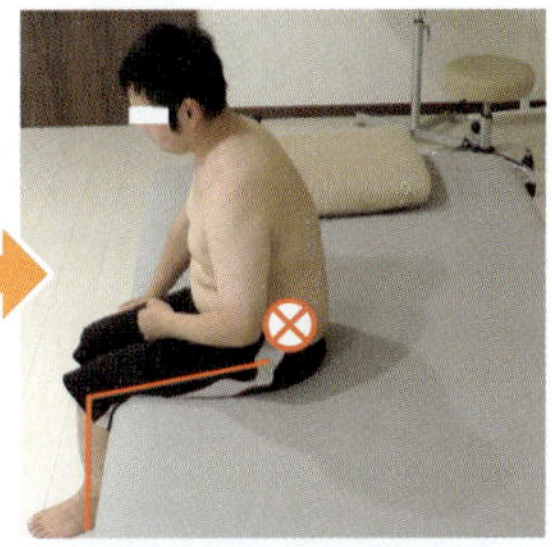

골반 후방경사, 체간 굴곡이 강해 CoM도 후방, 하방으로 떨어지는 것처럼 보인다. 하퇴와 발바닥은 앞에 위치한 자세(front position)로 바닥면에 접지되어 있지 않다.

(3회의) 개입 후

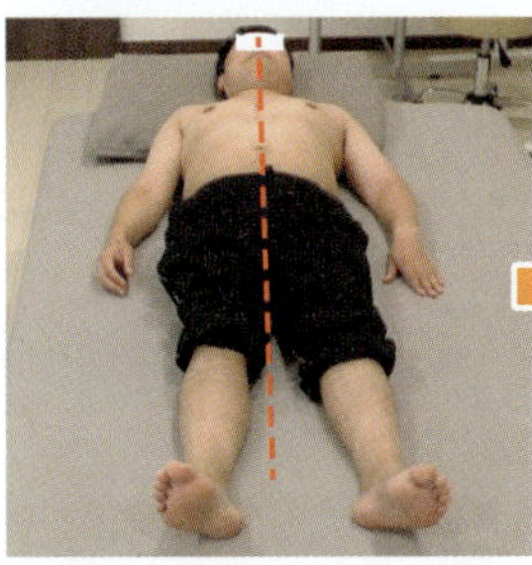

바로 누워 있는 자세는 침대에 수직으로 정위되었고, 주관절이나 손목관절이 신전 위치에 있다. 상부 체간이나 골반의 항중력 활동은 약간 개선되고, 견갑골 후인도 경감되었다.

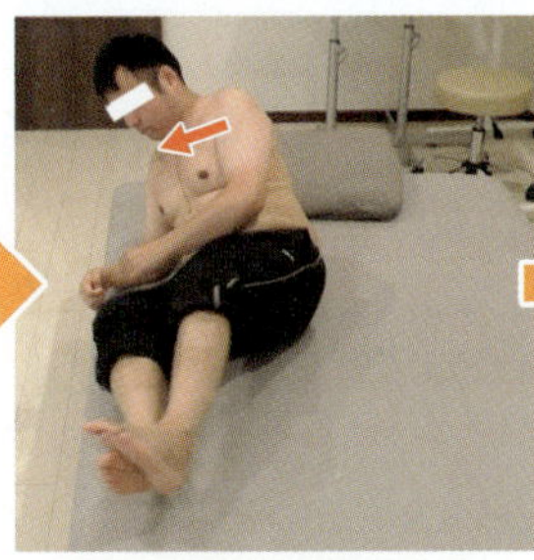

전완 지지까지 무게중심의 이동이 가능해져 침대 가장자리를 끌어당기지 않게 되었다. 체축 회전과 견갑골 전인의 자세사슬(postural chain)이 개선되어 노력량도 경감하였다.

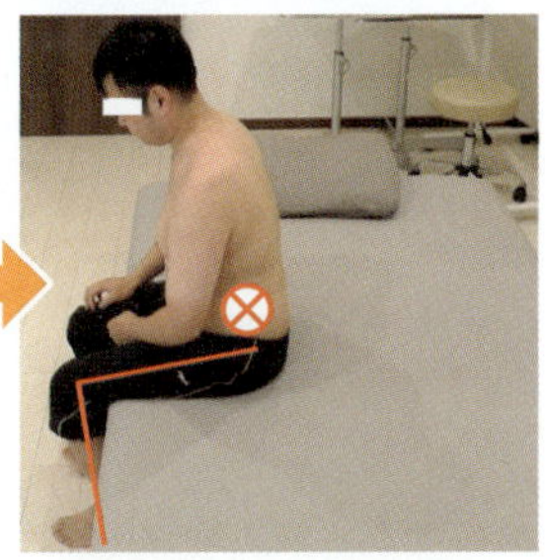

골반 후방경사, 체간 굴곡이 경감하여 CoM이 전방으로 이동할 수 있게 되었다. 하퇴와 발바닥은 뒤에 위치한 자세(rear position)로 바닥면에 접지할 수 있다.

뇌졸중 후의 어깨통증과 증례의 치료 전략

뇌졸중 후의 어깨통증에 관련된 문헌은 수많이 있다. 대규모 코호트 연구에서는 뇌졸중을 앓은 지 11개월 후의 72% 증례에서 어깨통증이 확인되었다는 보고가 있다[104]. 그 종류는 견관절 아탈구, 어깨 충돌증후군(impingement syndrome), 회전근개 손상, 건염, 관절포염, 말초신경 손상, 복합성 국소통증증후군(complex regional pain syndrome; CRPS), 경직, 구축 등 다방면에 이른다[105-108]. 또한 이것들 중 하나의 문제가 아니라 복합적으로 얽힌 결과로 발생한다고 생각되고 있다(그림 2-61)[109]. 많은 문헌들에서 뇌졸중 후의 어깨통증과 운동마비의 중증도와의 상관관계가 있다[105-107]. 그 밖에도 위험요인으로서 발병 후의 기간, 감각장애, 가동범위 저하, 경직, 당뇨병 등이 거론되지만, 운동마비의 중증도에 비하면 근거가 부족하다.

특히 통증이 생기기 쉬운 부위는 견갑상완관절로 알려져 있다. 그 이유로 관절와와 상완골두의 접점은 불과 10%이며, 관절포나 인대, 근육에 의해 보호받고 있어 잠재적으로 불안정한 구조라는 점을 들 수 있다. 관절포나 인대에 의해 다양한 방향으로 움직일 수 있는 만큼 특히 운동 시에는 스트레스를 받기 쉽다.

견관절 아탈구는 편마비 환자에게 공통되는 증상이며, 50%의 편마비 환자에게서 나타난다는 보고도 있다[104]. 이 증례의 경우에 아탈구에 경직이나 단축이 더해져 돌아눕기 시에 상지의 무게가 상완이두근 기시부 주위를 스트레치하였기 때문에 야기된 신장통(stretch pain)이라고 생각하며, 아탈구 개선이나 돌아눕기 시에 체간 회전과 견갑골, 상지의 **자세사슬(postural chain)**을 만들어가는 치료를 실시하였다.

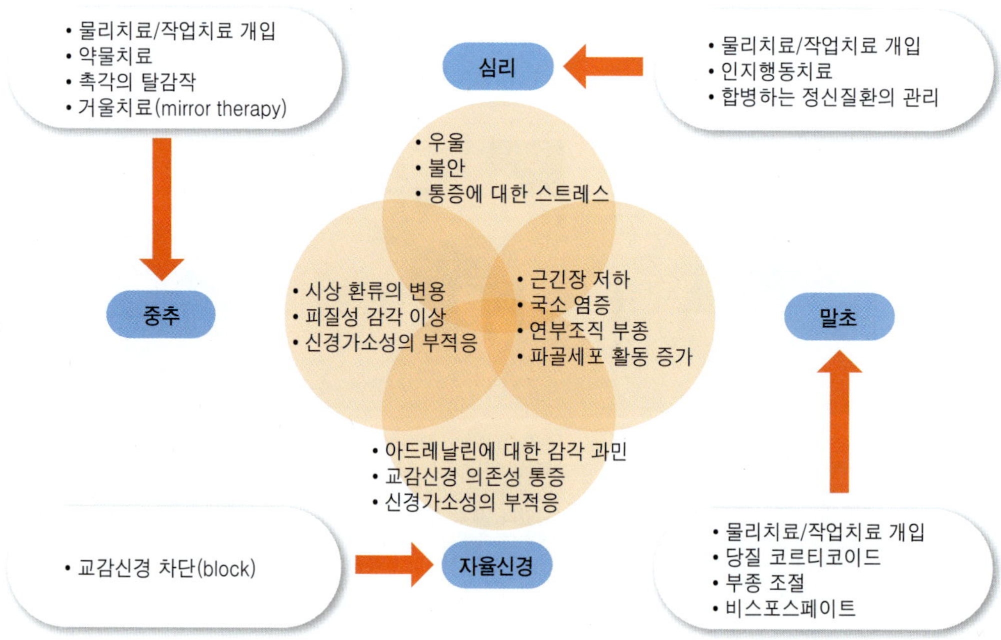

그림 2-61. 뇌졸중 후의 통증에 관련한 원인과 개입.

(Harrison RA, et al. Post stroke pain: identification, assessment, and therapy. Cerebrovasc Dis. 2015; 39: 190-201.에서)

바로누운자세, 옆누운자세에서의 비마비측 치료

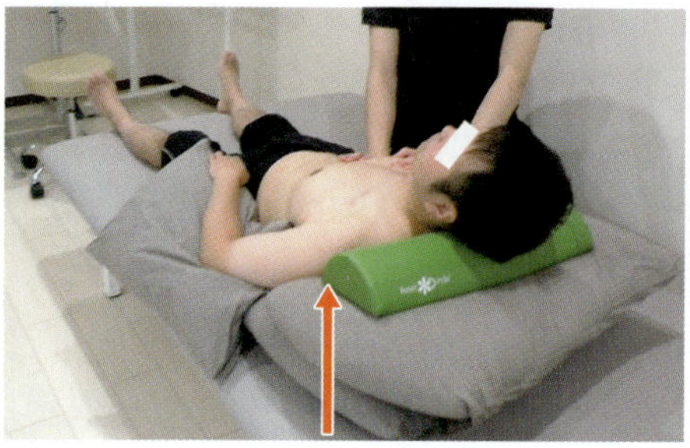

〈자세를 맞춘 바로누운자세의 설정〉

이 증례는 개흉수술에 의한 흉곽의 가동범위 제한이나 척주 신전 제한에 더해 뇌졸중에 따른 양측 체간의 저긴장이 확인되었다. 따라서 바로누운자세에서의 치료에서는 베개를 등 부분에 포개어 받치는 것으로 척주의 신전 제한에 따른 요추전만을 경감시키고, 체간의 저긴장이 심해지지 않도록 고려하였다. 마비측 상지도 견갑골이 중력 방향으로 무너지지 않도록 베개로 보정하였지만, 주관절의 굴곡근군에 강한 단축이 확인되었다. 결과적으로 바로누운자세 세팅만으로 팔꿈치가 완전히 느슨해지기는 어렵고, 상완근이나 회내근 기시부를 중심으로 한 기계적인 단축의 치료가 필요하다고 판단하였다.

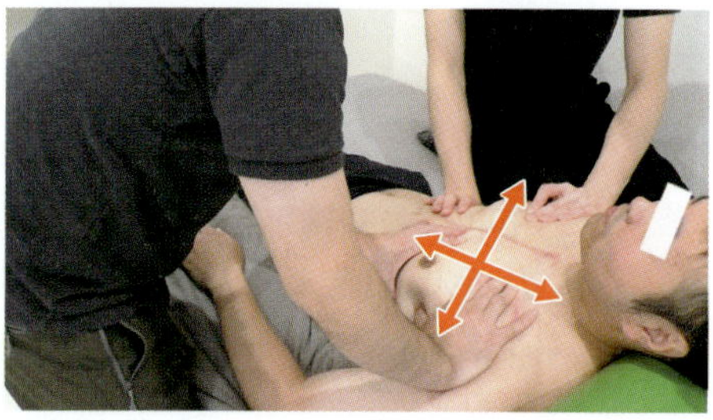

〈흉곽의 가동성 개선〉

위에서 만들어 놓은 세팅으로 대흉근이나 복직근, 늑간근 등의 단축을 핸들링 속에서 개선시켜 갔다. 수술부 주위는 근육뿐만 아니라 피부의 신장성도 상실되어 쇄골이나 경부 전면의 광경근 등도 수술부의 방향으로 끌어당겨져 있었다. 치료사 2명이 안정과 운동을 의식하면서 조금씩 근육 길이의 개선을 도모해 갔다.

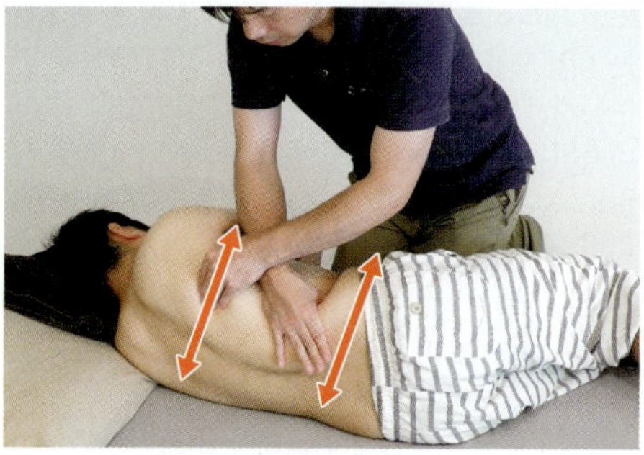

〈상부 체간과 하부 체간의 분절적인 운동〉

바로누운자세에서 흉곽부 주위나 흉추를 중심으로 한 신전 방향으로의 가동성이 얻어진 단계에서 비마비측 굴곡 활동을 신전으로 촉진하기 위해 마비측을 아래로 향한 옆누운자세에서의 치료로 변경하였다. 옆누운자세는 바로누운자세보다 골반의 회전운동을 유발하기 쉽고, 하부 늑골이나 복사근의 단축을 개선하는 데 있어 효과적이다. 단축 개선뿐만 아니라 체간이 지지면에서 안정된 가운데 골반 회전이나 견갑골 전인을 제어할 수 있도록 핸들링으로 감각입력을 하였다.

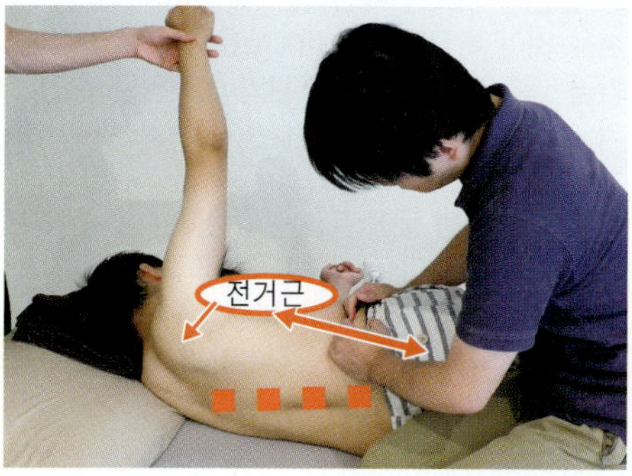

〈골반과 요추의 분절운동과 비마비측 신전〉

골반에 대하여 회전뿐만 아니라 하강이나 거상 등 코어 스태빌리티에 필요한 골반대의 안정과 요추부의 동적 안정성(dynamic stability)에 필요한 구성요소를 구축해 갔다. 비마비측 상지를 외전하여 들어 올린 위치로 안정시켜 놓음으로써 늑골 하부에서 상부로의 운동 연쇄, 전면으로 끌어당겨진 전거근이나 광배근의 정렬을 후방의 일정한 위치로 구축시키기 쉬웠다.

임상 Q & A

Q 왜 비마비측을 치료합니까?

A 뇌졸중 치료는 일반적으로 마비측 치료가 우선되지만, 비마비측에도 많은 문제가 있습니다. 신경학적으로는 반구 간의 억제에 따른 비마비측의 과도한 긴장이나 체간의 양측성 마비로 인해 비마비측 체간의 약화나 표면 근육군(global muscle) 우위의 보상이 생깁니다. 여기에 더해, 환경 인자의 문제도 있습니다. 마비측의 불안정성 때문에 비마비측에서 보상적으로 끌어당기거나 지팡이를 과도하게 내리누르는 보행 등이 장기적으로 계속되면 비마비측 체간의 신전이 어려워집니다. 상지는 한정적인 범위 내에서의 자유도가 되어 편차(variation)가 감소합니다. 연구에서는 비마비측의 약화나 서투름, 마비측에 대한 악영향이 지적되어 양측의 치료나 관리가 요구되고 있습니다[110,111]. 상지와 체간의 관계성은 보행이나 뻗기 동작 등 많은 균형 제어와 관련이 있습니다. 따라서 비마비측의 과도한 과활동을 치료로 개선하는 것이 중요하다고 할 수 있습니다.

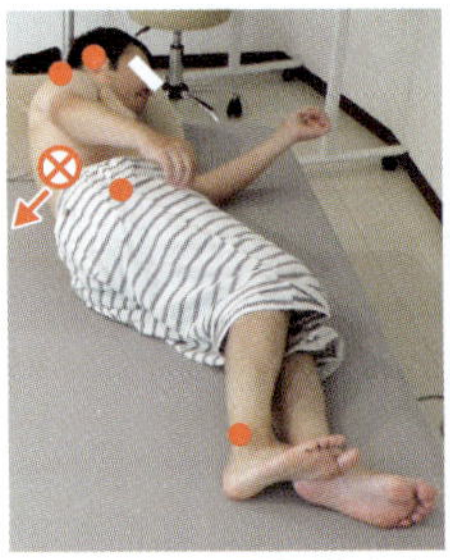

무너지는 무게중심 라인

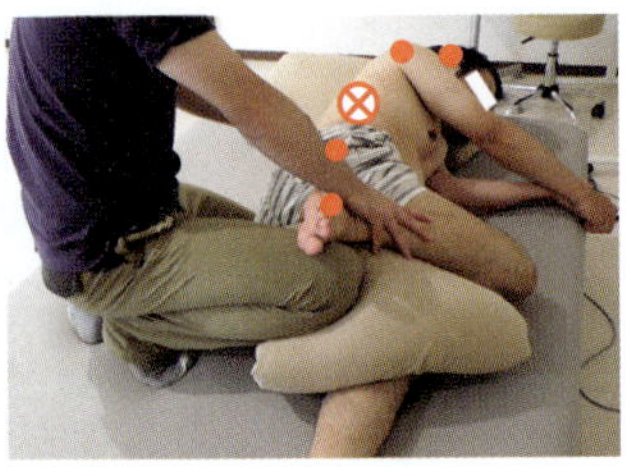

적절한 치료 세팅

[마비측을 아래로 향한 옆누운자세 치료의 주의점]

마비측을 아래로 향한 옆누운자세 치료에서는 지면 반발력(ground reaction force; GRF)이 마비측에 전달되기 쉽고, 마비측의 근긴장을 높이거나 감각입력을 촉진하는 데 활용할 수 있습니다. 또한 비마비측의 푸싱(pushing)이 강한 증례에서는 마비측을 아래로 향하게 하는 것이 안정된 옆누운자세를 유지할 수 있는 경우가 있습니다. 마비측의 견관절 등에 과도한 스트레스가 가해지지 않도록 정렬을 정돈하거나 포지셔닝을 취하는 것이 중요합니다.

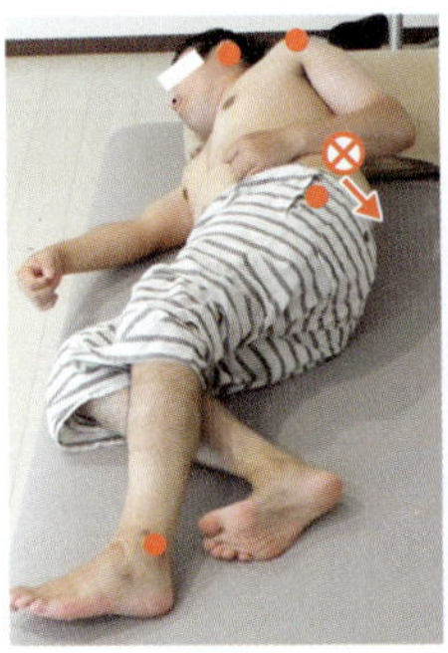

무너지는 무게중심 라인

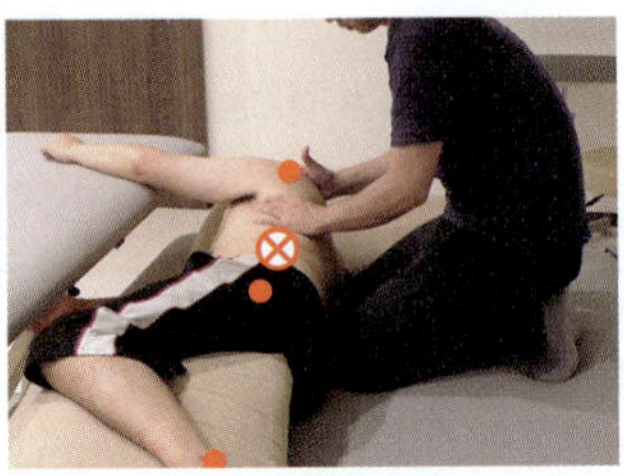

적절한 치료 세팅

[비마비측을 아래로 향한 옆누운자세 치료의 주의점]

비마비측을 아래로 향한 옆누운자세 치료에서는 비마비측 체간의 신전 활동이나 마비측 견갑골과 골반의 치료를 촉진하는 데 있어서 실시하기 쉬운 것이 특징입니다. 바로누운자세의 경우, 견갑골 내측면이나 천골 주위의 움직임을 촉진하기 어렵습니다. 옆누운자세는 척주 회전도 유도하기 쉽고, 적절히 확보할 수 있다면 고관절 신전이나 골반 회전 등에 폭넓게 활용할 수 있습니다. 왼쪽 그림과 같이 무게중심 라인이 무너진 자세로 실시하면 지지측인 비마비측의 과도한 내리누름이나 굴곡을 조장하는 경우가 있으므로 주의가 필요합니다.

앉은자세에서의 평가와 치료

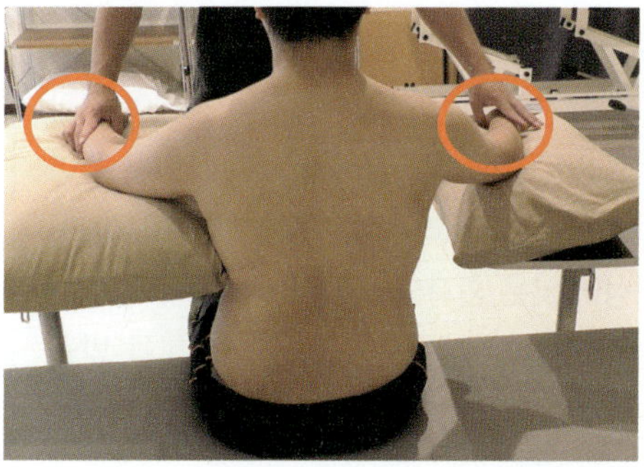

〈양측 상지에서의 감각 정보와 정중축 구축〉

체간의 코어 컨트롤, 복강내압을 높이기 위해 손·상지의 세팅을 조정하였다. 로드 트랜스퍼로서의 기능을 하는 견갑대 주위의 정렬을 수정하기 위해 견갑상완관절의 외회전과 견갑골의 하강·내전·외회전·후방경사를 유도해 갔다. 이를 통해 척주 신전이나 골반의 중간 위치로 다소 유지하기 쉬워지고, 직접적인 코어 근육군에 대한 개입이 쉬워졌다.

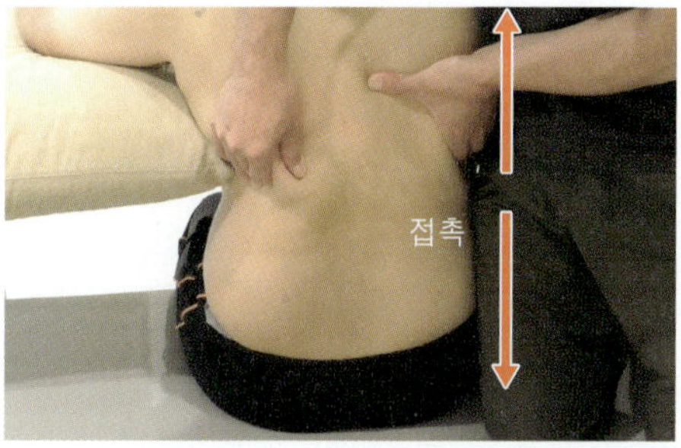

〈양측 상지에서의 감각 정보와 정중축 구축〉

위에서 만들어 놓은 세팅에 의해 단축된 광배근이나 전거근, 승모근 하부섬유의 신장을 촉진하면서 척주의 분절적인 신전을 유도하였다. 이 증례의 경우에 비마비측 체간 굴곡이나 측방굴곡이 출현하기 쉽기 때문에 치료사의 신체를 접촉시켜 신전 방향에 대한 레퍼런스를 활용하였다. 또한 CoM을 이동할 수 있는 폭이 넓어지면, 마비측의 경직성 주관절 굴곡이나 손가락 굴곡이 느슨해지기 쉬워졌다.

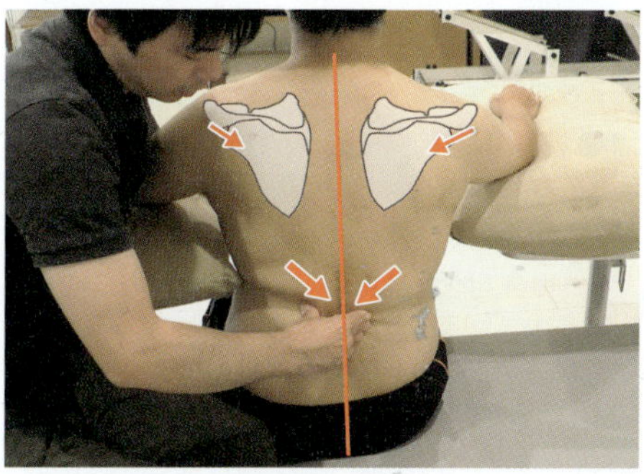

〈다열근 촉진과 척주의 항중력 신전 활동〉

앉은자세가 안정되어 감으로써 다열근을 중심으로 한 심부 근육(local muscle)의 활성화를 얻을 수 있었고, 분절적인 척주의 안정성이 서서히 얻어지기 시작하였다. 흉요근막을 통해 호기에 맞춰 복강내압 조절을 촉진하고, 분절적인 골반의 후방경사와 전방경사를 유도해 갔다. 복직근의 단축이 강하기 때문에 골반 운동 내에서 구심성·원심성 운동을 이용하여 신장을 촉진하였다. 또한 척주기립근을 작동시키면서 견갑골의 외회전·하강을 유도하였다.

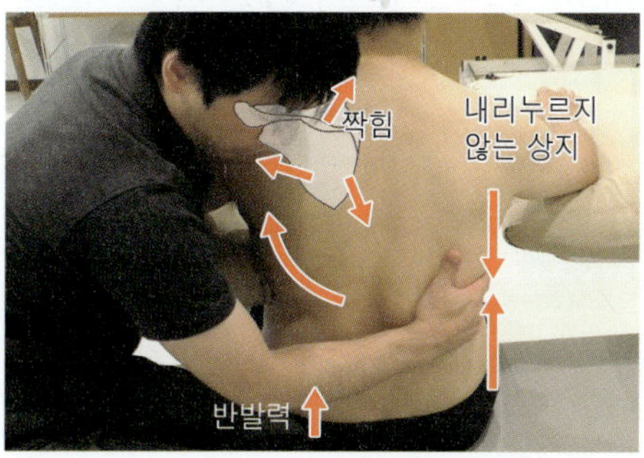

〈마비측으로의 무게중심 이동과 항중력 신전 활동〉

좌골로부터의 반발력을 얻은 단계에서 골반대의 거상·하강이나 회전운동을 유도하였다. 좌측 좌골로의 무게중심 이동과 좌측 견갑골의 상방회전·전인을 유도하면서 우측 내복사근이나 요방형근 등의 심부근 수축을 촉진하여 비마비측의 보상적 고정이 아닌 체간 측방굴곡을 유도하였다. 마비측의 무게중심 이동 시에 비마비측 상지로 테이블을 내리누르지 않도록 복강내압을 높이고 안정성을 촉진하였다.

임상 Q & A

Q 마비측의 경직과 체간의 균형 활동은 어떤 관련이 있습니까?

A 체간은 자세 균형을 담당하는 신체의 중심이며, 망상체계는 체간의 항중력 활동이나 각 관절의 자세 제어에 대해 관여하는 것으로 보고되었습니다[112]. 자세가 안정됨으로써 상지의 경직이 경감하는 것은 임상에서 흔히 경험합니다. 체간 균형이 부족하면 넘어질 것 같아서 사지에 힘이 들어가 팔꿈치나 손가락이 구부러진다는 생각도 있습니다. 또한 상지의 과긴장은 체간의 불안정성이나 망상체계 활동의 영향을 받기 쉬우며, 예를 들면, 각성이 낮은 환자의 팔꿈치는 느슨해지기 쉬운 경향이 있습니다. 반대로 의식을 많이 활용하고 집중하는 과제에서도 경직은 악영향을 받을 수 있습니다. 여기에서는 경직과 망상체의 관계성을 조금 더 파헤쳐 보겠습니다.

망상체는 그림 2-62[87]와 같이 각각 역할이 다릅니다. 망상체척수로와 전정척수로는 해부학적으로 명확하게 구별되며, 배측 망상체척수로는 척수의 스트레치 반사에 대해 강력한 억제 효과를

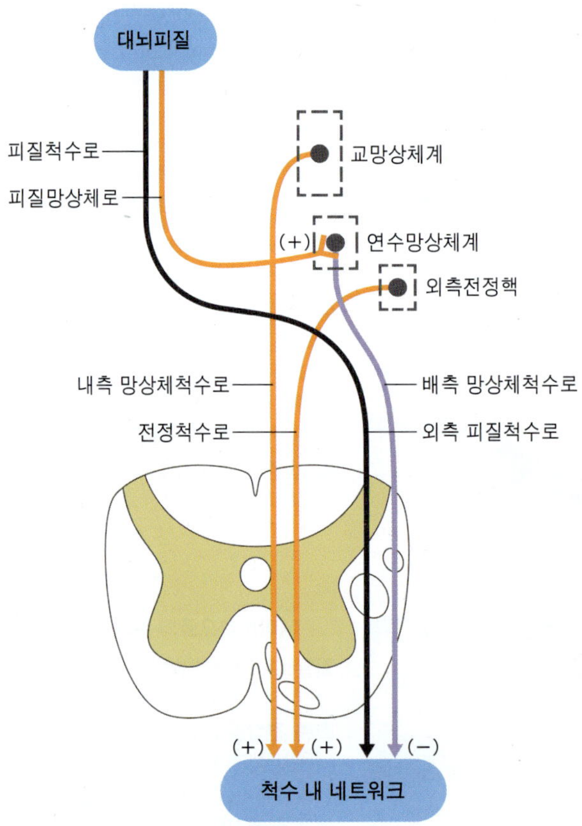

그림 2-62. 경직과 망상체의 관계.

(Li S, et al. New insights into the pathophysiology of post-stroke spasticity. Front Hum Neurosci. 2015; 9: 192.에서 수정)

담당합니다. 이것은 피질망상체로와 연수 내의 복내측 망상체계에서 유래하고, 피질망상체섬유를 통해 운동영역으로부터의 촉진 정보가 입력됩니다. 반면, 내측 망상체척수로나 전정척수로는 척수의 스트레치 반사에 대해 흥분성을 담당합니다. 내측 망상체척수로는 외측과 달리 대뇌피질이나 내포(속섬유막, internal capsule)로부터의 명령에 영향을 받지 않습니다. 이것은 전정척수로도 마찬가지이며, 외측전정핵에서 유래하여 교차하지 않고 하강합니다. 내측 망상체척수로와 전정척수로는 척수 내에서 외측 피질척수로나 배측 망상체척수로와 떨어진 위치에서 하강합니다. 양자가 불균형하게 되었을 때에 비정상적인 스트레치 반사나 경직이 출현하기 쉬워집니다. 뇌졸중 환자의 경우, 내포에 장애를 받는 경우가 많아 피질척수로와 피질망상체로에 모두 손상을 받으며, 억제성 섬유가 장애를 받습니다. 결과적으로 내측 망상체척수로나 전정척수로가 우세해져 경직이 출현하기 쉬워진다고 보고되고 있습니다.

임상 상황에서 경직을 경감시키기 위해서는 무엇을 생각해 나가야 할까요? 이 시스템들은 뇌내의 일이기 때문에 눈에 보이는 것은 아닙니다. 그러나 뇌 시스템을 이해한 치료의 조립은 개입의 폭을 넓힙니다.

경직이나 비정상적인 척수반사를 제어하기 위해서는 피질척수로나 배측 망상체척수로 등 ① 대뇌피질과의 링크를 연결하여 장애를 받은 억제성 하행로를 흥분시키는 개입, ② 비정상적인 전정척수로나 내측 망상체척수로의 흥분성 하행로를 억제시키는 개입의 2가지가 중요하다고 필자는 생각하고 있습니다. 단순히 망상체 기능을 높이는 발상이라면 경직이 강해질 가능성이 있습니다. 대뇌피질과의 링크에 있어서는 주의, 식별, 언어 지시, 시각 정보, 피부 정보를 중심으로 개별적으로 적응시켜 나갑니다. 특히 손은 대뇌피질과의 링크가 강하기 때문에 손에 대한 개입은 중요하다고 생각합니다. 반면, 흥분성 하행로의 억제에는 무의식적인 정보인 근육·근막·관절·내장으로부터의 고유수용감각의 조정이 중요하다고 생각합니다. 이 증례의 경우도 좌우의 손으로부터의 감각 정보나 체간의 심부근으로부터의 정보, 치료사의 언어를 구사하면서 흥분성 하행로와 억제성 하행로의 균형을 조정하도록 의식하고 있습니다.

이러한 시스템에서의 임상 아이디어는 광범위하기 때문에 치료 효과에 초점을 맞춘 개입을 통한 가설 검증 작업이 요구됩니다.

앉은자세 → 바로누운자세에서의 평가와 치료

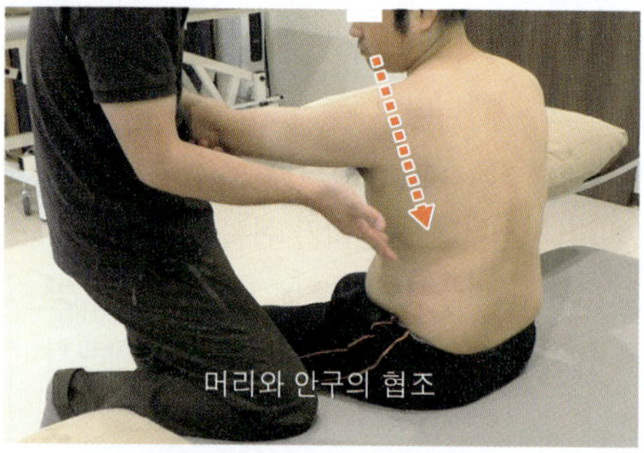

〈안구의 오리엔테이션〉

마비측으로 누운자세를 이행하는 가운데 안구–머리–체간을 중심으로 한 자세 제어를 촉진한다. 말 걸기와 상지의 수평 외전을 활용하면서 마비측 후방으로의 안구운동을 유도하였다. 이 증례의 경우에 자세가 불안정한 상황에서 안구의 마비측 고정이 어렵고, 두경부가 우측방굴곡을 하는 보상전략을 사용하였다. 조금이라도 신체 정보를 모니터할 수 있도록 비마비측 손을 테이블 위에 세팅하여 손으로부터의 감각입력도 고려하였다.

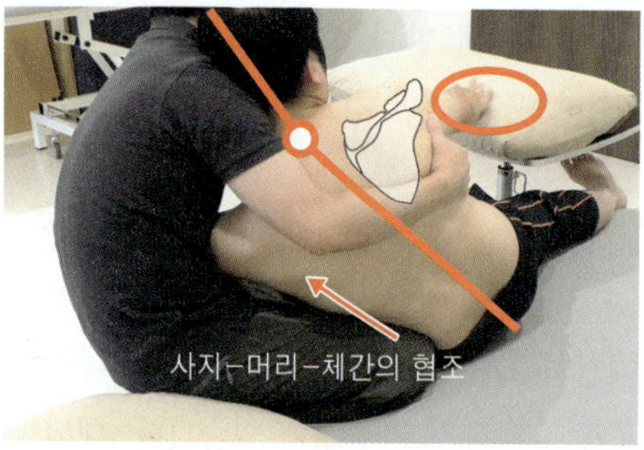

〈경부–체간–사지의 오리엔테이션〉

두경부가 과도한 측방굴곡이 아니라 신전·우측 회전이 수반되도록 치료사의 체간이나 대퇴부의 레퍼런스를 활용하였다. 또한 비마비측 늑골 주위근의 신전 → 척주의 신전, 우측 회전 → 골반의 우측 회전 → 대퇴부의 외회전 → 무릎 신전이라는 하행성 운동사슬을 의식하면서 조금씩 종중력 방향으로 유도하였다. 머리와 체간의 각도가 무너지지 않도록 하고, 삼반규관에 대한 각가속을 통해 적절한 입력을 의식하였다.

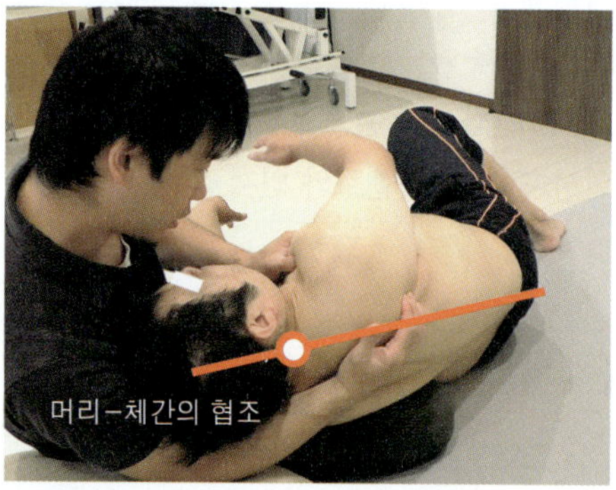

〈경부–체간의 오리엔테이션〉

머리의 선형가속이 과잉반응하여 전정계의 흥분에 따라 하지의 과도한 신전이나 상지의 굴곡이 생기지 않도록 체간–머리–안구운동을 고려하며 베개 위로 느린 속도로 체간에서 머리로 분절적으로 종중력 컨트롤을 촉진하였다. 또한 경부의 고유수용감각이나 언어 유도에 의한 시각의 주시 등 전정계에 대한 다중감각통합을 의식해 갔다. 이를 통해 과도한 사지 신전이 수반되지 않는 누워 있는 자세로 이행할 수 있었다.

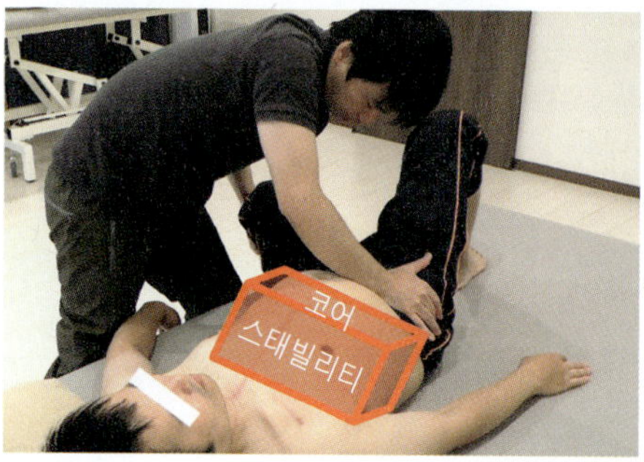

〈활동적인 바로누운자세(active supine)로〉

척주의 회전·신전을 수반한 바로 누워 있는 자세에서 골반은 척주나 고관절을 고정적으로 끌어들이지 않는 분절적인 상태를 확보해 갔다. 이를 통해 비마비측 고관절 굴곡근군의 굴곡 고정이 경감되고, 골반의 우측 회전에 따라 마비측 하지가 편하게 들어 올려지게 되었다. 이 상태에서 마비측 고관절을 굴곡시켜 코어 스태빌리티와 복강내압을 유지한 기능적인 무릎 세운 자세(hook lying posture)로 유도해 갔다.

임상 Q & A

Q 일어날 때에 보조량에 따른 주의점이 있습니까?

A 돌아눕기나 일어나기를 유도할 때 단순한 보조와 촉진을 의식한 보조에서는 개입 방법이 다릅니다. 단순한 보조는 안정성이나 다른 직종에서 수행할 수 있는 것을 중요시하지만, 촉진은 기능 개선이나 잠재능력의 발휘를 목적으로 합니다. 따라서 급성기나 중증의 보조량이 요구되는 상황이나 자력으로 일어날 수 있는 환자에게서도 목표에 따라서는 보상 패턴을 사용하지 않고, 개별성에 따른 개입 방법을 제공할 필요가 있습니다. 또한 기술을 필요로 하지만 환자의 잠재성을 활용할 수 있는 편이 치료사에게 가해지는 부담도 적고, 부상으로 이어지지 않습니다. 아래에 급성기, 중등도, 경도의 각 뇌졸중 환자에게서 일어나기의 유도 방법 예를 들었습니다.

[급성기·중증 마비 등]

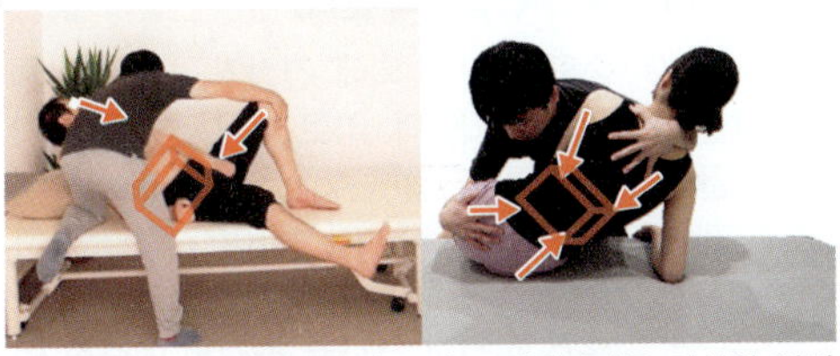

중증 환자라도 근위부에서 코어 스태빌리티를 의식한 압박(compression)을 가해 복강내압을 높인 상태에서 앉은자세 ⇔ 누운자세를 유도한다.

의식 장애나 마비의 영향으로 체간의 긴장을 만들어내기 어려운 경우가 많습니다. 또한 환자의 사지와 체간의 자세사슬·운동사슬은 부족하여 CoM을 안정시키는 것이 어렵습니다. 기본은 근위부에서 체간의 코어 스태빌리티를 의식하여 사지나 경부가 체간으로 모이도록 유도합니다. 사지나 경부의 위치에 how to는 없으며, 사지의 무게가 유도에 대해 가벼워지거나 따라오는 포인트를 치료사가 감지하는 것이 중요합니다. 신체 유도의 기본 사항은 일어나기의 구성요소(➡ 13쪽)를 참고해 주세요.

[회복기·중등도 마비 등]

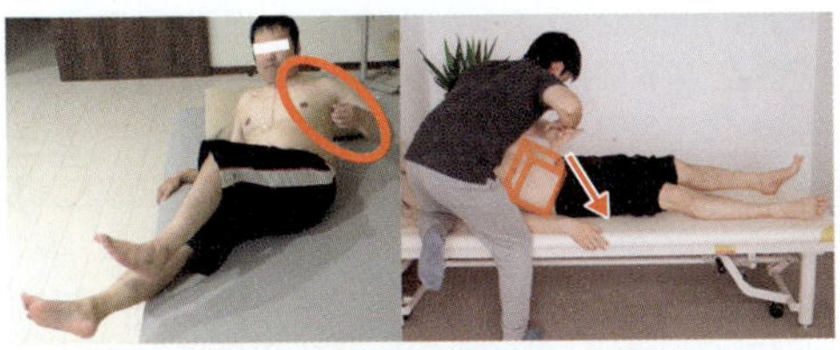

어깨통증이 출현하는 원인을 탐색하고, 구성요소를 의식한 앉은자세 ⇔ 누운자세의 유도를 실시한다.

회복기는 급성기에 비해 신경계의 자연회복으로 인해 근긴장을 동원하기 쉬워집니다. 또한 의식 수준도 선명해지고, 스스로의 플래닝이나 외부 자극에 대한 인식이 높아집니다. 따라서 근위부뿐만 아니라 중간 관절(팔꿈치·무릎)이나 말초부위(손·발)로부터의 개입도 가능하게 되는 증례가 증가하는 경향이 있습니다. 왼쪽 그림과 같이 팔꿈치로부터의 개입이나 한측·양측의 선택도 늘어납니다. 물론 언어 지시나 테이블 등의 시각 정보를 사용한 일어나기의 아이디어도 가능합니다.

[경도 마비 등]

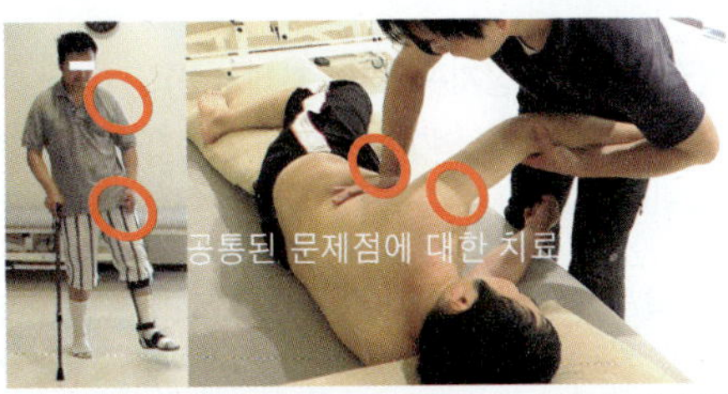

동작이 자립적이라 할지라도 장기적으로 보면 문제가 되는 부위가 있는 경우는 일어나기 등 생활 전반에 걸쳐 개입해 나가는 것이 중요하다.

시기에 한정되지 않고 경도 마비로 의식이 선명한 환자의 대부분은 자립적으로 일어날 수 있습니다. 중요한 포인트는 일어나기의 자립 여부가 아니라 증례의 문제가 되는 구성요소를 촉진시키는 것입니다. 보상이 적은 일어나기가 가능하다면 좋은 보행이나 좋은 상지 기능의 활용으로 이어집니다. 언어 지시에 의한 의식이나 터치의 강도를 고려하면서 가능한 한 말초부위로부터의 유도를 의식한 개입을 합니다. 또한 바닥이나 소파 등 환경조건별 운동 패턴의 변화도 평가하는 것이 중요합니다.

마비측 평가와 치료

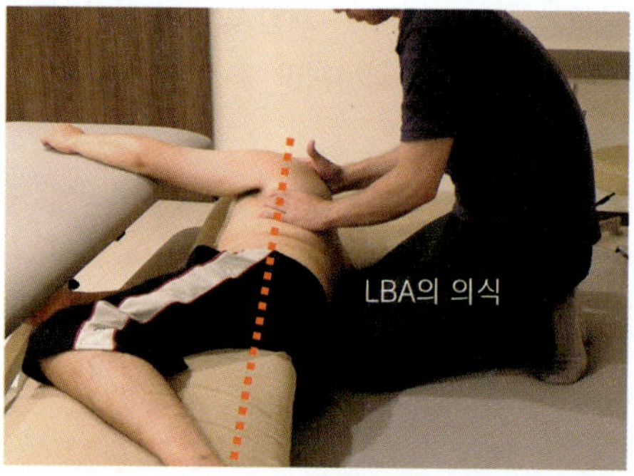

〈비마비측을 아래로 한 신전을 수반하는 옆누운자세〉

누운자세 → 앉은자세 → 누운자세 등 자세 변환에서의 항중력·종중력적인 활동을 통하여 비마비측 체간의 측방굴곡이 생기지 않는 기능적인 옆누운자세 세팅을 실시하였다. 마비측 고관절은 체간 근육군에 수축이 들어가기 쉬운 고관절 중간 위치에서 베개를 조정하여 상완골두와 대퇴골두가 수직선 라인(longitudinal body axis; LBA)에 맞도록 의식하였다. 이를 통해 능형근이나 승모근 하부의 과긴장이 경감하여 견갑골의 외전이나 상방회전을 유도하기 쉬워졌다.

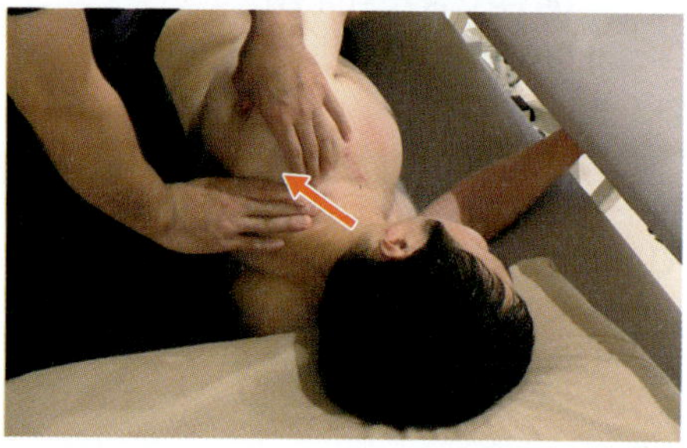

〈두경부와 견갑골의 분리〉

견관절 치료를 할 때, 승모근 상부 외에 견갑거근·흉쇄유돌근·광경근의 강한 단축이 확인되었다. 이로 인해 견갑골이 거상·전방경사로 끌어당겨져 익상견갑(winging scapula)을 확인하게 되었다. 핸들링 속에서 단축을 개선하여 견갑골의 하강·내전·후방경사·외회전을 유도하면서 흉추 신전과 다열근 군 수축을 유도하였다. 흉추 신전과 견갑골 하강의 예측적 연쇄반응(APAs-chain)이 얻어지고 나서 체간 굴곡이 수반되지 않는 견갑골 전인을 유도해 갔다.

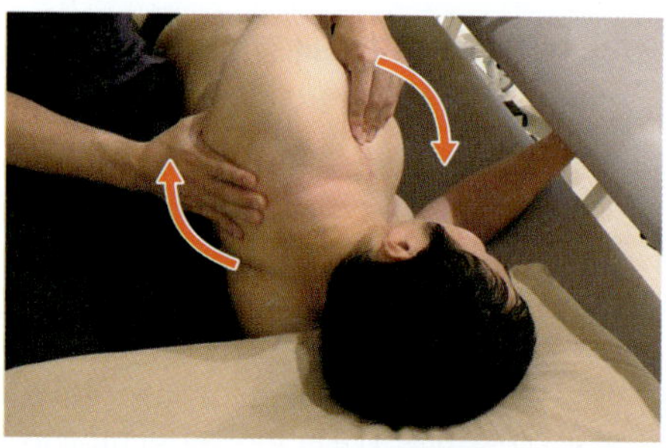

〈흉곽과 견갑골의 분리〉

심부 근육(local muscle)의 활동이 얻어짐에 따라 로드 트랜스퍼 근육군으로 분류되는 대흉근이나 광배근의 유도를 촉진함으로써 보다 역동적인 견갑골 운동을 촉진해 갔다. 대흉근이나 소흉근은 심장 수술의 영향으로 내측으로의 끌어당김이 강하여 흉골 주위의 섬유를 중심으로 모빌라이제이션을 실시하였다. 광배근은 전거근과 세트로 전방으로 끌어당겨져 본래의 체간 신전과 견관절 내회전이 기능하지 않은 상황이었다. 전거근과 함께 후방으로 재정렬하고, 이관절근으로서의 분절성을 발휘할 수 있도록 유도하였다.

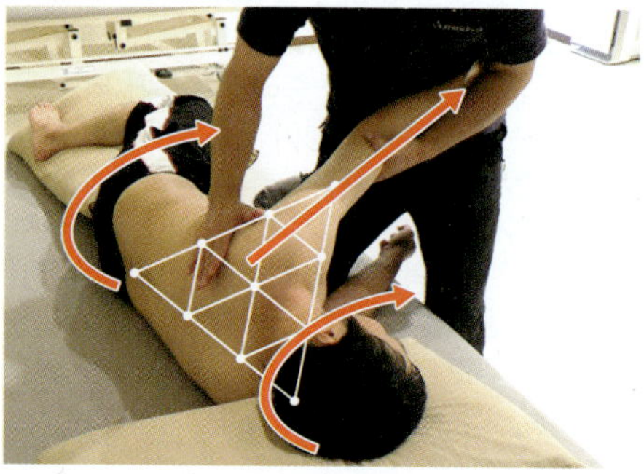

〈골반-체간-상지-경부의 자세사슬〉

두경부와 견갑골의 분절성이 얻어진 단계에서 견갑골 전인, 견갑상완관절 외회전, 경부의 우측 회전, 골반의 우측 회전이 연쇄되도록 유도하였다. 이 증례의 경우에 좌측 골반, 견갑골의 후인이 같이 작용하기 쉬워 주관절이나 손가락의 굴곡을 조장하기 쉬웠다. 이 뻗기 동작에서 비마비측 팔꿈치나 전완까지 보상이 생기지 않도록 유도하며, 일어나기에서 전완 지지(on elbow) → 손 지지(on hand)로 연결해 갔다.

임상 Q & A

Q 손 뻗기가 어떻게 돌아눕기나 일어나기와 관련이 있습니까?

A 상지 운동이나 손의 위치는 적절한 전정 정보처리, 머리 위치, 안구운동을 위해 중요하다고 수많은 연구에서 보고되었습니다[113,114]. 돌아눕기나 일어나기는 단시간 내에 체간이나 상·하지에 맞는 적절한 두경부의 제어가 요구됩니다. 따라서 마비측 상지나 손의 치료를 통해 적절한 고유수용감각 정보를 중추신경계에 전달하는 것이 중요합니다. 또한 운동학적으로 상지의 위치는 골반에도 크게 영향을 미치기 때문에 돌아눕기의 보조량이나 노력량을 경감시키기 위한 상지와 골반의 일반적인 관계성을 아래에 나타냅니다.

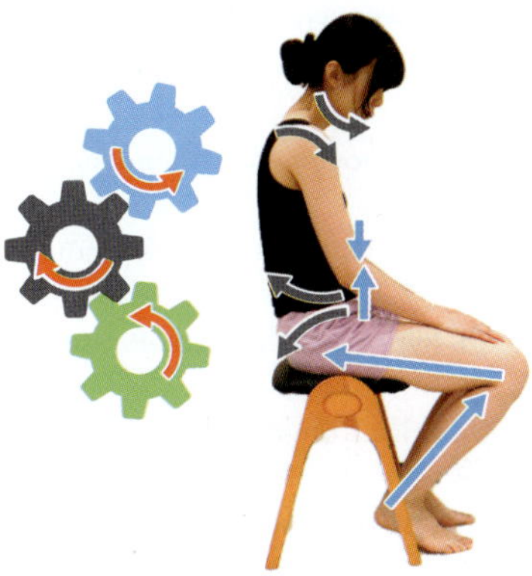

골반 후방경사→요추 굴곡→흉추 굴곡→견갑골 외전→상지 내회전

[체간 굴곡에 따른 자세사슬]

일반적인 뇌졸중 환자는 중력에 대항하는 것이 어려워서 체간이 굴곡 경향으로 됩니다. 따라서 왼쪽 그림과 같이 자세사슬이 만들어지기 쉽기 때문에 기본적으로는 역패턴으로 유도해 나갈 필요가 있습니다. 그러나 감각을 이해하기 위해서는 먼저 자신이 잘하는 패턴으로 유도하고, 역패턴을 도입하는 것이 지각적인 깨달음으로 이어지는 경우도 많기 때문에(salience approach), 중력으로 무너진 왼쪽 그림의 운동 패턴이 아닌 종중력 활동을 수반하는 왼쪽 그림의 패턴으로 유도함으로써 촉진 폭이 넓어질 수 있도록 이를 의식한 연습을 해둘 필요가 있습니다.

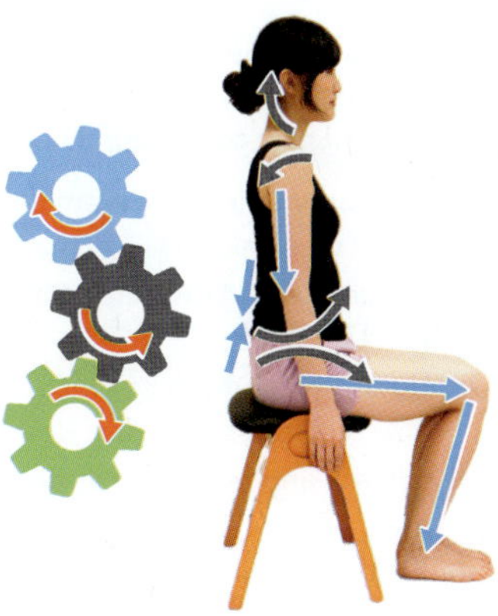

골반 전방경사→요추 신전→흉추 신전→견갑골 내전→상지 외회전

[체간 신전에 따른 자세사슬]

뇌졸중 환자 중에는 요추를 과신전하고, 골반 전방경사, 상지 외회전 위치의 신전 패턴으로 앉아 있는 자세를 유지하는 사람도 있습니다. 한눈에 보이는 자세가 깔끔하고 안정되어 있는 것처럼 보이지만, 그 자세에서 위 그림의 굴곡 패턴으로 이행하지 못하는 경우도 있습니다. 양쪽 자세를 과제에 따라 자유롭게 전환할 수 있는 것이야말로 자세제어입니다. 겉모습에 속지 않도록 양쪽 자세를 전환하고, 항중력으로도 종중력으로도 모두 움직일 수 있는 운동학습이 중요합니다.

제 2 장 학습 포인트

- [ ] 돌아눕기/일어나기의 4단계의 특징을 이해한다.
- [ ] 각 단계의 해부학적·운동학적 측면을 이해한다.
- [ ] 각 단계의 신경 메커니즘을 이해한다.
- [ ] 증례 개입의 4가지 관점을 이해한다.
- [ ] 증례 개입에 관한 Q & A를 이해한다.

참고문헌

1) Sekiya N, et al: Kinematic and kinetic analysis of rolling motion in normal adults. J Jpn Phys Ther Assoc 7: 1-6, 2004
2) Sarnacki SJ: Rising from Spine on a Bed: A Description of Adult Movement and Hypothesis of Developmental Sequences. Richmond, VA: Virginia Commonwealth University, 1985
3) Horak FB: Postural orientation and equilibrium: what do we need to know about neural control of balance to prevent falls?. Age Ageing Suppl 2: ii7-ii11, 2006
4) Bouisset S: Relationship between postural support and intentional movement: biomechanical approach. Arch Int Physiol Biochim Biophys 99: A77-A92, 1991
5) Yiou E, et al: Adaptability of anticipatory postural adjustments associated with voluntary movement. World J Orthop 3: 75-86, 2012
6) Richter RR, et al: Description of adult rolling movements and hypothesis of developmental sequences. Phys Ther 69: 63-71, 1989
7) Ford-Smith CD, et al: Age differences in movement patterns used to rise from a bed in subjects in the third through fifth decades of age. Phys Ther 73: 300-309, 1993
8) Barra J, et al: Perception of longitudinal body axis in patients with stroke: a pilot study. J Neurol Neurosurg Psychiatry 78: 43-48, 2007
9) Neumann DA: Kinesiology of the Musculoskeletal System. 3rd ed, p370, Elsevier, 2016
10) Kibler WB: The role of core stability in athletic function. Sports Med 36: 189-198, 2006
11) Panjabi MM: The stabilizing system of the spine.: Part I. function, dysfunction, adaptation, and enhancement. J Spinal Disord 5: 383-389; discussion 397, 1992
12) Bogduk N: Clinical Anatomy of the Lumbar Spine and Sacrum. 3rd ed, Churchill-Livingstone, New York, 1997
13) Solomonow M, et al: The ligamento-muscular stabilizing system of the spine. Spine 23: 2552-2562, 1998
14) Akuthota V, et al: Core strengthening. Arch Phys Med Rehabil 85 (3 Suppl 1): S86-S92, 2004
15) Smith CE, et al: Dynamic trunk stabilization: a conceptual back injury prevention program for volleyball athletes. J Orthop Sports Phys Ther 38: 703-720, 2008
16) Richardson C, et al: Therapeutic Exercise for Spinal Segmental Stabilization in Low Back Pain: Scientific Basis and Clinical Approach. Churchill Livingstone, Edinburgh (NY), 1999
17) Hides JA, et al: Multifidus muscle recovery is not automatic after resolution of acute, first-episode low back pain. Spine 21: 2763-2769, 1996
18) Yu SH, et al: The effects of core stability strength exercise on muscle activity and trunk impairment scale in stroke patients. J Exerc Rehabil 9: 362-367, 2013
19) Ebenbichler GR: Sensory-motor control of the lower back: implications for rehabilitation. Med Sci Sports Exerc 33: 1889-1898, 2001
20) Richardson C, et al: Therapeutic exercise for spinal segmental stabilization in low back pain: scientific basis and clinical approach. Churchill Livingstone, Edinburgh, 1999
21) Vleeming A, et al: The posterior layer of the thoracolumbar fascia. Its function in load transfer from spine to legs. Spine (Phila Pa 1976) 20: 753-758, 1995

22) http://www.anatomy-physiotherapy.com/articles/musculoskeletal/spine/lumbar/259-the-thoracolumbar-fascia-anatomy-function-and-clinical-considerations

23) McGill S: Low Back Disorders: Evidence-based Prevention and Rehabilitation. Champaign (IL), Human Kinetics, 2002

24) Yu SH: The effects of core stability strength exercise on muscle activity and trunk impairment scale in stroke patients, J Exerc Rehabil 9: 362-367, 2013

25) McGill SM: Low back stability: from formal description to issues for performance and rehabilitation. Exerc Sport Sci Rev 29: 26-31, 2001

26) Hodges PW, et al: Inefficient muscular stabilization of the lumbar spine associated with low back pain: a motor control evaluation of transversus abdominis. Spine 21: 2640-2650, 1996

27) Porterfield JA, et al: Mechanical Low Back Pain: Perspectives in Functional Anatomy. 2nd ed, WB Saunders, Philadelphia, 1998

28) Bogduk N: Clinical Anatomy of the Lumbar Spine and Sacrum. 3rd ed, Churchill-Livingstone, New York, 1997

29) Corry IS, et al: Botulinum toxin A in hamstring spasticity. Gait Posture 10: 206-210, 1999

30) Gibbons SGT, et al: Strength versus stability: part 1. concepts and terms. Orthop Division Rev 2: 21-27, 2001

31) Behm DG, et al: The use of instability to train the core musculature. Appl Physiol Nutr Metab 35: 91-108, 2010

32) Lyons K, et al: Timing and relative intensity of hip extensor and abductor muscle action during level and stair ambulation: an EMG study. Phys Ther 63: 1597-1605, 1983

33) Konin JG: Facilitating the serape effect to enhance extremity force production. Athl Ther Today 8: 54-56, 2003

34) Michael A: Effects of proprioceptive exercises on pain and function in chronic neck- and low back pain rehabilitation: a systematic literature review. BMC Musculoskelet Disord 15: 382, 2014

35) Tony Everett: Human movement: An Introductory Text. 6th ed, pp15-16, Churchill Livingstone, 2010

36) Zattara M: Posturo-kinetic organization during the early phase of voluntary limb movement. J Neurol Neurosurg Psychiatry 51: 956-965, 1988

37) Hirashima M: Sequential muscle activity and its functional role in the upper extremity and trunk during overarm throwing. J Sports Sci 20: 301-310, 2002

38) Van Ingen Schenau GJ, et al: The unique action of bi-articulate muscles in complex movements. between lower extremity injury, low back pain, and hip muscle. J Anat 155: 1-5, 1987

39) Kebaetse M, et al: Thoracic position effect on shoulder range of motion, strength, and 3-D scapular kinematics. Arch Phys Med Rehabil 80: 945-950, 1999

40) Kellie C: Core stability training for injury prevention. Sports Health 5: 514-522, 2013

41) Barr KP, et al: Lumbar stabilization: a review of core concepts and current literature. Part 2. Am J Phys Med Rehabil 86: 72-80, 2007

42) Hebert JJ, et al: The relationship of transversus abdominis and lumbar multifidus activation and prognostic factors for clinical success with a stabilization exercise program: a crosssectional study. Arch Phys Med Rehabil 91: 78-85, 2010

43) Minick KI, et al: Interrater reliability of the functional movement screen. J Strength Cond Res 24: 479-486, 2010

44) McGill SM, et al: Endurance times for low back stabilization exercises: clinical targets for testing and training from a normal database. Arch Phys Med Rehabil 80: 941-944, 1999

45) Borghuis J, et al: The importance of sensory-motor control in providing core stability: implications for measurement and training. Sports Med 38: 893-916, 2008

46) Cook G, et al: Pre-participation screening: the use of fundamental movements as an assessment of function. Part 1. N Am J Sports Phys Ther 1: 62-72, 2006

47) Cook G, et al: Pre-participation screening: the use of fundamental movements as an assessment of function. Part 2. N Am J Sports Phys Ther 1: 132-139, 2006

48) Chorba RS, et al: Use of a functional movement screening tool to determine injury risk in female collegiate athletes. N Am J Sports Phys Ther 5: 47-54, 2010

49) Kiesel K, et al: Can serious injury in professional football be predicted by a preseason functional movement screen? N Am J Sports Phys Ther 2: 147-158, 2007

50) Peate WF, et al: Core strength: a new model for injury prediction and prevention. J Occup Med

Toxicol 2: 3, 2007

51) McGill SM, et al: Coordination of muscle activity to assure stability of the lumbar spine. J Electromyogr Kinesiol 13: 353-359, 2003

52) Cresswell AG, et al: Changes in intra-abdominal pressure, trunk muscle activation, and force during isokinetic lifting and lowering. Eur J Appl Physiol 68: 315-321, 1994

53) Ekstrom RA, et al: Electromyographic analysis of core trunk, hip, and thigh muscles during 9 rehabilitation exercises. J Orthop Sports Phys Ther 37: 754-762, 2007

54) Hodges PW: Feed-forward contraction of transversus abdominis is not influenced by the direction of arm movement. Exp Brain Res 114: 362-370, 1997

55) Hubscher M, et al: Neuromuscular training for sports injury prevention: a systematic review. Med Sci Sports Exerc 42: 413-421, 2010

56) Willardson JM: Core stability training: applications to sports conditioning programs. J Strength Cond Res 21: 979-985, 2007

57) Aruin AS: The Organization of Anticipatory Postural Adjustments, Journal of Automatic Control 12: 31-37, 2002

58) Allison GT, et al: Feedforward responses of transversus abdominis are directionally specific and act asymmetrically: implications for core stability theories. J Orthop Sports Phys Ther 38: 228-237, 2008

59) Caronni A, et al: Anticipatory postural adjustments stabilise the whole upper-limb prior to a gentle index-finger tap. Exp Brain Res 194: 59-66, 2009

60) Morris SL, et al: Corset hypothesis rebutted: transversus abdominis does not co-contract in unison prior to rapid arm movements. Clin Biomech (Bristol, Avon) 27: 249-254, 2012

61) Andersson EA, et al: Diverging intramuscular activity patterns in back and abdominal muscles during trunk rotation. Spine (Phila Pa 1976) 27: E152-E160, 2002

62) Urquhart DM, et al: Regional morphology of the transversus abdominis and obliquus internus and externus abdominis muscles. Clin Biomech (Bristol, Avon) 20: 233-241, 2005

63) Richardson C, et al: Techniques for active lumbar stabilisation for spinal protection: a pilot study. Aust J Physiother 38: 105-112, 1992

64) Snijders CJ, et al: Biomechanical modelling of sacroiliac stability in different postures. Spine: State of the Art Reviews 9: 419-432, 1995

65) Hodges PW: Is there a role for transversus abdominis in lumbo-pelvic stability? Man Ther 4: 74-86, 1999

66) Cavallari P: The organization and control of intra-limb anticipatory postural adjustments and their role in movement performance. Front Hum Neurosci 10: 525, 2016

67) Bolzoni F, et al: Transcranial direct current stimulation of SMA modulates anticipatory postural adjustments without affecting the primary movement. Behav Brain Res 291: 407-413, 2015

68) Massion J, et al: The supplementary motor area is implicated in the coordination between posture and movement in man. C R Acad Sci III 308: 417-423, 1989

69) Massion J, et al: Acquisition of anticipatory postural adjustments in a bimanual load-lifting task: normal and pathological aspects. Exp Brain Res 128: 229-235, 1999

70) Viallet F, et al: Coordination between posture and movement in a bimanual load lifting task: putative role of a medial frontal region including the supplementary motor area. Exp Brain Res 88: 674-684, 1992

71) Gahéry Y: Postural and kinetic coordination following cortical stimuli which induce flexion movements in the cat's limbs. Brain Res 149: 25-37, 1978

72) Yakovenko S, et al: A motor cortical contribution to the anticipatory postural adjustments that precede reaching in the cat. J Neurophysiol 102: 853-874, 2009

73) Palmer E, et al: The processing of human ballistic movements explored by stimulation over the cortex. J Physiol 481: 509-520, 1994

74) Viallet F, et al: Performance of a bimanual load-lifting task by parkinsonian patients. J Neurol Neurosurg Psychiatry 50: 1274-1283, 1987

75) Ng TH, et al: Neuromagnetic brain activity associated with anticipatory postural adjustments for bimanual load lifting. Neuroimage 66: 343-352, 2013

76) Boecker H, et al: Role of the human rostral supplementary motor area and the basal ganglia in motor sequence control. J Neurophysiol 79: 1070-1080, 1998

77) Babinski J: De l'asynergie cérébelleuse. Rev Neurol 7: 806-816, 1899

78) Imamizu H, et al: Human cerebellar activity reflecting an acquired internal model of a new tool. Nature 403: 192-195, 2000

79) Müller F, et al: Impairments of precision grip in two patients with acute unilateral cerebellar lesions: a simple parametric test for clinical use. Neuropsychologia 32: 265-269, 1994

80) Diedrichsen J: Cerebellar involvement in anticipating the consequences of self-produced actions during bimanual movements. J Neurophysiol 93: 801-812, 2005

81) Schepens B: Independent and convergent signals from the pontomedullary reticular formation contribute to the control of posture and movement during reaching in the cat. J Neurophysiol 92: 2217-2238, 2004

82) Massion J: Movement, posture and equilibrium: interaction and coordination. Prog Neurobiol 38: 35-56, 1992

83) Cardinali L, et al: Peripersonal space and body schema: two labels for the same concept? Brain Topogr 21: 252-260, 2009

84) Holmes NP, et al: The body schema and multisensory representation(s) of peripersonal space. Cogn Process 5: 94-105, 2004

85) Rossit S, et al: No neglect-specific deficits in reaching tasks. Cereb Cortex 19: 2616-2624, 2009

86) Rizzolatti G: Afferent properties of periarcuate neurons in macaque monkeys, Somatosensory responses. Behav Brain Res 2: 125-146, 1981

87) Li S, et al: New insights into the pathophysiology of post-stroke spasticity. Front Hum Neurosci 9: 192, 2015

88) Sheean G: The pathophysiology of spasticity. Eur J Neurol 9(Suppl.1), 2002

89) O'Dwyer N: Spasticity and muscle contracture following stroke. Brain 119: 1737-1749, 1996

90) Thilmann A: The mechanism of spastic muscle hypertonus. Variation in reflex gain over the time course of spasticity. Brain 114: 233-244, 1991

91) Mirbagheri M: Changes of elbow kinematics and kinetics during 1year after stroke. Muscle Nerve 37: 387-395, 2008

92) Friden J: Spastic muscle cells are shorter and stiffer than normal cells. Muscle Nerve 27: 157-164, 2003

93) Cullen KE: The vestibular system: multimodal integration and encoding of self-motion for motor control. Trends Neurosci 35: 185-196, 2012

94) Angelaki DE, et al: Vestibular system: the many facets of a multimodal sense. Annu Rev Neurosci 31: 125-150, 2008

95) Goldberg JM: Afferent diversity and the organization of central vestibular pathways. Exp Brain Res 130: 277-297, 2000

96) Angelaki DE, et al: Visual and vestibular cue integration for heading perception in extrastriate visual cortex. J Physiol 589: 825-833, 2011

97) Cullen KE, et al: Signal processing in the vestibular system during active versus passive head movements. J Neurophysiol 91: 1919-1933, 2004

98) Manzoni D: The cerebellum and sensorimotor coupling: looking at the problem from the perspective of vestibular reflexes. Cerebellum 6: 24-37, 2007

99) Wilson VJ, et al: Cortical influences on the vestibular nuclei of the cat. Exp Brain Res 125: 1-13, 1999

100) Goldberg JM, et al: Vestibular control of the head: possible functions of the vestibulocollic reflex. Exp Brain Res 210: 331-345, 2011

101) Kennedy PM, et al: Interaction effects of galvanic vestibular stimulation and head position on the soleus H reflex in humans. Clin Neurophysiol 113: 1709-1714, 2002

102) Tresilian J: Sensorimotor Control and Learning: An Introduction to the Behavioral Neuroscience of action. pp368-369, Palgrave Macmillan, 2012

103) Dickman JD: The Vestibular System. Oxford University Press, 2012

104) Van Ouwenaller C, et al: Painful shoulder in hemiplegia. Arch Phys Med Rehabil 67: 23-26, 1986

105) Ratnasabapathy Y, et al: Shoulder pain in people with a stroke: a population-based study. Clin Rehabil 17: 304-311, 2003

106) Wanklyn P, et al: Hemiplegic shoulder pain (HSP): Natural history and investigation of associated features. Disabil Rehabil 18: 497-501, 1996

107) Gamble GE, et al: Poststroke shoulder pain: a prospective study of the association and risk factors in 152 patients from a consecutive cohort of 205 patients presenting with stroke. European J Pain 6:

467-474, 2002

108) Bohannon RW, et al: Shoulder pain in hemiplegia: Statistical relationship with five variables. Arch Phys Med Rehabil 67: 514-516, 1986

109) Harrison RA, et al: Post stroke pain: identification, assessment, and therapy. Cerebrovasc Dis 39: 190-201, 2015

110) Pandian S: Motor impairment of the ipsilesional body side in poststroke subjects. J Bodyw Mov Ther 17: 495-503, 2013

111) Desrosiers J: Performance of the 'unaffected' upper extremity of elderly stroke patient. Stroke 27: 1564-1570, 1996

112) Drew T, et al: Cortical and brainstem control of locomotion. Prog Brain Res 143: 251-261, 2004

113) Han BI: Vestibular rehabilitation therapy: review of indications, mechanisms, and key exercises. J Clin Neurol 7: 184-196, 2011

114) Daghestani L: Coordination of a step with a reach. J Vestib Res 10: 59-73, 2000

제 3 장

일어서기 · 자리앉기

개요

일어서기·자리앉기란?

일어서기·자리앉기 STS(sit to stand; sit TS/stand to sit; stand TS)는 일상생활에서의 필수 동작이다. 일어서기에서 보행, 일어서기에서 상지 활동, 선자세에서 앉은자세를 거쳐 누운자세가 되는 등 다른 ADL을 수행하기 위한 주 동작, 중간 동작이 되는 기본 동작이라고 할 수 있다. 따라서 STS에 관한 지식과 실제 환자의 동작분석은 전문성을 불문하고 중요하다. STS의 분석에서 중요한 것은 자세가 이행되어 가는 과정을 이해하고, 근골격계나 신경계의 측면에서 문제점을 파악하는 것이다. 그중에서 **질량중심(center of mass; CoM)**과 **압력중심(center of pressure; CoP)**의 위치를 이해하는 것이 동작분석에 도움이 된다(그림 3-1).

일어서기에서 CoP는 CoM의 영향을 받으면서 이동한다. CoP는 문자 그대로 압의 중심이며, 앉은자세에서는 좌골이나 발 부분에 수직항력이 수반되고, 이 두 부분의 압의 중간 지점이 CoP이다. 앉은자세의 경우에는 좌골측 압이 강하기 때문에 CoP도 좌골측으로 편위한다. 일어서기나 보행에서는 항상 지면 반발력(ground reaction force; GRF)에 맞추어 CoP는 이동하고, **CoM의 수직선**

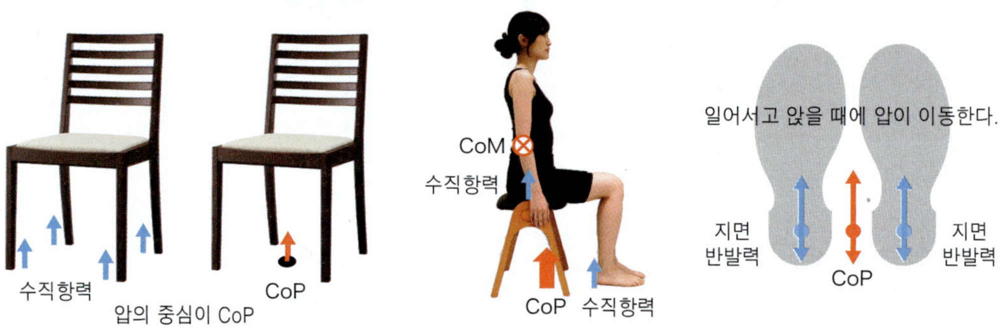

그림 3-1. 수직항력, CoP, CoM의 관계성.

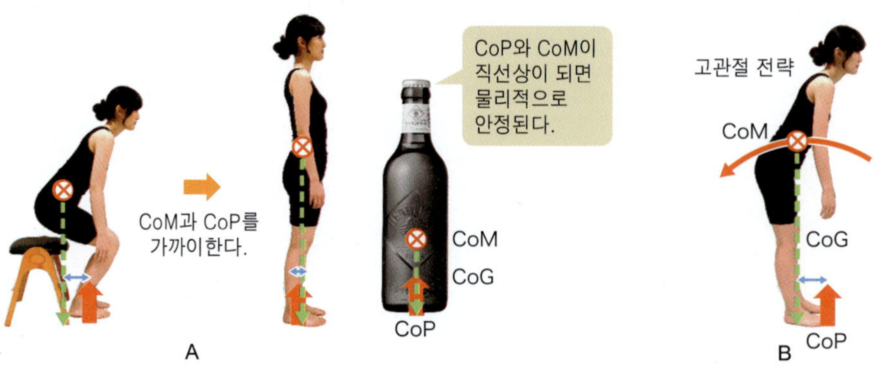

CoM과 CoP를
가까이한다.
A
CoP와 CoM이
직선상이 되면
물리적으로
안정된다.
CoM
CoG
CoP
고관절 전략
CoM
CoG
B
CoP

그림 3-2. STS에서의 CoM, CoP, CoG의 관계성.

(center of gravity; CoG)과 CoP의 거리가 멀어질수록 균형을 잃기 쉽다. 일어서기는 CoM과 CoP를 중력 라인에 가깝게 하여 **자세 안정**(postural stability)을 높여가는 과정이라고 할 수 있다(그림 3-2A). 일반적으로 뇌졸중 환자의 경우, CoP가 비마비측 전방으로 이동하기 쉬운 경향이 있다[1]. 이를테면 고관절 전략의 선자세에서는 CoM이 후방으로 이동하고, 균형을 유지하기 위해 저측굴곡이 조장되면 CoP는 전방으로 이동한다(그림 3-2B).

지지 기저면

선자세에서 발과 지면의 접촉점에 의해 둘러싸인 영역이 **지지 기저면**(base of support; BoS)이다. 안정된 **직립 자세**(upright stance)를 유지하기 위해서는 무게중심을 지지 기저면 위에서 유지할 필요가 있다. 지지 기저면의 크기는 발의 배치에 따라 다르다(그림 3-3). A보다 B가 지지 기저면은 가로 방향으로 넓어지기 때문에 안정된다. C는 앞뒤로 넓어지지만, 가로 방향으로의 안정성이 저하된다. D는 지팡이의 위치에 의해 크게 넓어지지만, 반면에 편마비 환자의 경우는 마비측으로의 하중이나 균형이 저하될 위험도 있다. 지팡이로의 내리누름이 강해질수록 무게중심은 지팡이 방향으로 이행하기 때문에 발뒤꿈치 위에서의 균형 경험이 저하되어 체간 굴곡이나 고관절로의 전략이 필요하다.

앉은자세의 경우(E)도 마찬가지로 골반이 후방경사 하면 지지 기저면이 커지고, 전방경사 하면 작아진다. 또한 얕게 앉으면 대퇴부의 지지 기저면이 줄어들고, 깊게 앉으면 커진다. 후방경사 위치로 깊게 앉으면 안정성은 높아지지만, 움직일 때에는 근활동이 많이 필요하다. 지지 기저면이 크고 무게중심이 낮으면 안정성이 증가하는 만큼 근긴장은 떨어지기 쉽다. 근활동을 높이고 싶은 경우에는

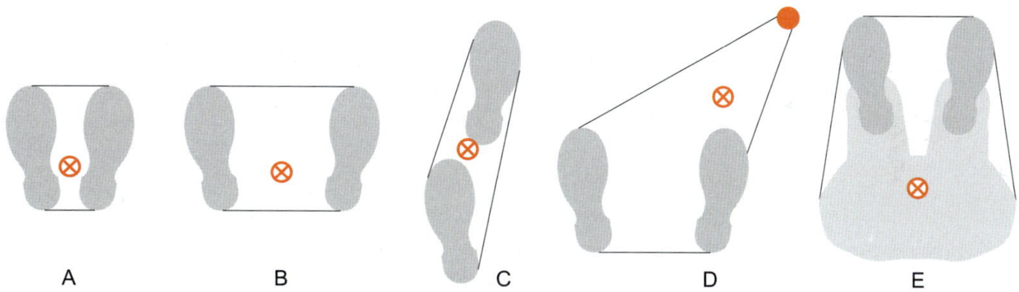

그림 3-3. BoS와 자세의 관계성.

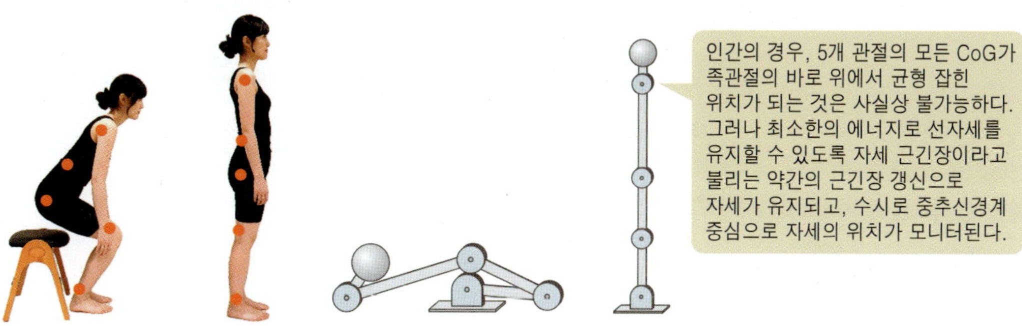

그림 3-4. 도립 진자 모델과 일어서기의 관계.
(Tresilian JT. Sensorimotor Control & Learning: An Introduction to the Behavioral Neuroscience of Action. Palgrave Macmillan, 2012, pp. 399-400.을 바탕으로 작성)

골반 전방경사, 얕게 앉기, 높은 앉은자세가 가장 효과적이다. 그러나 동시에 불안정성도 높아지기 때문에 치료 상황에서는 환자의 능력에 적응시킬 필요가 있다.

직립 자세를 유지하기 위해서는 무게중심을 지지 기저면 위에 유지해야 한다. 신체는 각 신체 부위에 대하여 회전할 수 있는 연결된 분절(segment)로 형성된다. 직립은 일련의 분절이 서로의 위로 올라감으로써 균형을 이룬다. 이것은 **도립 진자 모델**이라고 불리며, 떠받치기 위한 힘은 필요하지 않다[2]. 일어서기 동작도 앉은자세 → 선자세로 각 신체 관절을 수직상으로 조정해 나가는 과정이라고 할 수 있다(그림 3–4)[2].

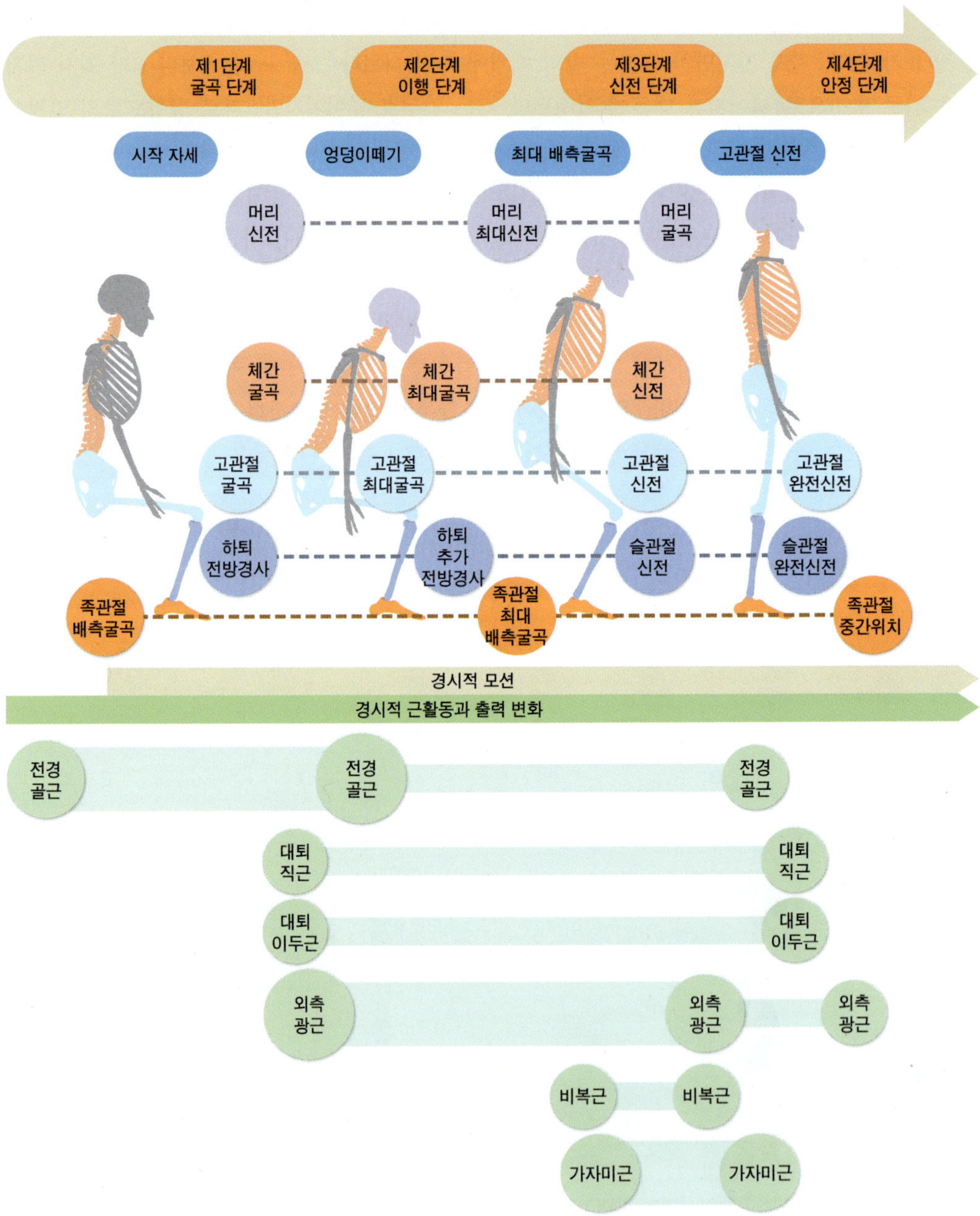

그림 3–5. 일어서기에서의 각 관절의 경시적(시간 경과에 따른) 모션·근활동과 출력 변화.

일어서기에서의 4가지 단계

Schenkman 등[3]은 일어서기(sit to stand)를 그림 3-5에 나타낸 4단계로 분류하였다. 전경골근은 동작 시작 전에 근활동이 발생하고 있으며, 이행 단계에서 엉덩이가 떨어질 때에 최대가 된다. 엉덩이가 떨어질 때부터 주된 근활동은 외측광근을 위주로 한 대퇴부의 근육으로 이행하여 신전 단계에서 비복근·가자미근이 작용하기 시작한다.

제1단계(굴곡 단계)

제1단계(굴곡 단계: flexion momentum)는 편하게 앉은자세에서부터 엉덩이떼기(lift-off)까지의 과정이며, 엉덩이떼기를 위한 준비기로 동작 전체의 27%를 차지한다. 효율적인 STS를 위해서는 제1단계에서 직립 자세(upright stance)(➡ 222쪽)를 유지하는 것이 중요하다.

제1단계를 달성하기 위해 필요한 운동 요소로서 ① 고관절 굴곡 120°, ② 슬관절 굴곡 90~115°, ③ CoG가 족관절의 전방 2cm 위치로 이동하고, ④ 체간 굴곡 0~16°, ⑤ 경부 신전 30°, ⑥ 견갑상완관절 굴곡 11~53°를 들 수 있다[4,5]. 정상인에게서도 운동의 가동범위는 서로 다르지만, 운동 요소를 이해해 두면 임상 평가·치료 시에 도움이 된다.

또한 제1단계를 효율적으로 수행하기 위한 요소로서 **'모멘텀(momentum)'**이라고 불리는 관성을 수반하는 무게중심 이동이 있다. 시작 자세에서 고관절 굴곡 90°까지는 고관절 굴곡근에 의해 무게중심의 전방이동이 이루어지지만(그림 3-6), 90°를 넘으면 고관절 굴곡근의 수축이 필요 없게 되며, 전방이동은 모멘텀과 중력에 의해 이루어진다. 반대로, 고관절 신전근군이 이 모멘텀을 제어하

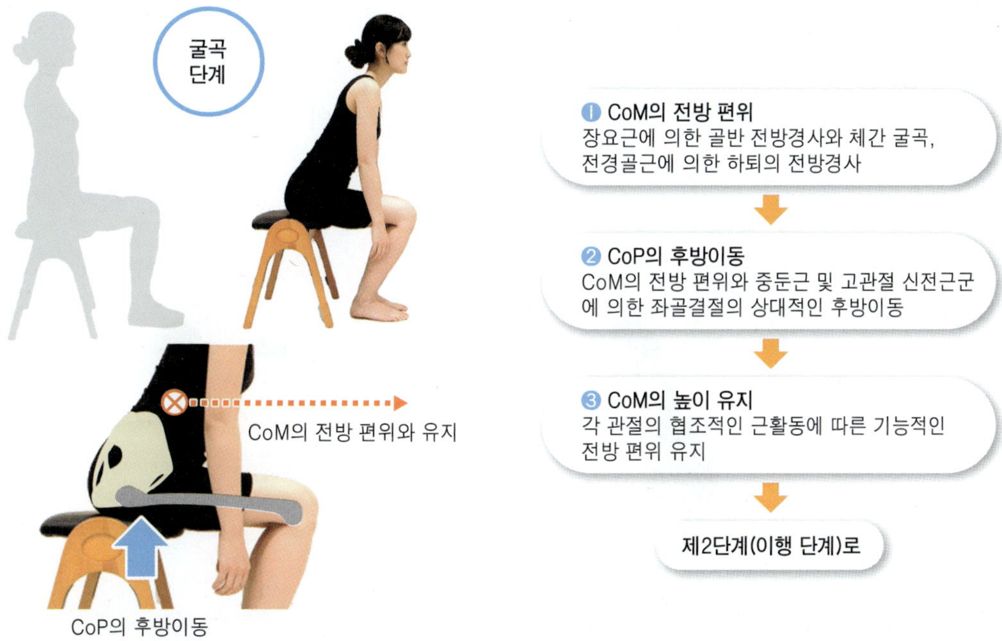

그림 3-6. 제1단계에서의 CoM과 CoP의 관계.

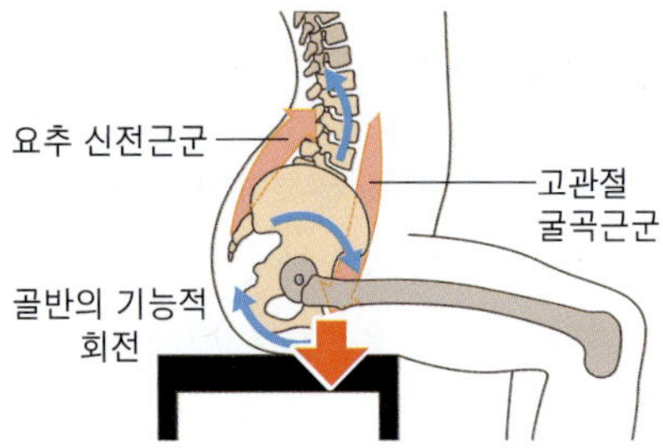

그림 3-7. 요추 신전에 따른 골반 전방경사.

(Neumann DA, et al. Kinesiology of the Musculoskeletal System: Foundations for Rehabilitation. 3rd ed. Mosby. 2016; p. 366.에서)

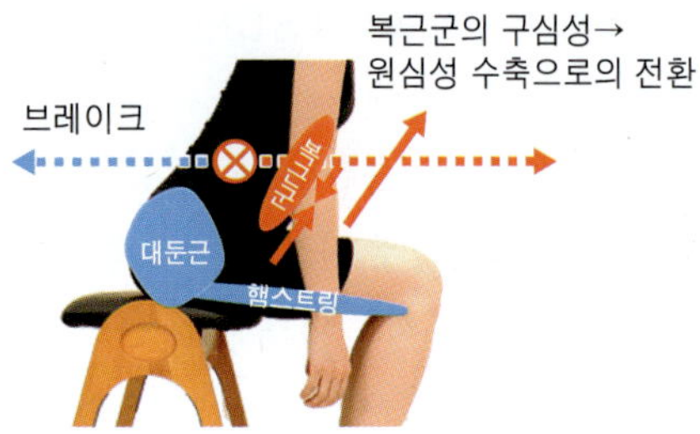

그림 3-8. 대둔근과 햄스트링의 브레이크 작용.

기 위해 원심성 수축을 일으킨다[4,5].

제1단계에서 실패하면, 엉덩이떼기 시에 과도한 노력이 필요하게 된다. 임상 상황에서는 일어서기를 할 수 없는 원인이 제1단계에 있는데도, 제2단계 엉덩이떼기에서의 실패를 문제로 거론하기 쉽다.

일어서기에서 고관절 굴곡근군과 척주기립근군의 협조적 활동에 따른 요추 신전(lumbar extension)과 골반 전방경사는 중요하다(그림 3-7)[6]. 게다가 중둔근, 햄스트링 기시부, 고관절 주위의 심층근 수축 등 고관절 안정근의 선행적인 기능 저하가 확인되는 케이스는 많다.

좌골 주위 근육군의 저긴장으로 골반기저근군이 기능하지 않으면, 골반이 기능적으로 회전하지 않는다. 따라서 시작 자세에서 제1단계로 이행할 때 좌골 주위의 근활동을 평가하는 것이 중요하다. 또한 일어설 때에 CoM의 전방이동을 유지하기 위해서는 코어 스태빌리티가 중요하다. 그러나 복강내압을 높이는 것에만 주의가 기울어져 골반의 전방경사와 체간 굴곡에 맞춘 복직근군의 구심성 수축을 유도하면, 그 후의 신전 단계로의 전환이 어려워진다. 환자에 따라서는 복직근이 과도하게 수축·단축되는 경우도 있으므로 원심성 수축을 촉진하면서 골반 전방경사의 유도도 중요하다. 또한 관성(모멘텀)을 제어하는 대둔근이나 햄스트링의 브레이크 작용을 평가하는 것도 중요하다(그림 3-8).

정상인과 편마비 환자의 일어서기를 비교하면, 편마비 환자의 경우는 골반의 전방경사라기보다 흉추 레벨의 굴곡으로 보상하며, CoM이 전방으로 이동하지 않아 발바닥으로의 무게중심 이동이 불충분한 경우가 많다(그림 3-9)[7]. 따라서 외형적인 가동범위를 평가하는 것이 아니라 CoM의 무게중심 이동을 확인할 필요가 있다. CoM의 이동에는 코어 컨트롤이 중요하며, 자세한 내용은 55쪽을 확인하기 바란다.

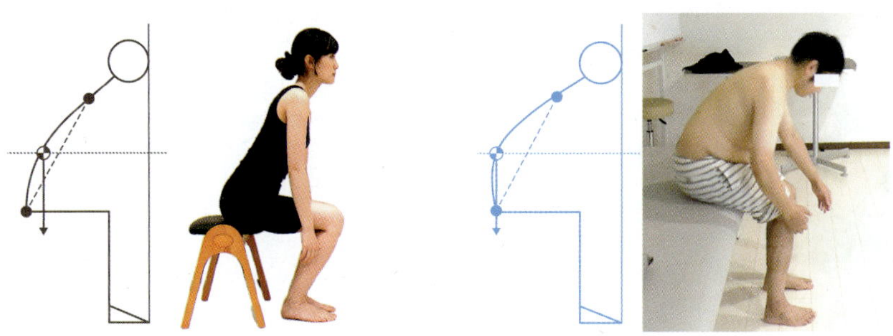

그림 3-9. 정상인과 편마비 환자의 CoM 비교.

(Messier S, et al. Dynamic analysis of trunk flexion after stroke. Arch Phys Med Rehabil. 2004; 85: 1619-1624.를 바탕으로 작성)

제2단계(이행 단계)

제2단계는 이행 단계(momentum transfer)로서 골반 전방경사부터 족관절 최대 배측굴곡까지의 과정이다. 슬관절 신전이 시작되고, 체간이 전방경사 위치에서 신전 운동으로 전환될 때까지의 엉덩이떼기를 가리키며, 동작 전체의 약 9%를 차지한다. 전경골근은 이 단계에서도 중요한 역할을 하며, 기능적인 제3단계로의 이행을 촉진한다.

제2단계에서는 체간의 최대굴곡(0~16°), 고관절 최대굴곡(약 120°), 슬관절 최대굴곡(90~115°)이 생기고, CoG가 발 부분으로 이행하며, 무게중심 제어를 위해 전경골근의 구심성 수축과 가자미근의 원심성 수축이 협조적으로 활동하기 시작한다[5]. 또한 대퇴사두근과 고관절 신전근군의 활동 최고조(peak)가 제2단계에 있으며, 가장 근출력이 필요한 단계이기도 하다.

CoM의 전방이동은 제1단계에서 발생한 모멘텀에 의해 계속되고 있으며, 최대로 족관절의 전방 7cm 위치까지 이동한다. CoM의 전방이동이 종료됨과 동시에 모멘텀도 소실된다. 제2단계는 지지기저면이 좁은 데다 CoM의 전방이동이나 최대 근활동을 수반하는 시기로서 가장 불안정해진다. 따라서 트랜스퍼 상황에서 보조자가 신전을 보조할 기회가 많다. 또한 족관절 최대 배측굴곡을 만들어냄으로써 하퇴삼두근이나 족저근막의 신장이 촉진되고, 발내재근군이 활성화되어 강력한 발바닥의 지면 반발력 생성이 가능해진다(그림 3-10). 수평항력이나 수직항력이 생성되지 않으면 상행성 운동사슬, 족관절, 슬관절, 고관절의 신전 모멘트가 어렵고, 상지 지지 등을 사용한 굴곡근 우위의 보상 전략이 된다.

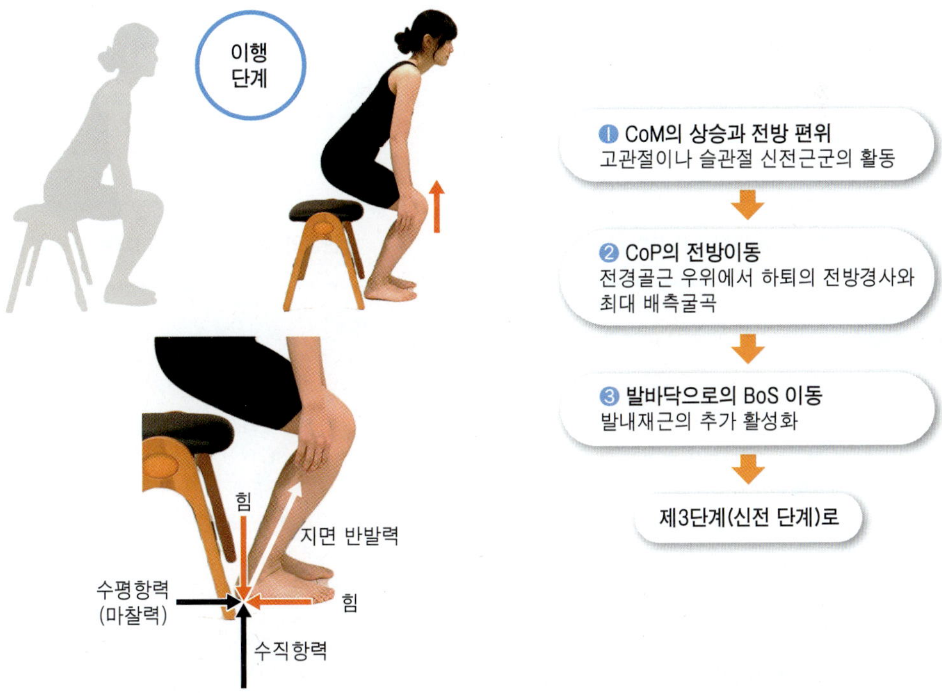

그림 3-10. 제2단계의 항력 방향.

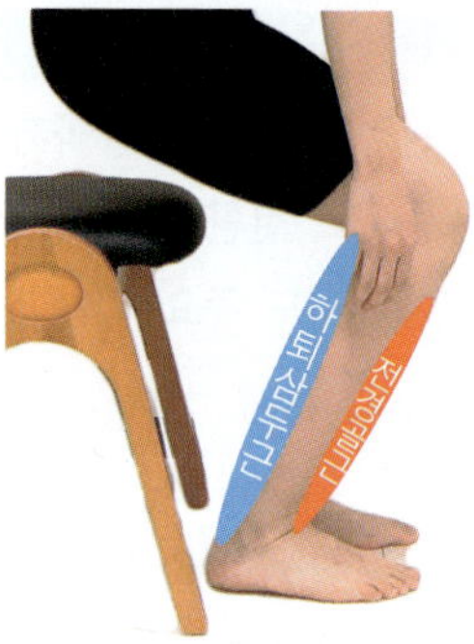

그림 3-11. 최대 배측굴곡 시에서의 전경골근과 하퇴삼두근의 관계.

배측굴곡은 전경골근의 구심성 활동이 중요하지만, 일어서기에서는 전방으로의 모멘텀을 제어할 필요가 있으며, 하퇴삼두근이 제2단계에서 브레이크적인 역할을 담당한다(그림 3-11). 따라서 하퇴삼두근이 저긴장인 경우, 무릎이 과도하게 전방이동하거나 배측굴곡이 너무 강조되어 거퇴관절에서의 임핀지먼트나 불안정성이 생기기 쉽다. 또한 하퇴삼두근이 단축된 경우, 배측굴곡을 제한하기 때문에 엉덩이떼기의 어려움이나 반장슬(genu recurvatum)로 이어지기 쉽다. 전경골근의 작용에만 얽매이지 말고, 길항근의 활동도 항상 평가할 필요가 있다.

뇌졸중 환자의 경우는 비골근의 기능 저하도 생기기 쉬워서 배측굴곡 제한의 문제를 상세하게 평가해야 한다.

SitTS(sit to stand)에서는 CoM이 최대로 족관절의 전방 약 7cm까지 이동을 한다[8]. CoM의 전방이동이 STS를 수행함에 있어 중요한 것은 상상하기 어렵지 않지만, 실제로 근전도를 이용한 연구에서는 발의 위치에 따라 근활동의 기능적 링크가 변화한다(그림 3-12). 발을 후방에 위치시킨 경우에는 비복근과 대퇴직근 등의 이관절근이 우위가 되고, 전방에 위치시킨 경우에는 전경골근, 가자미근, 외측광근과 같은 단관절근이 우위가 되기 쉽다[8]. 전방의 위치는 CoM을 더욱 전방으로 유도해야 하며, 후방으로의 무너짐에 대한 전면근의 큰 제어가 요구된다. 이 때문에 단관절근에 의한 고정이 필요하며, 관절에 부담을 주기 쉬워진다. 뇌졸중 환자는 햄스트링 단축 등으로 전방 위치에서의 일어서기는 어려운 경우가 많다. 반면, 하퇴삼두근의 경직이나 단축에 의해 배측굴곡 제한이 있는 경우는 후방 위치에서의 세팅도 어려워진다. 치료를 통한 다양한 발의 위치에 대응할 수 있는 자세 제어를 획득하는 것이 중요하다고 할 수 있다.

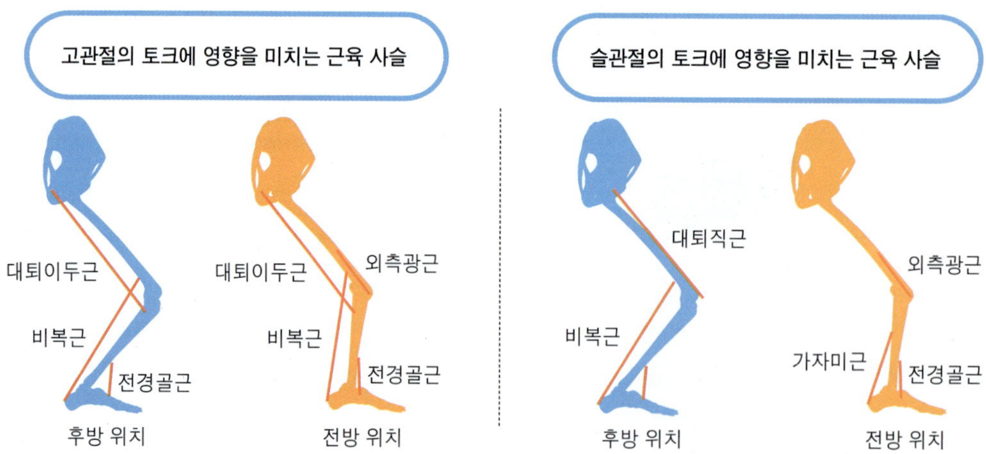

그림 3-12. 발의 위치에 따른 STS의 전략 차이.

[Khemlani MM, et al. Muscle synergies and joint linkages in sit-to-stand under two initial foot positions. Clin Biomech (Bristol, Avon). 1999; 14: 236-246을 바탕으로 작성]

제3단계(신전 단계)

제3단계는 신전 단계(extension)이다. 족관절 최대 배측굴곡부터 직립 위치까지의 과정에서 하퇴 근육군의 활동이 특히 중요하다. CoG가 전방이동을 하여 발 부분을 넘어가면 수평 방향에서 수직 방향의 운동으로 전환한다. 고관절과 슬관절의 신전이 시작되고, 족관절 저측굴곡도 약간 생긴다. 관절운동 확대와 함께 체간은 신전해 나가지만, 경추는 두정부가 최상위가 되도록 굴곡한다. 상지는 이완시키면 자연스러운 위치로 되돌아간다. 이 단계에서 체간과 하지가 신전한 후에 경추는 머리를 적절한 위치로 정위하기 위해 약간의 굴곡·신전 운동을 한다[4].

제2단계에서 제3단계로 전환할 때에는 전경골근이나 가자미근 같은 하퇴 근육군의 협조성이 중요하다. 또한 제3단계의 후반에서는 골반의 전·후방경사의 제어도 필요하다. 평가나 치료 상황에서는 이에 착안함으로써 효율적인 STS 획득이 가능해진다. 제3단계는 동작 전체의 약 65%로서 양 발바닥으로 구성된 BoS에서 일탈하지 않고, CoM은 상방으로 이동하고, CoP는 전후방으로 편위한다.

일반적으로 CoM을 발 위에서 제어하는 경우, 그림 3-13[2]과 같이 신체 분절 간에 따라 크게 달라진다. 가능한 한 족관절 전략하에서 균형 유지가 중요하며, CoM이 **안정성 한계(limit of stability)**를 초과하면 스테핑 등의 보상전략이 발생한다. 균형 유지의 자세한 내용은 보행의 장(➡ 195쪽)을 참조하기 바란다.

■ 선자세 유지에서의 자세 근긴장

그림 3-13에서는 4가지 자세에서 모두 중력에 대항하는 선자세를 유지한다. 인간이 실시하는 자세 전략은 환경이나 과제에 따라 다르다. 예를 들면, 자세 1로 벼랑 끝에서 경치를 바라보고 있거나

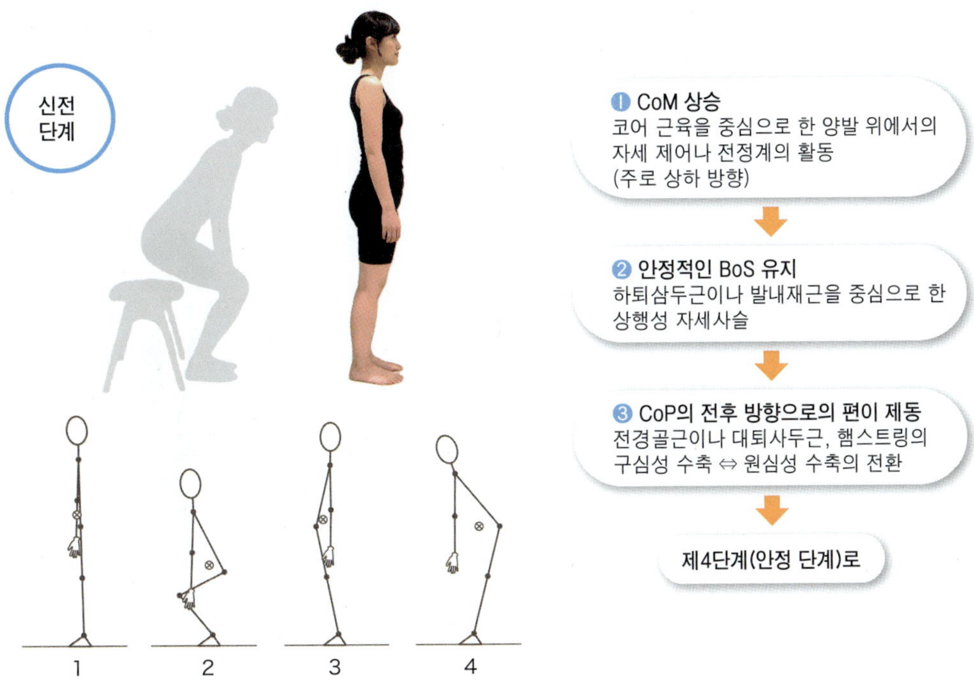

그림 3-13. 선자세 타입과 CoM.
(Tresilian JT. Sensorimotor Control & Learning: An Introduction to the Behavioral Neuroscience of Action. Palgrave Macmillan, 2012, pp. 399-400.을 바탕으로 작성)

자세 2로 바닥에서 무거운 물건을 들어 올리는 경우도 있다. 자세 2, 3, 4는 노력량이 필요하며, 장기간 유지하는 것은 어렵다. 특히 자세 2는 수십 초 후에 피로를 느낀다. 반면, 자세 1은 매우 오랜 시간 자세를 유지할 수 있다. 수평 지면에서 자세 1을 유지할 때, CoG는 보통 족관절 축의 전방 수 cm에 위치한다(일반적으로는 5cm 미만)(그림 3-14)[2]. 이것은 족관절에 신체를 전방경사 시키는 중력 토크가 존재한다는 것을 의미한다. 전방경사를 피하기 위해서는 반대 토크를 생성할 필요가 있다. 이 토크의 일부는 족관절 결합조직(인대 및 연골)의 탄성, 관절포 내의 마찰과 하퇴삼두근 수축에 의해 생성되며, 특히 가자미근은 선자세 유지에서 수시로 수축한다. 그림 3-14의 자세에서는 신체의 CoG가 슬관절 축의 약간 전방에, 고관절 축의 약간 후방에 위치하고 있음을 알 수 있다. 그리고 대퇴골을 전방(슬관절 신전) 및 골반을 후방으로 회전시키는 중력 토크가 존재한다. 이 경우는 관절축에서 중력의 작용선까지의 거리가 짧고 토크는 작기 때문에, 중력 토크를 평형으로 유지하기 위해서는 약간의 대항 토크를 발생시킬 필요가 있다. 무릎과 고관절의 양방향에서 이 반대 토크의 대부분은 관절 주위 인대 및 다른 연조직에 의해 수동적으로 생성된다. 따라서 약간의 근활동이 무릎 굴곡근군(햄스트링) 또는 고관절 굴곡근군에 필요하다.

항상 신체를 모니터하면서 중력 토크에 길항하여 하지, 체간, 머리를 정렬시켜 유지하는 근활동은 **자세 근긴장(postrual tone)**이라 불린다. 이 활동을 통해 전후좌우로의 편위에 대한 자세를 유지하는 것이 가능해진다(그림 3-15).

발에서 둘러싸인 모든 영역으로까지 BoS를 확장하기 위해서는 근활동이 중요하다. CoG가 발의 BoS 내에 있는 한 근활동에서 생성되는 관절 토크로 낙상을 막을 수 있다. 반면, CoG가 BoS의 바깥쪽으로 이동하면, 근육이 발휘하는 토크의 크기에 관계없이 신체는 기울어지기 시작한다. 이것이 발생하는 경우, 스테핑 또는 무언가를 잡는 전략을 통해 BoS를 넓힐 수 있어야 한다. 일반적으로 BoS가 넓어지면 근긴장은 저하되기 쉽다.

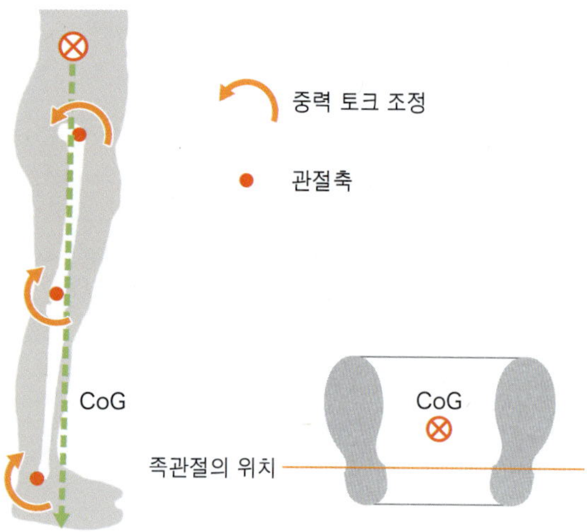

그림 3-14. 서 있는 자세와 CoG의 관계.
(Tresilian JT. Sensorimotor Control & Learning: An introduction to the behavioral neuroscience of action. Palgrave Macmillan, 2012, pp. 399-400.을 바탕으로 작성)

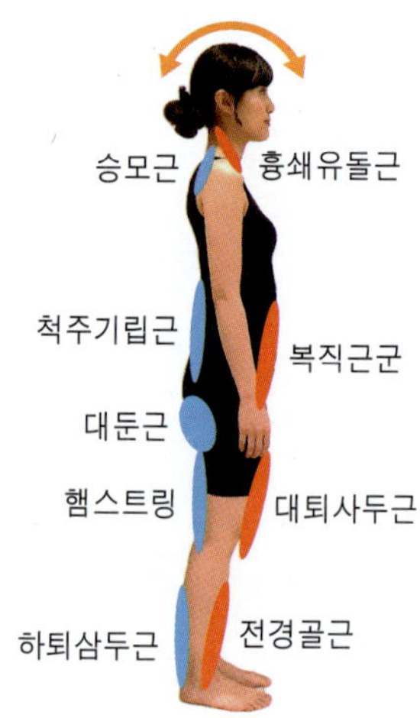

그림 3-15. 서 있는 자세에서의 주요 자세근.

제4단계(안정 단계)

제4단계는 안정 단계(stabilization)이며, 서 있는 자세의 유지이다. 언뜻 보기에 정지해 있는 것처럼 보이지만, 선자세는 항상 약간 흔들림(sway) 속에서 유지된다(그림 3-16)[9]. 이것은 중추신경계가 자율적인 운동(호흡 등)이나 외부의 정보를 모니터하고 있는 피드백 메커니즘이라고 할 수 있다.

자세는 ① 외란·내란이 없는 정적 스탠스, ② 외란이 있는 환경 스탠스, ③ 내란이 있는 행동 스탠스 등 3가지의 영향을 받으며, 이것에 의해 제4단계의 유지도 달라진다. 예를 들어, 자극이 적은 재활치료실 내에서의 선자세 유지, 인적이 많은 장소에서의 선자세 유지, 소변을 보는 상황에서의 선자세 유지 등에서는 자세 전략도 서로 다르다.

CoP의 위치는 지면반력기(force plat)라고 불리는 장치로 측정할 수 있기 때문에 CoG의 위치보다 추정이 용이하다. CoG가 수평면 내를 이동하면 CoP도 이동하지만, CoP가 CoG와 동일하게 움직이는 것은 아니다. 그림 3-16에 나타난 바와 같이, CoG의 수평 방향 움직임은 CoP의 움직임과 다르다. 이 그림은 정적 스탠스에서의 단시간에 대하여 신체의 CoG(적색 실선)의 수평 이동과 전후 방향의 CoP(청색 점선)의 움직임을 나타낸다. 가장 명백한 차이는 CoP는 정적 스탠스에서 항상 얻을 수 있는 패턴이며, CoG 모션보다 실질적으로 큰 진폭을 갖는다는 점이다.

직립 자세의 유지에는 아래의 2가지 기능이 중요하다[10].

① **자세 안정(postural stability)**: 신체의 CoG를 지지 기저면 위에 유지한다.

② **자세 정위(postural orientation)**: 신체 분절의 배열을 유지한다(특정 신체 배열 유지).

두 기능 모두 피드백 메커니즘을 기반으로 생성되지만, 자세 안정은 BoS 위에서의 CoG 유지이며, 자세 정위는 가장 근활동이 적은 위치에서 신체 각 부위를 수직상으로 배열시킨다. 가령 보장구로 신체 분절의 배열을 수직 위치로 유지하였더라도 자세근이 협조적으로 작용하지 않으면 기능적인 직립 자세를 유지할 수 없다. 기계적인 배열을 우선시한 나머지 지지 기저면 위에서의 안정 범위가 좁아질 수도 있다. 양자가 기능함으로써 자세 제어가 확립된다[11].

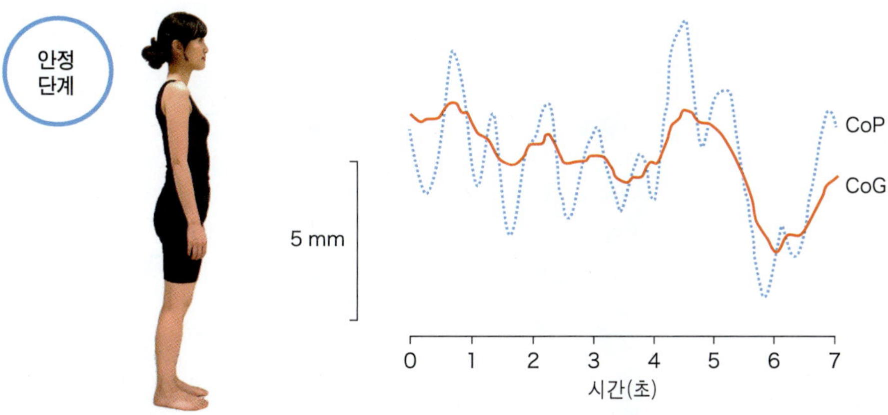

그림 3-16. 서 있는 자세에서의 CoP와 CoG의 편위.
(Winter DA. Human balance and posture control during standing and walking. Gait Posture. 1995; 3: 193-214.에서 수정)

선자세에서의 흔들림(sway) 메커니즘

정적으로 서 있는 자세에서의 진폭은 다양한 요인의 영향을 받지만, 아래의 5가지 그룹으로 분류될 수 있다.

① **개인의 신체적 특징과 상태:** 예를 들면, 어린이나 고령자는 성인보다 더 흔들리고, 피로의 유무에 따라 흔들림이 변화된다. 그 밖에도 여성들은 임신 후기에 더 흔들리는 경향이 있다[12].

② **자세:** 정적 자세는 그다지 변화하지 않는 것처럼 보이지만, 발의 위치는 흔들림에 강한 영향을 받는다. 지지 기저면이 넓은(wide) 쪽이 작은(small) 쪽에 비해 흔들림이 적다. 사람의 흉곽에 가볍게 닿으면 약간의 흔들림을 평가할 수 있다. 개인에 따라 전후, 좌우 차이가 있고, 치료사의 접촉에 의존하기 쉬운 타입, 의존하지 않는 타입 등의 개별성도 확인된다(그림 3-17).

③ **바닥면의 특징:** 미끄러움 정도, 경사 등 지지면의 물리적 특성은 흔들림에 영향을 미칠 수 있다. 예를 들면, 딱딱한 표면보다 부드러운 표면 쪽이 더 흔들리는 경향이 있다[13]. 매우 미끄러운 표면에서는 흔들림을 최소화하기 위해 고정된 자세가 된다.

④ **고유감각, 전정, 시각 정보:** 자세 제어에는 모든 지각 정보가 관련되지만, 어두운 장소나 안개 속에서는 특히 흔들리는 경향이 있다[14]. 초기 연구에서는 눈을 감으면, 흔들림이 50%나 증가한다고 보고되었지만, 최근에는 차이가 작다는 보고도 있다[15]. 밀기 증후군(pusher syndrome) 환자의 경우, 시각 정보가 없는 새하얀 공간이면 눈을 뜬 상태에서도 중심 좌표를 구축하지 못해 무너지기 쉽다[16].

⑤ **심리적 요인:** 심리적 상태가 자세의 흔들림에 영향을 미친다. 예를 들면, 기억이나 추론과 같은 특정 인지 과제를 실행하는 것은 인간이 흔들리는 양에 변화를 가져온다[17]. 그 밖에도 벼랑 끝에 서 있는 경우나 걱정거리를 안고 있는 경우에도 흔들림이 변화한다[18]. 긴장이 높으면 흔들림이 감소하는 경향이 있어 뇌졸중 환자에게서는 정적 선자세 유지의 경우에 흔들림이 거의 확인되지 않는다. 그 밖에도 이중 과제에서 정적 선자세 유지의 흔들림에 관련된 보고는 많이 있으며, 인지적 요소가 자세에 관여할 가능성이 있다[19,20]. 균형을 유지하기 어려운 상황에서 계산 등에 인지적 과제가 행해지면 수행능력이 떨어지기 쉽다. 뇌졸중 환자 중에서도 보행 중에 대화가 복잡해지면 일단 걸음을 멈추고 대화를 시작하는 사람들이 많다. 보행 자립일지라도 이중 과제가 되면 균형을 잃는 환자가 있기 때문에 인지 과제와 자세의 관계성은 재활 중에 평가할 필요가 있다(그림 3-18).

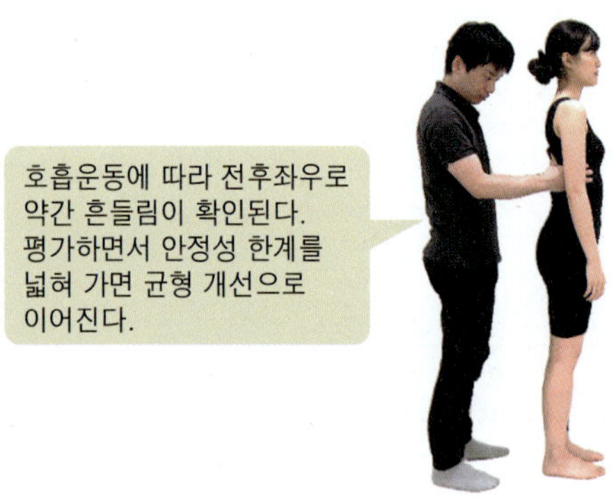

호흡운동에 따라 전후좌우로
약간 흔들림이 확인된다.
평가하면서 안정성 한계를
넓혀 가면 균형 개선으로
이어진다.

그림 3-17. 흔들림(sway) 평가.

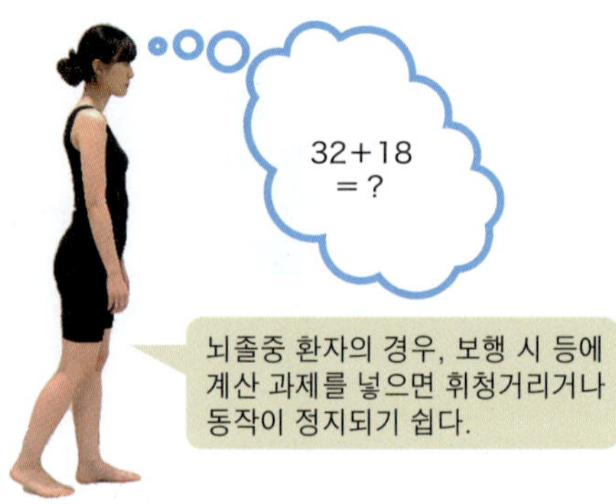

그림 3-18. 이중 과제와 보행.

자리앉기란?

자리앉기의 4단계

자리앉기(stand to sit)는 CoM의 **종중력(gravitational force)** 방향으로의 제어가 크게 요구된다(그림 3-19). 제3~4단계에서 대퇴부나 좌골에 지지 기저면이 늘어나지만, 그 전까지는 공간에서 신체의 안정성과 오리엔테이션이 필요하다.

시작 시에는 일반적으로 골반 후방경사가 요구되기 때문에 슬관절을 굴곡 방향으로 '굽히는' 전략이 아니라 '느슨해지는' 전략을 사용한다. 골반 후방경사에는 체간의 신전 활동이나 고관절 신전근군의 활동이 중요하며, 이러한 활동이 부족할 경우에는 CoM의 과도한 후방이동에 따라 **안정성 한계(limits of stability; LoS)**를 초과하기 쉬워진다. 그 밖에도 햄스트링 원위부의 활동이 강해져 경골의 원활한 전방이동이 아닌 슬관절 굴곡과 하방으로의 CoM 이동이 크게 발생하는 서스펜션 전략(➡ 229쪽)이 된다. 따라서 뇌졸중 환자에게서 체간의 저긴장이 심한 경우, 골반 전방경사의 전략을 사용하기 쉽다. 전방경사를 시킴으로써 고관절 근육군의 과도한 굴곡 활동이나 체간의 전방 편위가 생기기 쉬우며, 전정계의 활동이 더 우위가 된다. 상반적으로 고관절이나 체간 신전근군의 활동이 약해지기 때문에 ① 상지로 지지하면서 자리앉기, ② 엉덩방아를 찧는 듯한 자리앉기, ③ 발의 위치나 자리앉기의 착지 지점(goal)이 되는 바닥면의 위치를 시각 피드백으로 보완하는 자리앉기가 되기 쉽다. 제2단계에서는 CoM 제어를 위해 골반 전방경사가 수반되기 쉽고, 고관절의 분절적인 굴곡과 골반 후방경사 → 전방경사 제어가 중요해진다. 제2~3단계는 CoM과 CoP의 발 위에서의 제어가 강하게 요구되며, 하퇴삼두근이나 전경골근의 협조적인 활동이 중요해진다. 일반적으로 CoM이 후방 편위하면서 전경골근의 활동이 우위가 되고, LoS를 잃게 되면 배측굴곡 반응이 출현한다. 또한 전방 편위에 대해 하퇴삼두근의 브레이크 작용이 중요해진다.

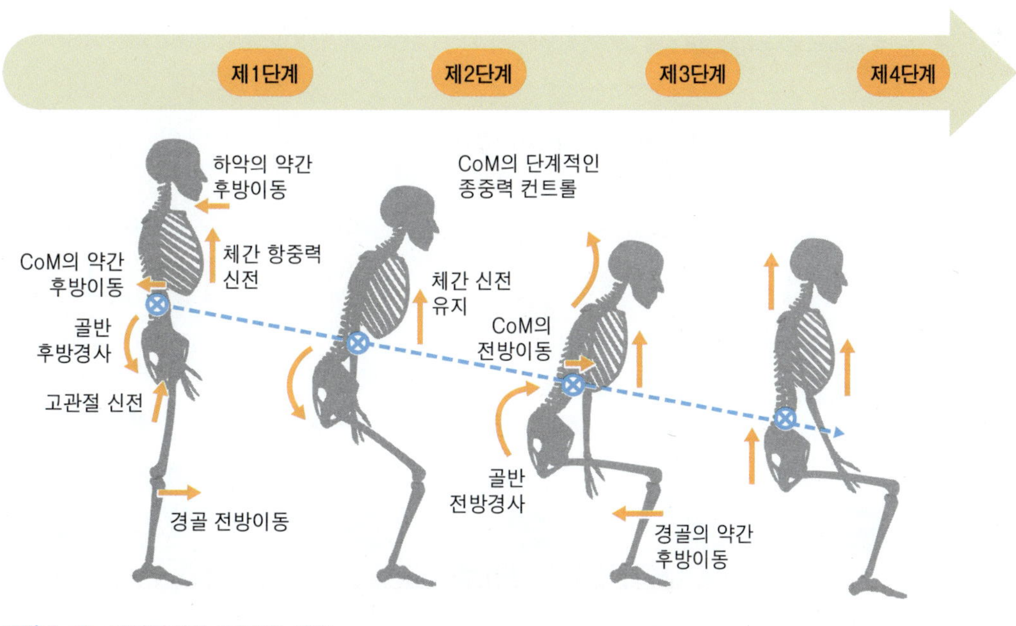

그림 3-19. 자리앉기의 4단계와 제어.

자리앉기와 일어서기의 차이

그림 3-20은 자리앉기와 일어서기의 운동 궤적의 차이를 나타내고 있다[20]. 일어서기에 비해 자리앉기는 고관절 전략을 많이 사용한다. 반면, 족관절 전략은 일어서기 쪽이 더 크다. 다양한 이유를 생각할 수 있지만, 자리앉기는 앉을 장소를 확인하기 어려워 운동 방향의 감지가 어렵다. 따라서 더욱더 시각이나 전정계에 의존할 필요가 있으며, 자세의 불안정성이 요구되기 쉽다(그림 3-21). 자세의 불안정성이 상승하면, 전정계에 의존하기 쉬운 고관절 전략이 사용된다. 전정계는 하행성 운동사슬이 주체가 되기 쉽고, 두경부의 위치에 대해 체간이나 발 부분의 운동패턴이 결정되기 쉽다. 결과적으로 경부에서의 고유수용감각이 중요해지고, 안구운동은 피드백 우위에서 고정적으로 된다. 더욱이 종중력 컨트롤이 요구되기 때문에 햄스트링이나 하퇴삼두근의 원심성 수축, 등척성 수축을 수반하기 쉽다.

자리앉기는 시작 자세가 선자세이며, 공간 레벨에서 더 고도의 제어가 요구된다. 여기서는 공간에서의 처리에 대해 자세히 설명한다.

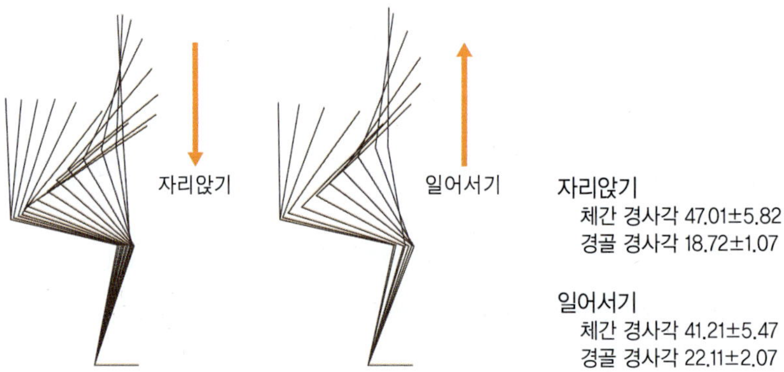

그림 3-20. 자리앉기와 일어서기의 운동 궤적 차이.

(Dubost V, et al. Decreased trunk angular displacement during sitting down: an early feature of aging. Phys Ther. 2005; 85: 404-412.에서 수정)

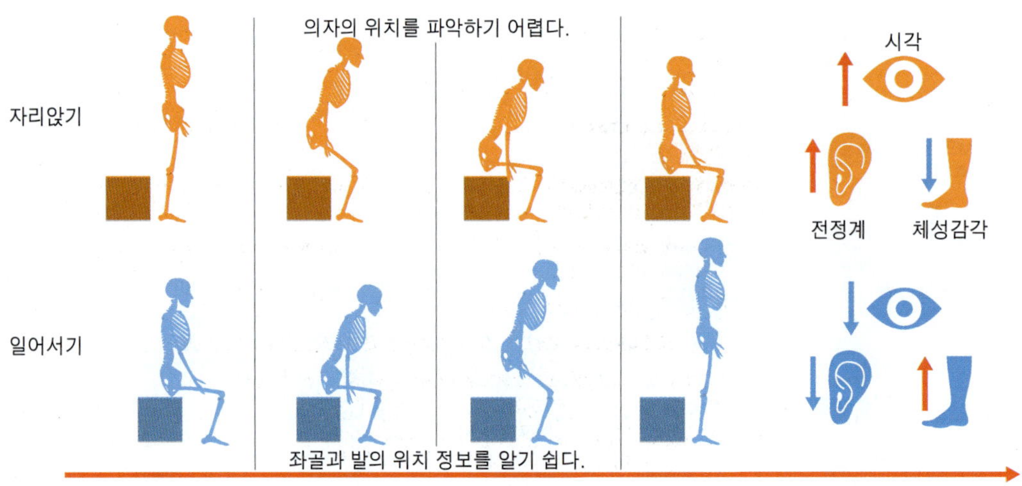

그림 3-21. 자리앉기와 일어서기에서의 감각 작용.

ADL이나 다이내믹한 운동이 될수록 공간 레벨에서의 자세 제어가 요구된다. Bernstein[21]은 **① 행동, ② 공간, ③ 근–관절 사슬, ④ 긴장**의 4가지 제어 구조 레벨에서 계층 이론을 제안하였다. 이 계층 내에서의 공간 레벨에서는 근–관절 사슬(시너지라고 불림) 레벨의 출력을 환경과 과제의 상황(context)에 적합하게 한다[22]. Bernstein은 시너지 효과의 레벨이 낮은 과제는 신체 분절운동의 제어를 중심으로 실시하고, 보다 높은 레벨의 공간에서는 외부 자극에 맞추어 운동의 **용장성(자유도)을 제어**한다고 설명하였다. Bardy 등[23]은 시너지 레벨(예를 들면, 관절의 움직임)에 더해 공간 레벨에서의 자세 제어를 개념화하였다(그림 3–22). 공간 내에서의 지각은 많은 시각, 전정, 체성감각 정보가 입력되기 때문에 최초로 CoM이나 CoP의 편위를 무게중심 레벨에서 감지하여 근–관절의 시너지와 대조하면서 자세 전략을 형성한다. 자세 제어는 시너지 형성(예를 들면, 관절이나 근육)의 많은 구성요소(성분 변수)에 의해 다양한 과제나 환경과의 조정 속에서 균형을 유지시키고 있다[24]. 근–관절 사슬의 시너지 작용은 공간 레벨에서의 CoP와 CoM 같은 집단 변수를 생성한다.

정리하면, 자세 제어는 **개인, 환경, 과제의 상호작용**으로부터 구축된다[25]. 즉 생체역학, 대사, 사고 등의 신체 내부 정보만이 자세 제어에 영향을 미치는 것은 아니다[26]. 치료사에 의한 치료에서도 단관절 운동이나 와상(bedridden) 중심의 메뉴뿐만 아니라 공간에서의 제어에 적극적으로 도전해 나감으로써 자세 제어가 개선되어 간다. 항상 근육이나 관절에 대한 평가와 무게중심 이동의 평가, 과제나 환경적 측면에 대한 평가를 고려해야 할 필요가 있다.

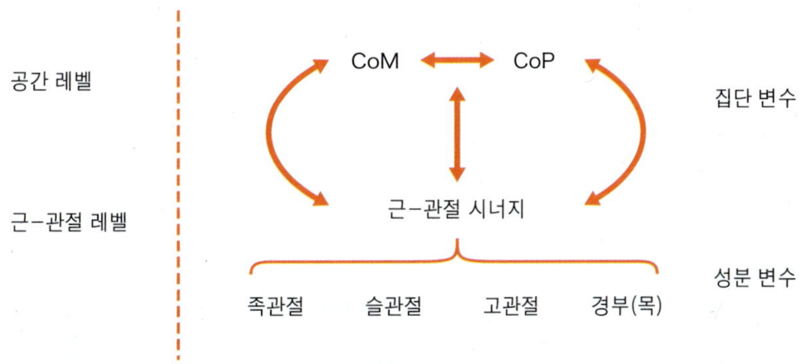

그림 3–22. 공간 레벨과 근–관절 레벨에서의 운동 제어.
(Bardy BG, et al. Postural coordination modes considered as emergent phenomena. J Exp Psychol Hum Percept Perform. 1999; 25: 1284–1301.에서)

해부학적·운동학적/신경학적 측면

Oliveira 등[27]은 일어서기 등의 균형 제어에 필요한 6가지 요소를 제시하였으며(그림 3-23), 아래에 각 요소에 대한 자세한 내용이 설명되어 있다.

감각 양식과 통합

자세 제어에는 체성감각, 시각, 전정의 3가지 감각 양식이 주로 관여한다. 이러한 시스템으로부터의 정보 통합은 적절한 자세 제어에 중요하다. 감각 정보는 동적으로 조절되고, 환경 조건의 변화에 따라 수정된다[28]. 복수의 감각 정보원에 대하여 기립에서의 균형을 제어하기 위해 중추신경계(central nervous system; CNS)는 상황에 따라 하나의 시스템을 다른 시스템에 대해 우선시한다[29]. 고유수용감각이 결손된 경우, 흔들림에 대해 시각 정보와 전정 정보가 중요해진다[30]. 이러한 감각입력을 선택하는 기능은 **감각 정보의 재조정(sensory re-weighting)**[31]이라고 불린다. 예를 들어, 불안정한 표면 위에 서 있으면, CNS는 감각 정보의 재조정을 통해 전정 및 시각에 대한 정보를 증가시키고, 체성감각 입력에 대한 의존성을 감소시킨다. 반면, 어둠 속에서의 균형 제어는 체성감각과 전정 피드백에 의존한다.

감각 정보의 재조정은 일상생활에서 자주 발생한다. 예를 들어, 콘서트 등 사람이 많은 상황에서 일어설 때, 시각 시스템은 체성감각 및 전정계에서의 정보와 길항하여 물체와 사람의 상대적인

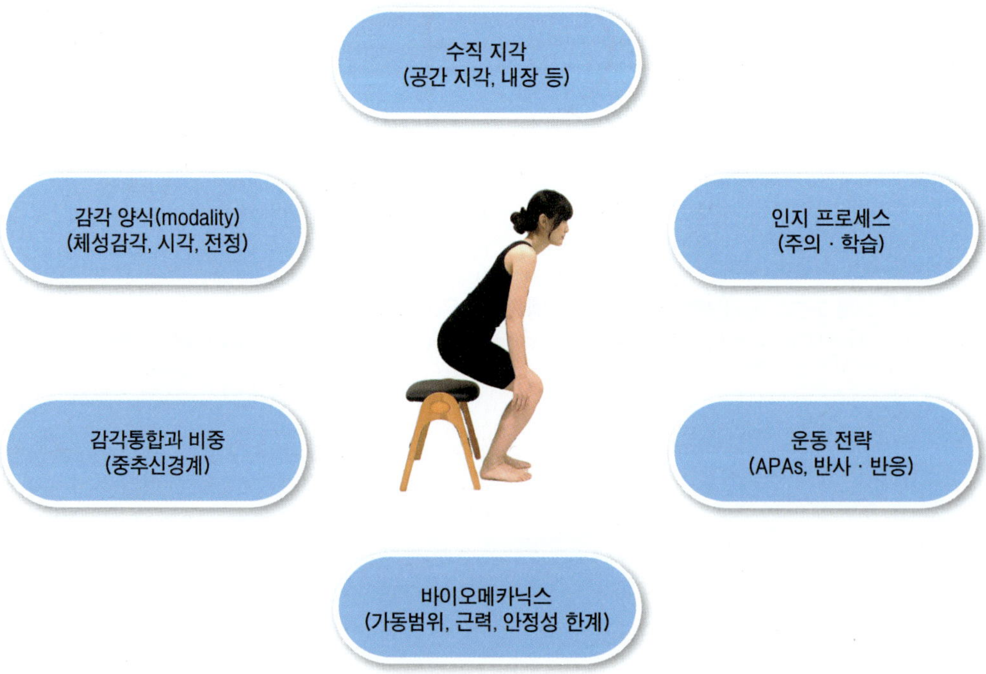

그림 3-23. 공간 레벨과 근-관절 레벨에서의 운동 제어.

(de Oliveira CB, et al. Balance control in hemiparetic stroke patients: main tools for evaluation. J Rehabil Res Dev. 2008; 45: 1215-1226.을 바탕으로 작성)

움직임을 뇌에 전달한다. 이러한 환경 상황에 따라 뇌는 항상 감각 정보를 모니터하면서 신체에 위험이 적은 선택을 한다. 감각 정보의 재조정은 '보행' 항목(➡ 211쪽)에서도 다루고 있으므로 참고하기 바란다.

뇌졸중 환자는 균형 장애와 족관절의 고유수용감각 저하가 비례하는 상관관계를 보인다[32,33]. 균형에 관여하는 3가지 감각계의 비정상적인 상호작용이 비정상적인 자세 반응의 원인이 될 가능성이 있다[34]. 뇌졸중 환자는 고정화된 시스템에 부적절하게 의존할 가능성이 있다. 또한 만성 뇌졸중 환자의 경우, 시각 입력에 대한 과도한 의존은 시간의 경과와 함께 발생하는 학습된 보상기전일 가능성이 있다[35]. 단일 시스템에 의존하면 다양한 환경이나 과제에 적응하지 못할 가능성이 생긴다.

바이오메카닉스

바이오메카닉스적 요소는 지금까지 설명해 왔기 때문에 여기서는 뇌졸중의 임상과 대조하면서 간단히 정리한다. 자세 안정성은 BoS 위에서 CoG의 **안정성 한계(limit of stability; LoS)**를 유지하는 기능이다. 이러한 한계는 고정화되어 있지 않으며, 과제, 동작, 개개의 바이오메카니스적 요소, 환경 측면[36]에 따라 변화한다. 따라서 운동, 긴장, 근력, 가동범위의 장애는 자세 제어에 영향을 미칠 가능성이 있다. CNS는 LoS의 내부 표상을 갖추고 있으며, 그것을 이용하여 어떻게 균형을 유지할지를 선택한다. 균형을 유지하는 데 있어서 가장 중요한 바이오메카닉스적 제한은 BoS의 질과 크기이다[31]. 뇌졸중 환자의 경우, 마비측 하지 약화, 운동 제어 저하, 통증에 의해 BoS가 변화할 가능성이 있다[37]. 족관절에서의 전후 근육의 상반관계가 저하되기 때문에 선자세에서는 CoP가 마비측 하지의 전방으로 편이되기 쉽다. 균형 장애와 하지 근력 저하 사이에는 비례하는 상관관계가 존재한다[38,39]. 더욱이 체간 기능의 저하가 전체적인 균형에 악영향을 미친다[40].

표 3-1은 정상인과 낙상하지 않는 뇌졸중 환자, 낙상하기 쉬운 뇌졸중 환자의 STS 매개변수(parameter)를 비교하였다[41]. 낙상이 쉬운 뇌졸중 환자는 일어나는 데 시간이 필요할 뿐만 아니라 수직항력을 충분히 만들어내지 못한다. 따라서 서 있는 자세에서 각 관절이 굴곡 자세가 되기 쉽다.

표 3-1. 정상인과 뇌졸중 환자의 일어서기 비교

	정상인	낙상하지 않는 뇌졸중 환자	낙상하기 쉬운 뇌졸중 환자
소요되는 시간(초)	1.88±0.48	2.73±1.19	4.32±2.22
하지 하중의 좌우차	17.41±5.96	41.86±20.87	52.87±18.42
최대의 수직항력 (%체중)	114.32±9.06	좌우차 107.19±8.75	103.26±6.49
수직항력의 비율 (%체중/초)	85.96±42.4	55.23±31.24	23.78±17.38
가로 방향에 대한 좌우차(cm)	6.73±3.22	12.05±6.00	21.05±9.91
전후에 대한 CoP의 좌우차(cm)	8.48±2.20	10.23±3.35	13.13±7.16

(Cheng PT, et al. The sit-to-stand movement in stroke patients and its correlation with falling. Arch Phys Med Rehabil. 1998; 79: 1043–1046.에서 수정)

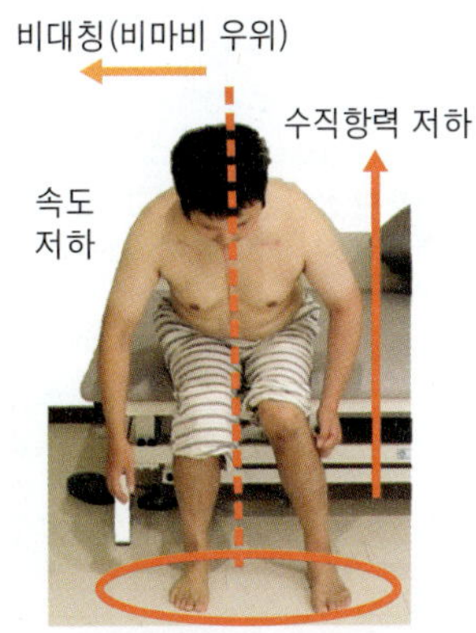

지지 기저면의 불안정성

■ 장시간 앉은자세에 따른 일어서기에 대한 폐해

그림 3-24는 장시간 휠체어에 앉은자세에 따른 뇌졸중 환자의 일어서기 시에 문제를 나타냈다. 회복기 등에 누워만 있는 것을 예방하기 위해 장시간 휠체어에 앉은자세를 강요당하는 환자가 많다. 누워만 있는 것에 비해 항중력 자세 때문에 순환기계 등에 장점은 있지만, '누워만 있는', '앉아 있는'의 모두에 문제가 있다. 예를 들어 일어설 때, 고관절 굴곡근군이 그림 3-24의 흐름에 의해 선자세 시에 갑자기 신장됨으로써 스트레치 반사가 생겨 하지가 바닥면에서 뜨기 쉬워진다. 이로 인해 적절한 지면 반발력(ground reaction force; GRF)이 입력되지 않기 때문에 선자세 시에 불안정한 자세가 되기 쉽다. 반면, 고관절 신전근군은 신장 위치로 고정되기 때문에 구심성 수축을 만들어내기 위한 액틴과 미오신의 활주부전이 생긴다. 이로 인해 지지가 불충분해지고, 서 있는 자세에 악영향을 미친다. 이와 같이 과도하게 굴곡 위치로 유지된 상태를 **비정상적인 동원상태(biased recruitment)**, 신전근군과 같이 스트레치 자세로 장시간 고정되어 약화되는 상태를 **과도한 신장에 따른 약화(over-stretch weakness)**라고 부른다[42]. 그 밖에도 일어서기 시에 슬관절이 굴곡되는 환자의 경우, 햄스트링의 원위부가 굴곡 위치로 고정되어 슬관절 신전에 따른 스트레치 반사가 생길 가능성이 있다(그림 3-25).

누워만 있는 경우에 복직근이 신장 위치에 고정되어 신장성 약화(stretch weakness) 상태에 빠지면, 일어나기 시에 구심성 수축이 어려워지고 보조량 증대로 이어진다. 중요한 포인트는 적시에 자세를 바꾸고, 단축되는 자세나 신장되는 자세를 제어하는 것이다.

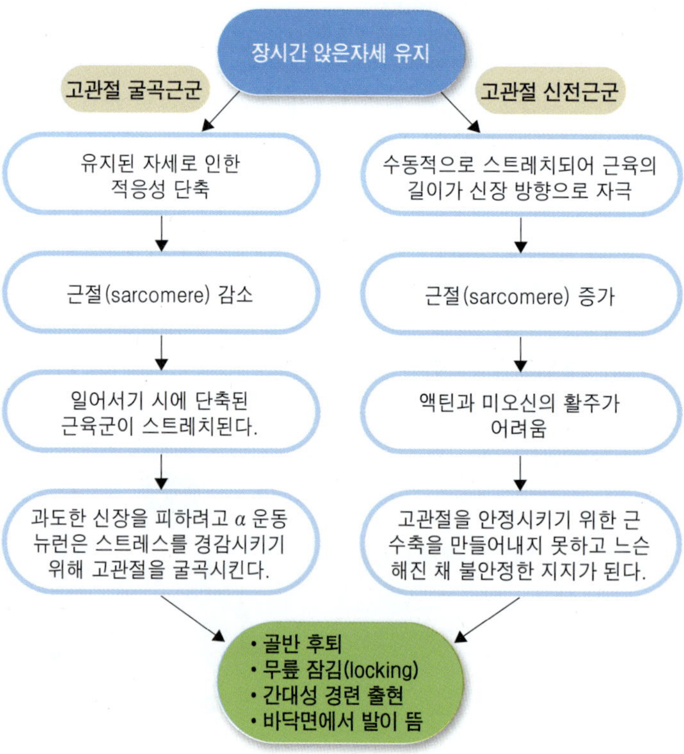

그림 3-24. 장시간 앉은자세 유지에 따른 단축과 일어서기 패턴.

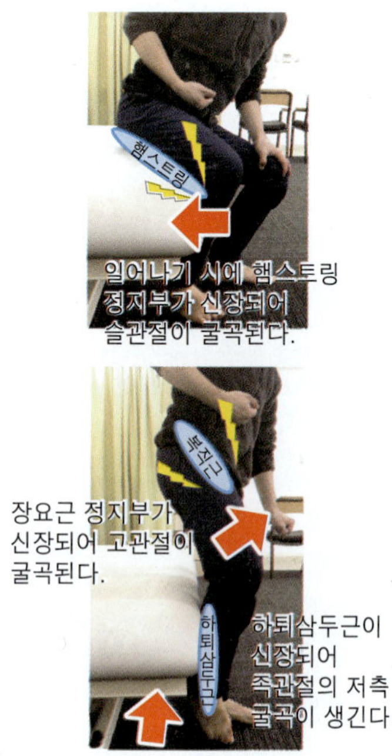

햄스트링
일어나기 시에 햄스트링 정지부가 신장되어 슬관절이 굴곡된다.
복직근
장요근 정지부가 신장되어 고관절이 굴곡된다.
하퇴삼두근
하퇴삼두근이 신장되어 족관절의 저측 굴곡이 생긴다.

그림 3-25. 일어나기 시의 이상반사.

■ 두경부 정렬(alignment)과 일어서기의 관계

뇌졸중 환자의 경우, 체간 굴곡에 따른 경부의 과신전, 흉추의 과도한 후만(kyphosis)을 수반하기 쉽다. 이 자세는 시각 정보에 의존하는 바닥면이나 지지면으로의 주시, 전정계에 대한 의존에 따른 두경부 고유수용감각의 고정에 영향을 받았을 가능성도 있다.

Thigpen 등[43]은 머리의 전방 편위와 견갑골 전방경사·견봉의 전방이동을 forward head and rounded shoulder posture(FHRSP)로 정의하였다. 이 자세는 견관절 통증이 발생하기 쉬운 자세로 여겨지며, 뇌졸중 환자의 어깨통증과도 관련된 자세이다. 일어서기에서 머리나 상지의 위치는 CoM의 이동에 큰 영향을 미치는 것으로 보고되었으며, FHRSP에서는 머리의 CoM과 체간의 CoM을 수직상에 위치시키는 것이 어려워진다(그림 3-26). 이로 인해 자세의 불안정성이 생기기 쉽고, 또한 굴곡 자세에 따라 체간의 CoM이 후방 편위가 되기 쉬워 전방이동에 노력이 필요하다(그림 3-27). 연구에서는 승모근 상부·하부섬유에 의해 FHRSP 환자가 과활동하기 쉽고, 반면 전거근의 활동은 불활성되는 결과가 나타났다. 또한 흉추의 후만이 심하면, 견갑골 상방회전이 제약을 받기 쉽고[44], 소흉근 단축에 따른 견갑골의 전방경사·내회전이 유발되기 쉽다[45]. 이로 인해 일어서기의 제3단계가 특히 악영향을 받기 쉽다. 일어서기 상황에서 두경부와 견갑골의 위치는 항상 평가해둘 필요가 있다.

그림 3-28은 쇄골에 초점을 맞춘 3차원 이미지다[46]. 일반적으로 FHRSP의 경우, 쇄골은 거상·전인·전방경사를 수반하기 쉽다. 반면, 두경부는 과신전 위치라 하더라도 견갑골이 후인 되어 있는 경우에는 쇄골이 하강·후인·후방회전 되어 있을 가능성도 있기 때문에 주의해서 평가할 필요가 있다.

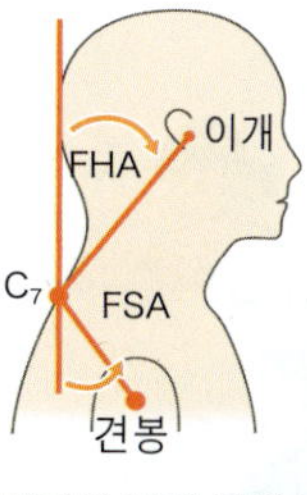

FHA: 머리의 전방 편위 각도
FSA: 견갑대의 전방 편위 각도

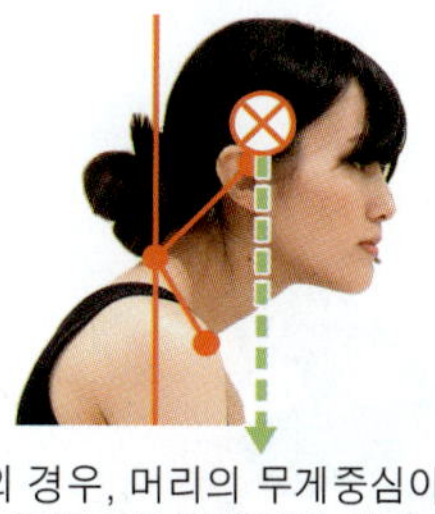

FHRSP의 경우, 머리의 무게중심이 체간보다 과도하게 전방으로 편위되기 쉽다.

그림 3-26. FHRSP와 머리 무게중심의 관계.

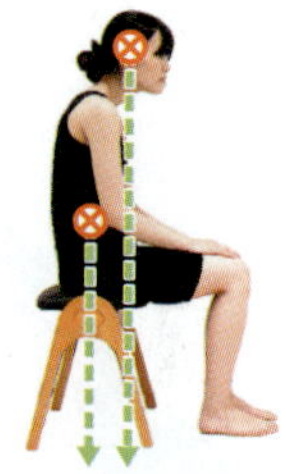

머리의 CoM과 체간의 CoM 편위로 인한 불안정성

그림 3-27. FHRSP와 CoM의 관계.

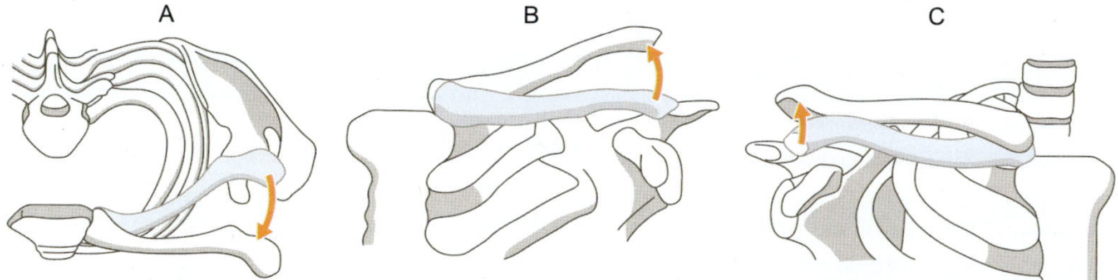

그림 3-28. 쇄골의 3차원 이미지.

(Ludewig PM, et al. Motion of the shoulder complex during multiplanar humeral elevation. J Bone Joint Surg Am. 2009; 91: 378-389.에서)

■ **상지와 일어서기의 관계**

일어서기에서는 상지가 고정적이지 않고 자유로운 상태에서 있는 것이 중요하다. 왜나하면 상지의 운동이 전방·수직 방향으로의 무게중심 이동에 관여하기 때문이다. 무게중심 이동의 변화에 따라 그에 대응하는 체간·하지의 근활동도 변화시키기 때문에 견갑대·상지의 운동은 전신 운동에 영향을 미친다고 할 수 있다.

Carr 등[47]은 상지의 위치 차이에 따른 수평·수직 방향으로의 모멘텀(추진력)을 연구하였다(그림 3-29). 상지를 포인팅(굴곡 88.2°의 위치에 세팅)한 상태에서는 수평 방향으로의 CoG의 모멘텀이 증가하였다. 이것은 CoM을 유지한 채 체간의 전방이동을 할 수 있음을 시사하며, 효율적인 일어서기의 달성에 기여하는 것이다. 또한 수직 방향으로의 추진력도 마찬가지로 견관절 90° 포인팅이 가장 크고, 상지 고정이 가장 작아진다. 상지를 들어 올린 상태로 일어서면, CoG의 수직으로의 모멘텀이 증가하여 하지에 의한 힘 생성도 커진다. 뇌졸중 환자의 경우, 경직에 의한 체간 고정은 전방이나 수직 방향으로의 추진력이 크게 제한을 받게 된다. 따라서 동작 시에 마비측 상지가 고정적으로 되지 않는 신체 기능은 중요하다. 또한 상지를 고정한 조건하에서는 신전 단계에 들어가서도 하퇴가 전방경사 되고, 족관절 배측굴곡이 계속해서 일어나는 경향이 있다.

뇌졸중 환자는 전경골근의 활동이 과도한 케이스도 많아 상반적으로 새끼발가락측 근육군이나 비골근 등의 활동이 약해지기 쉽다. 상지가 자유로워짐으로써 선자세 시에 후방으로의 무게중심 이동이나 발내재근의 활동에도 큰 영향이 있다. 배측굴곡 → 저측굴곡으로 전환해가는 자세 제어에서 상지 기능은 중요하다.

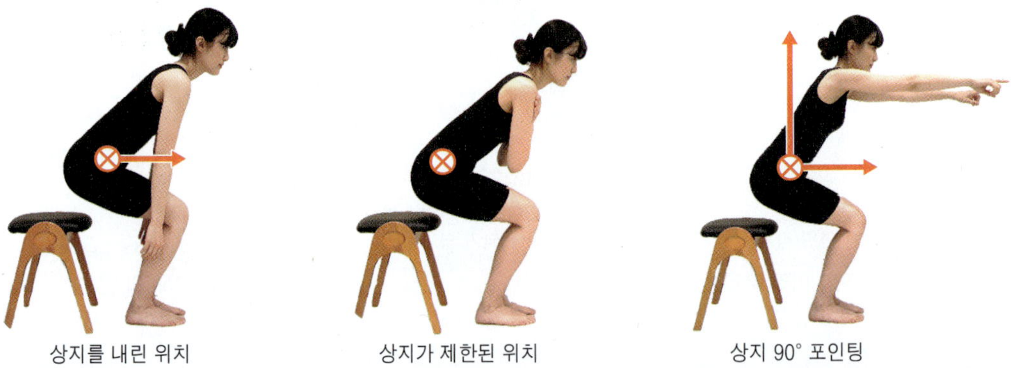

상지의 위치	수평 방향으로의 추진력	수직 방향으로의 추진력
내리기	29.8	44.1
제한	28.5	43.3
약 90° 포인팅	32.8	49.7

그림 3-29. 상지의 위치 차이에서의 CoG의 모멘텀(kg.m/초).
(Carr JH, et al. The effect of arm movement on the biomechanics of standing up. Hum Mov Sci. 1994; 13: 175-193.을 바탕으로 작성)

■ 다리꼬기 동작에 따른 일어서기에 대한 폐해

지금까지의 연구에서는 인간이 연부조직, 근육의 중량, 하중을 변화시키기 위해 다리 꼬아 앉은 자세가 일반적으로 선호되기 쉽다는 것을 시사하였다. 뇌졸중 환자의 경우, 고관절 외전근군의 단축이나 균형의 불안정성으로 인해 다리꼬기를 못 하는 환자도 있다(그림 3-30). 이 경우에는 치료를 통해 다리꼬기 동작에서의 ADL 획득, 확대로 이어질 필요가 있다(그림 3-31)[48]. 반면, 고관절 외전근군이나 체간근의 약화로 인해 다리꼬기 동작을 휠체어에서 장시간 사용하는 환자도 있다. 다리꼬기는 보장구나 하의의 탈착 등에 필요하기 때문에 동작 수행에 필요성은 있지만, 보상적인 자세 고정에 사용되는 경우는 주의가 필요하다.

뇌졸중 환자에게 다리꼬기 전략을 사용하는 것은 적지 않은 단점이 있다고 생각된다. 지금까지의 연구에서 다리꼬기 동작은 고관절 굴곡의 불충분한 범위가 요추 굴곡에 의해 보상되며, 요추의 회전 모멘트가 증가할 가능성이 시사되었다[49,50]. 골반이 측방경사 되면, 요추는 측방에 대한 불안정성을 보완하기 위해 측방굴곡·측만 자세를 수반하기 쉽다[51]. 습관적인 다리꼬기로 인한 고관절 외전근의 신장성 약화(stretch weakness)나 굴곡근군의 굴곡 동원 변위가 생겨 근육이나 관절에 통증이 생길 가능성이 있다[52]. 연구에서는 다리꼬기 자세를 적어도 3시간 취하는 것으로 골반의 경사나 측방굴곡이 유의하게 증가할 가능성이 제시되고, 체간이나 머리의 위치에 악영향을 미치는 것으로 보고되었다[53]. 마비측 고관절 외전근의 신장성 약화가 생길 경우, 일어서기의 무게중심 이동 시에 CoM이 마비측으로 편위되기 쉬우며, 보다 비마비측에서의 과도한 노력이 요구되는 경향이 있다.

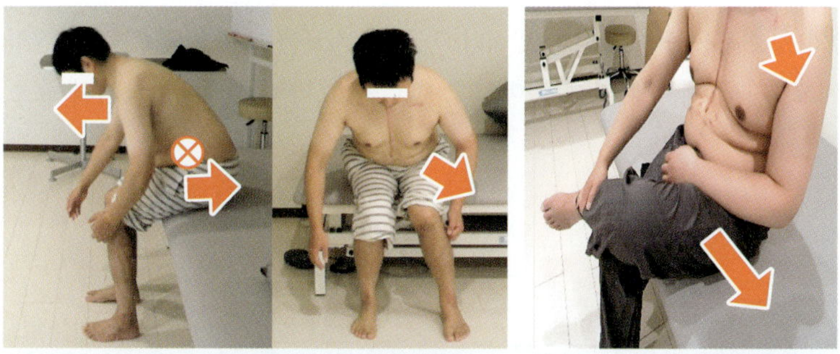

제2단계에서의 골반 후방경사나 마비측 둔부 주위의 저긴장에 따른 무너짐을 고관절 내전이나 비마비측의 과도한 노력으로 보상한다.

고관절 외회전과 함께 골반 하강과 CoM의 마비측 편위가 생긴다.

그림 3-30. 일어서기와 다리꼬기의 공통 운동 패턴.
CoM의 후방 편위, 마비측으로의 무게중심 무너짐, 좌골에서의 반발력 저하, 상지의 저긴장, 고관절의 자유로운 굴곡, 외회전 제어 저하 등의 문제는 안정된 자세 제어에서의 다리꼬기를 어렵게 만든다.

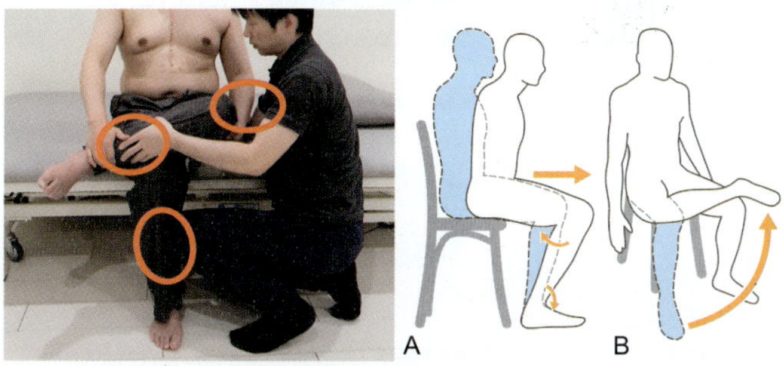

그림 3-31. 다리꼬기의 핸들링.
핸들링 중에 마비측 둔부, 마비측 하지, 비마비측 하지 등 3점 지지를 보조하면서 무게중심 제어 학습을 촉진한다. A와 같이 다리꼬기에 필요한 골반, 체간의 전방경사, 고관절-슬관절-족관절의 분절적인 사슬을 만드는 것은 중요하다.
(May BJ. Prosthetics & Orthotics in Clinical Practice: A Case Study Approach. F.A. Davis Company, 2011, pp. 13-14.를 바탕으로 작성)

운동 전략

인간의 자세 전략은 족관절, 고관절, 스테핑이 일반적으로 사용된다[53,54]. 보행의 장에서 일람을 게재하고 있으므로 확인해 주기 바란다(➡ 229쪽). 이러한 전략에는 근 시너지, 운동 패턴, 관절 토크, 마찰력이 관여한다[55].

족관절 전략에서는 근육의 활성화가 원위부에서 근위부로 생기는 상행성 사슬이 중심이 되며, CoM은 주로 족관절의 토크로 움직인다[56]. 고관절 전략에서는 근육의 활성화가 주로 고관절, 체간, 머리 등에서 생기고, 고관절, 슬관절, 족관절에 토크를 가하는 하행성 사슬이 된다. 스테핑 전략에서는 고관절 외전근의 수축과 족관절 근육군의 동시수축으로 움직이기 시작하며, CoM의 이동에 대해 새로운 지지 기저면에 적응하도록 비대칭으로 하지가 발걸음(step)한다[54]. 족관절 전략은 선자세 시에 약간의 흔들림을 발생하면서 체간을 수직 위치로 유지하는 데 효과적이고, 고관절 전략은 더 빠르고 더 큰 CoM의 움직임에 탁월하다. 고관절 전략은 적절한 전정 정보를 필요로 하지만, 족관절 전략은 정확한 체성감각 정보에 의존한다[55]. 족관절 전략은 BoS의 협소화나 발바닥 근육군의 약화가 있는 경우에는 적절하게 사용할 수 없다[57]. 자세가 변화해 가는 상황에서 족관절 전략부터 고관절 전략으로의 협조적인 이행이 생긴다. 스테핑 전략은 BoS를 CoM의 움직임에 적응시키기 위한 완전히 독립된 전략이다[55]. 대조적으로 다른 전략들은 CoM을 BoS 내에 유지한다.

정리하면, 균형 제어는 CoM을 편위시키는 외력에 대한 피드백 응답, 또는 보행 시에 내재 토크의 생성이나 팔을 들어 올릴 때에 선행적으로 균형 조정하는 피드포워드 프로세스라고 할 수 있다[56]. 즉 **반응적(reactive)**이냐 **예측적(proactive or anticipatory)**이냐의 차이다. 이것은 CNS가 불안정성을 예측하고 감지하여 근수축의 적절한 패턴을 프로그래밍하는 능력에 의존하는 것이기도 하다[58].

그림 3-32는 운동과 감각의 상호작용을 구조화한 것이다[59]. 감각 정보를 바탕으로 CNS 내에서 근 시너지의 결정이 이루어지고, 자세 제어에 영향을 미친다. 시너지 효과의 선택에는 2가지 요소가 영향을 준다.

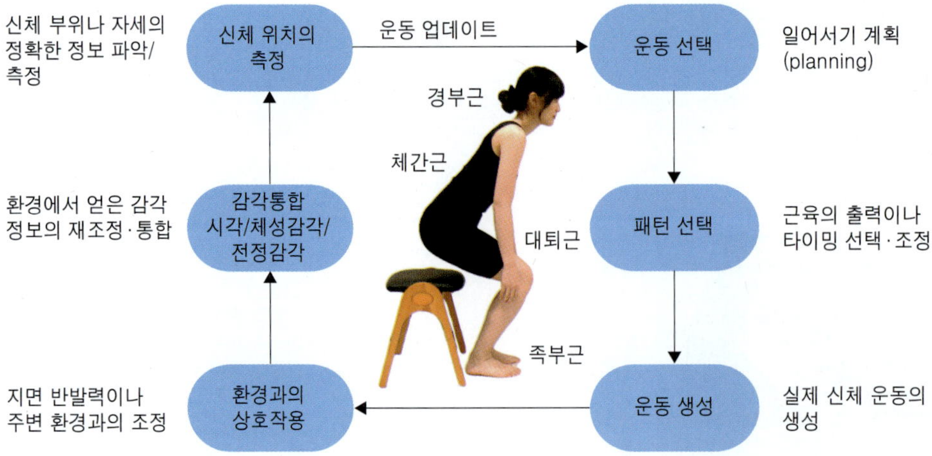

그림 3-32. 적절한 자세 유지를 위한 근 시너지 모델.

(Barbara JH, et al. Musculoskeletal Interventions: Techniques for Therapeutic Exercise. McGraw-Hill Education, 2014, p. 373.에서 수정)

❶ 신경계에 의해 신체가 어떻게 움직이고 있는지를 결정하기 위한 감각입력을 평가하고, 이 정보를 이용하여 적절한 시너지를 활성화해야 한다. ❷ 환경 조건과 자세의 목표에 따라 시너지 효과의 선택적 억제·증강을 위한 기초를 형성해야 한다.

일어서기 시에 뇌졸중 환자의 운동 전략으로 벽이나 테이블 등을 비마비측 상지로 끌어당겨 CoM의 전방이동을 보상하고, 자주 스테핑 전략을 사용하는 경우가 있다[60]. 또한 BoS를 유지하기 위해 뇌졸중 환자의 경우는 고관절 전략을 주로 사용하고, 족관절 전략을 사용하는 경우는 적다(그림 3-33). 또한 CoM을 편위시키기 위한 추진력 생성, CoM이 BoS의 한계를 넘지 않도록 하는 자세 제어가 불충분하다[61].

이 전략들은 뇌졸중 환자의 낙상 빈도가 높다는 점에서도 추측할 수 있듯이 자세 안정에 효과적인 전략이라고 할 수 없다[62]. 이 원인은 근활동 약화, 시너지의 시공간적 협조의 변화에 의해 발생한다[55]. 가벼운 운동장애와 높은 기능 수준을 가진 뇌졸중 환자의 경우, 비정상적인 운동 패턴임에도 불구하고 양호한 예측적 자세 반응을 보이는 경우가 있다[63,64]. 최적의 예측적인 자세 전략을 이끌어내기 위해서는 환자에게 지각하기 쉬운 감각 정보의 제공과 명확한 목표 설정, 운동 패턴 수정 등이 요구된다. 예를 들면, 테이블을 끌어당기는 것이 아니라 적절한 지지, 손에서의 감각입력으로 상지를 세팅함으로써 정중앙 위치를 지각하기 쉬워지고, 좌우로의 운동 편위 경감이나 수직항력 생성을 기대할 수 있다.

인지 프로세스

운동 반응과 근 시너지의 활성화는 감각 피드백 및 기대, 주의, 경험, 환경, 의도에 의해 영향을

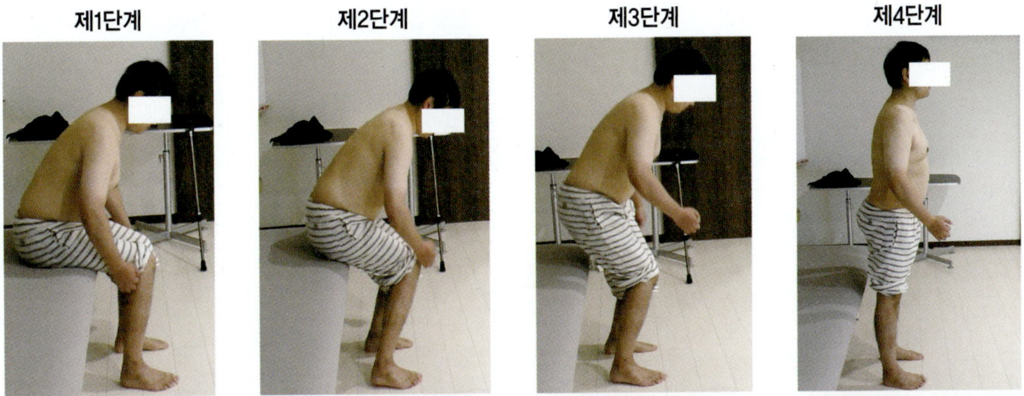

제1단계	제2단계	제3단계	제4단계
• CoM 전방이동 어려움 • 비마비측 우위 이동 • 골반 후방경사에서의 체간 굴곡 • 고관절 외전·외회전 위치에서의 앉은자세로 지지 기저면이 넓고, 체간 저긴장을 수반함 • 느릿느릿 또는 과도하게 빠른 CoM의 전방 이동	• 최대 배측굴곡 위치까지 이행하지 못하고, 저측굴곡과 고관절 굴곡 우위의 엉덩이떼기 • 바닥면에 대한 시각 의존 • 전정 정보에 의존하는 두경부의 과신전과 고정 • 비마비측 굴곡에 의한 CoM의 후방 위치에서의 고정	• 발 부분에서의 정보가 불충분하여 테이블 등을 활용한 지지 기저면 증대 • 불안정성에 따른 체간 및 사지의 굴곡 • 고정화된 안구운동 • 비마비측 무게중심에서의 수직항력 생성	• 저측굴곡, 락킹에 따른 후방 무게중심과 그것을 보상하기 위한 고관절 굴곡 • 과도한 척추기립근의 활동과 요추의 과신전 • CoP와 CoG의 거리 확대 • 흔들림이 보이지 않고 고정적

그림 3-33. 뇌졸중 환자(우측 편마비)가 빠지기 쉬운 일어서기 시 운동 전략.

받는다. 뇌졸중 환자가 과제를 수행할 경우, 과제의 난이도가 높아짐에 따라 큰 주의력이 요구된다. 주의력 분배성 저하는 불안정성 증가와 낙상률 증가로 이어질 가능성이 있다[65,66].

수직 지각

공간에서의 적절한 방향(orientation)은 자세 제어에 있어서 중요하다. 앉은자세나 일어서기에서 정상적인 수직 지각이 결여된 뇌졸중 환자의 경우, 보조량에 영향을 주는 경우가 많다. 정상인은 시각적 피드백을 이용하지 않고, 중력의 수직 위치를 0.5초 이내에 식별할 수 있다. **시각적 수직 지각(subjective visual verticality; SVV)**은 자세의 수직성으로부터는 독립된 시스템이다. **신체적 수직 지각(subjective postural verticality; SPV)**은 다중감각통합에 기초한 신체 표상에서 인식하는 수직 지각이며[67], 뇌졸중 환자, 특히 시공간 무시 환자에게서 변용하고 있을 가능성이 있다.

뇌졸중 환자의 일부에서는 비마비측의 체중을 지지하는 것에 저항을 나타내는 증상이 있으며, 역사적으로 '푸싱(pushing)' 또는 '밀기 증후군(pusher syndrome)'이라고 불린다. 푸싱은 마비측으로 무너지는 자세를 비마비측으로 유도할 경우, 비마비측으로 떨어지는 공포심을 호소한다[68]. 중증 밀기 증후군의 연구에서는 중력에 관련된 신체 자세가 변용하는 것으로 보고되었다. 흥미롭게도 밀기 증후군의 환자는 시각적 수직 지각을 결정하는 시각과 전정 입력 처리의 장애를 받지 않은 것으로 나타났다[69].

Barra 등[70]은 정상인과 편마비·하지마비(paraplegia) 환자와의 수직 지각을 시각 차단 상태에서 조사하였다(그림 3-34). 그림 내의 A에서는 편마비·하지마비 환자가 경사에 대해 수직 위치를 지각하지 못하고 있음을 알 수 있다. B에서는 편마비 환자는 마비측 경사에서 수직 위치가 되어도 변화를 지각하지 못하고, 비마비측으로 이동해야 비로소 수직 위치를 지각할 수 있다. 치료 중에서는 마비측과 비마비측에 대한 적절한 감각입력·감각통합을 촉진하면서 비마비측으로의 무게중심 이동을 함께 촉진하지 않으면, 뇌의 지각 과정(특히 전정계)에 대한 입력이 어렵다는 것이 시사된다.

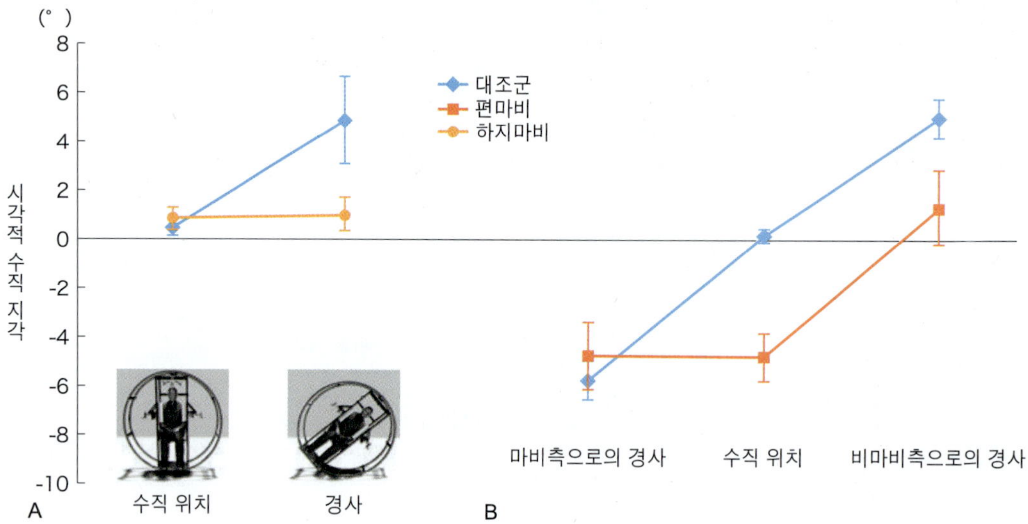

그림 3-34. 정상인과 편마비 환자의 수직 지각.

[Barra J, et al. Humans use internal models to construct and update a sense of verticality. Brain. 2010; 133(Pt 12): 3552-3563.에서]

그림 3-35에서는 지금까지 설명해온 용어를 바탕으로 일어서기에 필요한 신경 시스템을 나타냈다[71]. 수직 자세에서의 평형에서는 CoM이 BoS 위에 위치하고, CoP와 수직선상에 유지함으로써 가능하다. 일어서기 시에 BoS의 급속한 이동이나 빠른 상지 흔들기, 전후방으로의 발 세팅에 의해 신체 흔들림이 생기기 쉬워진다. 따라서 평형을 잃는 위험을 최소화하기 위해 **CNS는 다가올 신체 흔들림 전에 체간과 하지 근육군을 활성화하는 선행 수반성 자세조절(anticipatory postural adjustments; APAs)을 사용한다**[72].

일어서기 시에 고유수용감각을 중심으로 근방추로부터의 정보가 척수 내에 입력되고, 망상체, 소뇌, 전정계를 통해 α 운동 뉴런과 γ 운동 뉴런의 협조적인 작용에 의한 자세 제어가 구축된다. 망상체척수로와 전정척수로 시스템은 일어서기 같은 균형 활동에서 중요하다[73]. 전정계의 활동은 특히 일어서기에서 제3단계의 항중력 활동과 관련이 있다. 전후좌우의 머리 위치를 삼반규관이나 구형낭·난형낭이 감지하여 외측 전정척수로를 중심으로 동측 하지 신전근의 α 운동 뉴런과 γ 운동 뉴런의 활성화를 담당한다(➡ 46쪽). 망상체 시스템은 모든 감각계, 전운동영역, 보조운동영역으로부터 구심성 입력을 받기 때문에 APAs 생성에 중요한 역할을 한다[71]. **교연수망상체계(pontomedullary reticular formation; PMRF)**는 자세 제어에 중요한 역할을 담당한다. 망상체척수로의 병변으로 인해 고양이나 영장류는 운동을 포함한 일상생활에서 직립 자세를 유지하는 것이 어렵게 된다[74]. 이 자세 제어에 기초한 복내측계 시스템이 일어서기나 보행 등 균형의 기반이 된다. 이동(transfer)이나 화장실 동작 등 수많은 생활 상황에서 일어서기 자립이 요구되기 때문에 이러한 자세 제어 메커니즘을 이해하는 것이 중요하다.

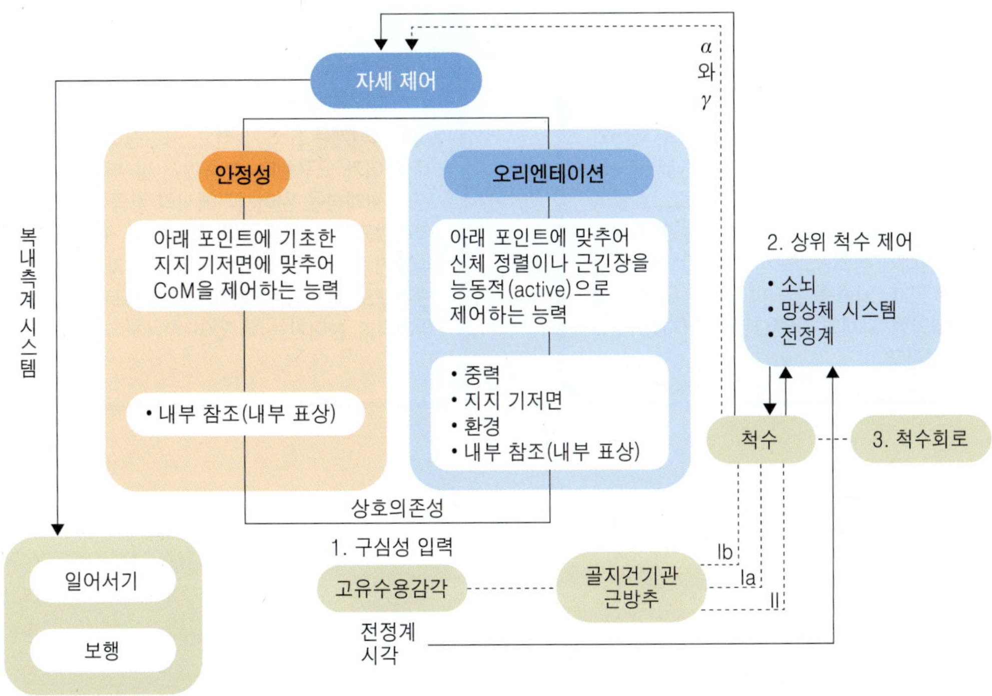

그림 3-35. 일어서기와 보행의 자세 제어 모델.

(Sousa AS, et al. Biomechanical and neurophysiological mechanisms related to postural control and efficiency of movement: a review. Somatosens Mot Res. 2012; 29: 131-143.에서 수정)

임상 응용

일어서기를 재획득하는 치료에 대해 이 장에서는 1. 체간, 2. 상지, 3. 하지, 4. 일어서기 ⇔ 자리앉기 등 4가지로 분류하여 각각의 평가와 치료를 설명한다. 4가지의 연관성을 찾아감으로써 편마비 환자의 일어서기를 다각적으로 파악하는 것이 가능하다. 증례 개입에서는 이 4가지를 실제로 어떻게 전개할 것인가에 대한 아이디어를 제시하고 있으므로 참고하기 바란다.

STS 치료

1. 체간

일어서기의 제1단계(굴곡 단계)에서 CoM의 항중력 활동을 수반한 전방이동이 중요하다. 뇌졸중 환자의 경우, CoM의 정중상에서의 전방이동이 어려운 경우가 많다. 따라서 시작 시 앉은자세의 전방이동 상황에서 기본이 되는 체간의 치료 상황을 제시한다.

2. 상지

일어서기 시에 마비측, 비마비측 모두 상지 제어가 향상됨으로써 신체 전체의 자세사슬이 향상된다. 이로 인해 제 1~2단계가 안정되고, 하지의 근출력이나 CoM의 전방, 항중력 방향으로의 이동도 향상된다. 일어서기와 상지의 관계를 증례에 대한 치료에서 검토해 나간다.

3. 하지

일어서기 제2단계로의 이행은 하퇴 제어와 CoM 제어가 특히 중요하다. 발내재근-하퇴-대퇴-골반의 관계성을 추구하고, 효율적인 일어서기를 목표로 한다. 적절한 하지의 준비 상태가 성립함으로써 지면 반발력을 얻을 수 있고, 뇌졸중 환자에게서의 비대칭 자세, 불안정 자세의 개선으로 이어지는 것이 가능해진다.

4. 일어서기 ⇔ 자리앉기

제3~4단계는 BoS가 적고, 공간상에서의 자세 제어가 요구된다. 그중에서 발 부분과 체간의 관계성을 일어서기에서의 항중력 활동, 자리앉기에서의 종중력 활동에서 구축시킬 필요가 있다. 자리앉기에서의 자세 제어는 일반적으로 경시되는 경향이 있지만, 코어 스태빌리티를 높여가는 데 있어 유용하다.

증례 소개와 치료 전·후의 비교

뇌출혈 일어서기 동영상(도쿄) 검색
https://youtu.be/VKtmqXoLYJk

40대 남성, 우측 편마비. 반년 전에 좌측 교뇌 경색 발병 후, 반년간의 회복기 재활치료를 거쳐 우리 시설에서 주 2회 개입이 되었다. 증례는 양측 체간 주위의 마비가 심하고, 더욱이 우측 견갑대나 고관절 주위의 약화가 심하게 확인되었다. 증례의 필요사항(needs)으로서 앉은자세를 20분 이상 유지하면 보행의 발 나가기 시에 바닥면에 걸리는 낙상 경향이 확인되었다. 약 2개월간의 개입으로 발 나가기 시에 첨족이 개선되고, 휘청거림이 경감하였다. 아래에 STS에 초점을 맞춘 개입에 대해 경과 보고한다.

제1단계 굴곡 단계 → 제2단계 이행 단계 → 제3단계 신전 단계 → 제4단계 안정 단계

개입 전

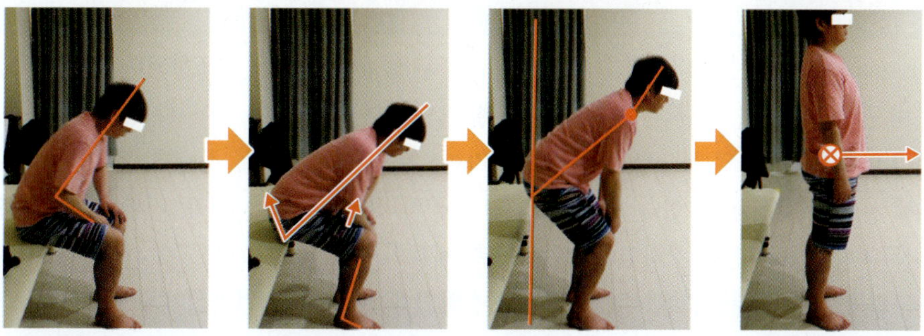

손을 무릎 위에 세팅하지 못하고, 견갑골의 후인과 거상이 눈에 띈다. 비마비측 상지로 CoM의 전방이동을 보상한다. 이 때문에 체간 굴곡도 강하다.

마비측 상완의 내회전은 강해지고, 고관절의 과도한 굴곡과 팔꿈치로 수직항력을 얻으려고 한다. 발 부분 방향으로 CoM을 이행하지 못하고, 골반 후방경사와 후방 무게중심이 눈에 띈다.

신전 활동이 부족하여 체간 굴곡과 두경부의 과신전이 눈에 띈다. 시상면에서 알기 어렵지만, 비마비측으로의 하중 우위의 일어서기가 된다.

CoM을 발뒤꿈치 위에서 제어하기가 어렵기 때문에 골반의 전방편위와 요추의 과전만으로 보상. 두경부 주위의 긴장이 강하다.

개입 후(10회 치료)

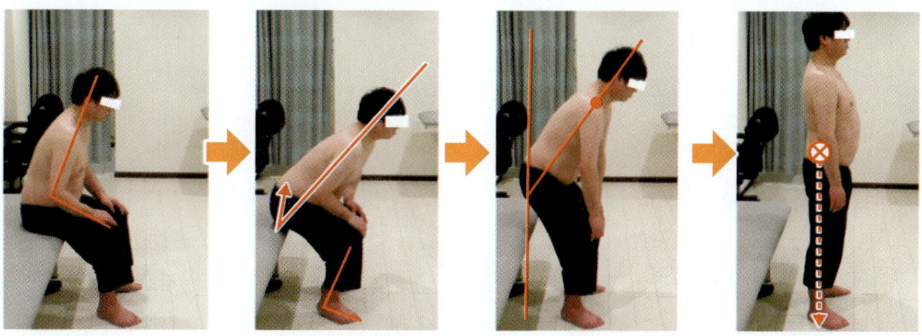

무릎 위로 손을 세팅한 상태에서의 체간 굴곡에서도 유지 가능. 견갑골 후인과 경부 주위의 과긴장은 경감. 골반의 후방경사도 개선되었다.

좌골로부터의 수직항력이 골반의 전방경사에 따라 상방으로 얻기 쉽도록 되어 있다. 경골의 전방이동에 따른 배측굴곡도 개선되었다.

체간 굴곡이 경감되어 발뒤꿈치 위에서의 신전 제어가 가능. 고관절 신전근의 활동도 얻기 쉽도록 되어 있다.

CoM을 발뒤꿈치 위에서 유지할 수 있게 되어 고관절 신전이나 족관절 전략이 가능해졌다. 경부의 과신전도 개선되었다.

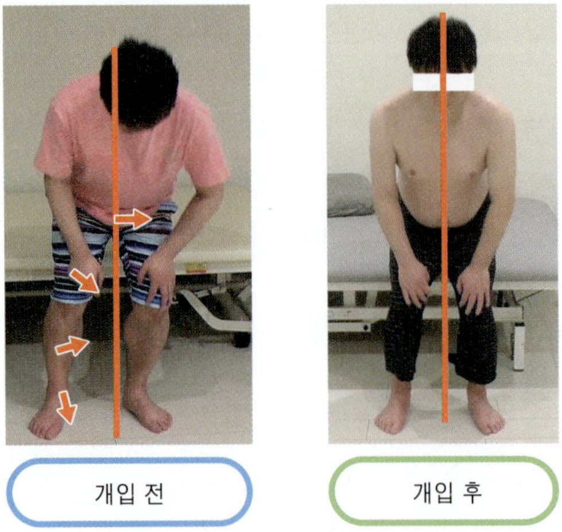

전두면의 경우, 비마비측으로의 무게중심 편위가 눈에 띄며, 비마비측 상지로 지지한다. 슬관절이 내측 하방으로 무너지면서 하퇴가 내회전 위치가 되어 내측 아치가 무너지는 패턴이 된다. 족관절 저측굴곡근군의 과긴장이나 단축도 강하고, 발뒤꿈치를 바닥면으로 안정되게 접촉시키는 것이 어렵다.

→ 개입 후에는 좌우차가 경감하고, 견갑골과 고관절의 무너짐도 경감하며, 발 위에서의 수직항력이 얻기 쉽게 되었다.

STS에서의 5가지 사슬

Khemlani 등[8]은 일어서기에 있어서 5가지 관절 운동사슬을 강조하였다(그림 3-36). 그 5가지는 족관절, 슬관절, 고관절, 견관절, 주관절로 이루어져 있으며, 일어서기 평가에서 중요하다고 할 수 있다. 이 관절들의 토크나 근긴장을 평가함으로써 상지, 체간, 골반대, 경골, 발 부분의 운동·자세 사슬을 확인할 수 있다. 이 증례의 경우에 마비측 주관절은 굴곡, 전완 회내 위치로 견갑골은 거상·전방경사·후인이 강하였다. 또한 양측 체간의 활동은 부족하고, 고관절은 장요근 등의 굴곡근군의 활동이 신전근군에 비해 과도하게 강하였다. 이로 인해 견관절이나 고관절의 신전 모멘트를 만들어내지 못하고, 종중력 방향으로 무너지기 때문에 전체적으로 굴곡근 우위의 활동이 되며, 비마비측 상지에 의존하기 쉬웠다. 사슬은 근골격적인 운동사슬도 중요하지만, 신경적인 근육의 동원 패턴, 타이밍, 스피드 등의 자세사슬도 중요하다.

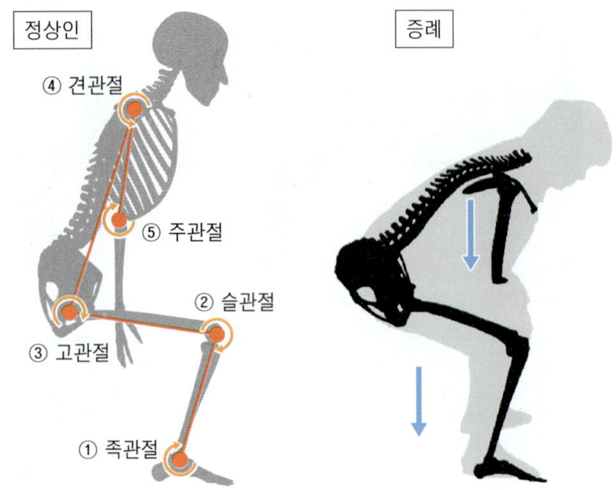

사슬을 평가하는 포인트
- 정렬(alignment)
- 운동 패턴과 가동성
- 타이밍(timing)
- 속도(speed)
- 힘
- 자세 제어

그림 3-36. STS의 5가지 사슬.

[Khemlani MM, et al. Muscle synergies and joint linkages in sit-to-stand under two initial foot positions. Clin Biomech (Bristol, Avon). 1999; 14: 236-246.을 바탕으로 작성]

체간의 평가와 치료(주로 제1단계 개선을 위해)

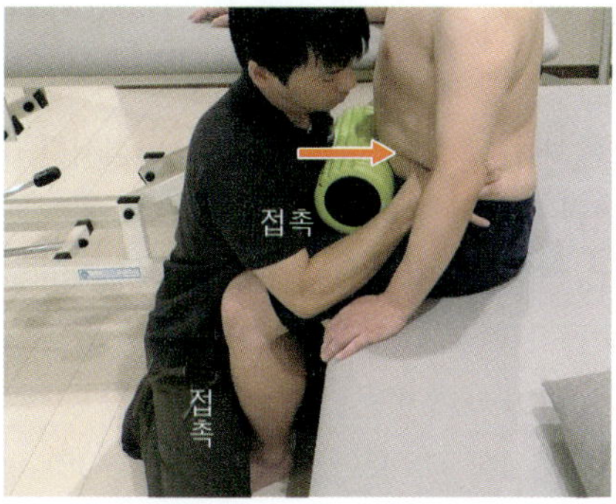

〈양측 복횡근, 내복사근 활동의 촉진〉

매트 끝에 앉은자세에서 제1단계인 굴곡 단계의 개선을 실시하였다. 구체적으로는 CoM이 하방으로 내려가지 않도록 코어 스태빌리티를 중심으로 복강내압을 높여 갔다. 이 증례의 경우에 척주기립근군의 과도한 고정이 눈에 띄고, 양측 복사근은 저긴장이 심하였다. 또한 골반대 주위의 근육군도 저긴장이 뚜렷하게 확인되었기 때문에 핸들링에서는 치료사의 전완이나 대퇴부를 사용하여 접촉시켜 저긴장 부위의 불안정성을 지지하였다. 또한 엑서사이즈용 롤을 사용하여 치료사의 흉부를 이용한 전방으로의 압력이 증례의 체간에 전해지기 쉬워졌다.

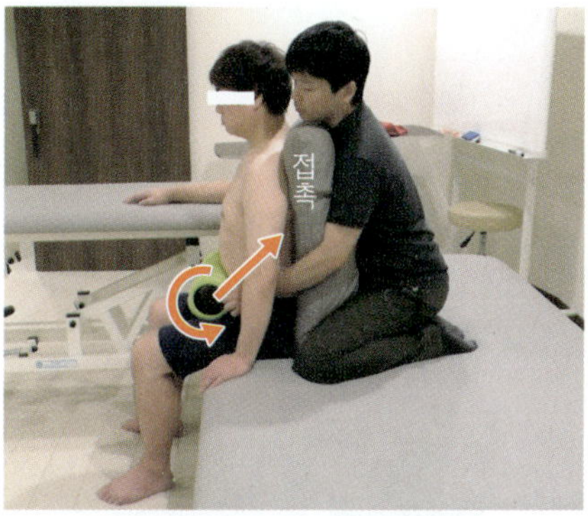

〈등 부분의 레퍼런스 활용〉

주로 내복사근이나 복횡근의 활동을 의식하면서 중력 방향으로 무너져가는 근육을 수직 방향으로 정렬 수정, 압박(compression)을 가해 갔다. 다음으로 견갑골이나 천골 등의 위치를 지각하기 쉽도록 베개의 접촉면을 이용한 세팅을 실시하였다. 나아가 엑서사이즈용 롤을 사용하여 하부 체간에서 비스듬히 상방으로 압력을 가해 골반대-체간-견갑골의 연결을 촉진하였다. 과도한 압력은 척주기립근군의 고정력을 높이기 쉽기 때문에 롤을 회전시키거나 끌어당기면서 운동 방향의 편차(variation)를 생각하였다.

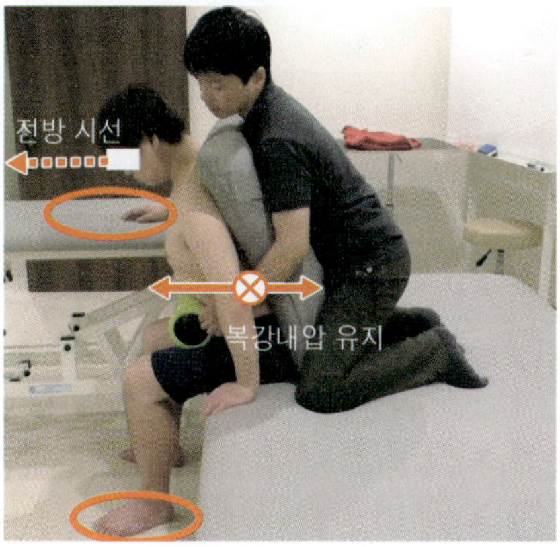

〈CoM의 전후 이동과 복강내압 유지〉

내복사근이나 복횡근을 중심으로 한 근활동이 높아져 복강내압이 상승한 단계에서 CoM의 전방이동을 유도하여 항중력적인 제1단계를 촉진해 갔다. 전방이동을 할 때에는 시선이 바닥면으로 향하기 쉽기 때문에 언어 지시를 사용하여 전방으로의 시선을 유도하였다. 또한 비마비측으로 CoM이 편위되지 않도록 마비측 손의 접촉 자극이나 좌골에서의 감각을 골반 경사를 가해 강조하였다. 나아가 전방이동뿐만 아니라 후방이동 하면서 초기 포지션으로 되돌아갈 때에도 골반의 기능적인 후방경사·회전이 생기도록 CoM의 하방 편위에 주의하였다. 증례에게는 전방경사-후방경사의 골반 회전과 전후 이동 중 발 위로의 무게중심 이동의 변화를 항상 의식하도록 하였다.

임상 Q & A

Q 복강내압을 높일 때에 어떤 점에 주의해야 합니까?

A 뇌졸중 환자의 경우, 일반적으로 **복강내압(internal abdominal pressure; IAP)**이 저하되어 있어 결과적으로 척주의 안정이나 분절적인 운동이 어려워집니다. 증례와 같이 전방에서 롤을 대고 복강내압을 높이면서 다른 영역에서 긴장이 풀리지 않도록 체간 측부나 골반기저부도 안정시킬 필요가 있습니다(그림 3-37A). 이미지로서 저긴장이 심하면 풍선이 부풀지 않고, 공기가 저긴장 부위에서 새어 나오는 것 같은 감각입니다(그림 3-37B)[75]. 적절하게 풍선을 부풀리는 듯한 이미지로 복강내압을 높이기 위해서는 압력의 방향과 정도가 중요합니다(그림 3-37C)[75]. 같은 우측 편마비에서도 개인에 따라 체간의 저긴장 부위는 다르고, 자극에 대한 반응도 다릅니다. 골반기저부를 안정시키기 위해서는 발 부분이나 하지 정렬의 수정이 중요한 경우도 있습니다(그림 3-38). 마찬가지로, 횡격막이 수축하기 위해서는 견갑골 안정이나 두경부의 위치가 중요한 경우도 있습니다. 증례에 맞추어 적절한 저긴장 부위의 서포트나 레퍼런스가 필요합니다.

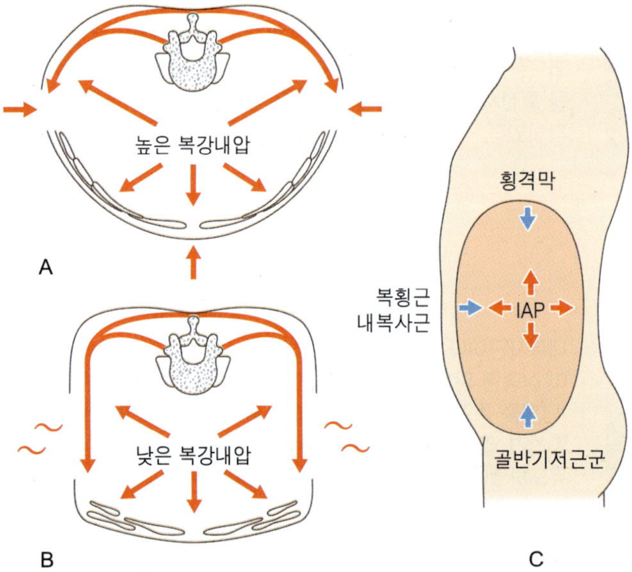

그림 3-37. 복강내압의 개요.

A는 복강내압의 향상을 보여주고 있다. 복강내압이 높아짐으로써 복횡근이나 내복사근을 외측으로 밀어내고 흉요건막이 신장하는 결과, 척주의 안정이 만들어진다. 반면, B와 같이 복강내압을 높이지 못하면, 복횡근 등의 수축이 얻어지지 않아 척주는 안정되지 않게 된다. 편마비 환자의 경우, 편측·양측 체간 기능에 문제가 있어 복강내압이 저하되기 쉽다. 약한(공기가 새는 이미지) 부위로의 촉진이나 안정이 치료적으로 중요하다. C는 복강내압을 시상면에서 제시하고 있으며, 각 방향으로부터의 안정이 복강내압 상승에 요구되는 것을 알 수 있다. 그림 3-38은 골반기저근군에 대한 간접적인 압력에 의한 복강내압 상승을 보여준다.

(Burdett RG, et al. Biomechanical comparison of rising from two types of chairs. Phys Ther. 1985; 65: 1177–1183.에서)

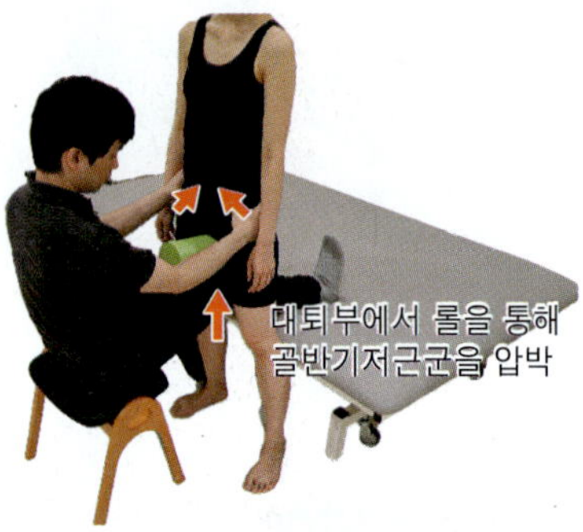

그림 3-38. 골반기저근군의 촉진 아이디어.

일어서기 훈련에서의 골반기저근군 지지의 1예. 뇌졸중 환자의 경우, 골반대나 골반기저근군의 저긴장에 의해 CoM이 하방으로 무너지기 쉬워진다. 핸들링을 통한 복강내압의 촉진이 중요하다.

상지의 평가와 치료(주로 제2단계 개선을 위해)

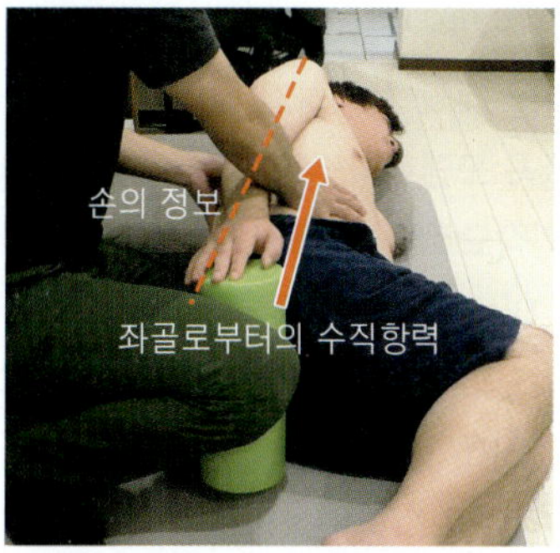

〈좌골 안정과 상행성 사슬〉

제2단계에서 증례의 상지는 공간에서 제어가 어려웠고, 골반과 견갑대 및 상지의 연결이 부족하였다. 이 증례의 경우에 중둔근이나 좌골 주위의 저긴장이 심하여 마비측 좌골 주위의 지각이 어려웠다. 따라서 좌골에 대해 엑서사이즈용 롤을 놓고, 수직 방향으로 압박시켜 골반대의 지각을 높였다. 이 상태에서 견갑골과 늑골 주위의 정렬 수정을 실시하여 손으로부터의 감각 정보를 더하였다. 나아가 언어를 통해 손이나 상지의 위치, 감각 등을 질문해 갔다. 이를 통해 골반대–체간–상지의 사슬을 구축시켜 일어서기 시에 공간에서의 상지 제어 개선을 도모하였다.

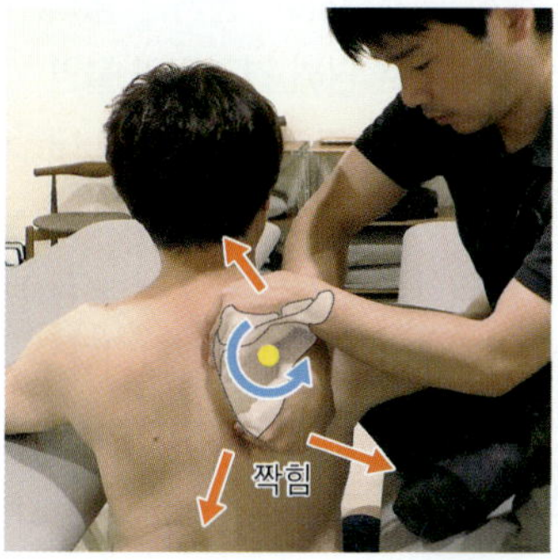

〈짝힘(force couple)의 구축〉

다음으로 앉은자세에서 양측에 테이블을 놓고, 신체의 정중축을 파악하기 쉬운 세팅에서 시작하였다. 증례의 견갑골 주위, 특히 능형근이나 승모근 하부, 광배근, 전거근은 저긴장이 심하고, 승모근 상부는 보상적으로 과긴장되어 있었다. 이 때문에 제1단계에서 안정성이 부족한 견갑골의 영향을 받아 상지의 질량에 대해 견갑골은 외전 방향으로 강제적으로 당겨져 체간이 굴곡 활동을 강하게 하였다. 따라서 치료 상황에서는 짝힘(➡ 118쪽)을 중심으로 적절한 승모근 상부의 구심성·원심성 제어나 승모근 하부의 흉추 방향으로의 수축 활동을 촉진해 갔다.

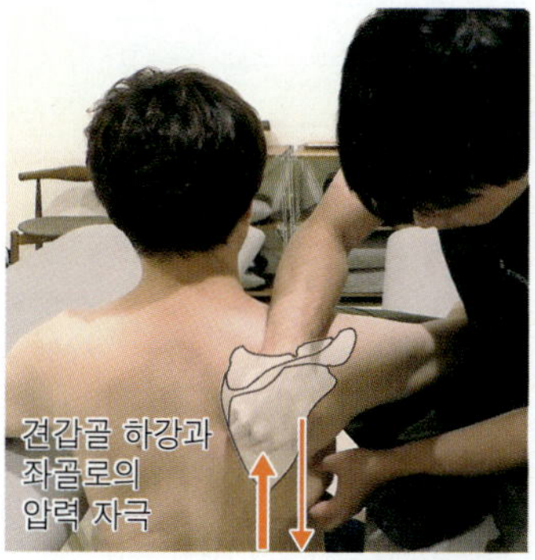

〈견갑골–골반의 사슬〉

견갑골의 하강·내전·후방경사 등의 활동이 얻어진 단계에서 전거근부터 복사근으로의 수축을 촉진하여 견갑골과 골반이 연쇄되도록 의식하였다. 늑간이나 견갑골에서 좌골 방향으로 압력을 가해 좌골에서의 지면 반발력이 얻어지면서 견갑골 주위의 근육 수축이 높아졌다. 그 속에서 체간이 안정되어 견갑골이 흉곽 위를 미끄러지면서 상방회전이 얻어진 단계에서 상완삼두근이나 삼각근 후부의 저긴장에 대해 수축을 촉진하였다. 이 증례의 경우에 상완골두가 1횡지(가로 손가락) 정도 아탈구가 확인되고, 더욱이 상완이두근과 대흉근의 단축에 의해 내회전 방향으로 끌어당겨져 있었다.

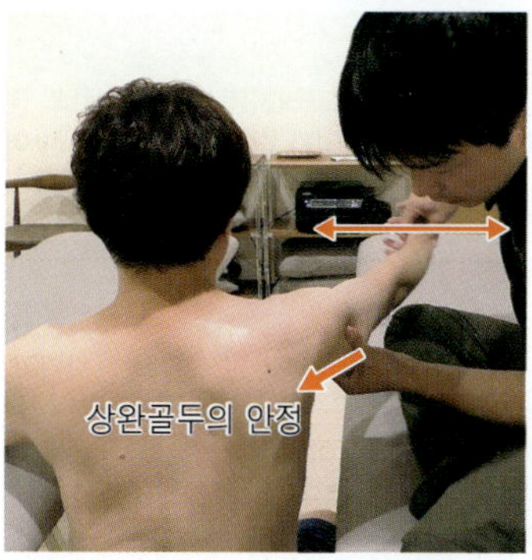

〈상완–체간의 사슬〉

견갑상완관절이 불안정하기 때문에 관절와에 상완골두를 끼워 넣으면서 수평 내전·외전 운동을 실시하였다. 수평 외전 때에는 상완골 외회전, 견갑골 하강, 후방경사, 외회전, 내전과 같은 3차원의 움직임을 의식하여 유도하였다. 수평 내전에서는 상완골두의 관절와로의 안정을 유지하면서 상완골 외회전 위치의 유지, 견갑골의 외전, 상방회전, 내회전에서 외회전 등의 운동을 유도하였다. 삼각근 후부나 삼두근의 활동, 대흉근의 항중력 활동, 원심성 수축이 얻어진 단계에서 팔꿈치나 손의 움직임으로 이행하였다.

임상 Q & A

Q 일어서는 것은 발의 문제가 아닌가요?

A 일어서기와 상지 기능에 대해 앞에서 설명한(➡ 86쪽) 내용이지만, 여기에서는 조금 더 깊이 생각해 보겠습니다. Burdett 등[75]의 연구에서 의자 팔걸이를 사용하였을 때와 사용하지 않았을 때의 일어서기를 비교하였으며, 팔걸이를 사용한 경우에는 고관절의 굴곡 모멘트가 50%나 저하된 것으로 보고되었습니다. 뇌졸중 환자의 경우에는 견갑골 주위의 저긴장으로 인해 상지의 질량이 종종 중력에 대해 무너지고, 결과적으로 하지에 대한 부담이 커집니다. 이로 인해 고관절 전략을 강화하거나 과도한 대퇴사두근 또는 햄스트링 수축이 필요하고, 마지막의 고관절 신전이 저해되기 쉽습니다. 따라서 상지의 치료 외에도 매일 휠체어를 사용할 때에 마비측 상지를 포지셔닝하는 것은 하지에 대한 부담을 경감하는 데 유용합니다. 일어서기 시에는 견갑골의 상방회전이 중요하며, 승모근 상부·하부, 전거근의 협조적인 활동이 필요합니다. 임상 상황에서는 승모근 상부섬유의 **과도한 예측적 활동(anticipated increased activation)**이 상방회전을 저해하고, 전거근 등의 불활성화 및 CoM의 전방이동에 악영향을 미치기 쉬워집니다[76]. 뇌졸중으로 인해 견관절의 불안정성이 생기면 ① 견갑골 내회전 증대, ② 하방회전 증대, ③ 견갑골 전방경사 증대, ④ 상완골 내회전이 유발되기 쉽기 때문에 일어서기 시에 고려해둘 필요가 있습니다(그림 3-39, 표 3-2)[77]. 예를 들어, 보조자가 트랜스퍼를 할 경우에 상지를 억지로 끌어당기면, 뇌졸중 환자의 경우에는 상지 유도에 CoM이 따라오지 않고, 견봉하 활액포를 손상시킬 가능성이 있어 주의가 필요합니다.

표 3-2. 견갑골과 상완골의 운동학적 관계

견갑골		상완골
전방경사	←→	신전
후방경사	←→	굴곡
내회전	←→	내회전
외회전	←→	외회전
상방회전	←→	외전
하방회전	←→	내전

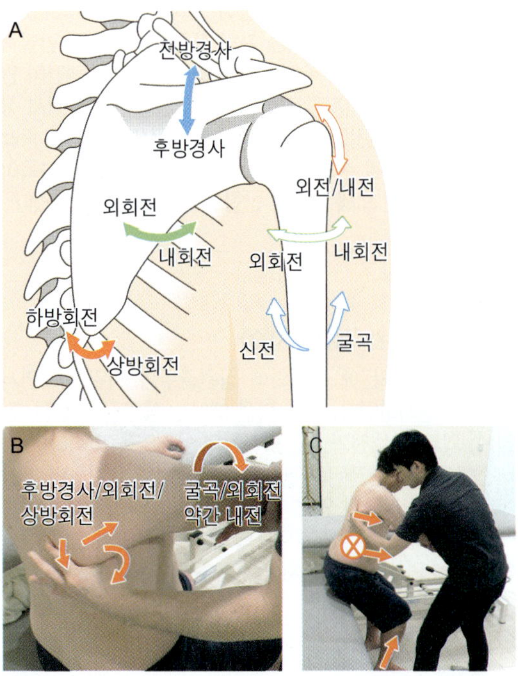

그림 3-39. 견갑골과 상완골의 관계성과 임상 응용.

A: 견갑골과 상완골의 관계.
견갑골의 움직임과 상완골의 사슬을 색깔별로 나타냈다(예를 들어, 견갑골 후방경사와 상완골의 굴곡). 트랜스퍼 상황 등에서 상지 유도 시에 견갑골이 따라오는지 평가할 필요가 있다.

B: 임상 응용.
A의 견갑골과 상완골의 관계성을 고려하면서 전방으로의 뻗기를 유도한다. 상완골만 억지로 뻗기 방향으로 유도하면 어깨의 연부조직을 손상시킬 위험이 있다. 또한 상완골의 무리한 외회전도 주의한다. 상완골두가 독립적으로 외회전할 수 있는지에 대해서도 평가할 필요가 있다.

C: 일어서기 유도.
견관절 주위의 연부조직을 손상시키지 않도록 안정시키고, 견갑골과 CoM을 발바닥 방향으로 유도한다. 치료사가 핸들링 중에 발바닥으로의 무게중심 이동이나 반발력을 감지하면서 유도한다. 이를 통해 상지와 하지의 커플링(하퇴삼두근과 삼각근의 협조적 수축)을 얻을 수 있다.

(Kisner C. Therapeutic Exercise: Foundations and Techniques. F.A. Davis, 2012, pp. 423–424.에서)

하지의 평가와 치료(주로 제3단계 개선을 위해)

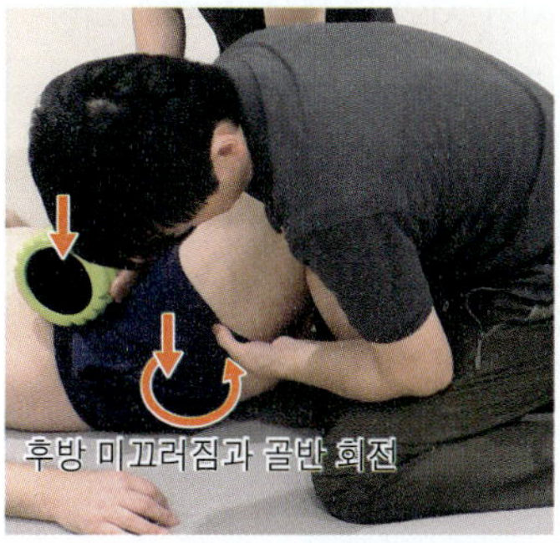

〈골반 후방경사와 고관절 신전 활동〉

증례는 제2~3단계에서 골반 회전을 수반한 전방경사 운동이 어려웠다. 또한 가벼운 고관절 통증이 안정 시와 동작 시에 모두 확인되었다. 이 증례의 경우에 일어서기나 보행 시 지지 단계와 유각 단계에서 고관절 전략이 강하고, 장요근의 과도한 수축이 확인되었기 때문에 대퇴골두의 전방 미끄러짐이 강하여 충돌(impingement)에 의한 통증으로 생각하였다. 치료는 치료사 2명이 복강내압을 높이고, 요추 주위의 안정성을 촉진하면서 햄스트링과 장요근·대퇴직근을 신장시켜 대퇴골두의 후방 미끄러짐을 촉진하였다. 이를 통해 저긴장이었던 햄스트링 기시부나 중둔근 후부섬유의 근수축을 얻기 쉬워지고, 고관절 신전과 골반 전·후방경사를 촉진하기 쉬워졌다.

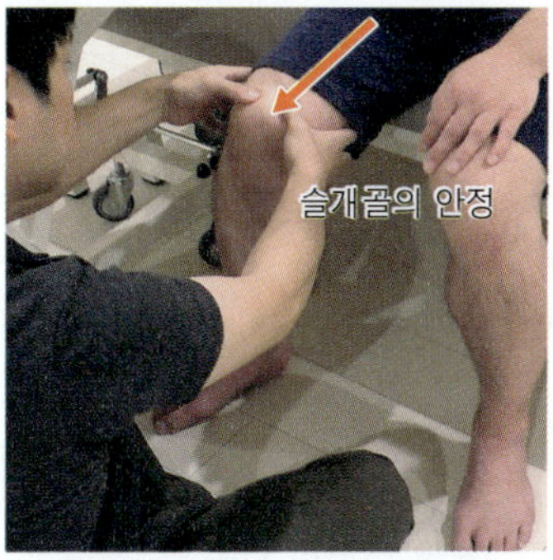

〈대퇴사두근의 길이 확보와 골반 전방경사〉

다음으로 앉은자세에서 슬개골을 중심으로 단축된 대퇴직근이나 내전근군의 신장을 촉진하였다. 또한 근육을 끌어당길 때에 골반의 전방경사와 발뒤꿈치로의 무게중심 이동이 연쇄하도록 유도해 갔다. 이 증례의 경우에 내전근의 정지부나 햄스트링 내측부가 하퇴의 내회전과 함께 하방으로 끌어당겨져 있었다. 이로 인해 고관절의 외회전과 외전에 수반되는 중둔근이나 대퇴이두근 외측부의 활동이 저하되어 있었다. 따라서 내전근군의 항중력 방향으로의 활동과 신장을 촉진하면서 비복근 내측 기시부의 구심성 수축도 유도하였다. 결과적으로 하퇴의 과도한 내회전이 경감하고, 거골하·거퇴관절이 중간 위치에서 안정되었으며, 종골에서의 하중 감각을 얻었고, 족관절 저측굴곡근군의 긴장이 경감하였다.

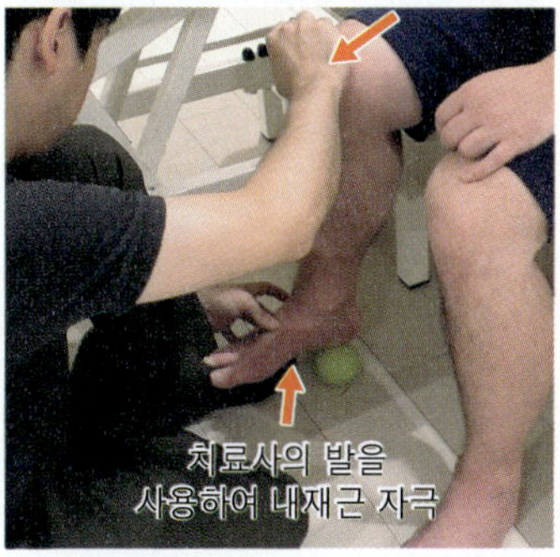

〈발내재근의 활성화와 지면 반발력 확보〉

이어서 엑서사이즈용 롤을 사용하여 대퇴와 하퇴가 중간 위치로 유지된 가운데 거퇴관절의 배측굴곡을 유도하였다. 이 증례는 비복근이나 가자미근의 단축 및 긴장이 있어 배측굴곡 제한을 뚜렷하게 확인하였다. 긴장을 경감시키기 위해 족저건막의 신장이나 장모지굴근의 신장과 내측 아치의 레퍼런스를 이용하여 발내재근에 대한 자극을 늘려 갔다. 처음에는 중족지절관절의 배측굴곡 시에 내측 아치의 하방으로의 무너짐이 뚜렷하게 확인되었다. 역시 족저건막과 더불어 심층의 골간근이나 단지굴근, 모지내전근 등의 신장이나 관절을 가동(mobilize)해 갔다. 이를 통해 내측 아치가 구축되어 거퇴관절의 배측굴곡 시에 거골하관절 회내가 생기고, 기능적인 외번을 수반하기 쉬워졌다. 결과적으로 일어서기 시에 내측 아치나 새끼발가락측의 외전근 활동을 얻을 수 있고, 일어서기의 제2단계(이행 단계)에서 최대 배측굴곡을 얻기 쉬워졌다.

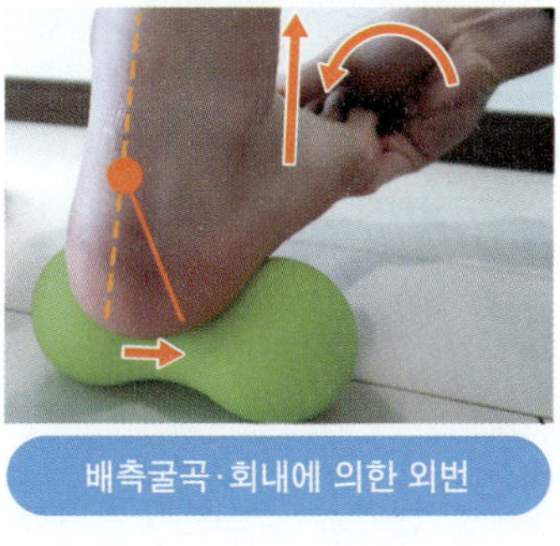

배측굴곡·회내에 의한 외번

임상 Q & A

Q 대퇴사두근을 끌어내는 것은 일어서기의 하중에 어떻게 영향을 줍니까?

A 대퇴사두근은 뇌졸중 환자에게서 위축되기 쉽고, 보행이나 일어서기 시의 구심성 수축에 의한 슬관절 신전·원심성 수축에 의한 고관절 신전에 악영향을 미칩니다. 뇌졸중 환자는 마비측, 비마비측에 관계없이 고관절 신전보다 슬관절 신전의 관절 모멘트 약화가 보고되고 있습니다(그림 3-40)[78]. 고관절 전략을 중심으로 한 보행이 되면, 일어서기 시에 대퇴사두근 단축으로 인해 슬관절을 전방으로 이동하지 못하고, 발 부분으로의 무게중심 이행이 어려워집니다. 그림 3-41에서는 무게중심 축을 중심으로 한 **모멘트 암(moment arm)**을 제시하고 있습니다. 뇌졸중 환자의 경우, 대퇴사두근이 단축되어 슬관절과 무게중심 축의 사이가 짧아지기 쉬운 경향이 있습니다. 적절한 수축을 얻기 위해서는 일정한 근육 길이가 필요합니다. 또한 고관절에서 무게중심 축의 길이도 단축되기 쉬운 경향이 있어 고관절의 가동성이 제한되기 쉬워집니다. 그림 3-42는 하중 시 거골하관절과 하퇴의 관계를 보여줍니다. 일어서기의 하중 시에는 종골이 지면과 접촉하였을 때에 하중선과 종골 BoS의 차이로 인해 거골하관절(ST관절)은 회내로 유도됩니다. 이 증례의 경우는 회내 방향으로 제한이 있었고, 하퇴는 내전근이나 내측 햄스트링의 긴장으로 내회전 위치로 끌려 들어가 있었습니다. 이상적으로는 대퇴이두근 외측부에 의한 하퇴 상부의 외회전 모멘트와 발내재근의 활동에 따른 거골하관절 회내와 하퇴 하부의 내회전 모멘트가 중요합니다. 대퇴이두근 외측부와 외측광근의 작용에 따른 하퇴의 외회전, 거골하관절 회내에 따른 하퇴의 내회전이 적절한 발 부분으로의 하중을 가져와 일어서기 시에 CoM의 하방 편위 제어나 충격흡수에 중요합니다(그림 3-43)[79]. 게다가 거골과 종골 사이의 거골동에 적절한 공간을 확보하고, 거골과 종골이 상호 회전하면서 회내외를 만들어내는 것이 중요합니다. 후족부의 회내와 전족부·중족부의 회외는 내측 아치의 확보에 필수적입니다[79].

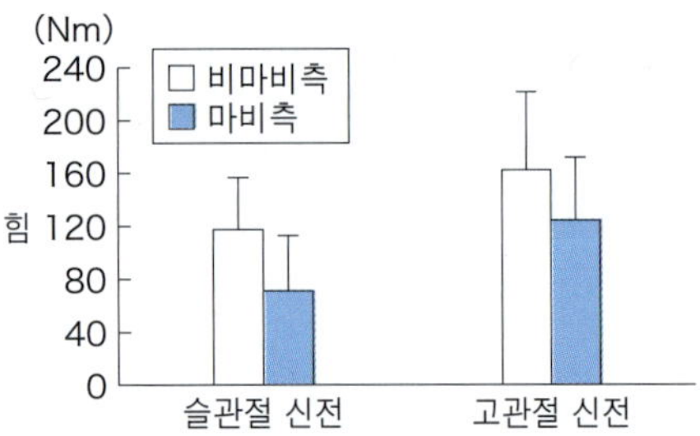

그림 3-40. 마비측·비마비측의 힘 생성.

[Roy G, et al. Side difference in the hip and knee joint movements during sit-to-stand and stand-to-sit tasks in individuals with hemiparesis. Clin Biomech (Bristol, Avon). 2007; 22: 795-804.에서]

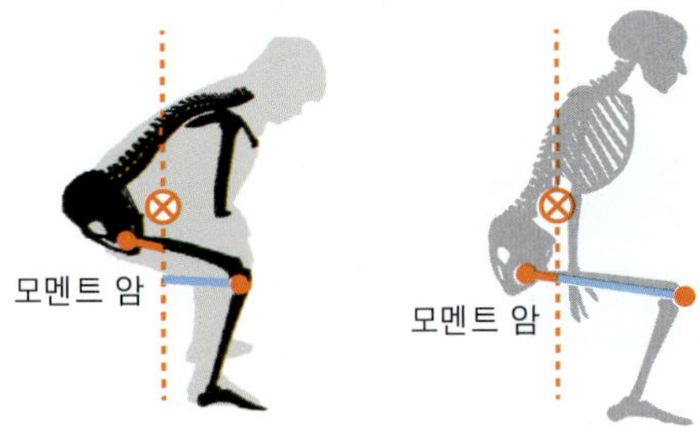

그림 3-41. 증례와 정상인의 모멘트 암의 차이.

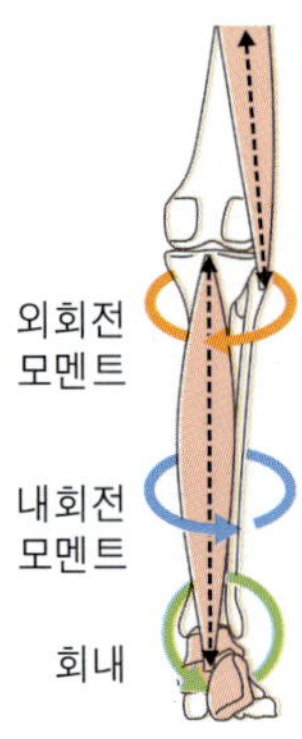

그림 3-42. 거골하관절과 하퇴부·대퇴부의 사슬.

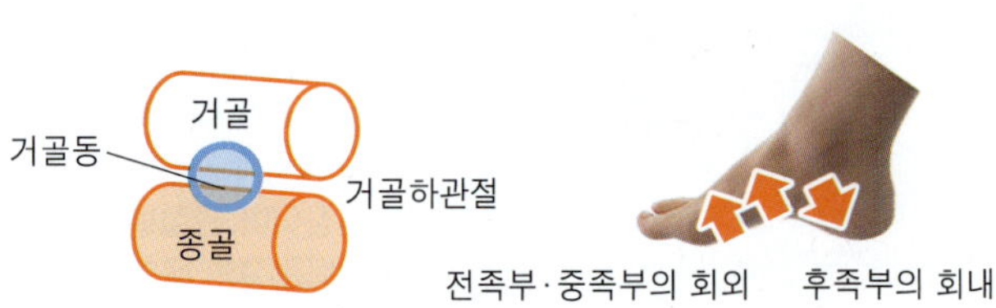

그림 3-43. 거골하관절의 구조와 회내외.

(Polastri M. Subtalar Arthroereisis with endorthesis in adult-acquired flatfoot: classification of the postoperative rehabilitation phases. The Foot and Ankle Online Journal. 2012; 5: 1.을 바탕으로 작성)

일어서기 ↔ 자리앉기의 평가와 치료(주로 제4단계 개선을 위해)

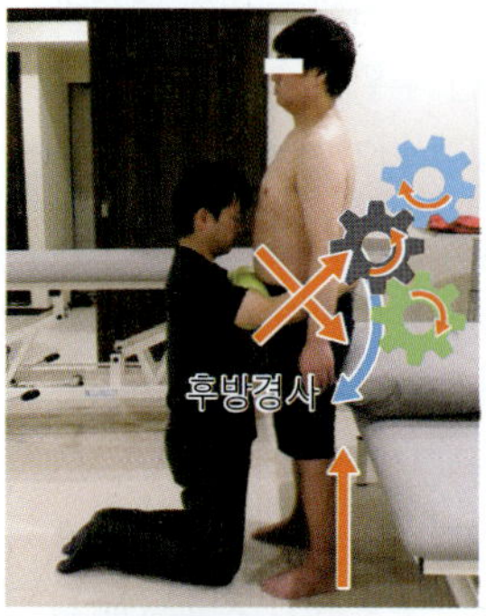

〈선자세에서의 코어 컨트롤과 종중력 활동〉

이 증례의 서 있는 자세는 체간 전면 근육군과 둔근군 약화의 영향으로 인해 전방으로 편위하기 쉬운 상황이었다. 따라서 엑서사이즈용 롤을 사용하여 저긴장이 심한 하복부에서 대둔근 방향으로 압력을 치료사의 가슴으로 가해 발뒤꿈치 위에서의 자세 제어를 촉진하였다. 과긴장 상태였던 척주기립근군이나 장요근군이 전후좌우로의 무게중심 이동 중에 약간 느슨해진 단계에서 골반의 후방경사를 유도하고, 발뒤꿈치 위에서의 지면 반발력(ground reaction force; GRF)을 협조시키면서 자리앉기로 이행하며 종중력 컨트롤을 유도하였다.

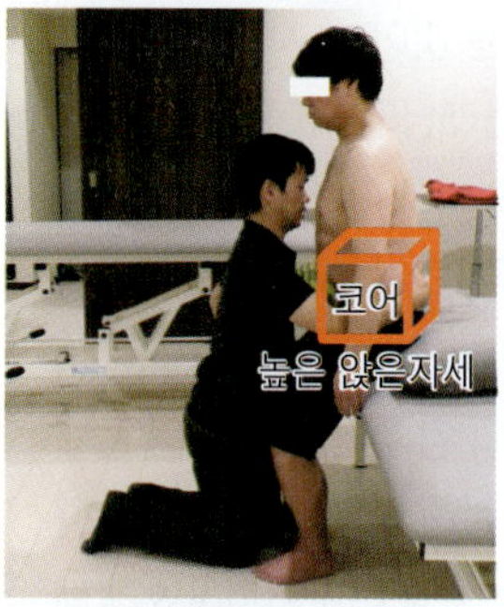

〈발 위에서의 CoM 제어〉

복강내압이 저하되지 않도록 ① 마비측, 비마비측의 좌우차가 적은 BoS 내에서의 CoM의 상하이동, ② 두경부·안구를 포함한 시각 의존의 경감과 경부의 항중력적인 신전 유지, ③ 고관절 굴곡 전략이 과도하지 않은 범위에서의 높은 앉은자세 유지 등 3가지를 의식하면서 유도해 갔다. 복강내압을 유지한 상태에서 높은 앉은자세라면 대둔근이나 햄스트링 기시부의 근활동을 얻기 쉽고, 그 위치부터의 일어서기에서 대퇴사두근에 의한 슬관절 신전이나 대둔근에 의한 고관절 신전을 얻을 수 있었다. 이와 같이 일어서기의 제4단계⇔제3단계 사이의 모션을 반복함으로써 항중력 신전 활동을 촉진해 갔다.

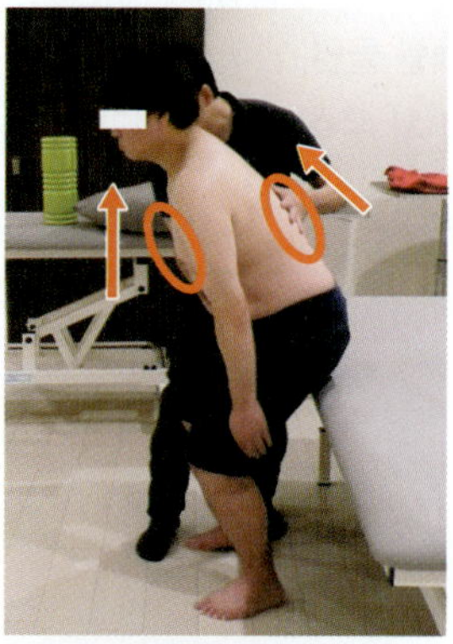

〈발 위에서의 CoM 제어〉

다음으로 엑서사이즈용 롤을 사용하지 않고, 가벼운 접촉에 의한 핸들링(light touch handling)으로 복강내압보다 운동 방향을 우선시하여 자리앉기⇔일어서기를 촉진해 갔다. 가벼운 접촉으로 전환함으로써 자신의 피드포워드 우위의 운동 패턴으로 실시하게 하고, 높아진 복강내압을 어떻게 지각하면서 움직일 것인지 증례자에게 생각하도록 하면서 유도하였다. 또한 가벼운 접촉과 언어를 조합해서 일상생활의 일어서기 상황에서 어떤 점을 주의해야 하는지도 지도해 갔다.

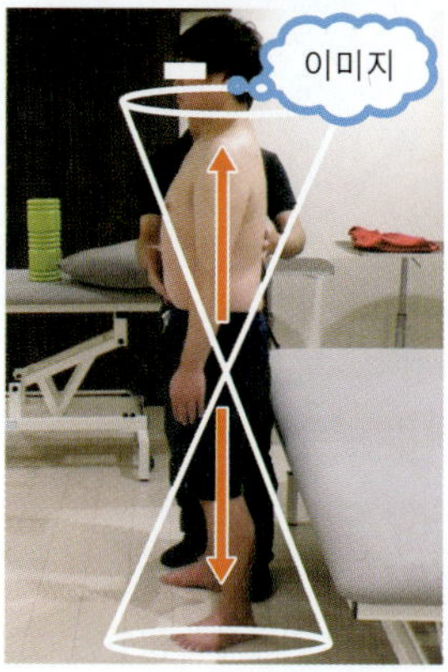

〈운동 이미지와 CoM 제어〉

구체적으로는 무릎의 전방이동이나 발바닥 내의 무게중심 이동, 복부나 둔부의 위치 등 증례가 과도한 고관절 굴곡 전략이나 비마비측으로의 하중이 되지 않도록 일어서기를 유도하였다. 이 증례의 경우에 호기에 맞추어 둔부에서 발바닥으로 무게중심 이동을 실시함으로써 허리와 등 부분의 보상적인 과신전 패턴이 경감되었다. 자리에 앉을 때에는 자신의 자세를 동영상으로 확인하면서 올바른 운동 패턴을 이미지화하도록 노력하였다. 나아가 일단 심호흡을 하고, 깊은 호기 중에 무릎의 전방이동과 수직 방향으로 체간 신전을 의식하게 하여 자리앉기 방향으로 무게중심을 유도하였다. 이를 통해 과도한 고관절 전략이나 슬관절이 갑자기 느슨해지는 서스펜션 전략을 경감할 수 있었다.

임상 Q & A

Q 핸들링을 할 때에 의식하고 있는 것이 있습니까?

A 핸들링은 섬세한 기술로 환자의 상태나 치료 목표에 따라 압력, 타이밍, 부위, 방향을 항상 변경합니다. 이 증례의 경우에 처음에는 강한 핸들링으로 압력을 증가시켜 체간 주위의 저긴장을 높였습니다. 이 핸들링에 대해 본인에게는 너무 의식시키지 않고, 외부로부터의 감각입력을 중심으로 뇌내에서 감각-운동 통합을 실시하였습니다. 그 후 가벼운 접촉을 통해 증례에 발의 위치나 무게중심의 위치를 의식시켜 운동 패턴을 개선해 나가는 치료로 전환하였습니다. 이것은 운동 플래닝을 주로 이용하여 감각-운동 통합을 촉진해 나가는 방법입니다[80]. 이 증례에 대한 치료 이미지를 그림 3-44에 나타냅니다. 증례에는 일어서기⇔자리앉기에서 각 신체의 공간상의 위치, 운동 속도 전환 등 시공간적 요소를 핸들링을 통해 입력합니다. 게다가 핸들링으로 근방추를 통한 고유수용감각 정보, 시각 정보, 청각 정보의 감각 재조정을 고려하면서 입력합니다. 그 속에서 증례에게 시각에 의한 확인을 시키지 않고, 발바닥이나 좌골의 감각에 집중하게 하는 것이나, 자리앉기 시에 자리앉기의 정상적인 패턴의 이미지나, 무릎을 앞으로 내미는 등 운동 플래닝의 타이밍을 의식하도록 하는 것 등과 같이 자신의 생각을 통한 운동 이미지를 도입하고 있습니다. 감각-운동 통합은 적절한 감각 양식과 정보량이 중요합니다. 불필요한 언어를 너무 많이 사용하거나 의미 없는 핸들링으로는 뇌내에서 적절한 처리를 수행할 수 없습니다. 즉 잘못된 운동 출력과 운동 학습으로 이어질 가능성이 있으므로 주의할 필요가 있습니다. 환경이나 신체로부터의 감각 정보는 운동 플래닝이나 실행을 촉진하기 위해 필요한 신체 표상 지도(map)의 구축과 통합에 중요합니다[81]. 이 증례의 경우에 핸들링을 할 때에는 그림 3-45와 같이 사선 라인에서의 상호작용이 현저하였기 때문에 약화된 부분은 촉진하고, 과도한 고정은 느슨해지도록 의식하였습니다. 시상면뿐만 아니라, 전두면이라 할지라도 사선 라인에서의 분석은 실용적으로 사용됩니다. 예를 들면, 앉아 있는 자세에서의 좌측 둔근 주위의 저긴장⇔우측 견갑대 주위의 과긴장이나, 보행 시 우측 하지 신전과 좌측 상지 굴곡의 관계성 등 신체는 반대측과의 자세·운동 사슬의 문제가 많이 보입니다(➡ 225쪽).

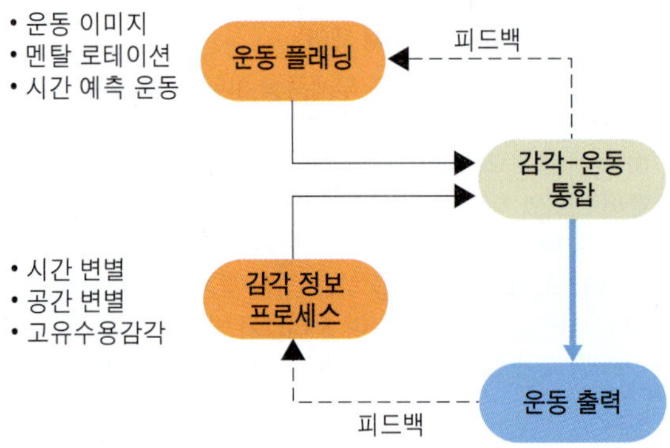

그림 3-44. 감각-운동의 통합과 출력.
(Porcacchia P, et al. Parieto-motor cortical dysfunction in primary cervical dystonia. Brain Stimul. 2014; 7: 650-657.에서)

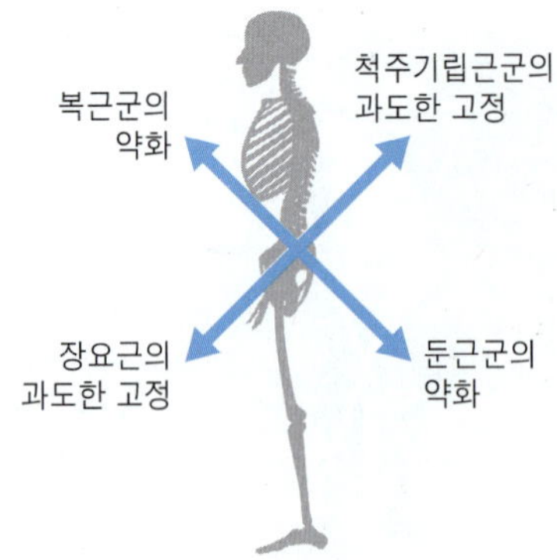

그림 3-45. 사선 라인에서의 공통 문제.

제 3 장 학습 포인트

- [ ] STS의 4 단계의 특징을 이해한다.
- [ ] 각 단계의 해부학적·운동학적 측면을 이해한다.
- [ ] 일어서기의 신경 메커니즘을 이해한다.
- [ ] 증례 개입의 4가지 관점을 이해한다.
- [ ] 증례 개입에 관한 Q & A를 이해한다.

참고문헌

1) Geurts AC, et al: A review of standing balance recovery from stroke. Gait Posture 22: 267-281, 2005
2) Tresilian JT: Sensorimotor Control & Learning: An Introduction to the Behavioral Neuroscience of Action. pp399-400, Palgrave Macmillan, 2012
3) Schenkman M, et al: Whole-body movements during rising to standing from sitting. Phys Ther 70: 638-648, 1990
4) Everett T, et al: Human Movement. pp171-190, Elsevier, 2010
5) Pollock A, et al: "Interventions for improving sit-to-stand ability following stroke." 2014
6) Neumann DA, et al: Kinesiology of the Musculoskeletal System: Foundations for Rehabilitation. 3rd ed, p366, Mosby, 2016
7) Messier S, et al: Dynamic analysis of trunk flexion after stroke. Arch Phys Med Rehabil 85: 1619-1624, 2004
8) Khemlani MM, et al: Muscle synergies and joint linkages in sit-to-stand under two initial foot positions. Clin Biomech (Bristol, Avon) 14: 236-246, 1999
9) Winter DA: Human posture and balance during standing and walking. Gait Posture 3: 193-214, 1995
10) Massion J: Postural control systems in developmental perspective. Neurosci Biobehav Rev 22: 465-472, 1998
11) Loram ID: Human postural sway results from frequent, ballistic bias impulses by soleus and gastrocnemius. J Physiol 564: 295-311, 2005
12) Nagai M, et al: Characteristics of the control of standing posture during pregnancy. Neurosci Lett 462: 130-134, 2009
13) Creath R: A unified view of quiet and perturbed stance: simultaneous co-existing modes. Neurosci Lett 377: 75-80, Epub 2004 Dec 19
14) Day BL, et al: Effect of vision and stance width on human body motion when standing; Implications for afferent control of lateral sway. Physiol 469: 479-499, 1993
15) Van Asten WN, et al: Postural adjustments induced by simulated motion of differently structured environments. Exp Brain Res 73: 371-383, 1988
16) Karnath HO: Understanding and treating "pusher syndrome". Phys Ther 83: 1119-1125, 2003
17) Ramenzoni VC, et al: Postural responses to specific types of working memory tasks. Gait Posture 25: 368-373, 2007
18) Wada M, et al: Anxiety affects the postural sway of the antero-posterior axis in college students. Neurosci Lett 302: 157-159, 2001
19) Fraizer EV, et al: Methodological and interpretive issues in posture-cognition dual-tasking in upright stance. Gait Posture 27: 271-279, 2008
20) Dubost V, et al: Decreased trunk angular displacement during sitting down: an early feature of aging. Phys Ther 85: 404-412, 2005
21) Bernstein NA: On dexterity and its development. In: Latash M, et al (eds): Dexterity and Its Development, pp3-244, Mahwah, NJ, Lawrence Erlbaum, 1996
22) Turvey MT: Action and perception at the level of synergies. Hum Mov Sci 26: 657-697, 2007
23) Bardy BG, et al: Postural coordination modes considered as emergent phenomena. J Exp Psychol

Hum Percept Perform 25: 1284-1301, 1999

24) Pinter IJ, et al: The dynamics of postural sway cannot be captured using a one-segment inverted pendulum model: a PCA on segment rotations during unperturbed stance. J Neurophysiol 100: 3197-3208, 2008

25) Ko YG, et al: Postural coordination patterns as a function of dynamics of the support surface. Hum Mov Sci 20: 737-764, 2001

26) Bardy BG, et al: Dynamics of human postural transitions. J Ex Psychol Hum Percept Perform 28: 499-514, 2002

27) de Oliveira CB, et al: Balance control in hemiparetic stroke patients: main tools for evaluation. J Rehabil Res Dev 45: 1215-1226, 2008

28) Peterka RJ: Sensorimotor integration in human postural control. J Neurophysiol 88: 1097-1118, 2002

29) Forssberg H, et al: Ontogenetic development of postural control in man: Adaptation to altered support and visual conditions during stance. J Neurosci 2: 545-552, 1982

30) Oie K, et al: Multisensory fusion: Simultaneous re-weighting of vision and touch for the control of human posture. Brain Res Cogn Brain Res 14: 164-176, 2002

31) Horak FB: Postural orientation and equilibrium: What do we need to know about neural control of balance to prevent falls? Age Ageing 35 Suppl 2: ii7-ii11, 2006

32) Keenan MA, et al: Factors affecting balance and ambulation following stroke. Clin Orthop Relat Res 182: 165-171, 1984

33) Niam S: Balance and physical impairments after stroke. Arch Phys Med Rehabil 80: 1227-1233, 1999

34) Nashner LM: Adaptation to altered support and visual conditions during stance: patients with vestibular deficits. J Neurosci 2: 536-544, 1982

35) Bonan IV: Reliance on visual information after stroke. Part I: Balance on dynamic posturography. Arch Phys Med Rehabil 85: 268-273, 2004

36) Shumway-Cook A, et al: Motor control: Theory and Practical Applications. 2nd ed, Lippincott, Williams & Wilkins, 2001

37) De Haart M, et al: Recovery of standing balance in postacute stroke patients: a rehabilitation cohort study. Arch Phys Med Rehabil 85: 886-895, 2004

38) Bohannon R: Ordinal and timed balance measurements: reliability and validity in patients with stroke. Clin Rehabil 7: 9-13, 1993

39) Au-Yeung SS, et al: Does balance or motor impairment of limbs discriminate the ambulatory status of stroke survivors? Am J Phys Med Rehabil 82: 279-283, 2003

40) Verheyden G: Trunk performance after stroke and the relationship with balance, gait and functional ability. Clin Rehabil 20: 451-458, 2006

41) Cheng PT, et al: The sit-to-stand movement in stroke patients and its correlation with falling. Arch Phys Med Rehabil 79: 1043-1046, 1998

42) Sahrmann S: Diagnosis and Treatment of Movement Impairment Syndromes. pp19-20, Mosby, 2001

43) Thigpen CA, et al: Head and shoulder posture affect scapular mechanics and muscle activity in overhead tasks, J Electromyogr Kinesiol 20: 701-709, 2010

44) Finley MA, et al: Effect of sitting posture on 3-dimensional scapular kinematics measured by skin-mounted electromagnetic tracking sensors. Arch Phys Med Rehabil 84: 563-568, 2003

45) Borstad JD: The effect of long versus short pectoralis minor resting length on scapular kinematics in healthy individuals. J Orthop Sports Phys Ther 35: 227-238, 2005

46) Ludewig PM, et al: Motion of the shoulder complex during multiplanar humeral elevation. J Bone Joint Surg Am 91: 378-389, 2009

47) Carr JH, et al: The effect of arm movement on the biomechanics of standing up. Hum Mov Sci 13: 175-193, 1994

48) May BJ: Prosthetics & Orthotics in Clinical Practice: A Case Study Approach. pp13-14, F.A. Davis, 2011

49) Callaghan JP, et al: Low back joint loading and kinematics during standing and unsupported sitting. Ergonomics 44: 280-294, 2001

50) Sahrmann S: Diagnosis and Treatment of Movement Impairment Syndrome. pp51-73, Mosby, 2002

51) Scoliosis Treatment Options: North York Chiropractor Presents. (http://www.drserbinski.ca/blog/tag/postural-scoliosis)

52) Caneiro JP, et al: The influence of different sitting postures on head/neck posture and muscle

activity. Man Ther 15: 54-60, 2010

53) Nashner LM, et al: The organization of human postural movements: a formal basis and experimental synthesis. Behav Brain Sci 8: 135-172, 1985

54) Horak FB, et al: Central programming of postural movements: adaptation to altered support-surface configurations. J Neurophysiol 55: 1369-1381, 1986

55) Horak FB, et al: Postural perturbations: New insights for treatment of balance disorders. Phys Ther 77: 517-533, 1997

56) Winter DA: Human balance and postural control during standing and walking. Gait Posture 3: 193-214, 1995

57) Diener HC, et al: Influence of stimulus parameters on human postural responses. J Neurophysiol 59: 1888-1905, 1988

58) McCollum G, et al: The form and exploration of mechanical stability limits in erect stance. J Mot Behav 21: 225-244, 1989

59) Barbara JH, et al: Musculoskeletal Interventions: Techniques for Therapeutic Exercise. p373, McGraw-Hill Education, 2014

60) Maki BE, et al: The role of limb movements in maintaining upright stance: The "change-in-support" strategy. Phys Ther 77: 488-507, 1997

61) Rogers MW, et al: Kinetic analysis of dynamic transitions in stance support accompanying voluntary leg flexion movements in hemiparetic adults. Arch Phys Med Rehabil 74: 19-25, 1993

62) Harris JE, et al: Relationship of balance and mobility to fall incidence in people with chronic stroke. Phys Ther 85: 150-158, 2005

63) Stevenson TJ, et al: Standing balance during internally produced perturbations in subjects with hemiplegia: Validity of the balance scale. Arch Phys Med Rehabil 77: 656-662, 1996

64) Garland SJ, et al: Postural responses to unilateral arm perturbation in young, elderly, and hemiplegic subjects. Arch Phys Med Rehabil 78: 1072-1077, 1997

65) Brown LA, et al: Attentional demands for static postural control after stroke. Arch Phys Med Rehabil 83: 1732-1735, 2002

66) Gustafson Y: Falls and injuries after stroke: time for action!. Stroke 34: 494-501, 2003

67) Karnath HO, et al: The neural representation of postural control in humans. Proc Natl Acad Sci U S A; 97: 13931-13936, 2000

68) Danells CJ, et al: Poststroke "pushing": Natural history and relationship to motor and functional recovery. Stroke 35: 2873-2878, 2004

69) Karnath HO, et al: Understanding and treating "pusher syndrome". Phys Ther 83: 1119-1125, 2003

70) Barra J, et al: Humans use internal models to construct and update a sense of verticality. Brain 133(Pt 12): 3552-3563. Epub 2010 Nov 19, 2010

71) Sousa AS, et al: Biomechanical and neurophysiological mechanisms related to postural control and efficiency of movement: a review. Somatosens Mot Res 29: 131-143, 2012

72) Santos M, et al: The role of anticipatory postural adjustments in compensatory control of posture: 2. Biomechanical analysis. J Electromyogr Kinesiol 20: 398-405, 2010

73) Rothwell J: Meet the brain: Neurophysiology. Int Rev Neurobiol 86: 51-65, 2009

74) Schepens B, et al: Neurons in the pontomedullary reticular formation signal posture and movement both as an integrated behavior and independently. J Neurophysiol 100: 2235-2253, 2008

75) Burdett RG, et al: Biomechanical comparison of rising from two types of chairs. Phys Ther 65: 1177-1183, 1985

76) Ludewig PM: Alterations in shoulder kinematics and associated muscle activity in people with symptoms of shoulder impingement. Phys Ther 80: 276-291, 2000

77) Kisner C: Therapeutic Exercise: Foundations and Techniques. pp423-424, F. A. Davis, 2012

78) Roy G, et al: Side difference in the hip and knee joint moments during sit-to-stand and stand-to-sit tasks in individuals with hemiparesis. Clin Biomech (Bristol, Avon) 22: 795-804, 2007

79) Polastri M: Subtalar Arthroereisis with endorthesis in adult-acquired flatfoot: classification of the postoperative rehabilitation phases. The Foot and Ankle Online Journal 5: 1, 2012

80) Porcacchia P, et al: Parieto-motor cortical dysfunction in primary cervical dystonia. Brain Stimul 7: 650-657, 2014

81) Avanzino L, et al: Sensory-motor integration in focal dystonia. Neuropsychologia 79(Pt B): 288-300, 2015

제 4 장

상지 뻗기

개요

뻗기란 무엇인가?

뻗기(reach)란 '원하는 장소에 수의적으로 손을 가까이할 수 있도록 위치를 잡아가는 행위이며, 환경과의 상호작용이다'라고 정의되어 있다[1]. 즉 단순히 손을 뻗는다는 '운동'이 아니라 '지각', '인지'의 측면이 있어 대상물의 형상이나 의미, 주변 환경이나 목적을 고려해둘 필요가 있다. 따라서 뻗기 동작의 이해에는 해부학적 또는 운동학적 시점뿐만 아니라 지각이나 인지적 측면도 고려한 분석이 중요하며, 대뇌피질을 중심으로 한 뇌신경과학을 깊이 이해할 필요가 있다. 상지 뻗기는 과제에 따라 다양성이 있기 때문에, 이 장에서는 치료에 자주 이용되는 '전방의 페트병에 손을 뻗는다'라는 과제에 초점을 맞추어 '해부학적·운동학적 측면'과 '신경학적 측면'으로 구별하여 설명한다.

뻗기는 크게 **이송기(transportation)**와 **조작기(manipulation)**의 2단계로 나뉘며, 이 2가지는 독립된 경로로 알려져 있다[2]. 조작기로 이행될수록 피드백의 요소가 강해진다(그림 4-1). 이 장에서는 동작분석을 더 명확하게 하기 위해 뻗기 동작을 제0~4단계로 분류하고 설명해 나간다.

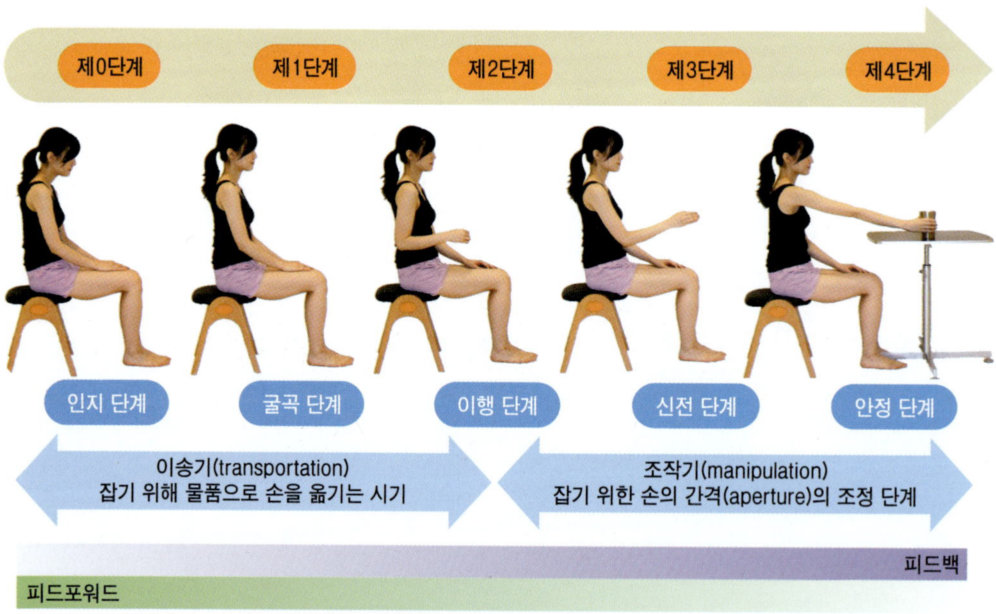

그림 4-1. 상지 뻗기의 단계 분류.

뻗기의 4단계와 근활동

Lemon 등[3]은 뻗기(reach) 시 근육의 시계열적 수축을 보고하였다. 그림 4-2에서는 그 정보들을 참고하여 제0~4단계의 주요 근육군 수축 타이밍을 게재하였다. 발 부분, 체간, 견갑대 주위 근육은 현재 페이지의 한정된 공간 사정상 생략하였으며, 상행성 자세사슬의 자세한 내용은 132쪽을 참고하기 바란다.

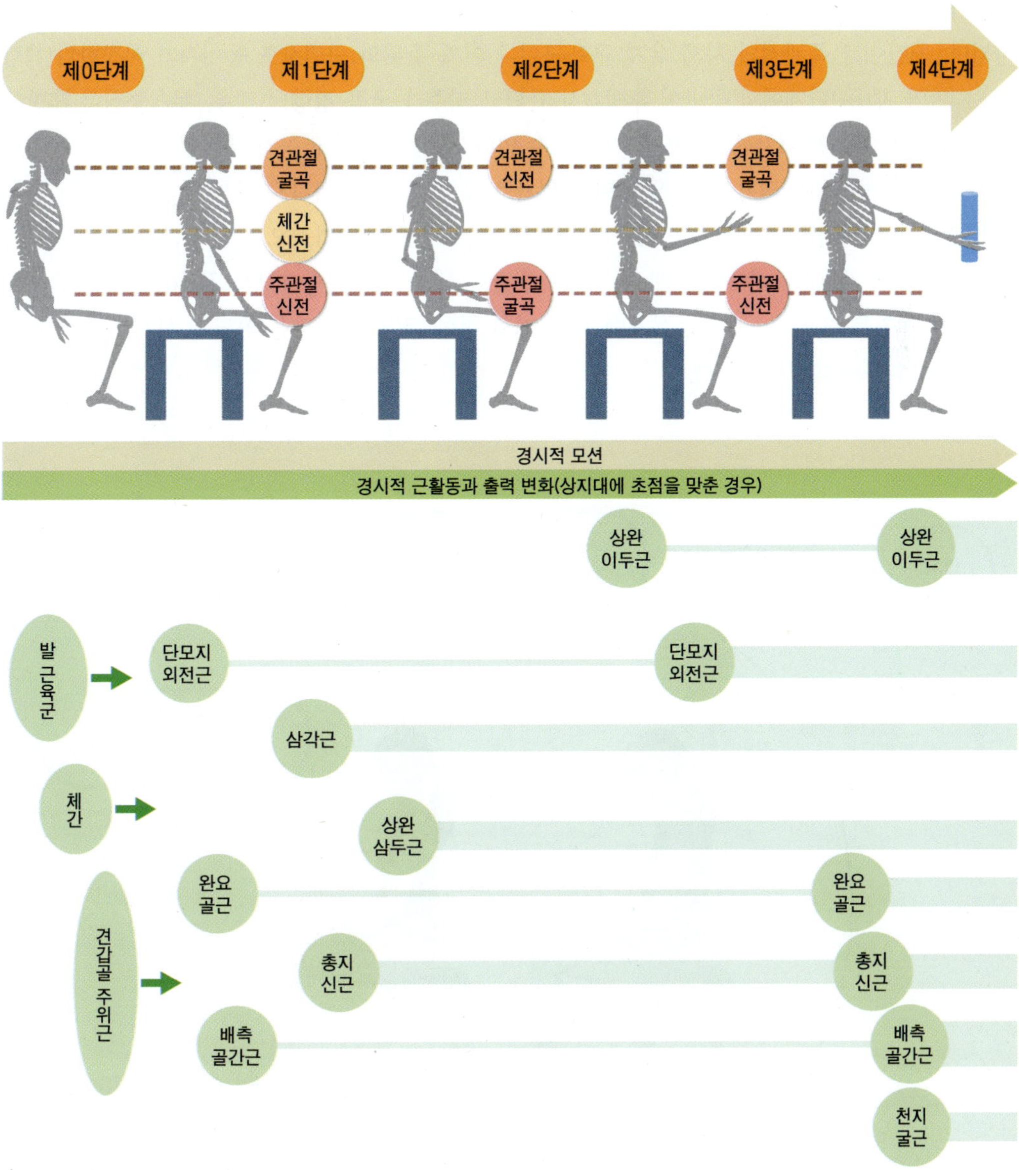

그림 4-2. 상지 뻗기의 근활동 타이밍.

4단계의 역할

지금까지의 일어나기나 일어서기와 마찬가지로 상지 뻗기도 4단계로 분류하여 설명한다. 상지에서는 물체에 대한 인지에 따른 항중력 활동을 설명하기 위해 '제0단계'를 포함하였지만, 다른 기본 동작에서도 '제0단계'는 중요한 단계이다.

제0단계(인지 단계)의 역할

제0단계는 물품을 인지하고, 행동계획(planning)이 형성되는 단계이며, 뻗기를 하기 위한 준비단계이다. 신체상에서 생기는 현상은 머리나 체간은 수직 방향으로 신전되고, 골반은 약간 전방경사되며, 체간이나 족관절의 자세 유지 근육군이나 어깨 주위의 근긴장도 높아지기 시작한다(그림 4-3). 만약 제0~1단계에서 골반이 후방경사가 되고 척주가 굴곡 경향인 경우, 무게중심이 후방에 남아 있기 때문에 먼 위치까지 상지를 가져갈 수 없다. 또한 체간이 굴곡 자세라면 구조적으로 견갑골은 거상·전방경사가 되고, 상완은 내회전 위치로 끌어당겨지기 쉬워져 뻗기 동작에 적합한 견갑흉곽관절, 견갑상완관절의 정렬을 항중력으로 유지할 수 없다. 결과적으로 굴곡근군을 우위로 사용하기 때문에 제3단계 시에 견관절 외전이나 주관절 굴곡 등의 운동 패턴으로 되기 쉽다. 즉 제0단계에서 동기부여(motivation), 목표에 대한 계획 형성, 전방으로 팔을 뻗도록 시키기 위한 자세 상태를 평가하는 것은 중요하다.

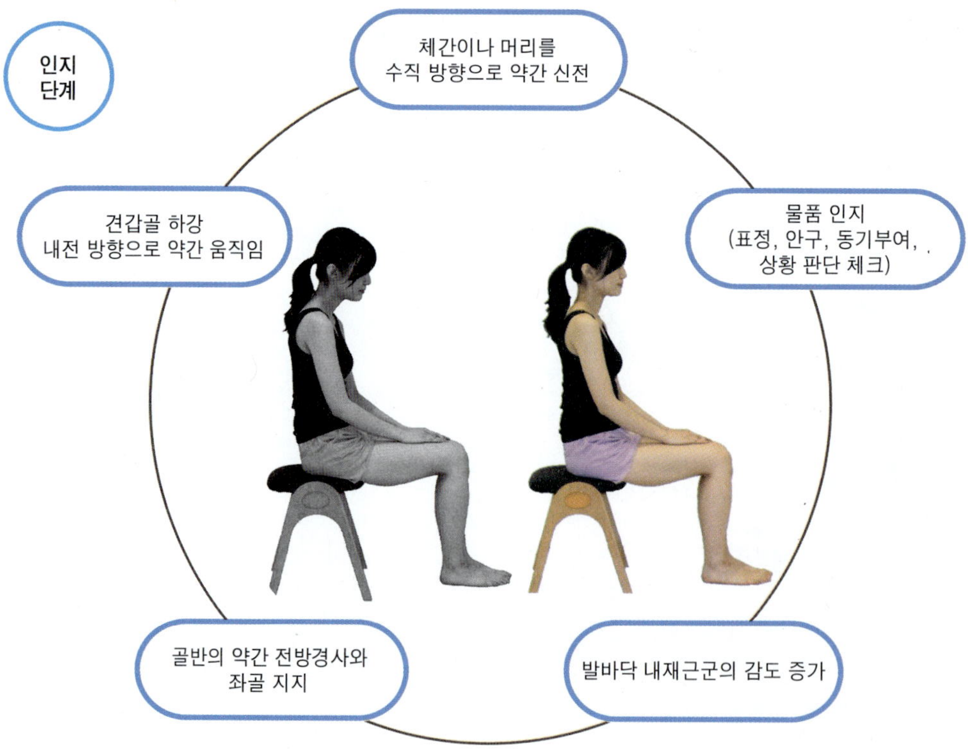

그림 4-3. 제0단계의 중요 관찰 포인트.

제1단계(굴곡 단계)의 역할

제1단계는 주관절이 굴곡 방향으로 움직이기 시작하는 단계이다(그림 4-4). 개인차는 있지만, 주관절의 굴곡과 협조하여 견갑상완관절에서 상완골두에 신전 모멘트가 더해져 보다 견갑골 내측연의 활동(능형근이나 전거근, 승모근 중부섬유 등)이 생긴다. 이를 통해 견갑골의 안정성을 얻을 수 있고, 대흉근이나 상완이두근 등 전면 근육군이 효과적으로 신장되어 견관절 굴곡 방향으로의 추진력 생성에 기여한다. 또한 견갑상완관절의 외회전을 수반함으로써 견갑상완관절을 안정시키는 회전근개가 활동하여 상지 들어올리기 시 **충돌증후군(impingement syndrome)**을 예방할 수 있다.

이 단계는 테이블의 거리에 영향을 받기 쉽고, 테이블이 너무 가까우면 견갑상완관절의 신전이 더 요구된다. 어깨 주위의 저긴장이 심한 뇌졸중 환자의 경우에는 견갑골 거상·전방경사, 견관절 외전 패턴으로 보상하기 쉽다. 뇌졸중 환자의 식사 시에는 무릎 위보다 테이블 위에 마비측 상지를 놓아두는 편이 보상이 적고, 뻗거나 보조하는 손으로의 활용이 쉽기 때문에 포지셔닝을 고려할 필요가 있다.

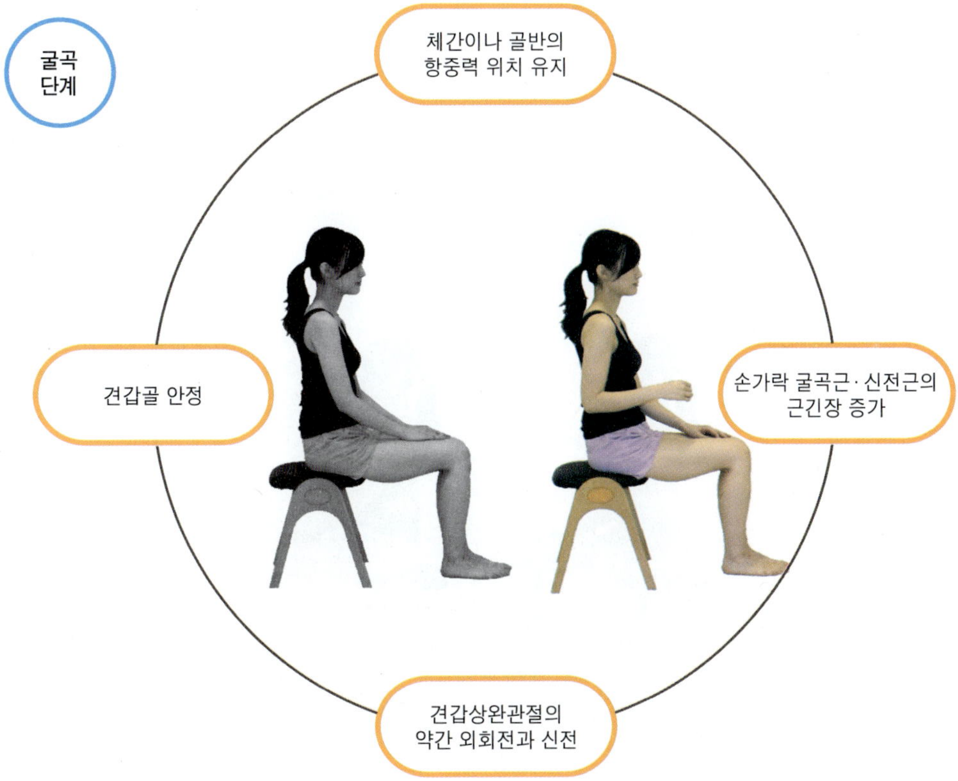

그림 4-4. 제1단계의 중요 관찰 포인트.

제2단계(이행 단계)의 역할

제2단계에서는 견갑상완관절의 약간 신전에서 굴곡으로 이행하고, 주관절도 굴곡 → 신전의 이행 단계가 된다(그림 4-5). 개인차나 과제에 따라 다르지만, 견관절 굴곡 45° 정도부터 주관절은 신전 방향으로 전환되어 손목관절의 약간 배측굴곡이나 손가락 신전, **예측적인 형상화(pre-shaping)** 가 생긴다. 이후에 설명하겠지만, 제2단계의 상완이두근과 상완삼두근에는 구획화(compartmentalization)라고 불리는 특수한 수축 형태가 확인된다. 이 단계는 보다 공간상의 제어가 필요하기 때문에 편마비 환자의 경우에는 팔꿈치나 손가락의 굴곡이 강해지기 쉽고, 운동 실조증 환자의 경우에는 기도진전(intention tremor)이 생기기 쉽다. 공간상에서 피드백을 정확하게 정리시키기 위해서는 보조자의 유도, 시각 정보 정리, 과제 난이도 설정이 중요하다. 또한 이행 단계에서 주관절의 굴곡 → 신전으로 이행할 수 없는 경우, 체간의 전방경사 자세나 고관절 굴곡 전략을 강화하는 보상이 수반되기 쉽다. 이 때문에 발바닥이나 좌골에서도 충분히 대상물의 방향으로 무게중심 이행을 할 수 없는 경우가 많다. 즉 이행 단계에서는 상지뿐만 아니라 전신을 확인하고, 비마비측의 체간 측방굴곡이나 회전, 하지 밀기(pushing) 등도 평가 요소가 된다. 뇌졸중 환자의 주요 장애는 일반적으로 굴곡⇔신전의 스위치 전환이 어려워지기 쉽다. 즉 뇌가 신체의 신호를 '선택'할 수 없다는 것을 의미한다.

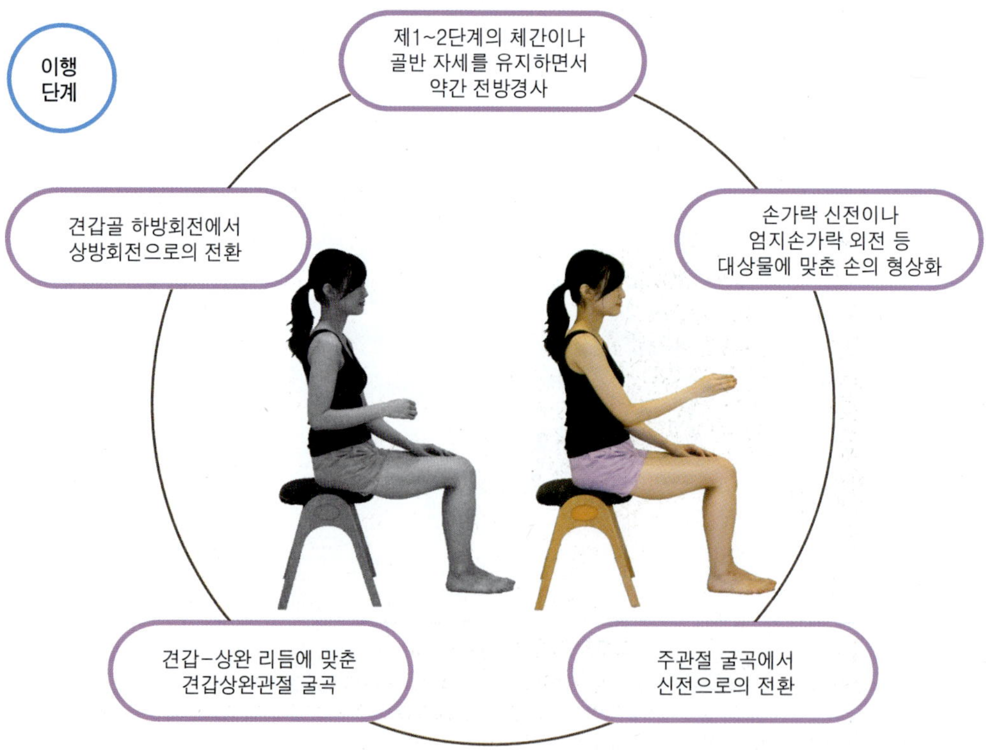

그림 4-5. 제2단계의 중요 관찰 포인트.

제3단계(신전 단계)의 역할

제3단계는 견갑골의 외전·상방회전, 견갑상완관절의 외회전, 전완의 중간 위치에서의 유지에 더해 주관절 신전이 최대가 된다. 여기에서 상완삼두근의 활동은 프리쉐이핑 시 손의 간격(aperture, 벌림)에 크게 관련된다(그림 4-6). 전완 근육군의 적당한 중간 위치로 유지하기 위해 전완의 완요골근이나 회내·회외근, 신전근군의 활동이 필요하다. 또한 다섯 손가락이 동시에 일어나는(synchronize) 협조적인 분리를 위해서는 손목관절의 안정과 손내재근의 활동이 필수적이다.

이 단계에서는 전방으로의 질량중심(CoM)의 이동이 생겨 발바닥에 하중이 가해지기 때문에 **일어서기 시 제2단계(➡ 73쪽)와 유사하다.** 상지의 신전 단계에 문제를 안고 있는 경우, 일어서기의 이행 단계나 신전 단계에도 문제가 생기는 경우가 있어 상지뿐만 아니라 하지의 분석도 중요하다. 뇌졸중 환자의 경우, 물품을 잡을 때에 견관절 주위가 저긴장이면 손가락 분리에 문제가 없더라도 손가락이 과도하게 굴곡하기 쉽다. 또한 비마비측 견갑대 거상, 체간의 보상적인 측방굴곡·회전, 마비측 고관절이나 족관절의 불량한 위치와 같은 부정렬(malalignment)도 확인되기 쉽다.

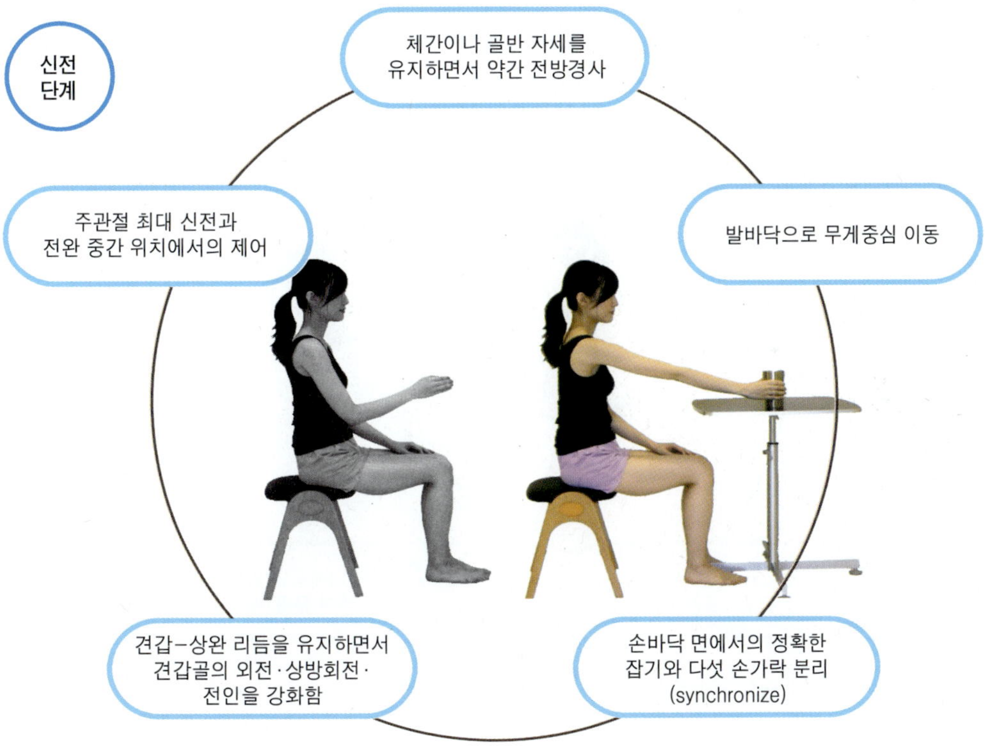

그림 4-6. 제3단계의 중요 관찰 포인트.

제4단계(안정 단계)의 역할

제4단계는 입체인지감각과 자세 제어가 필요한 단계이다(그림 4-7A). 물품 크기에 따라 다르지만 BoS가 발바닥, 둔부, 손의 3영역이 되고, 앞으로 기울어진 자세가 되기 때문에 신체 간 미세한 분절성이 요구된다. 보통은 이 안정 단계를 통해 다음 과제로 이행한다. 예를 들어, 컵을 입으로 가져오기, 공이라면 투구 모션으로의 이행, 노트라면 양손 동작으로의 이행(잡기 → 조작) 등이다. 따라서 여기에서 입체인지가 잘 처리되지 않으면 동작이 정지되거나 서툴러지는 등 모션에 악영향을 미친다. 식사를 한다면, 밥그릇 내의 무게나 소재를 인지하지 못하면 공간상에서 상지 제어가 서툴게 되는 경향이 있다. 따라서 제4단계에서는 손의 아치 형성이나 자세 제어 등 신체적 측면 평가 외에도 감각적·지각적 측면을 평가해 두는 것이 중요하다. 게다가 상지 뻗기와 일어서기는 공통적인 구성요소가 많으며, 상지 뻗기 실패는 일어서기 실패와 관련되는 것이 많다(CoM 이동, 견갑골 전인, 발바닥 접지 등)(그림 4-7B).

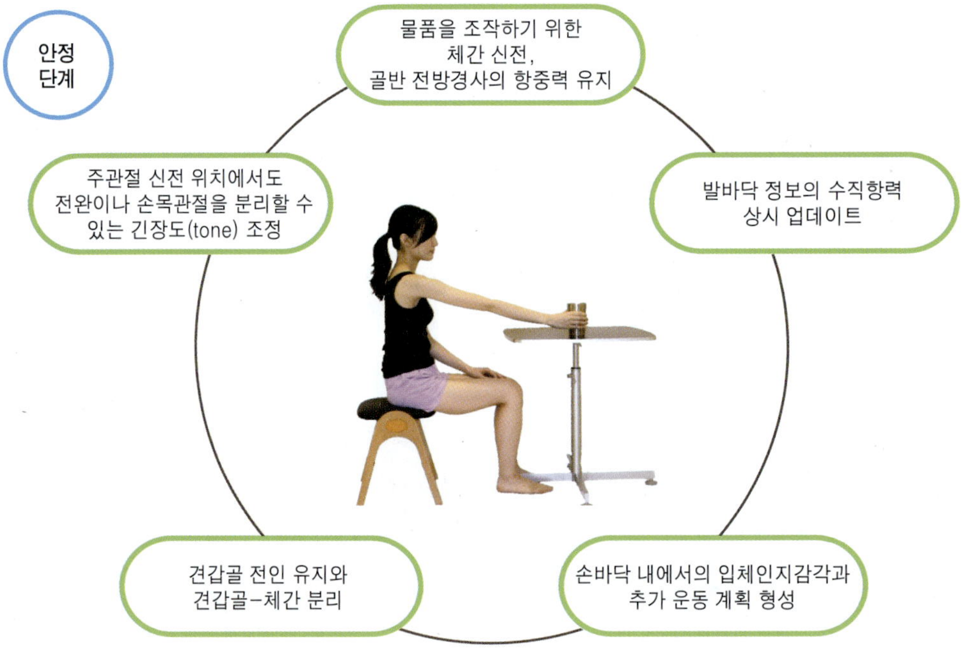
안정
단계
물품을 조작하기 위한
체간 신전,
골반 전방경사의 항중력 유지
주관절 신전 위치에서도
전완이나 손목관절을 분리할 수
있는 긴장도(tone) 조정
발바닥 정보의 수직항력
상시 업데이트
견갑골 전인 유지와
견갑골-체간 분리
손바닥 내에서의 입체인지감각과
추가 운동 계획 형성

그림 4-7A. 제4단계의 중요 관찰 포인트.

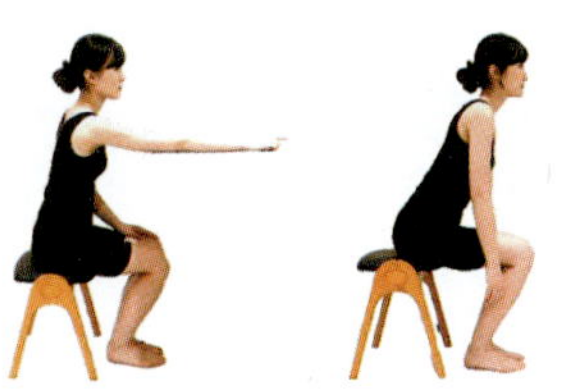

그림 4-7B. 일어서기와 뻗기의 공통 구성요소.
CoM의 전방 추진이나 발 부분, 견갑골의 움직임 등 유사한 구성요소가 많다. 일어서기⇔상지 뻗기 상황의 공통된 문제를 임상추론해 나가는 것이 중요하다.

뇌졸중 환자의 뻗기 동작 시 빠지기 쉬운 관찰 포인트

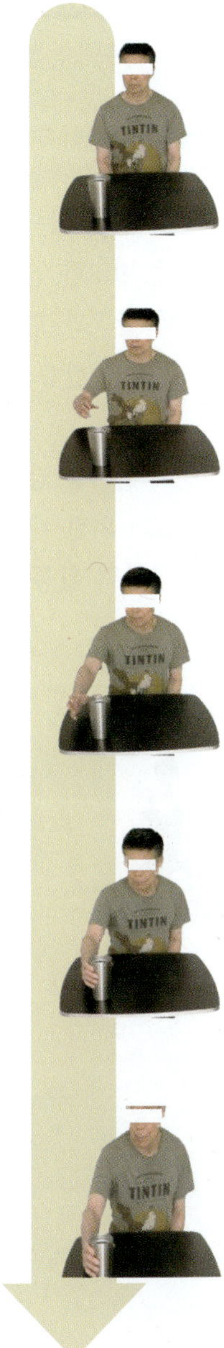

제0단계

- 체간이나 골반의 항중력 방향으로의 신전이 부족하다.
- 고관절 굴곡근군이나 내전근군 등으로 골반을 고정한다.
- 발바닥(특히 발뒤꿈치)이 접지되어 있지 않다.
- 허리와 등 부분 근육이나 승모근에서의 과도한 자세 고정
- 마비측 상지의 연합반응이 출현하기 시작한다.
- 대상물을 인식할 수 없다(시공간의 문제 등).

제1단계

- 제0단계에서 체간의 항중력 방향으로 신전을 유지할 수 없거나 체간이 굴곡 위치 상태
- 견갑골 하강이나 내전 등의 세트가 보이지 않는다.
- 견갑상완관절 외회전이 보이지 않는다.
- 견갑골 거상이나 비마비측 체간 측방굴곡에 의한 상지 들어올리기
- 팔꿈치나 손가락의 굴곡이 비정상적으로 강해진다.

제2단계

- 제1단계에서 체간의 항중력 방향으로 신전 활동을 유지할 수 없다.
- 견갑-상완 리듬 누락
- 견갑골 거상이나 체간 굴곡을 이용한 상지 들어올리기, 체간이나 고관절의 굴곡으로 상지를 전방으로 가져간다.
- 주관절 신전 타이밍이 늦다, 출현하지 않는다.
- 비마비측 체간 측방굴곡이나 회전을 더 강하게 한다.
- 프리쉐이핑의 부적응

제3단계

- 체간의 추가 굴곡과 전방경사
- 견갑-상완 리듬 누락
- 견갑골 거상이나 체간 굴곡을 이용한 상지 들어올리기, 체간이나 고관절의 과도한 굴곡, 골반 전방경사로 상지를 전방으로 가져간다.
- 주관절 굴곡 위치에서 잡기
- 비마비측 체간 측방굴곡이나 비마비측 상지 푸싱을 더 강하게 한다.
- 마비측 고관절이 외전 또는 내전되어 발바닥으로 무게중심을 이행하지 못한다.

제4단계

- 잡을 때에 물품 측으로 기댄다.
- 물품의 형태, 무게, 소재 등의 입체인지감각 결여
- 전체(total) 잡기로 인해 손내재근이 불활성되고, 손가락 분리가 적다.
- 식사 등 입가로 가져가는 동작 시에 운동이 혼란스럽거나 느려진다.
- 물품에 맞춘 손의 아치 형성이 어렵다.
- 손 안의 감각보다 시각 정보에 대한 의식이 과도하게 된다.
- 물을 흘리지 않도록 과도하게 의식하는 등 운동 과정보다 결과에 의식이 너무 향한다.

그림 4-8. 뇌졸중 환자의 뻗기 시 관찰 포인트.

해부학적·운동학적 측면

체간과 상지 기능의 관계성

체간에 대한 자세한 내용은 돌아눕기·일어나기의 장을 참고하기 바란다(➡ 11쪽). 그림 4-9는 뇌졸중군과 정상군의 상지 들어올리기 시 체간과 견갑골의 3차원 분석과 근동원 패턴을 비교한 연구[4]를 바탕으로 작성하였다. 뇌졸중 환자는 정상인에 비해 상지 들어올리기 시 체간의 굴곡과 회전을 강하게 하는 경향이 있다. 특히 상지를 들어 올린 후 내려가는 '내리기' 시에 그 경향은 한층 더 강해지는 것으로 보고되었다.

또한 그것과 관계하여 적절한 견갑골의 움직임에 요구되는 내전과 외회전, 후방경사의 운동 방향에 대한 요소가 부족하며, 체간과 마찬가지로 상지를 내리는 '하강'을 할 때에 견갑골의 외전·내회전·전방경사를 강하게 하는 경향을 나타내었다. 이 연구에서 뇌졸중 환자에게는 '항중력 활동'과 '종중력 활동'의 양자 문제가 잠재하고 있음을 알 수 있다.

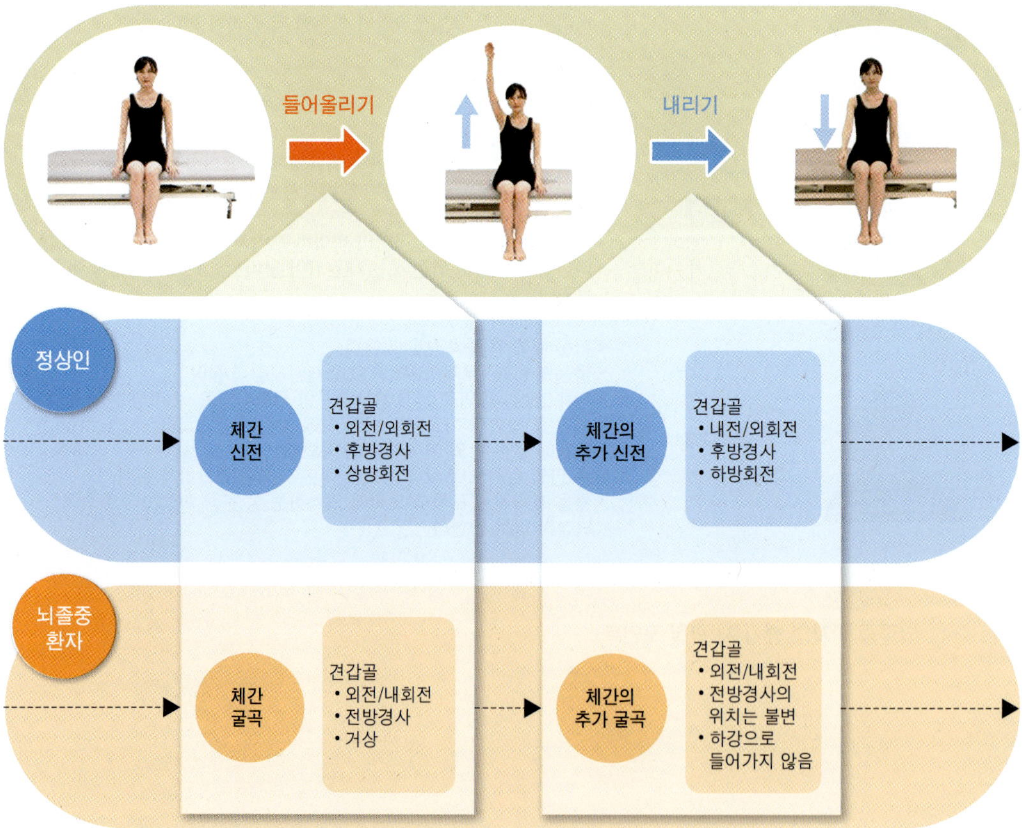

그림 4-9. 뇌졸중 환자와 정상인을 비교한 상지 들어올리기와 내리기 시 정렬의 특징.
(De Baets L, et al. Three-dimensional kinematics of the scapula and trunk, and associated scapular muscle timing in individuals with stroke. Hum Mov Sci. 2016; 48: 82-90.을 바탕으로 작성)

근동원 패턴에서는 3차원 분석에 기반한 체간·견갑골 정렬의 영향을 받는 것처럼 뇌졸중 환자는 승모근 상부섬유, 삼각근 등의 표면 근육(global muscle)을 선행적으로 동시수축 패턴으로 활동시키고, 이는 체간의 근활동을 선행하여 활동시키는 정상인의 패턴과는 다른 경향을 나타낸다. 또한 상지 내리기를 할 때에도 뇌졸중 환자의 체간의 근활동은 조기 단계에서 저하되어 표면 근육으로 상지를 내리기 방향으로 제어해 나가는 보고가 있다[4]. 그림 4-10에서 제시하는 좌측 편마비 증례는 들어올리기 시에 좌측 어깨통증이 발생하였다. 따라서 양측 상지를 들어 올리도록 시켜 양측 체간 신전근군의 긴장을 높이고, 좌측 내리기를 시킨 후 우측 내리기를 시키는 보상전략을 사용하여 통증을 유발하지 않도록 하였다. 이러한 지견은 견갑골·체간의 정렬과 근동원 패턴과는 관계성이 있음을 시사하고 있어 양자의 기능적인 관계를 평가하면서 치료해 나가는 것의 중요성을 엿보게 한다.

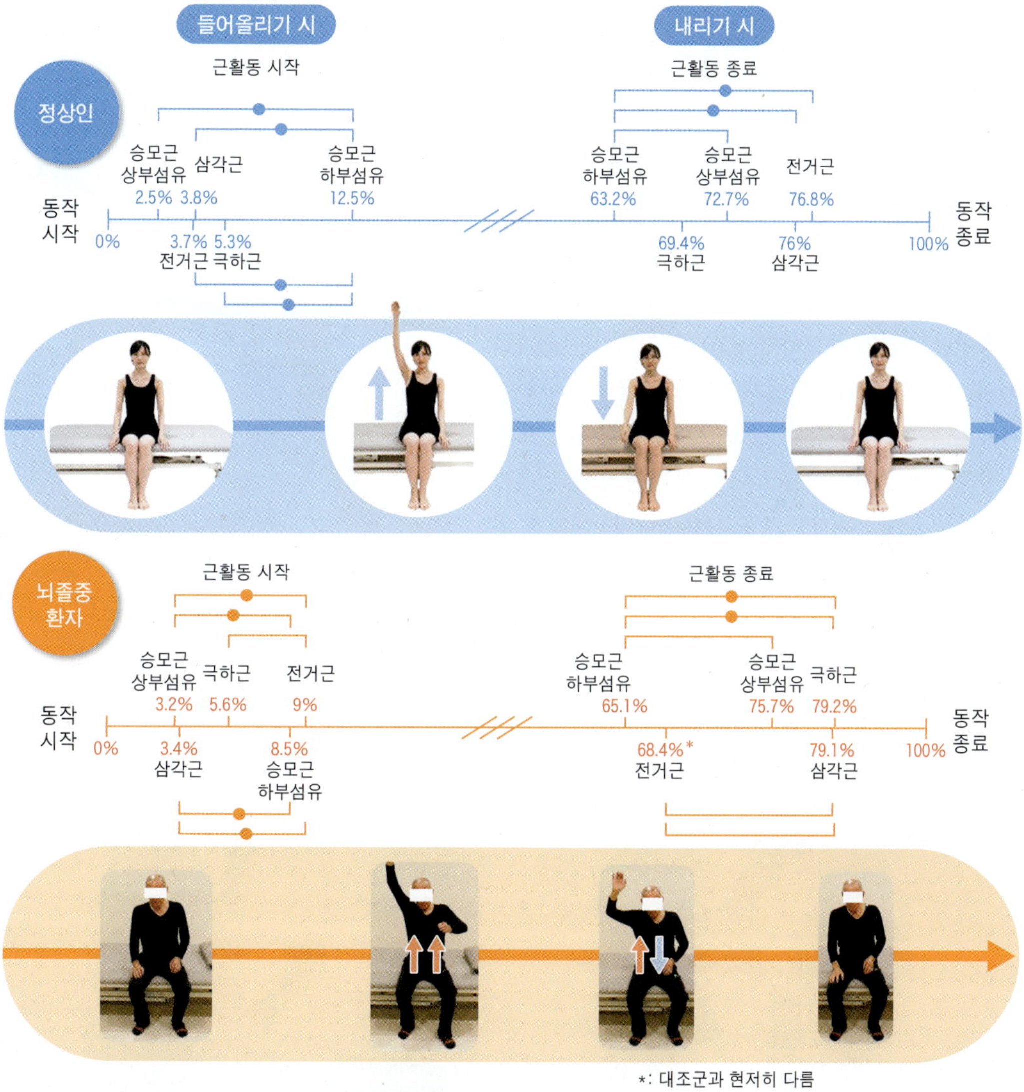
들어올리기 시
내리기 시
정상인
근활동 시작
근활동 종료
승모근 상부섬유 2.5%
삼각근 3.8%
승모근 하부섬유 12.5%
승모근 하부섬유 63.2%
승모근 상부섬유 72.7%
전거근 76.8%
동작 시작
0%
3.7% 전거근
5.3% 극하근
69.4% 극하근
76% 삼각근
100%
동작 종료
뇌졸중 환자
승모근 상부섬유 3.2%
극하근 5.6%
전거근 9%
승모근 하부섬유 65.1%
승모근 상부섬유 75.7%
극하근 79.2%
3.4% 삼각근
8.5% 승모근 하부섬유
68.4%* 전거근
79.1% 삼각근
*: 대조군과 현저히 다름

그림 4-10. 좌측 편마비 환자와 정상인의 상지 들어올리기 시 동원 패턴.
(De Baets L, et al. Three-dimensional kinematics of the scapula and trunk, and associated scapular muscle timing in individuals with stroke. Hum Mov Sci. 2016; 48: 82-90.을 바탕으로 작성)

견갑골과 상지 기능의 관계성

견갑골은 늑골 주위를 미끄러지는 매우 가동성 있는 구조로 견갑골의 정상적인 기능은 상지의 최적 기능에 필수적이다. 기본적인 역할은 상지 운동의 기반이 되는 안정성을 담당하고, 특히 견갑상완관절의 동적 안정성을 높여 근육의 최적 동원 패턴(recruitment pattern)을 이끄는 역할을 담당한다[5]. 항상 상지나 전신 자세의 움직임에 대해 포지션을 변경해야 하고, **짝힘(force couple)**을 유지하면서 균형 잡힌 기능을 한다(그림 4-11)[6]. 뇌졸중 환자의 경우에는 경직이나 마비의 영향으로 짝힘 기능이 저하되기 쉽고, 승모근 상부나 소흉근은 과도한 수축으로 견갑골을 고정하며, 승모근 하부나 전거근은 약화되기 쉬운 경향이 있다. Hou 등[7]은 이것들을 총칭하여 '견갑골 운동이상증(scapula dyskinesia)'이라고 표현하며, 뇌졸중 후 견갑골 정렬부전의 다양성을 엿볼 수 있다. 견갑골을 제어하는 주요 근육군은 승모근의 모든 섬유, 전거근, 능형근군, 견갑거근, 소흉근이다. 그 밖에도 대흉근, 광배근, 삼각근, 회전근개, 오훼완근, 상완삼두근의 장두, 상완이두근의 장두·단두도 견갑골에 일부 영향을 미친다(그림 4-12).

견갑흉곽관절의 중요성

제1단계 자세의 방향 설정 단계에서 견갑골은 '하강·내전' 방향으로 흉곽 위를 미끄러지면서 안정되어 있다. 이때 견갑흉곽관절 위에서의 자유로운 가동성이나 경사가 중요하다. 그러기 위해서는 전거근의 작용에 의해 견갑골을 흉곽 위로 끌어당겨 안정시키는 **후방경사(posterior tilt)**가 필수적이다. 또한 견갑골은 scapular plane이라 불리는 면에 위치하며, 안정 시에 30~45° 정도 내회전한다. 내회전 위치의 상태에서 상지 굴곡 90° 부근을 넘어가면 외회전이 시작된다.

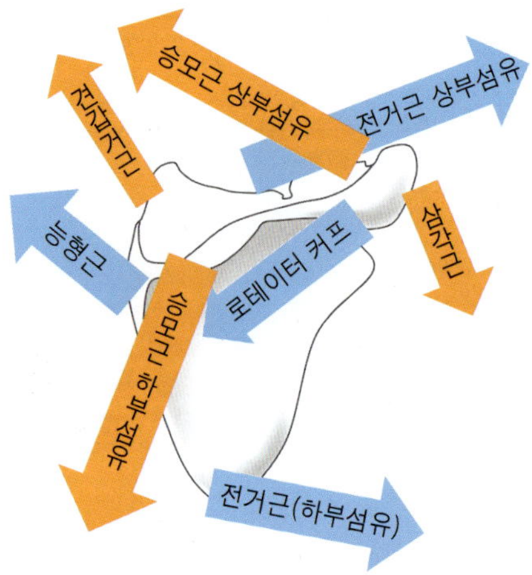

그림 4-12. 견갑골에 부착되는 근육군.

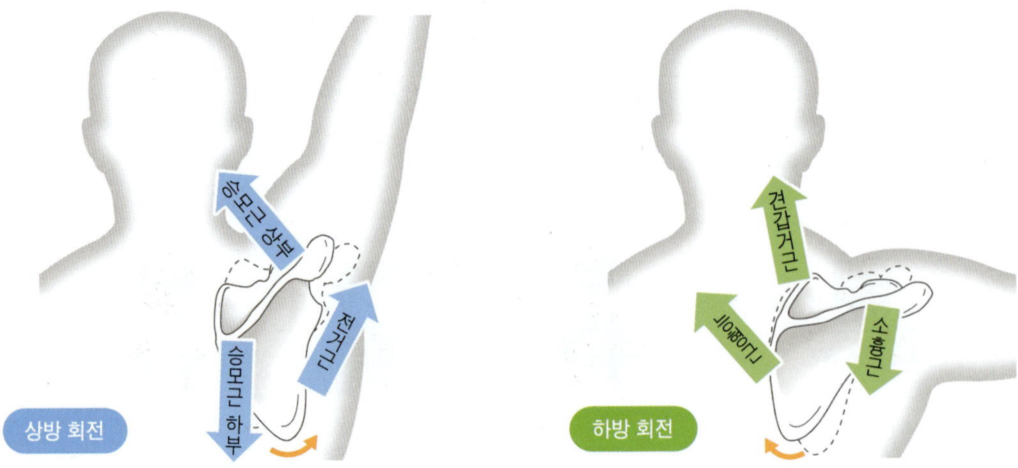

그림 4-11. 견갑골의 운동 방향과 이에 관여하는 근육·짝힘 작용.

(Kibler WB. The role of the scapula in athletic shoulder function. Am J Sports Med. 1998; 26: 325-337.에서 수정)

견갑상완관절의 중요성

견갑상완관절이란, 신체 관절에서 가장 큰 자유도를 가진 관절이다. 반면 매우 불안정한 구조이기 때문에 그 안정성을 유지하기 위해 많은 근육과 인대가 지지한다. 그중에서도 회전근개(극상근, 극하근, 소원근, 견갑하근)는 안정성을 만들어 내는 주요 근육군이며, **동적 안정성(dynamic stability)**을 담당한다[8]. 회전근개는 견갑상완인대 등의 지지를 받아 상완골두를 관절와로 제어한다(그림 4-13)[9,10].

정상적인 견갑상완관절의 운동범위는 120°이다. 180°까지 상지를 들어올리기 위해서는 견갑골의 운동과 척주의 신전이 중요하며, 상지와 체간 기능은 떼어 놓을 수 없는 관계이다. 견갑-상완 리듬은 1944년에 Inman 등[11]이 제창한 상완골과 견갑골의 각도비로 알려져 있으며, 0~30°에서는 견갑골은 움직이지 않고, 외전 60° 이상에서 2:1의 관계가 되며, 90° 이상이면 1:1의 관계가 된다.

게다가 최근에는 기기의 발전에 의해 3차원 분석이 가능해졌으며, Braman 등은 상완골과 견갑골의 각도비를 30° 이후의 들어올리기 시에는 2.3:1, 내리기 시에는 2.7:1로 하고, 상지 들어올리기 시와 내리기 시 패턴의 차이를 강조하였다[12].

그림 4-14에 나타낸 바와 같이 3차원 움직임을 이해해 두면 분석과 치료 응용에 도움이 된다. 편마비 환자의 마비측 견갑골에 대하여 외회전, 상방회전, 후방경사와 같은 3차원 요소를 핸들링으로 조합해 나가려면 숙련된 기술이 필요하다. 초보자는 1차원 운동에서 연습해 2차원 → 3차원으로 이행할 수 있으면 치료 효과를 비약적으로 높일 수 있다.

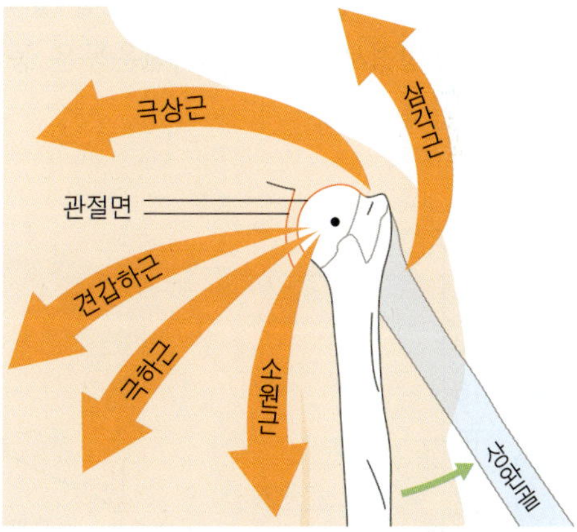

그림 4-13. 회전근개(rotator cuff)의 역할.
(Lynn S. Clinical Kinesiology and Anatomy. 4th ed. F.A. Davis. 2006, pp. 103-107.에서 일부 수정)

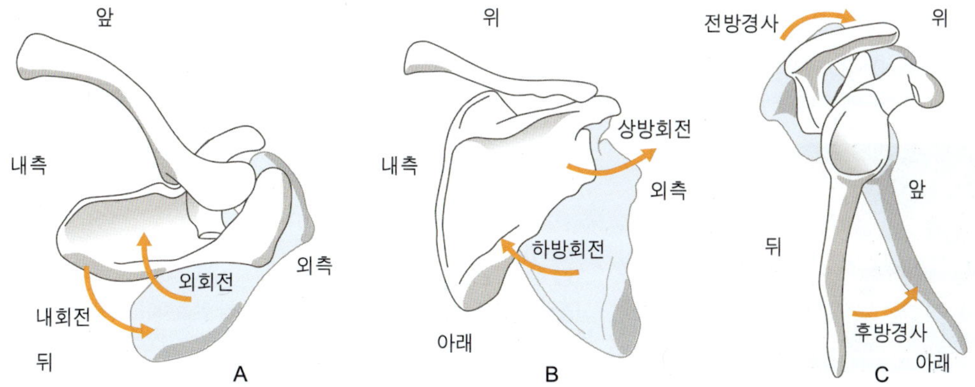

그림 4-14. 견갑골의 3차원 움직임.
(Braman JP, et al. In vivo assessment of scapulohumeral rhythm during unconstrained overhead reaching in asymptomatic subjects. J Shoulder Elbow Surg. 2009; 18: 960-967.에서 수정)

견갑상완관절의 0~30° 들어올리기 시 중요성

기존 연구에서는 견갑상완관절 굴곡의 0~30°에서 견갑골의 움직임은 없다고 알려져 있었지만, 최근 연구에서는 견갑골이 5° 하방회전 하는 것으로 알려진다(그림 4-15A)[13]. 따라서 상지를 들어올리기 전에 견갑골 하강·내전의 세팅에 더하여 들어올리기 시작 시 하방회전 움직임도 의식해 둘 필요가 있다.

그림 4-15A에서는 상완골 30° 지점에서 견갑골의 위치가 5° 하방회전 하고 있음을 알 수 있다. 뇌졸중 환자의 경우에 대원근이나 소원근, 상완삼두근 등의 단축이 있으면, 상지 들어올리기 시에 바로 견갑골이 외전으로 끌어당겨지기 쉽다. 5° 하방회전은 견갑골을 안정시키고, 신체도식으로서 뇌가 견갑골을 인식하는 데 중요한 움직임이면서 그 후 상지의 다이내믹한 운동의 준비 상태(setting phase)를 만들 수 있다.

견갑골의 확실한 하방회전은 골반이나 체간근과의 자세사슬이 뛰어난 환자일수록 출현하는 경향이 있어 다열근군 등의 활동이 중요하다. 이 준비 상태는 **선행 수반성 자세조절(anticipatory postural adjustments; APAs)**(➡ 38쪽)과의 관계성이 깊고, 앉은자세라면 골반이나 발 부분의 상태 등 자세와의 관련성을 포함하여 평가할 필요가 있다.

견갑골 후방경사 세팅이나 회전운동은 동영상이 이해하기 쉽기 때문에 동영상 링크를 참고하기 바란다(그림 4-15B).

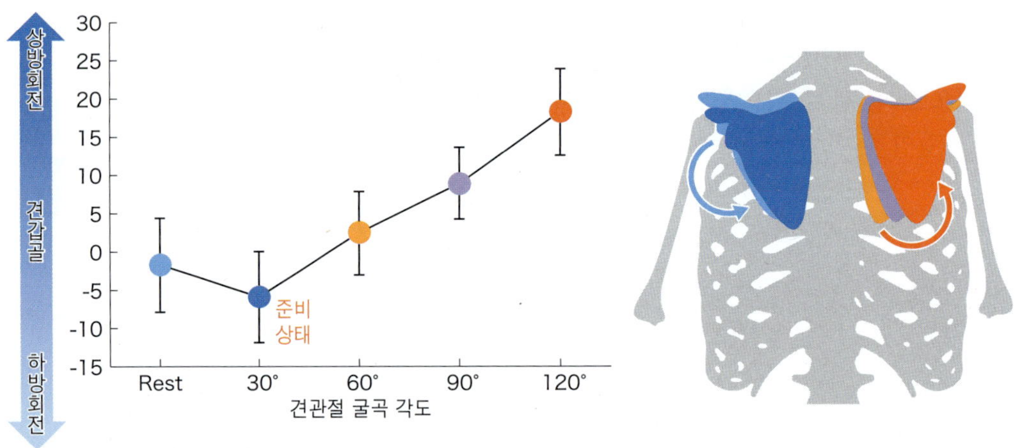

그림 4-15A. 0~30°에서의 견갑골 운동(setting phase).
(Borsa PA, et al. Scapular-positioning patterns during humeral elevation in unimpaired shoulders. J Athl Train. 2003; 38: 12-17.에서 수정)

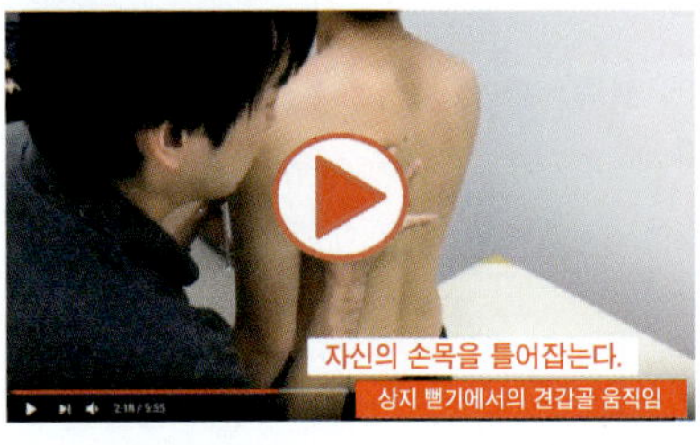

그림 4-15B. 견갑골의 3차원 핸들링.
뇌졸중 환자의 견갑골 치료는 3차원을 의식한 핸들링이 중요하다. 특히 후방경사×외회전×상방회전의 조합은 치료사 손의 가동성이나 감각이 많이 필요하다.

상지 뻗기 핸들링 동영상 검색
https://youtu.be/a9aBXmp-rRE

주관절과 상지 기능의 관계성

주관절은 손과 어깨의 기능적인 운동사슬을 연결하는 중간 관절의 역할을 담당한다. 팔꿈치의 굴곡과 신전에는 척골의 회전이 중요하다[14]. 이 회전은 회내와 회외의 요골-척골 간 움직임에 의해 생기는 것으로, 최적의 손의 방향 설정을 가능하게 하여 뻗기에서는 전완을 안정시킨다. 주관절 굴곡 위치와 신전 위치 중에서는 신전 위치 쪽이 회내외의 움직임에 대해 견갑골이나 상완골의 회전을 더할 수 있다(그림 4-16).

즉 뇌졸중 환자에게서는 주관절을 확실하게 신전시킬 수 있는 것, 상완골 회전을 만들어낼 수 있는 유연성이 있다는 것이 손 기능을 최대한 발휘할 수 있는 조건이 된다. Michaelsen 등은 뇌졸중 환자의 상지 뻗기에서 주관절 신전을 체간의 전방경사로 보상하는 문제점을 설명하였다[15](그림 4-17). 이 보상 패턴에 의해 주관절 신전은 비사용 상태가 되어 상지 기능 회복에 악영향을 미친다고 보고하였다. 실험에서는 체간의 전방경사를 제한시키는 기기를 사용한 것으로 상지 기능이 개선된 예를 보고하였다(그림 4-18).

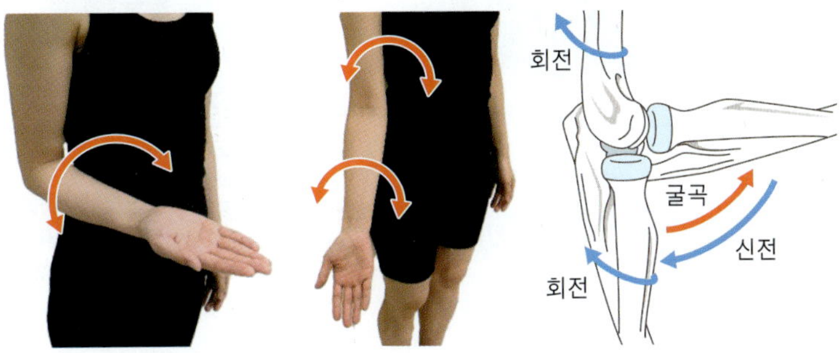

그림 4-16. 주관절의 잠김과 견관절에 대한 영향.

팔꿈치의 완전 신전을 잘 만들 수 있다면, 인대와 뼈의 지지에 의해 견갑상완관절의 내·외회전을 촉진하기 쉽다. 신전 위치라면 주두와로 주두가 꼭 끼워져 측방 안정성이 높아진다. 어깨 치료를 하는 경우, 이 관절근은 주관절 주위에 부착되기 때문에 주관절의 정렬은 항상 확인해둘 필요가 있다. 뇌졸중 환자의 경우에는 구름이나 미끄러짐 운동이 연부조직 경화나 근단축의 영향으로 저해되기 쉽다.

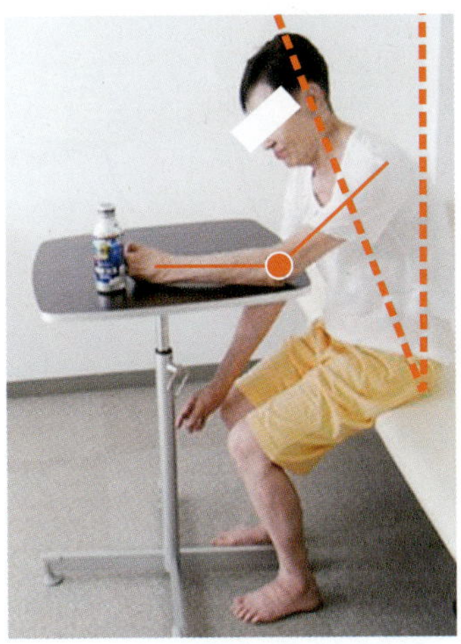

그림 4-17. 뇌졸중 환자의 체간 전방경사 보상.

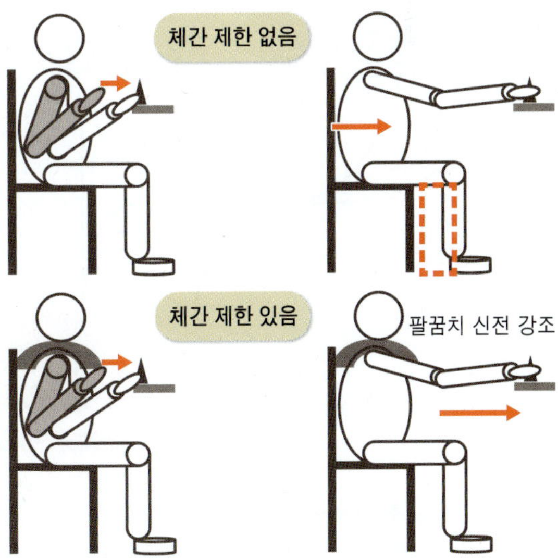

그림 4-18. 체간 제한 유무에 따른 상지 기능 개선.

체간 제한으로 뻗기 범위를 보상할 수 없기 때문에 팔꿈치를 뻗어야 할 필연성이 생긴다.

뻗기에서의 견관절과 주관절의 구획화

그림 4-19에 나타낸 작용은 이관절근에서 볼 수 있는 고유한 특징이다[16]. 이 현상은 **'구획화(compartmentalization)'**라고도 불리며, 근육의 구획·구분을 조정하는 운동신경의 메커니즘이다(그림 4-20)[17].

뇌졸중 환자는 이러한 신경적 근활동의 전환 시에 장애를 받기 쉽고, 기시부와 정지부 모두 구심성 활동이 되는 등 **비정상적인 공동 운동 패턴(mass pattern)**에 빠지기 쉽다.

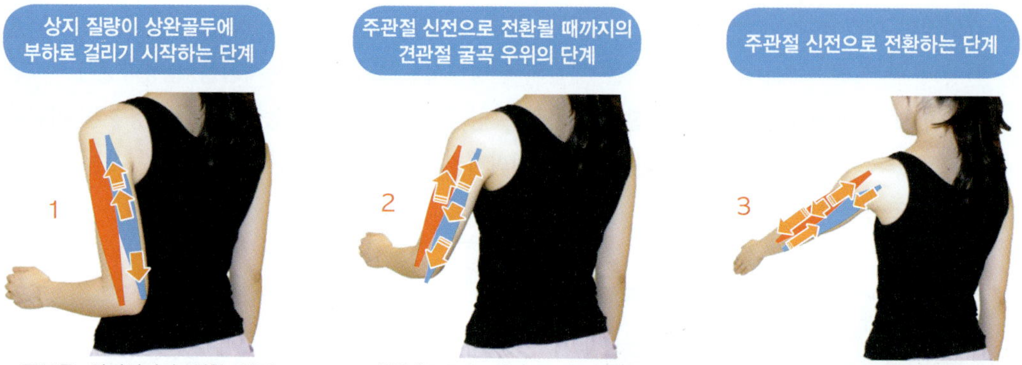

- 골두를 안정시키기 위한 회전근개나 상완이두근, 상완삼두근 등에 의한 이관절근 기시부의 구심성 활동이 중요하다.

- 상완삼두근은 상지를 더 전방으로 나가기 위해 기시부는 구심적으로 골두를 안정시키면서 정지부는 원심적으로 활동한다.
- 상완이두근은 구심적인 작용이 우위에 있다.

- 상완삼두근은 주관절의 완전 신전이 가능하도록 전체적으로 구심성 작용을 강화한다.
- 상완이두근은 상완골두 주위에서는 항상 구심성이지만, 전체적으로는 원심성 운동이 우위로 작용하여 팔꿈치 신전을 지원한다.

그림 4-19. 상지 뻗기의 구획화(compartmentalization).

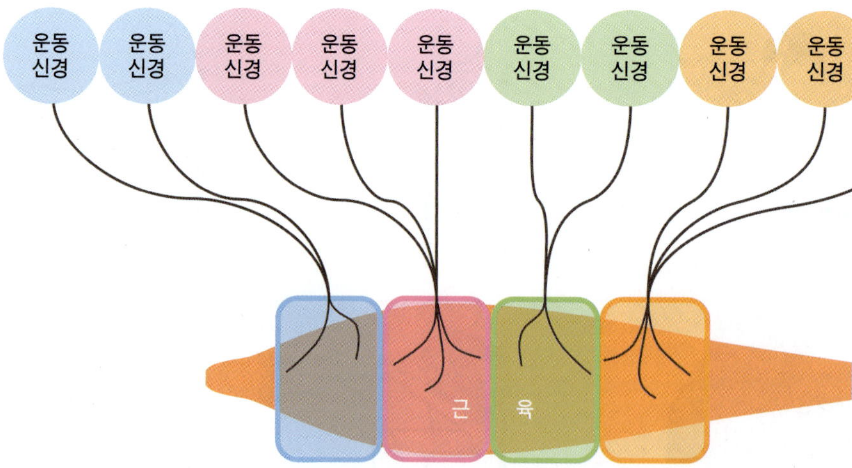

그림 4-20. 구획화(compartmentalization).

다수의 운동신경은 다른 근구획·근섬유에 대하여 신경지배 및 제어를 한다.

(English AW, et al. Compartmentalization of muscles and their motor nuclei: the partitioning hypothesis. Phys Ther. 1993; 73: 857-867.에서 수정)

손과 상지 기능의 관계성

뻗기 상황에서 상지와 손의 협조성은 물체에 가까워질수록 요구된다. 제0단계에서 페트병을 인식하면, 제1~2단계에서는 손의 예측적 형상화인 프리쉐이핑(pre-shaping)이 시작된다.

뇌졸중 환자의 경우에 손의 기능 저하(근골격계·신경계)로 인해 손가락이나 손내재근군의 근긴장이 높아지지 않거나, 혹은 과도하게 움켜쥐는 듯한 반응이 확인된다. 따라서 뻗기 전의 단계부터 손의 상태에 주목하는 것이 중요하다. 실험에서도 뻗기 전에 이미 손의 활동이 생긴다고 보고되었으며[3], 손의 부종, 피부 유연성 및 근육 긴장을 조정하는 것만으로 뻗기 궤도가 크게 변화할 수 있다. 특히 손가락의 내재근, 신전근군의 활동을 얻을 수 있으면, 뻗기 시에 삼각근 후부섬유나 상완삼두근 등의 활동을 얻기 쉬워지는 증례도 많다. 따라서 근위부뿐만 아니라 원위부에서 뻗기의 측면을 파악하는 것도 중요하다(**hand start-reach**).

프리쉐이핑의 중요성

물체에 손을 뻗을 때에 손을 형상화해 나가는 것은 효율적인 잡기를 수행하는데 필수적이며, 이 예측적인 손의 형상화를 **프리쉐이핑**이라고 부른다. 프리쉐이핑은 뻗기와 연동하면서 형성되는 것으로 자동적인 프로그래밍에 가까운 요소를 가지고 있다(그림 4-21). 인간의 경우, 목표가 되는 물체를 인식하는 데 있어서 시각 정보를 이용하며, 그 정보와 경험으로부터 적절한 손의 형상이나 타이밍·속도 등을 사전에 뇌내에서 시뮬레이션하고, 실제 뻗기 동작에서 연속적으로 전환되는 효율적인 손의 형상을 만들어 낸다[18,19]. 이는 예측적(anticipatory) 또는 피드포워드에 의한 제어라고 해도 손가락의 힘을 제어할 때에는 피질척수 시스템이 그 역할을 담당한다[20,21]. 손의 프리쉐이핑이나 잡기, 조작에 관한 자세한 내용은 다음 장의 '잡기·조작'을 참고하기 바란다(➡ 164쪽).

잡기의 중요성

잡기에서 엄지손가락의 중요성은 예로부터 제창되었으며[22,23], 엄지손가락 외전이 손목관절의 배측굴곡을 안정시켜 준다. 뻗기부터 잡기의 단계에서 피드포워드 요소가 강한 뻗기의 이송기(transport)에서는 엄지손가락의 외전이 중요하다. 편마비 환자의 경우, 뻗기 시에 특히 엄지손가락 외전이 장애를 받기 쉽고[24], 정확한 뻗기에 악영향을 미친다. 조작기에는 피드백의 요소가 증가하고, 새끼손가락측의 활동도 중요해진다.

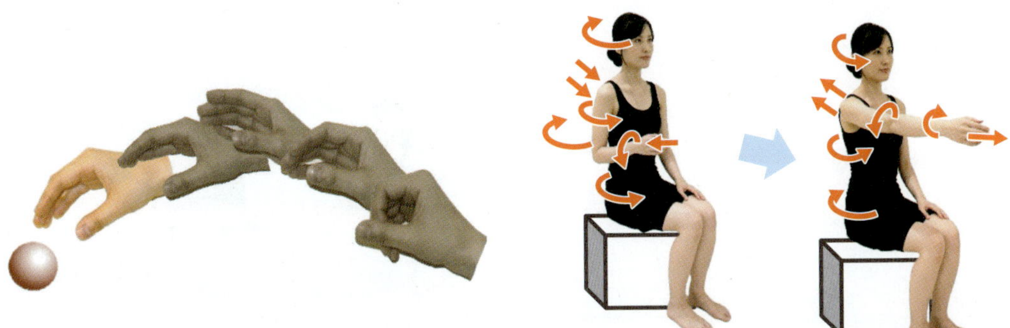

그림 4-21. 예측적인 손의 형상화(pre-shaping)와 관련된 운동사슬.

신경학적 측면

뻗기의 뇌내 프로세스

❶ 동기부여와 환경 파악(시각 시스템)

- 페트병을 잡는 동기(목마름 등)가 생긴 후, 물이 담긴 컵이 근처에 있는지를 확인한다.
- 이 단계는 시각을 통해 환경의 상황을 자주 확인한다.

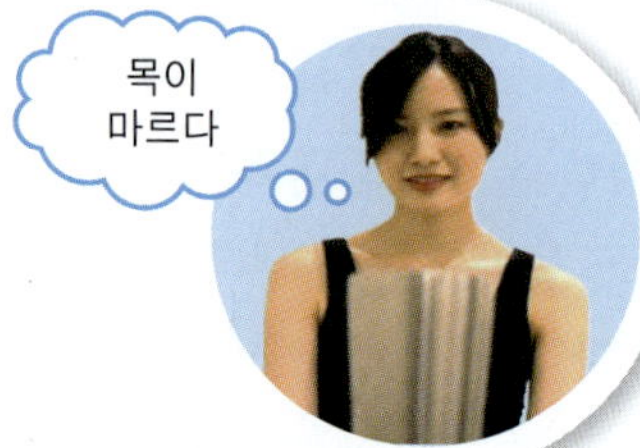

❷ 현재 자신의 신체 시스템(팔의 위치 등) 평가

- 예측적인 운동을 기획해 나가기 위해 신체 정보를 담당하는 고유수용감각 입력이 특히 중요해진다.

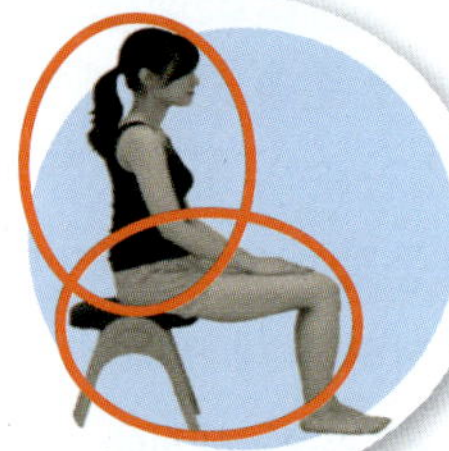

❸ 손과 컵의 관계성 구축

- 시각으로 확인한 컵과 고유감각을 통해 자신의 신체 간의 관계성을 구축해 나가는 단계이다. 공간을 계산하는 데 있어 다양한 감각 정보가 공동 참조틀(reference frame)이 된다.

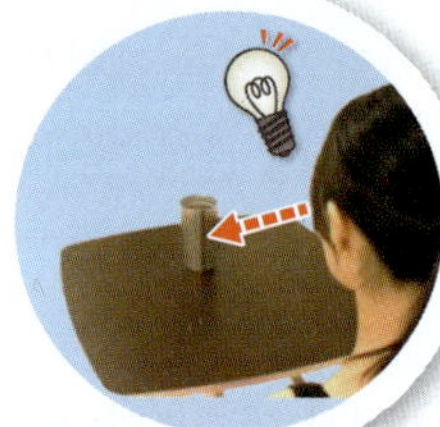

❹ 계획

- 최신 손 위치와 컵 위치의 거리나 방향을 명확하게 함으로써 계획으로 형성된다.

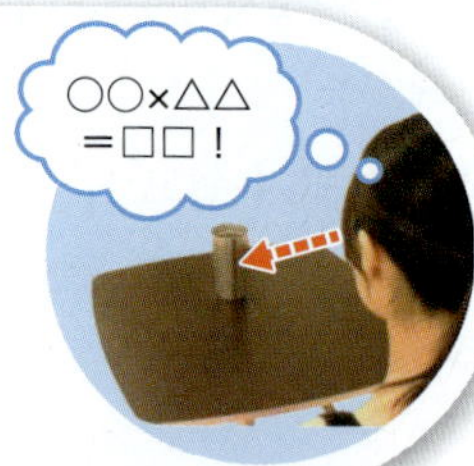

❺ 운동 실행

- 목표를 향해 적절한 시간 내에 정확한 손 뻗기가 컵을 향해 나간다.

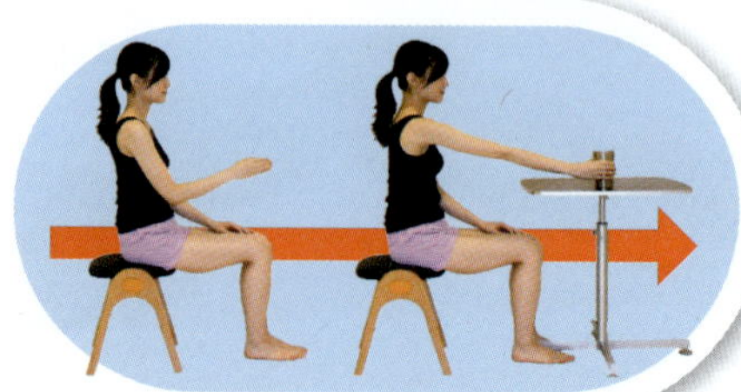

그림 4-22. 뻗기에 필요한 5단계 뇌내 프로세스.

상지 뻗기의 최초 단계는 사물을 인식하거나 물 등을 원하는 동기부여(motivation)가 중요하다. 다양한 신경학적 단면이 있지만, 여기서는 Frey 등[25]이 게재한 모델을 참고하여 5단계로 설명한다(그림 4-22).

Kim[26]은 동기부여 생성의 프로세스를 ① 생성, ② 유지, ③ 제어 등 3가지로 구분하였다(그림 4-23). 예를 들면, 소아의 경우에 단순히 페트병으로의 뻗기만으로는 쾌락이나 보상도 좀처럼 찾을 수 없다. 그 이유로 **배외측 전전두피질(dorsolateral prefrontal cortex; DLPFC)**이나 **전대상피질(anterior cingulate cortex; ACC)**의 발달이 미숙하여 편도체나 복측 선조체의 기능에 의존하고 있는 것을 들 수 있다(그림 4-23, 4-24). 즉 뻗는다면 장난감이나 좋아하는 음식(reward anticipation)과 같이 '즐겁다', '맛있다', '배를 채울 수 있다' 등 보상 기반의 자극(reward-driven approach)이 아니면 손을 뻗으려는 동기부여가 생성되지 않는다.

반면, 성인의 경우에는 **안와전두피질(orbitofrontal cortex; OFC)**이나 선조체도 발달되어 있기 때문에 동기부여를 유지하는 능력도 갖추고 있어 보상(reward)을 다양한 의미로 대체할 수 있다. 이를테면 페트병으로의 일방적인 뻗기는 시시하지만, 마비된 손이 움직이지 않는 것보다는 움직이는 것이 당연히 좋고 사용할 수 있으면 생활이 편해질지도 모른다(긍정적인 보상 예측 오차)는 기대가 있다. 즉 이는 가치판단 결정을 내릴 수 있다는 것을 의미한다.

이 기능이 있으면 동기부여가 생겨난 후의 연습에서도 동기부여를 유지할 수 있어 아동에 비해 쉽게 질리지 않게 된다. 거기에는 페트병으로의 뻗기 연습 = 손이 좋아진다고 하는 연합학습이 생기기 때문이기도 하다. 또한 성인은 DLPFC나 ACC가 발달되어 있어 목표지향형으로 동기부여 제어가 가능해진다(goal-directed control). 단지 페트병으로 뻗는 것과 같은 시시한 연습이라도 성인은 대뇌피질에서 사물을 생각할 수 있고, 의미 있는 목표로 연결시킨다. 이를테면 마비된 손을 좋게 하기 위해서는 이 연습을 할 필요가 있으며, 하지 않으면 손의 기능은 더 이상 좋아지지 않고, 복직이 어려워질지도 모른다(부정적인 보상 예측 오차)는 사고로 생각할 수 있다.

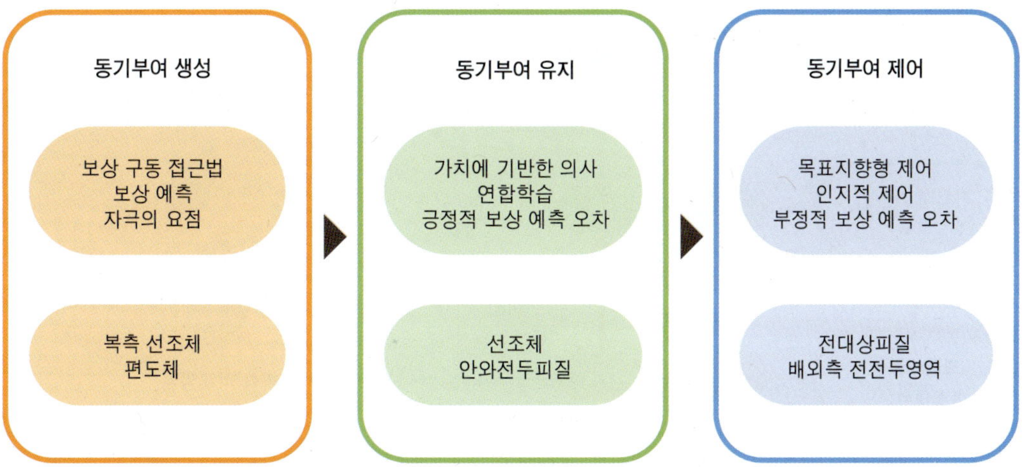

그림 4-23. 동기부여 프로세스의 3가지 하위 프로세스.
(Kim SI. Neuroscientific model of motivational process. Front Psychol. 2013; 4: 98.에서 일부 수정)

그리고 동기부여를 제어하는 것도 가능해진다. 예를 들어, 타임 스케줄에 맞추어 행동을 조절하면서 동기부여를 높은 단계까지 끌어올리는 사고를 하는 것을 들 수 있다. 임상에서도 페트병에 어떠한 상황적 의미를 부여하느냐에 따라 뇌내 프로세스가 변화한다. 기본이 되는 보상 기반의 동기부여 생성은 중요하지만, 동기부여 유지나 제어가 가능하도록 치료 상황에서는 고찰할 필요가 있다. 이는 성인에게서도 공통적인 부분이 있어 기분 좋은 자극을 만들어 내는 과제·환경 설정이 필요하다.

또한 동기부여를 유지하는 프로세스로서 행위 중 또는 행위를 마친 후에 긍정적인 보상을 얻을 수 있는 것이 중요하다. 예를 들어, 뻗기 동작 연습에서는 컵을 가까이에 놓는 등 과제·환경 설정을 함으로써 뻗기 동작이 잘 되도록 조정한다. 또한 서프라이즈로 선물을 받고 기뻤던 경험은 누구나 있다고 생각하지만, 예측하지 못한 상황에서 주어지는 긍정적인 보상은 효과가 높다. 상지 과제에서 서프라이즈를 수반하는 연출도 중요하다. 작업 활동을 통한 상지 기능훈련은 이러한 상황이나 보상을 고려하기 쉽다. 필자는 **'뇌리하.com(nou-reha.com)'**이라는 재활정보 사이트를 운영하고 있으며, 뇌졸중 환자의 상지 셀프 트레이닝을 수많이 게재하였다. 환자 자신에게 흥미를 갖게 하는 셀프 트레이닝을 선택할 수 있다는 것은 가치나 목표지향에 좋은 영향을 미친다고 생각한다. 이 외에도 'ADOC-H(Aid for Decision-making in Occupation Choice)'라고 불리는 상지 기능을 생활에 참여시키기 위한 어플 등이 있어 환자의 재활에 대한 의미부여·동기부여를 향상시키는 테크놀로지의 이용이 확대되었다.

연습에 대해 보상이 늦게 발생하는 것을 지연보상(delayed reward)이라고 한다. 즉시적 효과를 좀처럼 얻을 수 없는 연습이라도 계속한 끝에 얻을 수 있는 보상을 예측할 수 있다면 동기부여를 유지하는 것이 가능해진다. 이와 같이 보상이 적은 연습을 때려치우지 않고, 목표 달성을 위해 자기 자신을 제어하는 것은 인지 제어라고 한다. 상지 회복에는 환자 자신의 장기적인 목표지향과 동기부여 유지가 중요하며, 치료사가 환자에게 맞춘 서비스를 디자인하는 것이 중요하다.

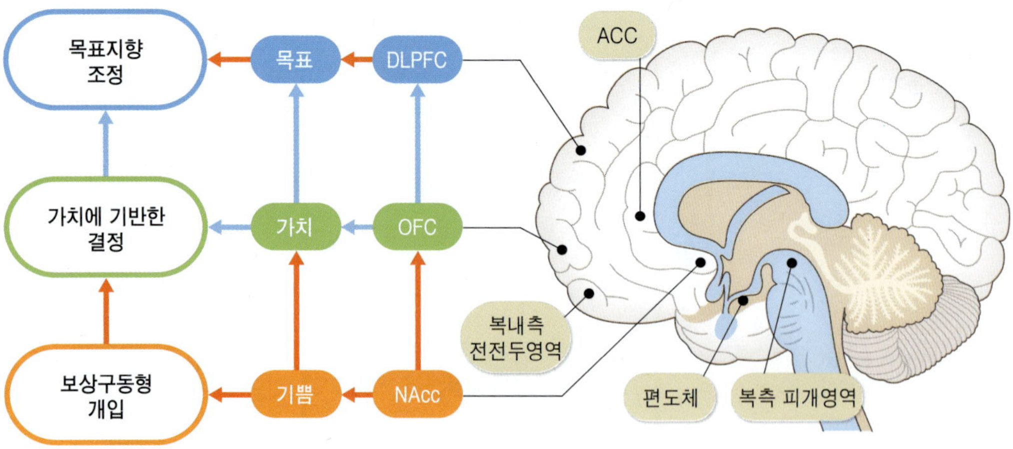

그림 4-24. 동기부여 프로세스에 관련된 중요한 뇌 영역.
DLPFC: 배외측 전전두피질, OFC: 안와전두피질, ACC: 전대상피질, NAcc: 측좌핵
(Kim SI. Neuroscientific model of motivational process. Front Psychol. 2013; 4: 98.에서 일부 수정)

환경 파악과 시각 시스템

시각상에 들어온 페트병은 일단 후두엽의 일차시각영역으로 들어가 '물품은 무엇입니까?(what)'에 대해 인지되는 경로는 선조외피질(extrastriate cortex)을 거쳐 하측두엽(**복측경로**)으로, '물품이 어디에 있습니까?(where)'는 두정엽의 7영역(**배측경로**)으로 정보가 이행한다. 이 정보들은 항상 전전두영역이 모니터한다(그림 4-25)[27]. 원숭이를 이용한 실험에서는 양측 복측경로에 손상을 입었을 경우에 물품이 '삼각형'인지 '구형'인지 판단할 수 없게 되고, 반대로 배측경로에 손상을 입으면 어디에 물품이 위치하는지 판단할 수 없게 된다고 하는 보고가 있다.

뇌졸중으로 인해 그림 4-25에 표시된 영역에 장애가 나타나면, 목표지향형 운동(goal-directed movement)이 어려워진다(그림 4-26). 목표를 시각으로 판단함에 있어 피드포워드 생성이 불충분해지면, 체성감각과의 통합에 혼란이 생기고, 방향 오류나 속도가 느려지는 경우가 있다. 실험에서는 크기가 같더라도 미세한 형태 차이에 의해 뻗기 궤도나 프리쉐이핑의 타이밍, 형상이 변화한다는 것도 발견하였다[17].

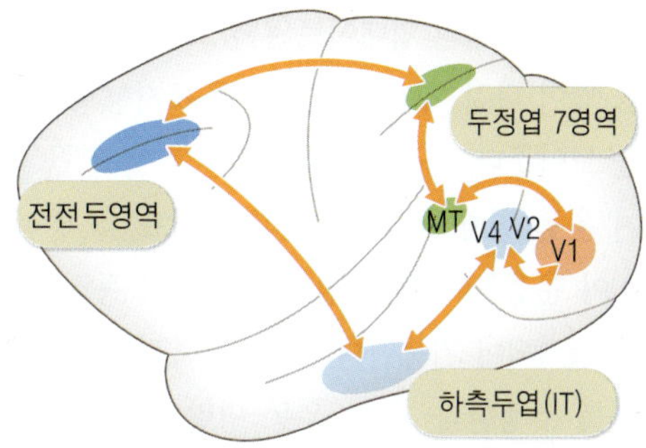

그림 4-25. 복측경로와 배측경로.
복측경로는 what 경로, 배측경로는 where 경로라고도 불리며, 전전두영역의 감시하에 적절한 시각 정보처리를 수행한다.
(de Vignemont F. Body schema and body image: pros and cons. Neuropsychologia. 2010; 48: 669–680.에서)

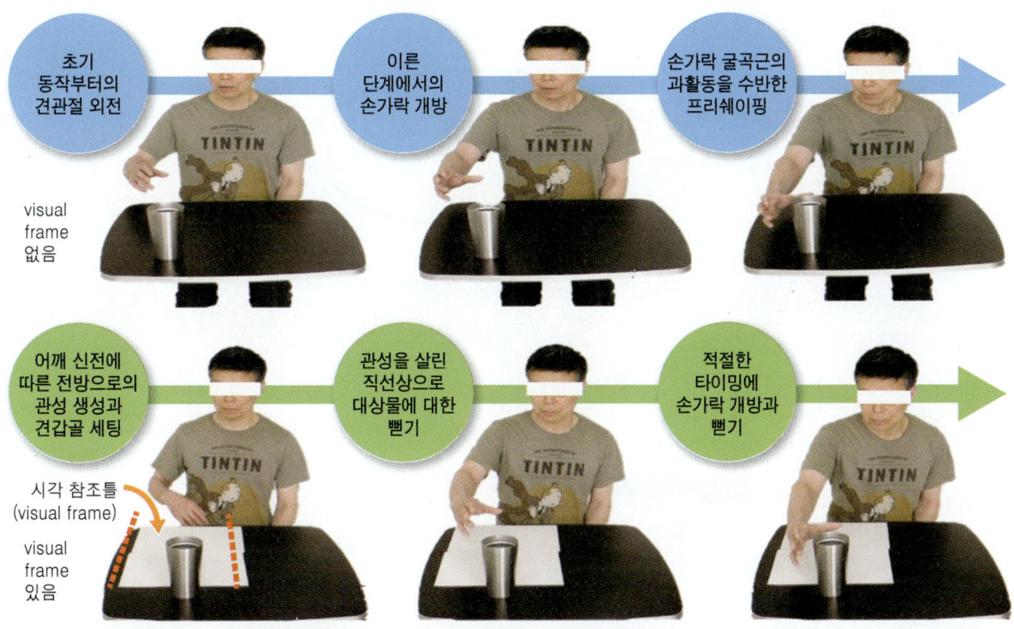

초기 동작부터의 견관절 외전
이른 단계에서의 손가락 개방
손가락 굴곡근의 과활동을 수반한 프리쉐이핑
visual frame 없음
어깨 신전에 따른 전방으로의 관성 생성과 견갑골 세팅
관성을 살린 직선상으로 대상물에 대한 뻗기
적절한 타이밍에 손가락 개방과 뻗기
시각 참조틀 (visual frame)
visual frame 있음

그림 4-26. 뇌졸중 환자의 시각 참조틀(visual frame)의 영향.
시각 참조틀이 있는 편이 직선적인 뻗기 궤도나 프리쉐이핑의 적절한 타이밍을 생성하기 쉬워진다.

신체 지각 시스템

뻗기에서의 뇌내 프로세스 ②, ③(➡ 124쪽)에 대해 현재의 신체 시스템이나 컵과의 관계성에 필요한 시스템을 간단히 설명한다. 현재의 사지나 체간 등의 고유수용감각(상·하지의 위치나 체간의 경사 등), 접촉하고 있는 지지 기저면으로부터의 피부 감각, 머리의 위치를 평가하는 전정계, 환경을 파악하기 위한 시각 정보 등을 통해 현재 최신의 **신체도식(body schema)**이 갱신된다. 신체도식이란 '활동 중인 신체 부위가 무엇인지, 어디에 있는지를 뇌에 알려주고, 끊임없이 업데이트하는 신체의 감각운동 맵(map)'이라 정의되고, 이러한 정보는 두정연합영역이 주로 관여하는 것으로 생각된다[27]. 신체의 업데이트된 정보를 바탕으로 보다 적절한 운동 제어가 가능해진다. 그림 4-27은 손을 뻗어 나갈 때에 효율적인 목표지향형 동작 생성과 함께 작용하는 피드포워드·피드백 제어 과정을 보여준다. 음료가 들어 있는 컵을 잡을 때, 그 동작에서 추정되는 자세와 현재의 자세에 기반하여 운동 명령(그림의 오렌지 화살표)을 생성한다.

이 운동 명령은 원심성 카피로서 동작 시 추정(estimated) 자세와 시작 자세를 위한 예측 모델로 입력되어 기능한다. 또한 예측적인 감각 피드백으로서 운동 명령 실행에 따른 경시적인 자세 변화를 추정한다. 물론 운동 명령 실행에서는 실제의 감각 피드백(그림의 파란색 화살표)이 생기고, 이 구심성 신호는 추정된 예측 모델과 비교된다. 결과적으로 생기는 에러 신호는 자세 상태의 예측값을 정교화하기 위해 사용되며, 일련의 사이클을 반복한다.

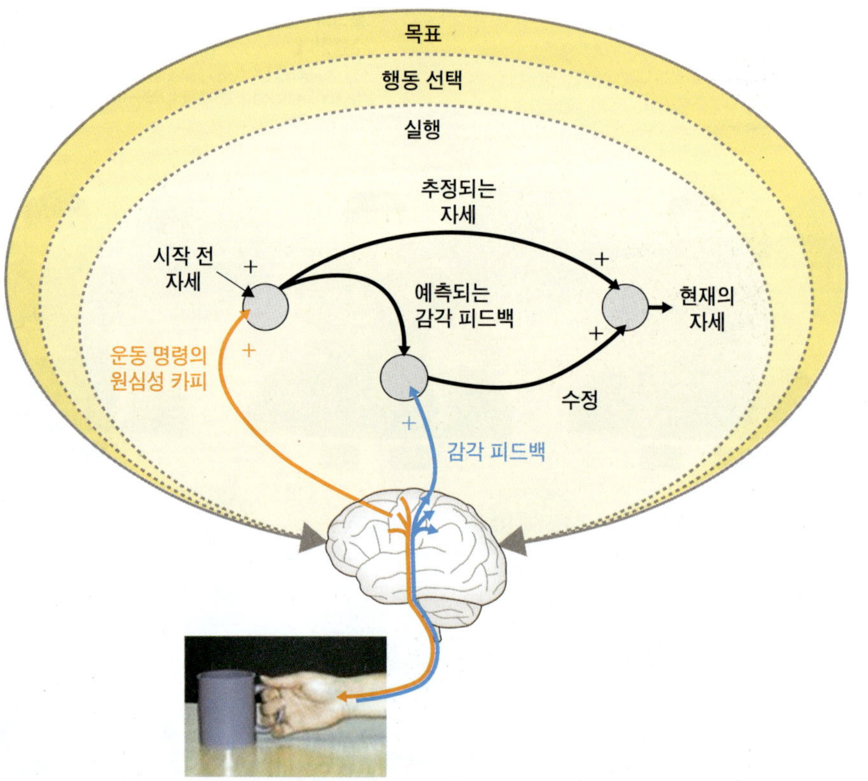

그림 4-27. 운동 제어에 관여하는 피드포워드.

[Frey SH, et al. Neurological principles and rehabilitation of action disorders: computation, anatomy, and physiology (CAP) model. Neurorehabil Neural Repair. 2011; 25 (5 Suppl): 6S-20S.에서]

운동 계획 생성을 위한 피질 간 연계

뻗기에서의 뇌내 프로세스 ④(➡ 124쪽)는 공간이나 사지의 위치 지각(두정엽)과 청각적 지각, 시지각, 기억 등이 집결한 후, 운동을 위한 기획이 전전두영역으로 보내져 전운동영역이나 보조운동영역을 경유한 후 근육에 대해 운동 실행 명령이 내려진다[28]. 외측 피질척수로에 의한 물품 잡기까지의 소뇌·기저핵·전전두영역·전운동영역·감각운동피질의 관련성을 그림 4-28에 나타낸다[28].

사물을 인지하고 나서 명령(전전두영역) 후 운동 기획부터 실행에는 보다 협조적으로 환경에 적응하기 위해 소뇌나 기저핵의 관여가 중요하다. 기저핵은 연결 부위로부터 막대한 정보를 받아 통합하고, 조정한 정보가 시상으로 전달된다. 운동을 허가하는 '청신호'의 역할을 담당하며, 하나의 운동에서 다른 운동으로의 변화를 촉진시킨다[29]. 이를 통해 뻗기 시작, 자세 제어, 반복성 운동 시퀀스 제어 등을 수행한다[30]. 기저핵이 장애를 받으면 운동의 시작이나 불수의운동 억제 등에 부전이 생기고, 기저핵 → 뇌간으로의 투사에 영향을 받으면 APAs도 영향을 받는다. 이를테면, 뻗기 시작 시에 체간의 비대칭성이 만들어지고, 프리쉐이핑의 타이밍 지연, 동작의 연속성 결여 등 효율적인 뻗기 기동이나 결과에 문제가 생긴다. 소뇌가 손상을 받으면 피드포워드와 피드백 모두 영향을 받는다. 뻗기의 경우, 목표물에 대한 최단 거리의 궤적이나 관절 토크 생성의 예측에 장애를 받아 뻗기 속도가 증대하기 쉽다[31]. 또한 물품에 맞춘 악력 제어가 장애를 입어 중량, 질량, 형상에 맞춘 예측적인 근활동의 미세조정이 어려워진다[32]. 소뇌는 단관절 운동보다 다관절 운동에 대한 관여가 큰 것으로 보고되고 있으며[31], 보행이나 뻗기 등 빠른 운동은 소뇌의 예측 기능에 대한 의존이 높고, 운동 속도와 가속도가 커져 결과적으로 운동 실조가 생긴다.

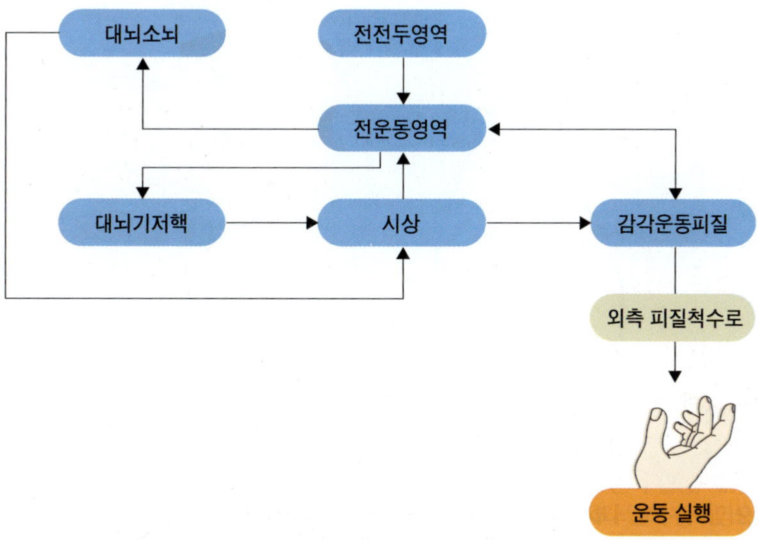

그림 4-28. 외측 피질척수로에서의 뉴로 네트워크.
(Lundy E. Neuroscience: Fundamentals for Rehabilitation. 4th ed. Saunders, 2012.에서)

운동 실행을 위한 피질 간 연계

뻗기에서의 뇌내 프로세스 ⑤(➡ 124쪽)는 실제로 운동을 하면서 대뇌피질에서의 시각 제어나 기저핵이나 소뇌 시스템 등으로부터의 정보를 **운동성 시상(motor thalamus)**을 통해 실행한다(그림 4-29)[33]. 일단 물품을 인지하고 계획이 형성되면, 손의 섬세한 프리쉐이핑을 확보하는 의미에서도 물품에 대한 연속적인 시각 피드백은 필요하지 않는 것으로 보고되었다[34]. 즉 물품을 인지한 시점에서 피드포워드 시스템이 우위로 구동하여 고유수용감각 우위로 뻗기가 실행된다는 것을 의미한다.

그림 4-29A는 소뇌와 기저핵의 관여를 나타낸 그림이다. 대뇌피질에서는 운동 프로그램이나 동작 파라미터 등의 통합된 신호가 시상이나 기저핵·소뇌로 송신되고, 기저핵에서는 동기부여나 행동 선택·습관이, 소뇌에서는 고유수용감각이나 시간적 패턴, 에러 신호가 시상으로 송신된다. 운동영역 단독 출력으로는 환경이나 행동에 적합한 타이밍의 좋은 뻗기는 어렵고, 소뇌와 기저핵의 양자가 협조하면서 원활한 운동을 가능하게 한다. 운동 시작을 위해서는 기저핵에서의 동기부여 입력이 중요하며, 타이밍이 좋은 원활한 뻗기에는 소뇌의 제어가 중요하다.

그림 4-29B에서는 대뇌피질, 대뇌기저핵, 소뇌, 운동성 시상 간의 해부학적 연결을 나타내었다. 대뇌피질 5층과 운동성 시상 간의 상호연결은 굵은 화살표에 의해 표시되며, 얇은 화살표는 대뇌피질 6층에서 운동성 시상으로의 조정된 구심성 입력을 나타냈다. 내측복측핵(VM)은 흑질 및 연합영역에서의 입력을 받는다. 전복측핵(VA)으로의 주요 입력은 흑질(SNpr) 및 대뇌피질의 전운동영역에서 받으며, 담창구 내절(GPi) 및 연합영역에서 약간의 입력이 있다. 외측복측핵 전부(VLa)로의 주요 입력은 GPi 및 전운동영역에서 온 것이며, 소뇌에서는 적다. 외측복측핵 후부(VLp)는 운동영역 및 소뇌에서 온 것이며, 전운동영역에서 적은 양의 입력이 있다.

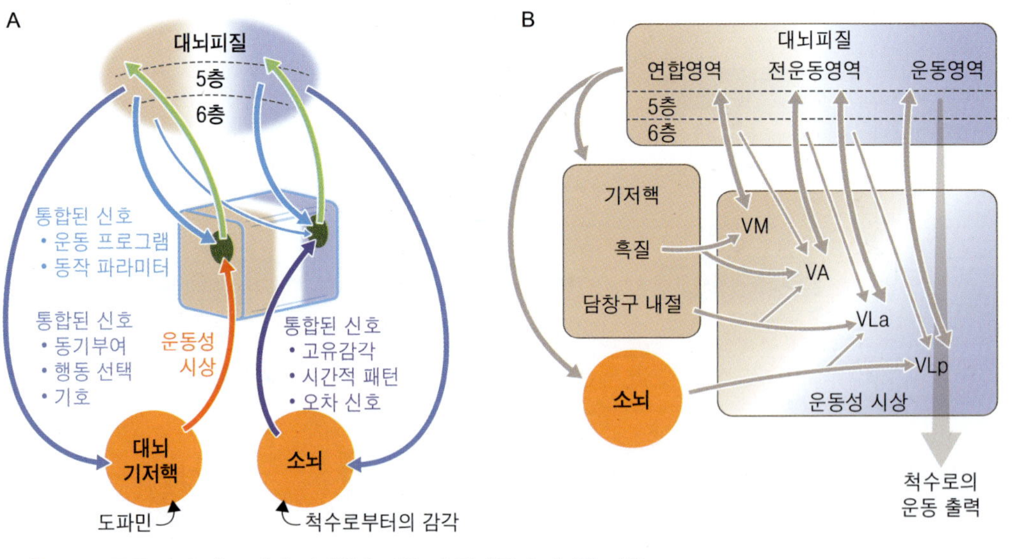

그림 4-29. 물품 잡기 시 소뇌와 기저핵과 시상 간 관계성의 자세한 내용.

VM: 내측복측핵, VA: 전복측핵, VLa: 외측복측핵 전부, VLp: 외측복측핵 후부

(Bosch-Bouju C, et al. Motor thalamus integration of cortical, cerebellar and basal ganglia information: implications for normal and parkinsonian conditions. Front Comput Neurosci. 2013; 7: 163.에서)

뻗기 시 감각 피드백과 APAs

사지의 위치나 방향을 감지하는 데 있어서 감각 피드백이 중요하다. 이를 통해 최적의 수행능력을 달성하는 것이 가능하므로 근육의 활동을 조정하기 위해 필수적인 기능이라고 할 수 있다. 고유수용감각 정보는 프로그래밍화한 운동이나 근육의 반사, 특히 회전근개의 수축에 중요하며, 견갑상완관절의 안정성을 높여준다[35].

Frey 등[25]의 인지적인 모델 외에도 더 자세와 동작에 관련된 신경 시스템을 설명한다. 손을 뻗는 과제에서는 체간이나 발 부분 등의 자세를 유지할 필요가 있다. 정상인에게서 상지를 들어 올릴 때에 사전에 가자미근이나 척주기립근 등의 활성화가 확인되는 것은 예로부터 APAs의 메커니즘으로 실험에서 확인되었다(그림 4-30).

뇌졸중으로 인해 중대뇌동맥영역(middle cerebral artery; MCA)에 손상을 받으면, 피질망상체척수로가 장애가 되고, 거기서부터 전운동영역(APAs의 타이밍을 담당하는 영역)에 투사되는 섬유도 영향을 받아 수의운동 시에 APAs가 장애가 된다고 보고되었다[36]. 중추신경계(CNS) 질환이 나타난 환자의 뻗기 시에 APAs의 타이밍이나 수축 강도 등을 어깨·체간·골반 등의 자세사슬을 통해 확인하는 것은 치료에 효과적이다.

뇌졸중 환자의 뻗기 동작 시 정상인에 비해 마비측뿐만 아니라 양측 체간 근육군의 활성화 지연이 실험에서 밝혀져 있다[37]. Michaelsen 등[38]의 다른 연구에서는 뇌졸중 환자 30명을 대상으로 한 상지의 과제지향형 훈련에서 체간 전방이동에 대해 제약을 가한 집단과 가하지 않은 집단 중 체간 제약을 가한 집단 쪽이 뻗기 시에 체간의 전방으로의 과도한 이동을 억제하여 주관절 신전을 더 촉진할 수 있는 것으로 밝혀져 있다. 즉 뻗기와 체간 기능은 밀접하며, 뇌졸중 환자에게서는 체간의 전방이동으로 뻗기 시에 팔꿈치의 신전 활동을 보상하기 쉬운 경향이 있다.

133쪽에서는 이 임상 데이터와 말초로부터의 감각 정보를 바탕으로 좌측 편마비 환자의 뻗기 셀프 훈련 지도 상황을 제시하였다. 연구와 임상의 응용 예로 참조하기 바란다.

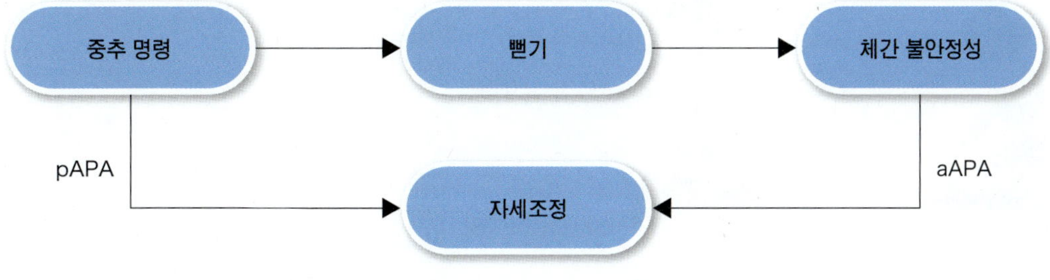

그림 4-30. 뻗기와 자세 제어의 관계성.
중추신경계(CNS)가 상지 뻗기를 명령할 때에 동시에 선행적인 예측적 자세조절(pAPA)이 체간을 중심으로 한 근위부 근육에 원심적으로 투사되고, 실제 뻗기 시 피드백에 맞추어 수반적인 예측적 자세조절(aAPA)에 따라 원활하고 목적에 맞는 뻗기가 달성된다.

피질망상체척수로의 기능 해부

피질망상체척수로는 중대뇌동맥영역의 손상으로 장애를 입기 쉬우며, 많은 편마비 환자의 경우에 체간 등의 자세근, APAs의 문제가 생기기 쉬운 경향이 있다. 그러나 피질망상체척수로는 수많은 개재 뉴런으로부터 입력을 받기 때문에 기능을 보완하는 것이 가능하다(그림 4-31)[29]. 예를 들어, 전정신경핵은 직접 장애가 되는 케이스가 적기 때문에 하중감각이나 두경부의 위치 정보를 치료사가 조정함으로써 마비측 하지 신전을 유도할 수 있다.

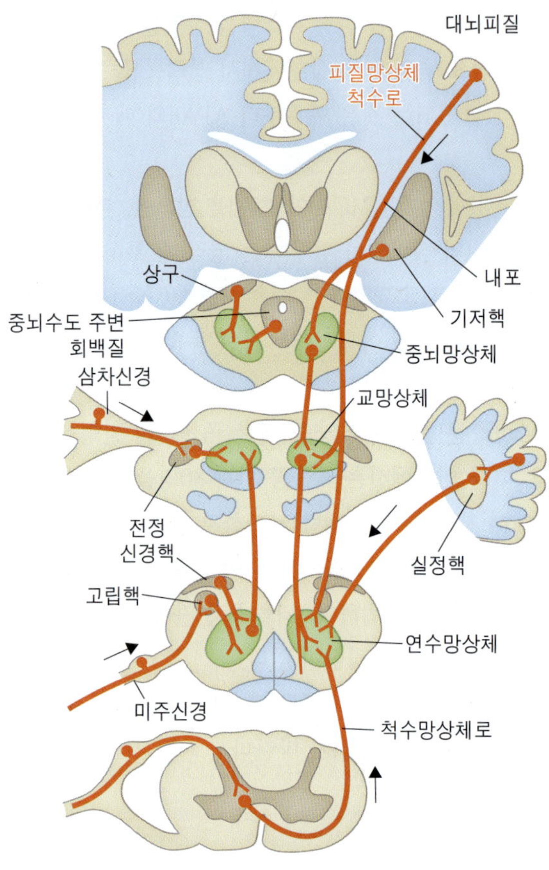

그림 4-31. 피질망상체척수로의 기능해부.
(Brodal P. The Central Nervous System: Structure and Function. 4th ed. Oxford University Press, 2010, pp. 324-342.에서 일부 수정)

자세에 따른 APAs 타이밍 차이

그림 4-32에 천골 앉기와 좌골 앉기에서의 버튼 누르기 시 근육의 활성화 시간을 나타냈다[39]. 어느 쪽의 앉는 방법이든 전경골근이나 비복근 외측부 등 발바닥에서부터 **상행성 자세사슬(postural chain)**로 수축하고 있으며, 누르기 후(전거근 세트 후)에 전완 근육군이 작동한다. 천골 앉기의 경우에는 상완이두근이나 상완삼두근이 보상적 자세조절(CPA)로 작용할 가능성이 있다(➡ 229쪽). 또한 이 실험에서는 천골 앉기보다 좌골 앉기가 누르는 힘이 강하다는 것도 보고하였으며, 휠체어 자세나 식사 자세에 대한 임상 응용으로 연결할 수 있다.

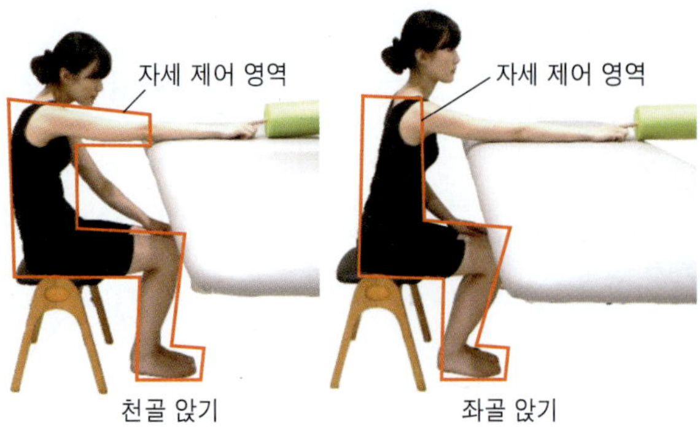

근육	천골 앉기	좌골 앉기
	평균 활성화 시간 (음의 수는 예측적 자세조절 기능)	
전경골근	−40	−42
비복근 외측부	−34	−35
대퇴근막장근	−31	−33
척주기립근	−23	−25
대퇴이두근	−27	−24
승모근 상부	−22	−23
외복사근	−24	−22
대둔근	−19	−17
삼각근 전부	−3	−2
상완삼두근	+2	−2
상완이두근	+1	−1
전거근	−	−
요측수근신근	+4	+4
요측수근굴근	+6	+6

그림 4-32. 버튼 누르기 시 근육 활성화 시간.
(Le Bozec S, et al. Does postural chain mobility influence muscular control in sitting ramp pushes? Exp Brain Res. 2004; 158: 427-437.에서 수정)

피드백 정보의 임상 응용

좌측 편마비 환자에게 지팡이를 이용한 셀프 훈련 지도 장면

지팡이를 이용하여 도립 진자 운동(➡ 200쪽) 이론이 응용된 직선적 뻗기를 하기 쉽도록 세팅한다. 지팡이라는 도구에 마비된 손을 손잡이에 맞추고, 손바닥 면이 접촉하는 폼(form) 형성을 지지한다. 이를 통해 말초로부터의 피드백 정보가 중추로 전달되기 쉬워진다.

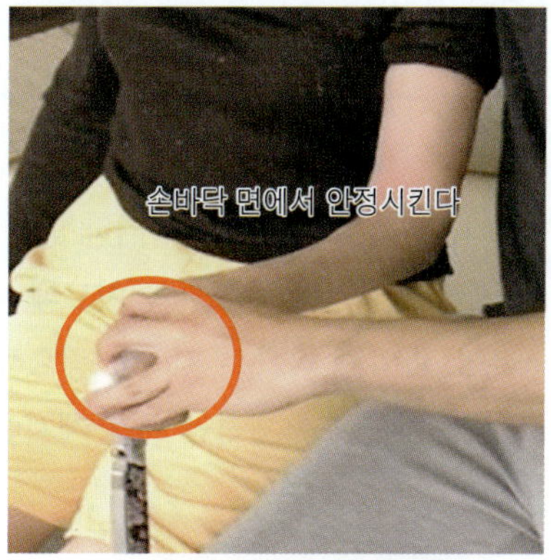

증례의 경우, 전방으로 뻗을 때에 체간근 APAs의 비생성·저긴장으로 인해 골반 후방경사가 생기기 쉽다. 또한 뻗기 범위를 보상하기 위한 체간 전방경사가 생기기 쉽다. 이 보상은 앞선 연구 보고(➡ 121쪽)에서 설명한 바와 같이 주관절 신전이 억제되기 쉽다. 즉 상완이두근이나 상완삼두근의 구획화(compartmentalization) 기능이 작용하기 어려운 상황이 된다.

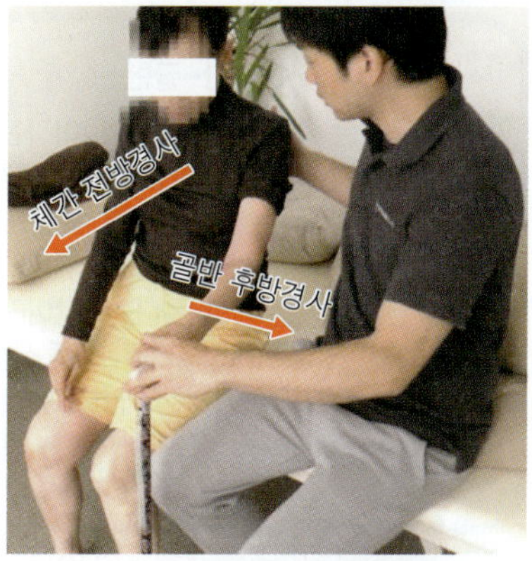

언어 지지·시각 정보에 의한 의식화를 통해 기억 정착을 도모한다. 또한 본인의 비마비측 상지를 접촉면으로 활용하여 체간 전방경사나 골반 후방경사가 생기지 않도록 설정한다. 체간이 굴곡되면 팔꿈치도 굴곡되는 것을 확인하고, 자세와 상지 기능의 관련을 인식하도록 한다.

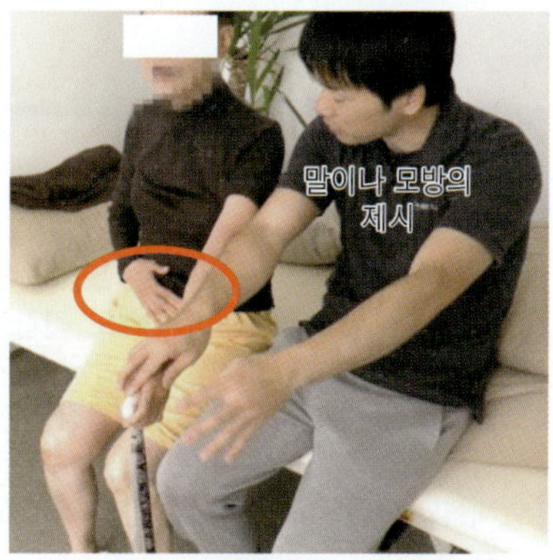

가족의 도움을 받아 전방으로의 직선적 뻗기와 등 부분에 대한 접촉 자극을 제공할 수 있다. 이 셀프 훈련을 잘 활용함으로써 재활 이외의 시간대에서도 상지 뻗기 훈련을 최소한의 보상으로 반복 연습할 수 있다. 셀프 훈련을 정착시키기 위해서는 가족들도 협력하게 함으로써 피로나 싫증에 대한 부정적인 보상을 줄일 수 있다.

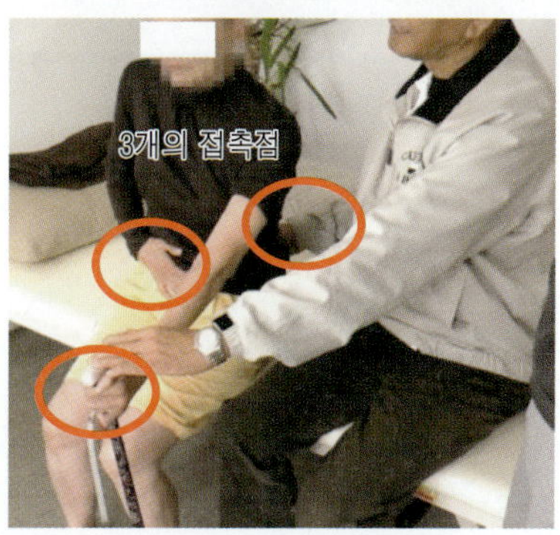

임상 응용

뻗기 동작을 재획득하기 위한 임상에서의 고찰을 체간·견갑골·견갑상완관절·프리쉐이핑 등 4가지 시점에서 각각의 평가와 치료에 대해 설명한다. 상지 기능은 지금까지 설명한 것처럼 전신에서 국소로 파악해 나가는 시점이 중요하다. 덧붙여 과제의 설정이나 학습성 비사용에 대한 개입도 중요하다. 아래에 구체적인 예를 제시해 간다.

상지 치료

1. 체간-골반

뻗기 동작은 견갑상완관절 운동이라는 이미지가 강하지만, 견갑상완관절이 효율적으로 운동하기 위해서는 그 토대가 되는 견갑골의 안정성이나 운동성이 필요하며, 체간과 골반은 견갑골의 토대가 된다. 체간이라 해도 폭넓으며, 코어 스태빌리티를 어떤 상황이나 영역에서 치료해 나갈지는 개별성에 따른다.

2. 견갑골

체간 다음의 토대는 견갑골이다. 견갑골의 안정성이나 운동성은 뻗기 동작 시 견갑상완관절의 운동성에 큰 영향을 미친다. 118쪽에서 설명한 바와 같이 견갑골은 3차원 운동성을 평가·치료하는 것이 중요하다. 이 항목에서는 그 실제에 대해 설명한다.

3. 견관절-주관절

견갑상완관절은 뻗기 동작의 주역이 되는 관절이다. 체간이나 견갑골 같은 토대의 안정성이나 운동성이 안정되어 있어도 견갑상완관절이 기능하지 않으면 뻗기 동작은 성공할 수 없다. 뇌졸중 환자에게서는 견갑상완관절 주위 근육이 과긴장되어 운동성이 큰 폭으로 제한되는 경우도 많아 면밀한 평가가 요구되는 부위이다.

4. 프리쉐이핑

프리쉐이핑은 상지를 뻗을 때의 목표물에 대한 적절한 폼(form) 형성이다. 이 형성에는 인지 과정이 크게 관련되어 있어 적절한 정보의 피드백이 중요하다. 손의 폼 형성에 대한 자세한 내용은 손의 장(➡ 164쪽)에 기재되어 있으므로, 여기에서는 전완이나 손목관절에 대한 개입에 대해 제시한다.

증례 소개와 치료 전·후의 비교

2개월 후 손 뇌졸중 동영상 검색

https://youtu.be/qATa6lOji5c

이 증례는 우측 시상 출혈 발병 후 회복기 재활병원, 외래를 거쳐 발병으로부터 7개월이 경과한 단계에서 우리 시설이 개입되었다. 시작 시에는 체간이나 견갑골 주위의 저긴장으로 인해 뻗기 시 체간의 전방경사로 뻗기 범위를 보상하는 운동 패턴으로 되어 있었다. 손의 폼(form) 형성은 굴곡근의 긴장에 지배되어 벌리는 것이 어려웠다. 이 증례의 경우에 견갑골이나 견갑상완관절에 대한 개입뿐만 아니라 체간이나 골반을 포함한 자세근에 대한 개입이 중요하였다. 2개월간 개입 후의 변화를 설명한다.

개입 전

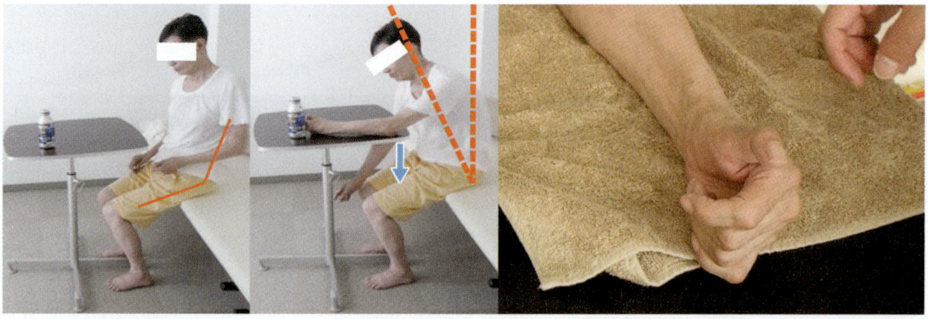

마비측뿐만 아니라 비마비측 체간의 저긴장이 눈에 띄고, 체간 굴곡과 골반 후방경사 자세로 되어 있다. 뻗기의 제2단계에서 견갑상완관절을 신전할 때에 견갑골 후인과 골반 후방경사가 강해지고, 제3단계에서는 주관절 신전이 불충분하기 때문에 체간을 전방경사 함으로써 손을 대상물에 도달시키고 있다. 골반 전방경사나 견갑골 전인도 부족한 뻗기가 되어 있다. 손가락은 굴곡에 지배되어 모든 손가락에서 신전이 어려웠다.

개입 후

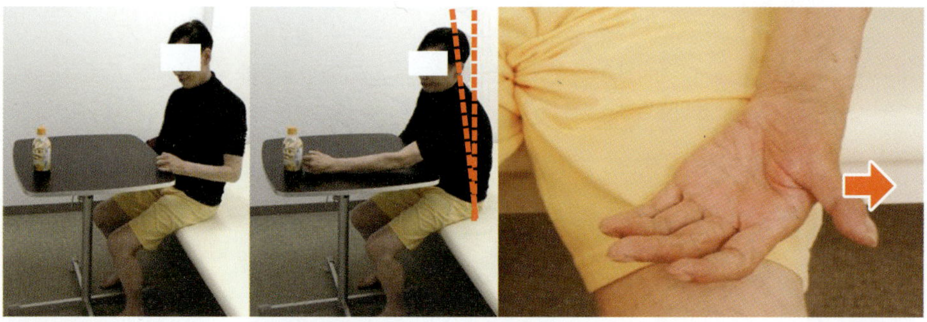

2개월 후의 뻗기 상황에서는 손의 폼(form) 형성은 아직 어렵지만, 제2단계 상황에서 체간 굴곡이나 견갑골 후인, 골반 후방경사가 경감하였다. 제3단계에서 체간이나 골반의 전방경사가 개선되고, 견갑골 전인도 출현하였다. 결과적으로 뻗기 범위가 개입 전보다 확대되고 있는 것을 알 수 있다. 손가락은 느슨해지기 쉬워졌으며, 안정 시 상황에서 엄지손가락 외전이 출현하기 시작하였다.

치료 전략

뇌 영상/임상에서의 개입 전략

이 증례의 경우에 감각장애는 1회 개입으로 크게 개선되었기 때문에 130쪽에 제시한 운동성 시상, 중뇌 레벨에서 대뇌각에 대한 영향으로 인한 피질척수로 손상, 나아가 내측으로의 중뇌망상체에 대한 영향을 고려할 필요가 있다(그림 4-33)[40]. 치료 전략을 생각할 때 피질척수로를 흥분시켜 가는 것과 같은 상지, 손에 대한 개입 외에도 토대가 되는 체간이나 견갑대 등 중추부 치료도 고려해 나갈 필요가 있다. 임상적으로는 망상체, 뇌간에 대한 압박이 클수록 정중축에 대한 인식이 부족해지며, 비마비측 우위의 활동이 되기 쉽다. 직접적인 체간에 대한 개입과 말초로부터의 감각 정보를 조합해서 정중축의 구축을 도모해 나갈 필요가 있다.

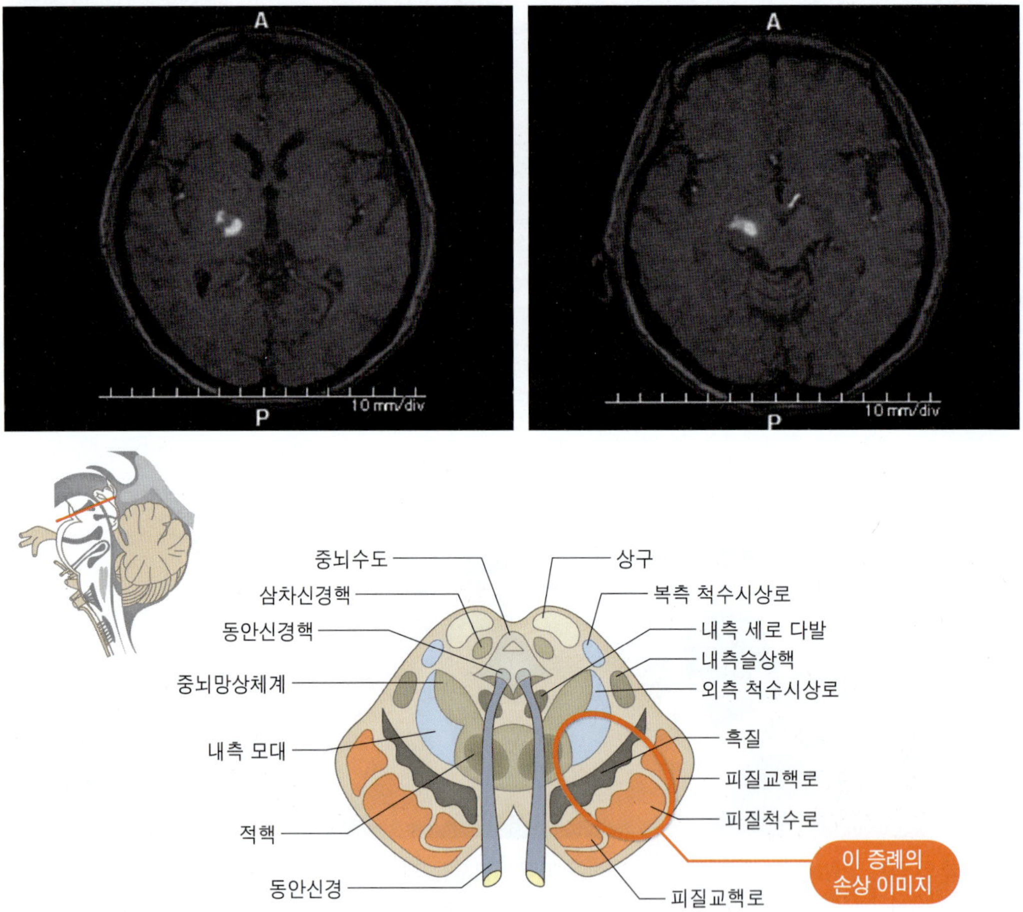

그림 4-33. 뇌간 단면(slice).
(http://www.studyblue.com/notes/note/n/nuero-exam-2/deck/186800에서 수정)

체간·골반의 평가와 치료

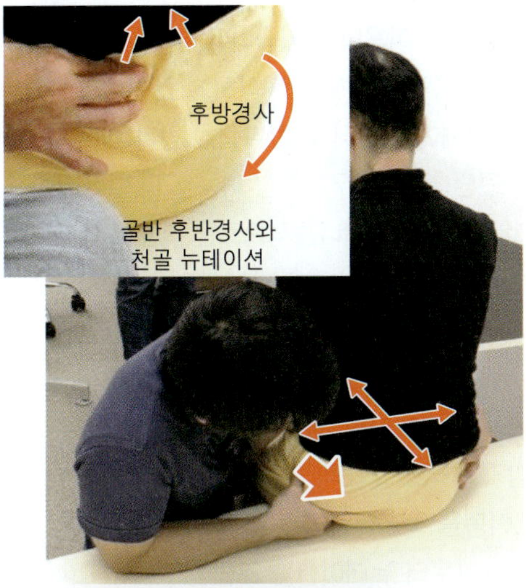

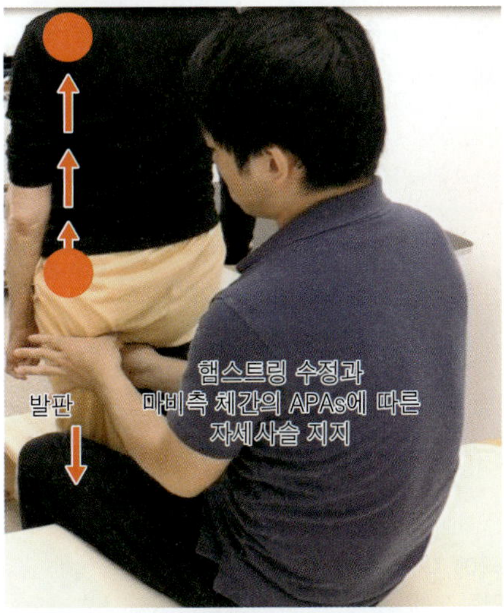

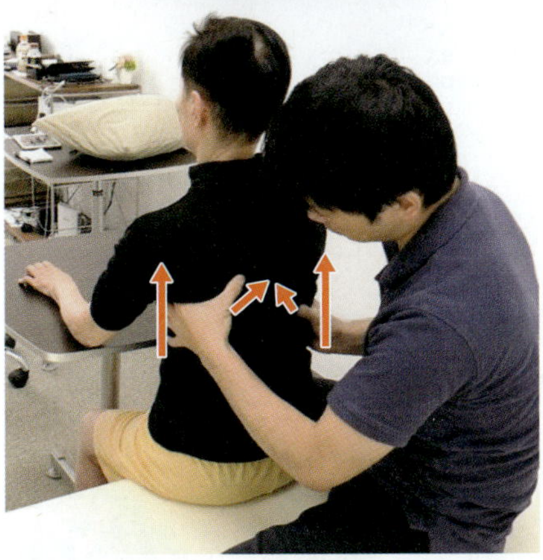

〈골반과 천골의 뉴테이션 조작〉

뻗기 시 필요한 체간 기능으로서 코어 스태빌리티의 토대인 골반대에 개입하였다(자세한 내용은 2장 참조 ➡ 26쪽). 마비측 대둔근과 중둔근을 잡아 골반의 좌우·전후로 무게중심 이동을 촉진하면서 복횡근과 내복사근의 활동을 향상시켰다. 비마비측은 고관절 굴곡근군의 굴곡 고정이 강하기 때문에 후방경사로 장요근의 원심적인 길이를 유도하였다. 이때 천골은 뉴테이션이 생기도록 항중력 방향으로의 자극을 천골에서 유도하였다. 다음으로 전방경사 하면서 고관절 굴곡근에 너무 의존하지 않고, 체간 신전을 수반한 전방경사가 출현하도록 유도하였고, 천골은 하방으로 미끄러지는 듯한 카운터 뉴테이션을 유도하였다. 골반대는 뻗기 시에 좌골로부터의 반발력을 이용하여 수직축을 잡기 때문에 좌우 좌골 위에서 구르는 운동을 강조해 갔다. 또한 장요근의 과긴장에 따라 대퇴골두가 전방으로 끌어당겨져 있기 때문에 후방으로 끌어내어 대둔근이나 이상근이 활동하기 쉬운 준비 상태로 만들었다.

다음으로 선자세로 이행하고, 내측 하방으로 편위되어 있던 마비측 햄스트링 기시부 주위의 저긴장이나 단축을 핸들링으로 수정하였다. 그리고 마비측 지지로 비마비측 하지를 발판에 올려놓는 스텝 포지션으로 이행하였다. 적절하게 마비측으로의 하중과 햄스트링에서부터 골반 안정을 촉진함으로써 스텝 시 마비측 체간이나 삼각근 후부의 선행적인 근수축을 얻을 수 있고, 체간의 항중력 활동을 더욱 높일 수 있었다.

〈Stand to sit(자리앉기)에서 체간 심부근군 촉진〉

위의 조작 중에 골반의 좌우·전후경사 운동 시 마비측으로의 무너짐이나 비마비측 굴곡 활동이 경감하였다. 다음으로 다시 stand to sit(자리앉기)을 통해 앉은자세로 이행하여 흉곽이나 척주에 개입하였다. 마비측 골반의 하강·후방경사로의 무너짐에 연동되어 늑골(특히 하부 늑골)이 하강되어 가기 때문에 항중력 방향으로 흉곽을 유도함으로써 복횡근, 복사근의 활동을 촉진하였다. 특히 이 증례의 경우는 척주 굴곡에 따라 늑추관절의 움직임이 부족하였고, 다열근 등 심부근은 지속적으로 스트레치되어 신장성 약화(stretch weakness)가 생기고 있었다. 이로 인해 구심성 수축이 생기기 어려워 도수(manual)와 동작을 병행하면서 지속적으로 근수축을 수정해 갔다. 위의 흉곽 유도에 더해 다열근 주위를 엄지손가락으로 자극하면서 척주 신전도 촉진하였다. 척주가 신전하였을 때 늑추관절에 움직임이 들어가면서 다열근에 활동이 생기는지 상세하게 평가한 후에 촉진하였다.

임상 Q & A

Q 좌골을 이해하기 쉬워진다는 것은 무엇을 의미합니까?

A 사람은 중력에 대해 신체의 위치를 파악하기 위해 다양한 감각을 이용하고 있습니다. 예를 들어, 선자세라면 지지면은 발 부분뿐이며, 발에서의 지면 반발력을 통해 수직축을 지각하고 있습니다. 앉은자세라면 특히 좌골에서의 반발력은 공간상의 신체 지각에 중요합니다. 반발력을 얻기 쉽도록 하기 위해서는 저긴장이나 과긴장 부위의 근긴장 조정, 근단축 개선, 무게중심 이동 등의 변화, 언어나 시각 등을 이용한 본인에 대한 의식화 등이 중요합니다. 신경 메커니즘적으로는 좌골에 대한 자극을 입력한 수용기는 척수로 정보를 보내고, 후각(posterior horn)의 억제성 개재 뉴런 시냅스의 곁가지로 방출됩니다. 억제성 개재 뉴런은 주변 수용기로부터의 입력을 억제합니다(그림 4-34)[29]. 이 때문에 자극받은 중심의 감각 단위가 가장 두드러집니다. 이 과정으로 인해 중추신경계는 경계·질감·모양과 같은 편차가 있는 변화(닿았다, 닿지 않았다)의 정보를 국소화할 수 있습니다. 좌골에서의 반발력은 측억제·주변억제를 통해 감각을 국소화합니다. 임상 아이디어로서 그림 4-35와 같이 타월을 저긴장 부위에 넣어 무게중심 이동을 촉진하면 좌골을 지각하기 쉬워집니다. 그 밖에도 골반은 전·후방경사와 천골의 뉴테이션·카운터 뉴테이션을 조합함으로써 요천추 이행부에서 다열근 등을 통한 항중력 신전 활동이 얻어지기 쉬워집니다. 이것으로 좌골 주위의 골반기저근군이나 심층근의 수축과 측억제·주변억제가 생겨 지각을 얻기 쉬워지는 경우도 있습니다(그림 4-36)[41].

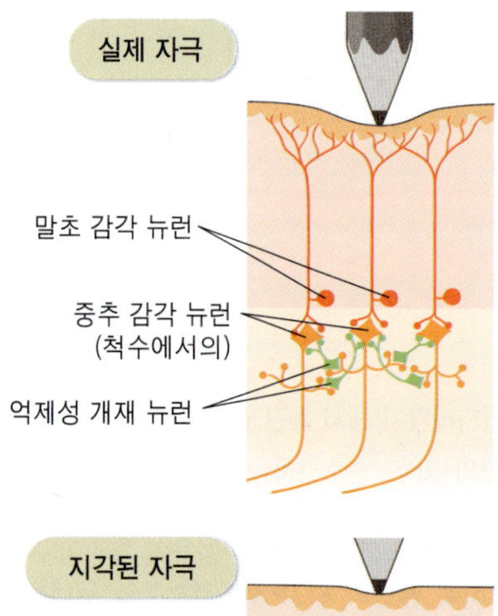

그림 4-34. 감각 자극에 대한 억제성 개재 뉴런의 역할.
(Brodal P. The Central Nervous System: structure and function. 4th ed. Oxford University Press, 2010, pp. 324-342.에서 수정)

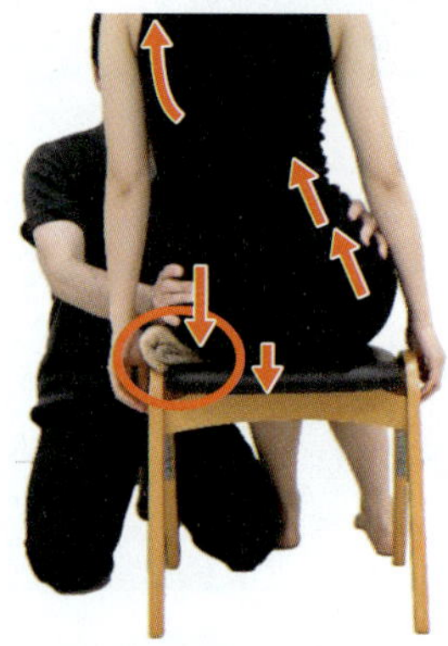

그림 4-35.
좌골에서의 지각 자극.
좌골부에 타월을 깔아 무게중심 이동을 촉진함으로써 좌골의 국소화가 명료해지고, 신전 활동을 촉진하기 쉬워진다.

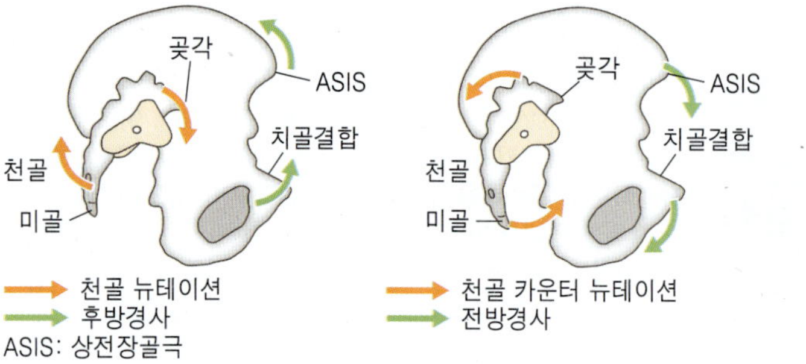

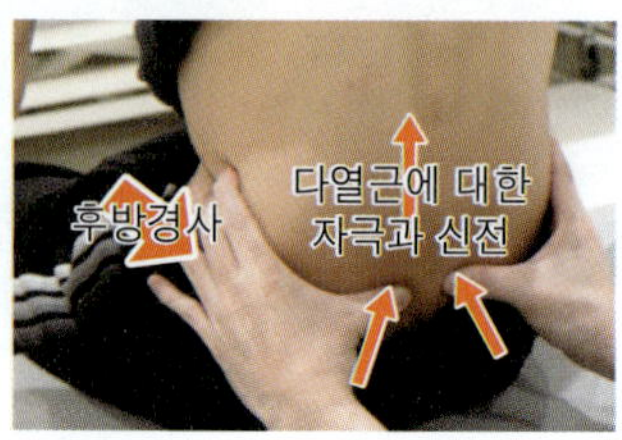

그림 4-36. 천골 뉴테이션·카운터 뉴테이션과 조작.
(Levangie PK. Joint Structure and Function: A Comprehensive Analysis. 5th ed. F.A. Davis, 2011, pp. 174-175.에서 수정)

견갑골의 평가와 치료

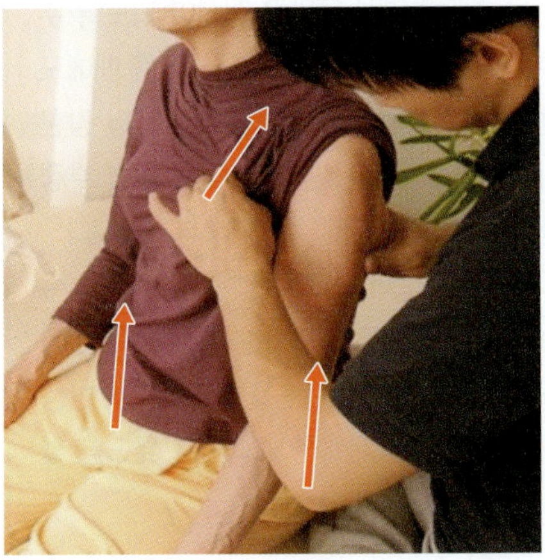

〈상부 체간과 하부 체간의 연결〉

골반이나 체간의 안정성이 얻어진 단계에서 견갑골에 대한 개입으로 이행되었다. 체간 굴곡 경향이 강할수록 견갑골은 소흉근에 당겨져 견갑골 전방경사나 익상견갑에 빠지기 쉽기 때문에 대흉근과 소흉근을 잡아 상방으로 원심성 수축을 촉진하였다. 이때 상부 체간뿐만 아니라 하부 체간의 신전이나 골반의 약간 전방경사가 연쇄되도록 유도해 갔다. 그리고 견쇄관절이나 흉쇄관절 주위의 기능적인 분리운동을 촉진하기 위해 대흉근 기시부나 쇄골섬유, 쇄골하근의 모빌라이제이션을 실시하여 쇄골의 전인이나 후방회전이 생기도록 유도하였다(➡ 85쪽).

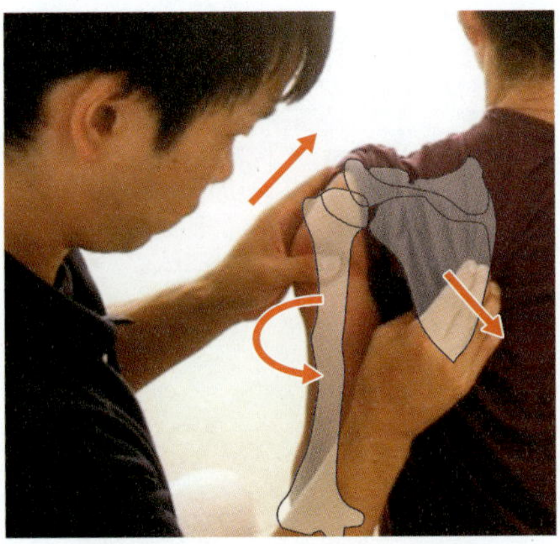

〈짝힘(force couple)의 협조성〉

대흉근이나 소흉근의 단축이 경감한 후에 왼손으로 삼각근을 잡아주면서 상완골이 관절와에 안정되도록 촉진한다. 그 위치를 유지한 채로 오른손으로 견갑골의 후방경사·외회전을 유도하였다. 이때 광배근을 중심으로 한 근복을 잡아서 길이를 끌어내고, 상완골두의 전방 미끄러짐을 서서히 후방, 외회전 방향으로 유도하였다. 이를 통해 극상근·극하근·삼각근 후부섬유의 수축을 얻을 수 있고, 짝힘이 안정되기 쉬워졌다. 이 증례의 경우에 승모근 상부의 과긴장이 강해 승모근 하부의 활동을 억제하고 있었다. 따라서 견갑골의 후방경사·외회전 유도 시 능형근이나 승모근 하부에 대한 감각입력을 의식하면서 실시할 필요가 있었다.

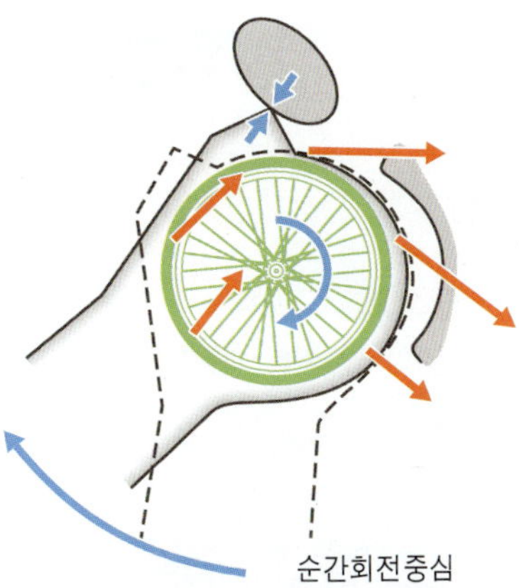

그림 4-37. 순간회전중심과 궤도.
순간회전중심: 바퀴의 중심과 같은 이미지
(Sahrmann S. Diagnosis and Treatment of Movement Impairment Syndromes. Mosby, 2001, pp. 12–13.에서 수정)

〈순간회전중심이란〉

Sahrmann은 순간회전중심(instantaneous center of rotation; ICR)이라 불리는 강체에서의 순간적인 회전 중심을 평가하여, 그 궤도(path of instantaneous center of rotation; PICR)를 치료하는 것의 중요성을 설명하였다(그림 4-37)[42]. 이 증례의 경우도 상지 들어올리기 시에 PICR의 위치가 관절와 부근 상방으로 끌어당겨졌기 때문에 견갑상완관절의 분리된 운동이 어려워지고 있었다.

임상 Q & A

Q 대흉근을 잡을 때에 주의해야 할 것은 무엇입니까?

A 대흉근을 잡을 때에는 항중력 방향으로 유도하여 근활동을 촉진하면서 올바른 정렬이 되도록 주의할 필요가 있습니다. 대흉근은 부착될 때에 180° 회전한다고 하여[43,44](그림 4-38), 잡을 때에도 3차원을 의식한 잡기가 중요합니다. 회전은 근육에 대한 압박이나 태핑(tapping)에 비해 더 강한 고유수용감각을 중추신경계에 전하기 때문에 근육 부피(volume)나 회전 정도에 맞춘 정렬 수정이 필요합니다. 대흉근뿐만 아니라 아킬레스 건이나 광배근도 많은 회전을 하면서 부착됩니다[45](그림 4-39). 따라서 핸들링을 할 때에 회전을 의식하면서 잡음으로써 근육 주행에 더 적응할 수 있는 유도가 가능해집니다. 구심성·원심성 수축을 도수(manual)적으로 유도하는 것은 근육의 기시-정지뿐만 아니라 대상자의 개별성에 맞춘 유도가 중요하며, 개별적으로 근육 부피, 주행, 반응도 다양성이 있습니다. 많은 환자와 정상인에게 접할 기회를 늘리고, 개개인에게 맞춘 유도를 할 수 있도록 핸들링 스킬을 향상시키는 것이 중요합니다.

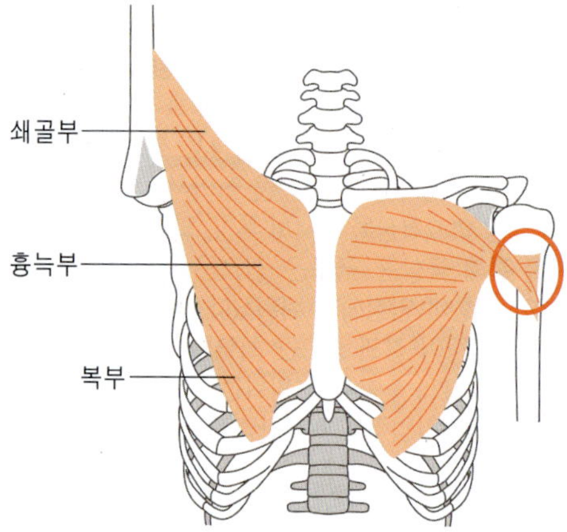

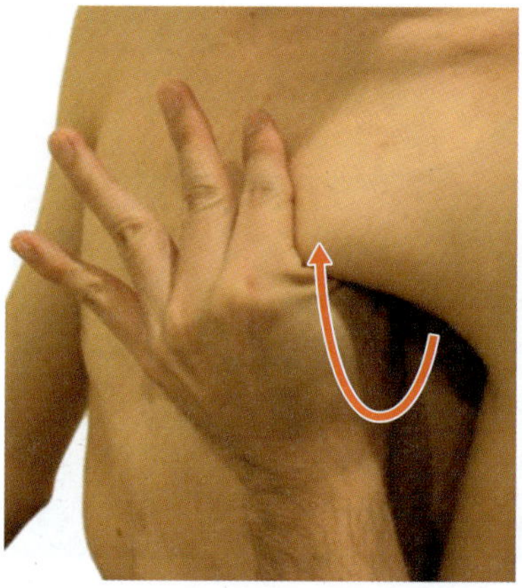

그림 4-38. 대흉근의 180° 회전.

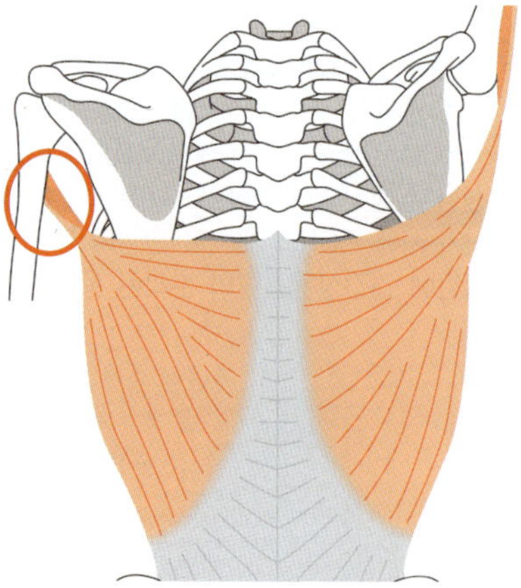

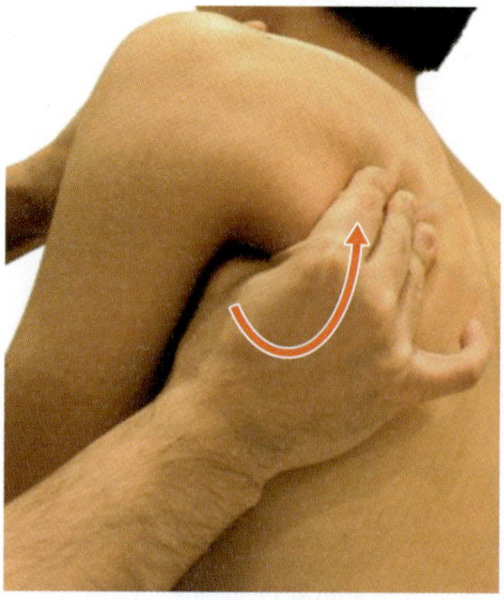

그림 4-39. 광배근의 180° 회전.

견갑상완관절의 평가와 치료

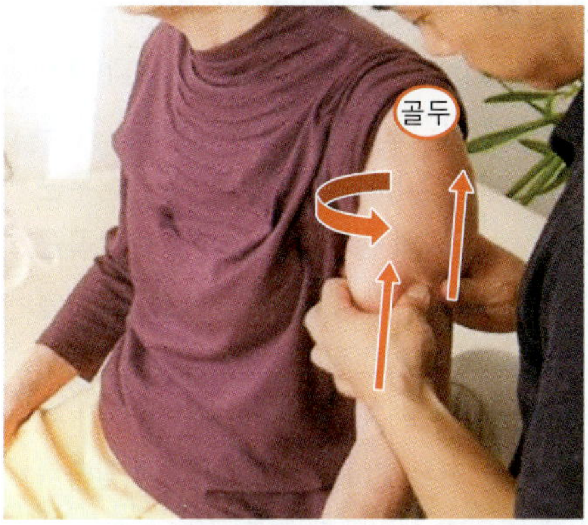

〈견갑상완관절의 안정〉

체간, 견갑골의 안정을 촉진한 후 상완이두근과 상완삼두근을 잡고 정렬을 수정해 갔다. 이 증례의 경우에는 상완삼두근의 근복이 중력 방향으로 떨어져 약화가 심한 상태였다. 또한 상완이두근이 단축되어 주관절은 굴곡 경향이었지만, 심부의 상완근은 단축과 과긴장이 뚜렷하게 확인되었다. 견갑골 치료 시에 계속해서 상완골두를 관절와에 안정시키도록 후방 미끄러짐을 의식하면서 상방·외회전 방향으로 상완이두근을 유도하였다. 그리고 견갑-상완 리듬을 얻을 수 있도록 견갑골의 상방회전이나 전인에 맞춘 상완골두 외회전과 상지 들어올리기를 촉진해 갔다.

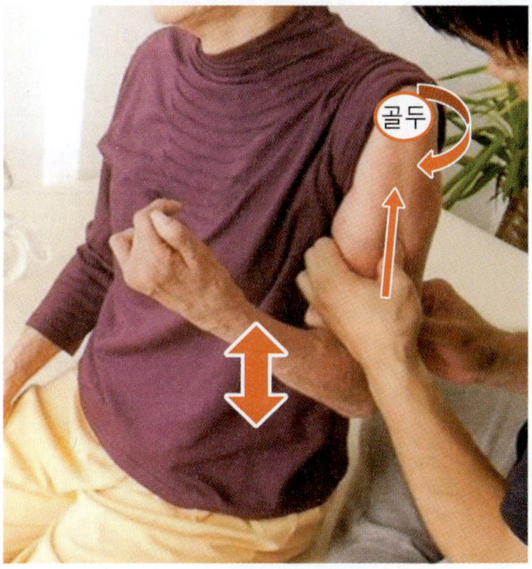

〈견갑상완관절의 운동〉

상완이두근·상완삼두근의 정렬을 수정하여 상완골두를 관절와에 안정시킨 후 수의운동을 촉진하였다. 증례에 팔꿈치를 구부리게 하고, 상완이두근이나 상완삼두근의 근복이 팔꿈치 측으로 끌려 내려가지 않도록 상완골두 방향으로 유도하였다. 느슨하게 될 때에 상완골두의 아래로 내려감이 뚜렷하게 확인되었기 때문에 가능한 한 안정성을 유지하였다. 이를 통해 상완이두근이나 상완삼두근의 기시부가 안정되어 수의운동에 따른 골두 주위의 회전근개 수축이 증가하였다. 또한 상반적으로 상완근의 과긴장이 경감하는 것을 확인할 수 있었다. 결과적으로 팔꿈치가 느슨해지기 쉬워졌고, 전완의 굴곡근군의 근긴장도 경감하였다. 이 증례의 경우에 대흉근이나 광배근은 단축·과긴장 경향을 보였고, 상완골두를 후방으로 안정시키는 견갑하근의 활동은 상반적으로 부족한 상황이었다. 따라서 골두를 관절와에 안정시키고, 후방 미끄러짐을 촉진할 때에 견갑하근의 활동을 의식한 내회전으로의 수축도 의식하였다. 견갑하근의 수축이 얻어지면 대흉근이나 광배근 등 내회전근군의 긴장이 경감하였다.

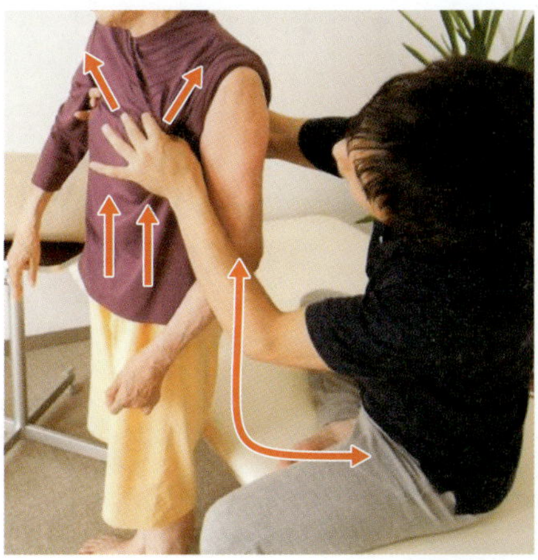

〈STS에서 대흉근의 원심적 활동 유도〉

상지 활동을 촉진하면 체간 굴곡 경향이 높아지기 쉬우므로 곳곳에서 STS를 조합하였다. 이를 통해 코어 스태빌리티 활성화나 대·소흉근의 원심적인 길이를 얻을 수 있었고, 견갑상완관절의 가동범위가 확대되었다.

임상 Q & A

Q 상완근·상완이두근·상완삼두근의 정렬 수정으로 왜 팔꿈치가 느슨해집니까?

A 인간의 움직임은 활동에 대해 노력적으로 되지 않도록 근활동을 효율적이고 리드미컬하게 조정하는 시스템이 있습니다. 이것은 **상반신경지배(reciprocal innervation)**라고 불립니다(그림 4-40). 모든 다양한 운동은 외부의 힘(중력·관성·외력·구조에 관련된 역학적 특성)에 대하여 주동작근, 길항근, 공동근군의 상호작용으로 생성됩니다. 팔꿈치가 뻗어지기 위해서는 상완삼두근의 구심성 수축과 상완이두근의 원심성 수축이 중요합니다. 이 증례의 경우에는 상완근의 굴곡근군이 과긴장 상태였고, 반대로 상완삼두근은 저긴장 상태였습니다. 따라서 상완 굴곡근군의 정렬을 조정할 때에 상완삼두근의 구심성 수축을 핸들링으로 유도하면 과긴장이었던 상완근이 느슨해질 수 있습니다. 또한 과긴장이었던 상완근이 느슨해짐으로써 단축·저긴장의 상완이두근이 수축하기 쉬워집니다. 이 메커니즘은 굴곡근·신전근뿐만 아니라 좌우 간에도 존재합니다. 팔꿈치 굴곡의 수의운동으로 상완이두근의 수축뿐만 아니라 어깨 주위의 삼각근과 심층근의 수축을 촉진함으로써 중추부가 안정되고, 결과적으로 원위부(말초부)가 느슨해지는 것도 이 메커니즘에 해당합니다. 근위부가 불안정하면 원위부는 고정적이 되어 긴장이 높아지기 쉬워집니다. 임상에서는 다양한 활동에 적응할 수 있는 근활동 조정이 중요하기 때문에 항상 구심성·원심성의 관계, 안정·운동의 관계를 의식한 개입을 하는 것이 중요합니다.

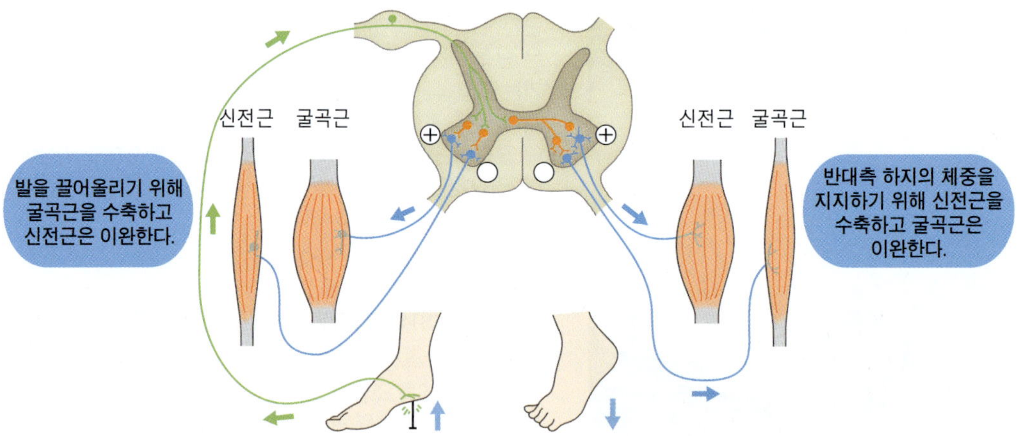

그림 4-40. 상반신경지배에 의한 근육 제어 메커니즘.

프리쉐이핑의 평가와 치료(전완)

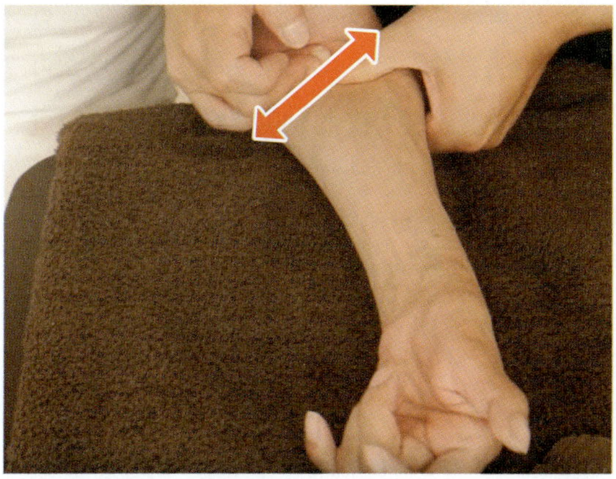

〈외재근군의 조작〉

적절한 프리쉐이핑에는 손의 외재근 활동을 제어하고, 손내재근을 활성화할 필요가 있다. 심부의 상완근 건을 중심으로 느슨하게 하면서 회내근이나 완요골근의 경계가 명확해지도록 구심성·원심성 수축을 유도해 갔다. 기시부로 끌어당겨진 완요골근 단축이 경감되면, 회외방향으로의 유도가 원활해져 회외근이나 팔꿈치 근육의 수축이 얻어지기 쉬워진다.

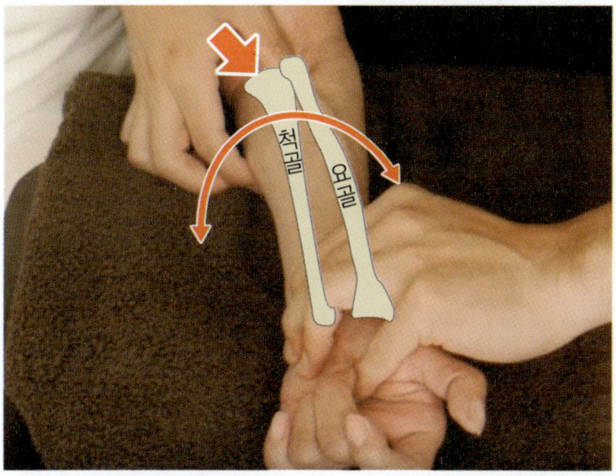

〈회내외 운동의 확보〉

회내외 시에 굴곡근군이 팔꿈치측으로 끌어당겨지지 않도록 상완이두근 건을 안정시키고, 손목관절에서 요골경상돌기를 잡아 견인하면서 회내·회외를 유도하였다. 이를 통해 완요골근의 길이가 얻어짐으로써 요골이 척골 위를 이동하는 감각이 얻어지기 쉬워졌다. 또한 수장건막(palmar aponeurosis)뿐만 아니라 수배건막(dorsal aponeurosis)의 활주나 신장을 촉진해 갔다.

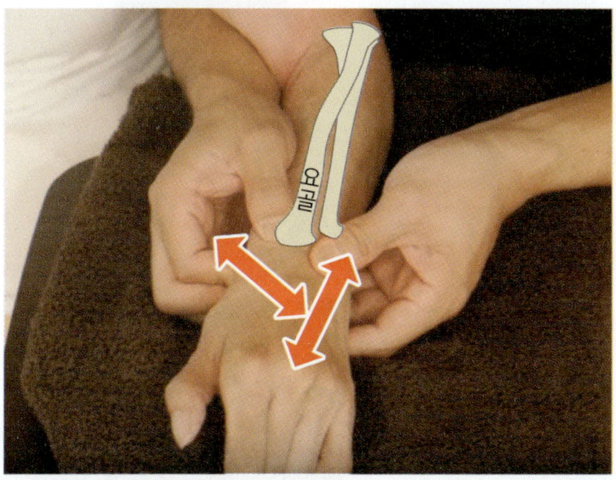

〈손목관절의 안정〉

전완 골간근막이나 수배건막의 신장, 원위요척관절의 움직임을 유도하여 배측굴곡뿐만 아니라 안정적인 장측굴곡을 만들어낼 수 있도록 개입해 갔다. 이 증례의 경우에는 척골경상돌기에서 두상골로의 이행부 근단축과 인대의 활주부전이 뚜렷하게 확인되었다. 따라서 보다 더 피부에서 연부조직으로 서서히 스트레칭을 하고, 수의운동을 통해 더 많은 신장을 촉진하였다.

임상 Q & A

Q 척측의 안정이란 무엇입니까?

A 프리쉐이핑을 위해 필요한 손의 방향 설정에서 전완의 회내외나 손목관절의 장측/배측굴곡·요측/척측굴곡이 중요해집니다. 물건을 잡을 때에는 요골측이나 엄지손가락측의 조작도를 높이기 위해 척측을 안정시킬 필요가 있습니다. 척측의 안정은 소아의 전완 지지(on elbow)에서 중요하며, 그 후의 손 지지(on hand), 네발기기 이동으로 이행하는 가운데 체간 기능 발달을 지원합니다(그림 4-41). 운동학적으로도 회내외는 그림 4-42와 같이 척골 위를 요골이 구르듯이 이동하며, 척골 운동은 거의 일어나지 않습니다. 척골은 상완골과 손목관절을 연결하는 데 있어서 적절한 운동축을 유지해야 하며, 척측수근굴근이나 신전근, 소지구근, 상완삼두근 등은 척측의 안정에 크게 기여합니다. 그림 4-43[46]에 나타난 바와 같이 해부학적으로도 내측 측부인대나 척골골막을 통해 소지구근이나 상완삼두근을 연결하는 것을 알 수 있습니다.

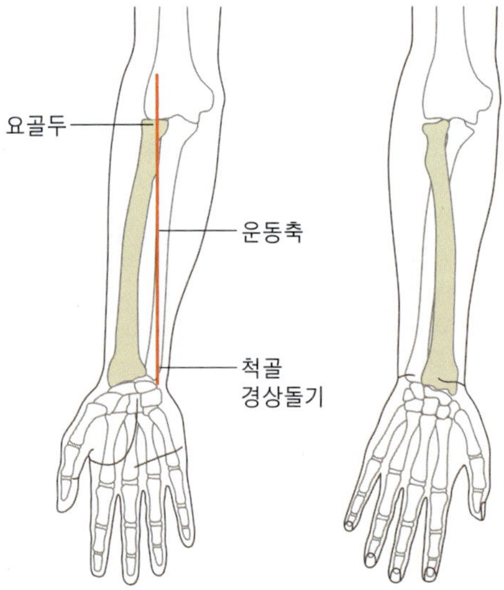

그림 4-42. 회내외 운동에서의 요척골 움직임.

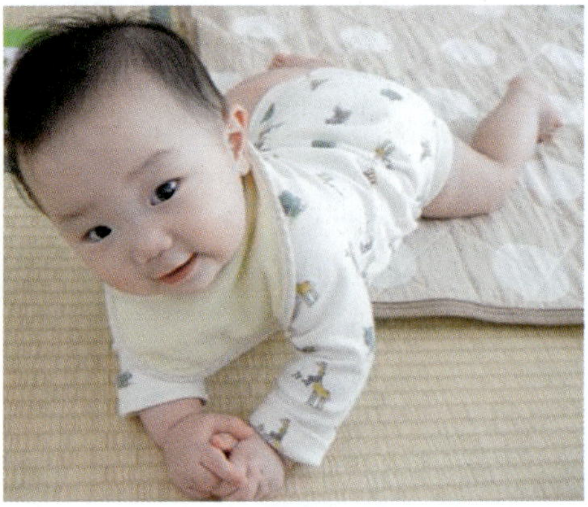

그림 4-41. 유아기의 전완 지지와 체간 기능 발달.

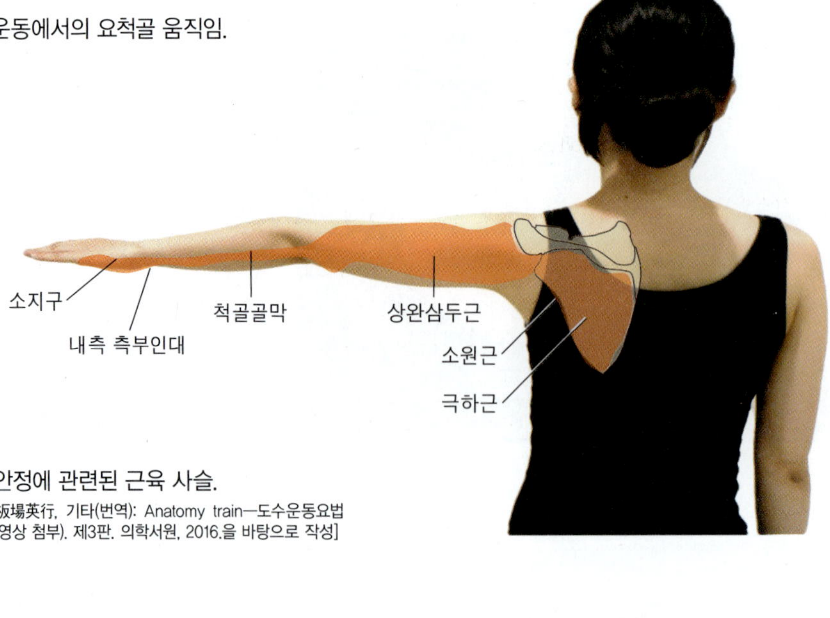

그림 4-43. 척측의 안정에 관련된 근육 사슬.

[Thomas W. Myers (저), 板場英行, 기타(번역): Anatomy train—도수운동요법을 위한 근근막경선(Web 동영상 첨부). 제3판. 의학서원, 2016.을 바탕으로 작성]

프리쉐이핑의 평가와 치료(손목과 손)

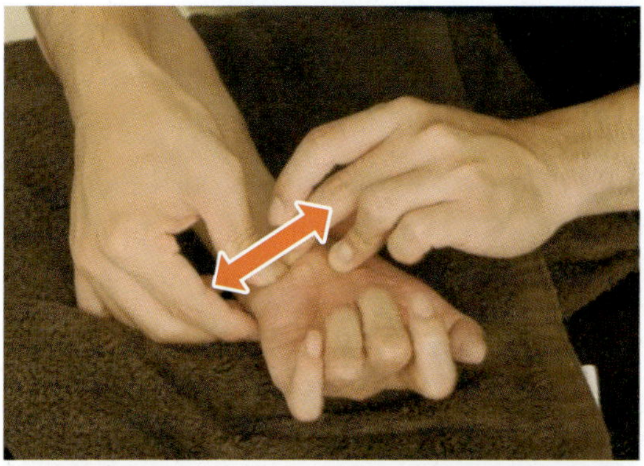

〈손목관절의 안정〉

회내 위치뿐만 아니라 회외 위치에서도 두상골 주위의 가동성을 촉진하였다. 이 증례의 경우에 두상골과 주상골을 연결하는 굴근지대의 점탄성이 부족하여 수근관을 좁히는 정렬 상태였다. 따라서 주상골이나 두상골을 외측 방향으로 벌리는 핸들링도 실시하였다. 수근관의 공간이 넓어지는 것은 근활주, 신경 전달 외에도 손의 순환, 림프 유동에 있어서 중요하다.

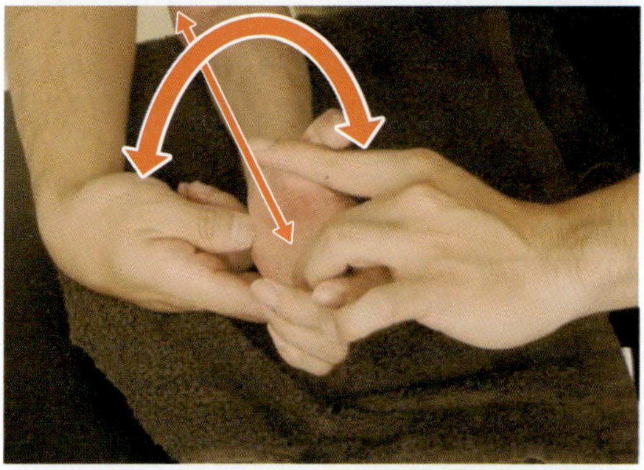

〈외재근과 손의 감각〉

수근관이 넓어진 감촉이 얻어진 단계에서 두상골에서부터 척측수근굴근을 신장시키면서 회내외를 반복해 갔다. 이를 통해 외재근군의 긴장이 느슨해지고, 손가락관절의 굴곡에 대한 저항이 경감하였다. 처음에는 손바닥 부위에 대한 촉각 자극에 대해 2/10의 주관적 감각이었지만, 1회의 치료만으로 6/10까지 개선되었다.

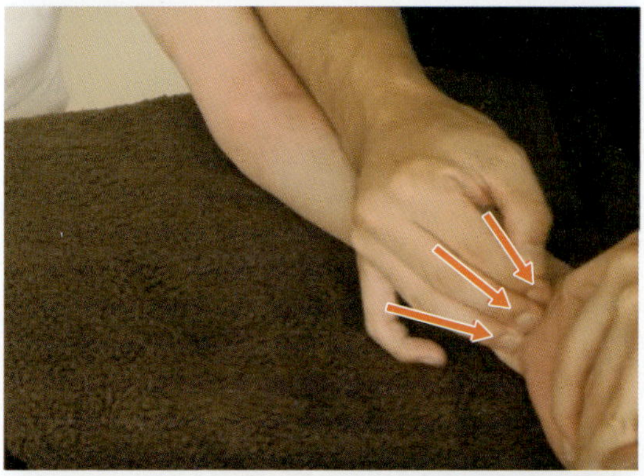

〈태핑(tapping)과 손가락의 운동〉

보다 더 손바닥측의 외재근군의 긴장이 완화되도록 건에 태핑처럼 가볍고 빠르게 압박을 시행하였다(리드믹 바이브레이션).

손목관절의 다양한 각도에 대한 태핑을 반복함으로써 외재근에 의한 손가락 굴곡근군이 느슨해지기 쉬워지고, 조금이지만 수근중수관절의 외전과 신전이 나타났다.

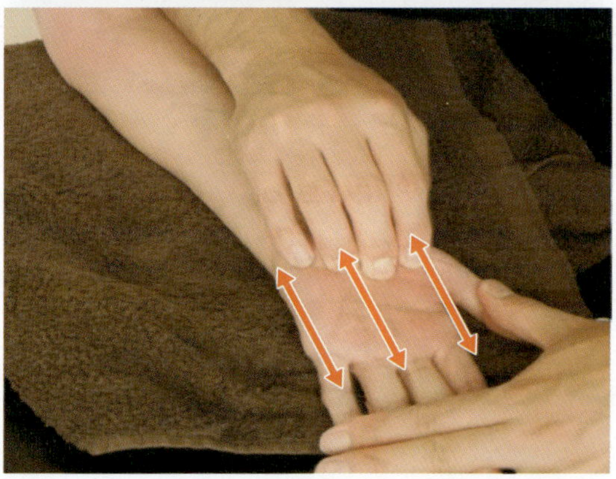

〈손내재근의 활성화〉

손목관절의 위치가 수정되어 손가락의 굴곡에 대한 긴장이 느슨해진 시점에서 손내재근(모지구근·소지구근·골간근·충양근)에 압박이나 스트레칭을 가하였다. 이 증례의 경우에 모지내전근, 단모지굴근의 단축이 현저하여 신장하면서 모지외전근의 활동, 대립근, 제1배측골간근의 활동을 촉진하였다. 이를 통해 처음에는 지복(finger pad)에 자극을 가하면 손가락이 과민하게 굴곡되었지만, 현재는 과도한 굴곡이 출현하지 않게 되었다.

임상 Q & A

Q 왜 건을 압박하면 근육이 이완됩니까?

A 근육이나 건이 신장됨에 따라 근수축을 억제하는 반사적인 현상을 Ⅰb 억제라고 하며, 근육이 지나치게 수축하지 않도록 브레이크를 거는 역할을 합니다. 건을 압박함으로써 근육이 느슨해지기 쉬운 이유는 Ⅰb 억제가 있기 때문입니다. 근건이행부(musculotendinous junction)에는 골지건기관이라는 수용기가 있습니다(그림 4-44A). 근육이나 건이 신장됨으로써 골지건기관이 신장되고, Ⅰb 신경섬유가 활성화합니다. Ⅰb 신경섬유는 골지건기관과 척수를 연결하고 있어 정보를 척수로 보냅니다. Ⅰb 신경섬유는 척수에 있는 Ⅰb 억제성 개재 뉴런으로 정보를 보냅니다. Ⅰb 억제성 개재 뉴런은 근육을 수축시키는 역할을 하는 α 운동 뉴런에 브레이크를 걸 수 있습니다. 즉 근육이나 건이 신장됨에 따라 골지건기관이 신장되고, Ⅰb 신경섬유로부터 전달된 정보는 Ⅰb 억제성 개재 뉴런을 통해 α 운동 뉴런에 브레이크를 걸어 그 결과 근육이 느슨해집니다. 이 증례의 굴곡근 건에 대한 태핑은 Ⅰb 억제에 대한 트리거가 됩니다. 일반적인 편마비의 전완 굴곡근군의 스트레칭으로는 단축된 일부의 근섬유만 과도하게 스트레치되어 건에 대한 스트레칭이 불충분한 경우가 있습니다(그림 4-44B). 치료 중에 근육의 길이를 조정하면서 건에 대한 자극을 가하는 것도 중요합니다.

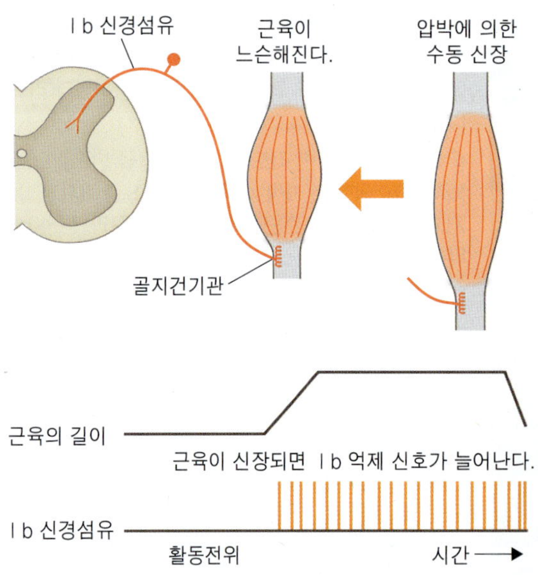

그림 4-44A. Ⅰb 억제에서의 골지건기관의 특성.

Ⅰb 억제는 골지건기관이 신장함으로써 시작된다. 근육이 편안한(relax) 상태에서는 Ⅰb 신경섬유의 활동은 확인되지 않지만, 수동적으로 신장됨으로써 Ⅰb 억제 활동이 확인된다.

건에 대한 리드믹 바이브레이션에 의해 수동적으로 건을 압박함으로써 신장되지만, Ⅰb 억제를 통해 느슨하게 할 수 있습니다.

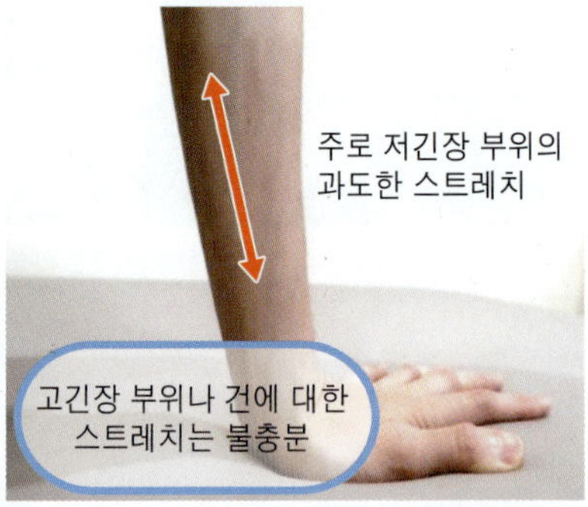

그림 4-44B. 전완 굴곡근군의 스트레칭.

손의 비사용에 대한 홈 트레이닝 강화

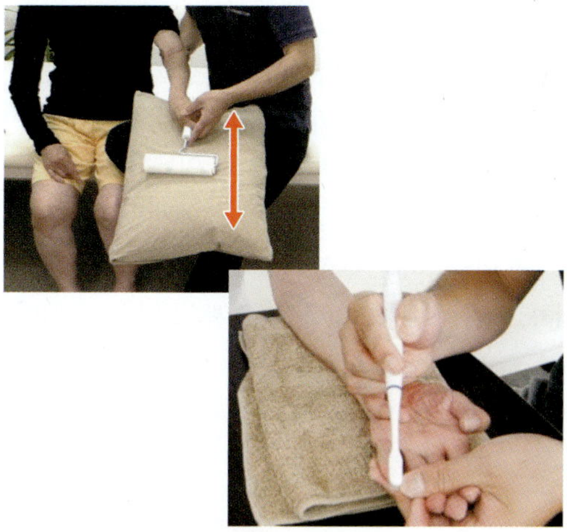

〈도구를 사용하는 상지·손의 촉진〉

전완이나 손목관절 근육의 정렬 및 근긴장을 수정한 단계에서 롤러 등을 사용하여 손의 폼(form)의 형성 + 수의 운동을 촉진해 갔다.

롤러는 방향이 한정되기 쉽고, 베개에 의한 지지면도 있기 때문에 뻗기의 직선 궤도의 지각이나 운동을 도입하기 쉬웠다. 수의운동 시에는 손가락의 굴곡이 강해지지만, 삼각근이나 상완삼두근의 활동이 얻기 쉽고, 근위부의 안정성을 높일 수 있었다.

또한 손가락에 대한 자극을 가족이나 본인이 손쉽게 할 수 있도록 전동칫솔을 사용한 자극 방법을 전해주었다. 이 증례의 경우에 손가락에 대한 촉각·진동자극은 순간적으로 긴장을 증가시키기 쉬웠지만, 몇 분이 경과하면 손가락이 느슨해지는 반응을 얻을 수 있었다.

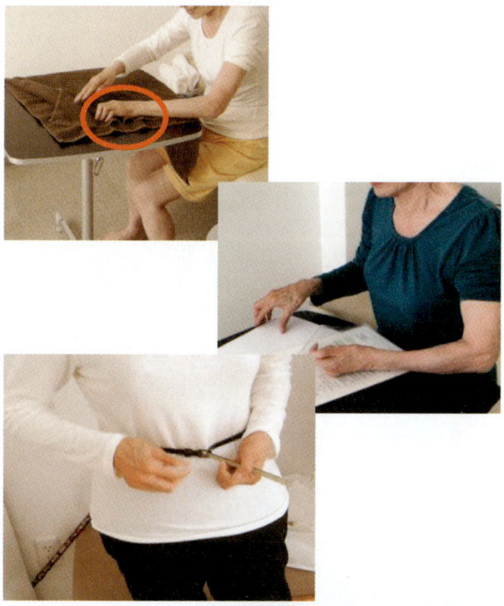

〈보조하는 손으로서의 활용〉

집에서의 과제로 마비측의 보조하는 손(지지)으로서의 활용을 요구하고, 타월을 접는 가운데 마비측 손의 사용을 촉진해 갔다. 비마비측 상지를 사용할 때에 마비측 손의 접촉면에 대한 감각을 의식하도록 전하였다.

또한 일의 사무작업 상황을 상정해 파일 정리 등에 마비측 손을 활용할 수 있는 것을 확인하였다. 손가락의 긴장이 강해지기 쉬운 선자세 상황에서도 벨트 착용 시에 마비측 손을 활용할 수 있게 되었다. 행위를 달성할 수 있는 것으로 마비측 손의 일상생활에서의 사용에 대한 동기부여가 높아지고 있다.

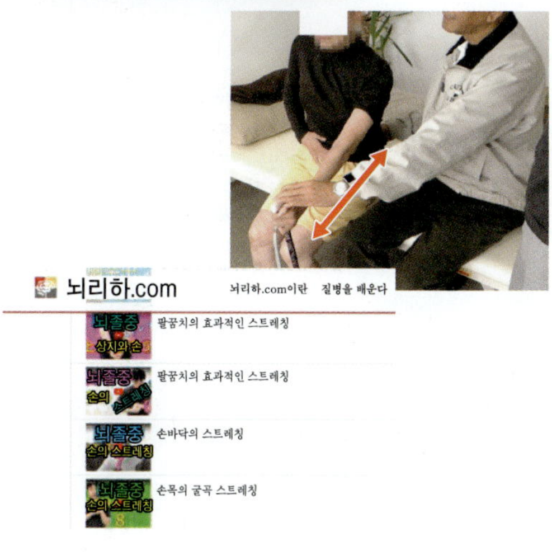

〈가족의 협력과 정보 사이트를 통한 셀프 훈련의 정착〉

지팡이를 사용한 전후로의 뻗기 연습도 제공하였다. 체간이 굴곡되고, 골반이 후방경사되기 쉽기 때문에 가족에 의한 지원에 대해 조언하였다. 손가락의 굴곡이 출현하기 쉬운 과제는 가족의 지원으로 가능한 한 보상이 출현하지 않는 손의 사용을 촉진해 갔다(➡ 133쪽).

또한 셀프 훈련의 정보 사이트 '뇌리하.com'에서 이 증례에 활용할 수 있는 훈련을 확인하고, 반복해 주었다.

임상 Q & A

Q 사용하지 않는 마비측 손의 사용을 생활에서 촉진하는 포인트가 있습니까?

A 과제 세팅을 간단 → 복잡하게 하고, 현재 상황에서 어떻게든 할 수 있는 레벨로 설정하는 것이 중요합니다(그림 4-45)[47]. 페그보드와 같은 단순 과제보다 취미나 생활에 관련된 과제 쪽이 동기부여를 유지하기 쉽고, 목표도 명확해지기 쉽기 때문에 학습이 용이해집니다. 또한 재활치료를 통해 '손이 가벼워졌다', '사용하기 쉬워졌다' 등 기분 좋은 정서를 만들어낼 수 있는가 하는 점도 중요합니다. 재활 상황에서의 성공 경험이 부족함에도 불구하고, 집에서의 강제적인 셀프 훈련의 설정은 동기부여가 상당히 높은 사람이 아니라면 어렵습니다. 우선 치료사와의 재활에서 성공 경험을 만들고, 목적한 대로 셀프 훈련을 실시하고, 가족이 참여한 훈련을 계속해 나가는 것이 중요합니다.

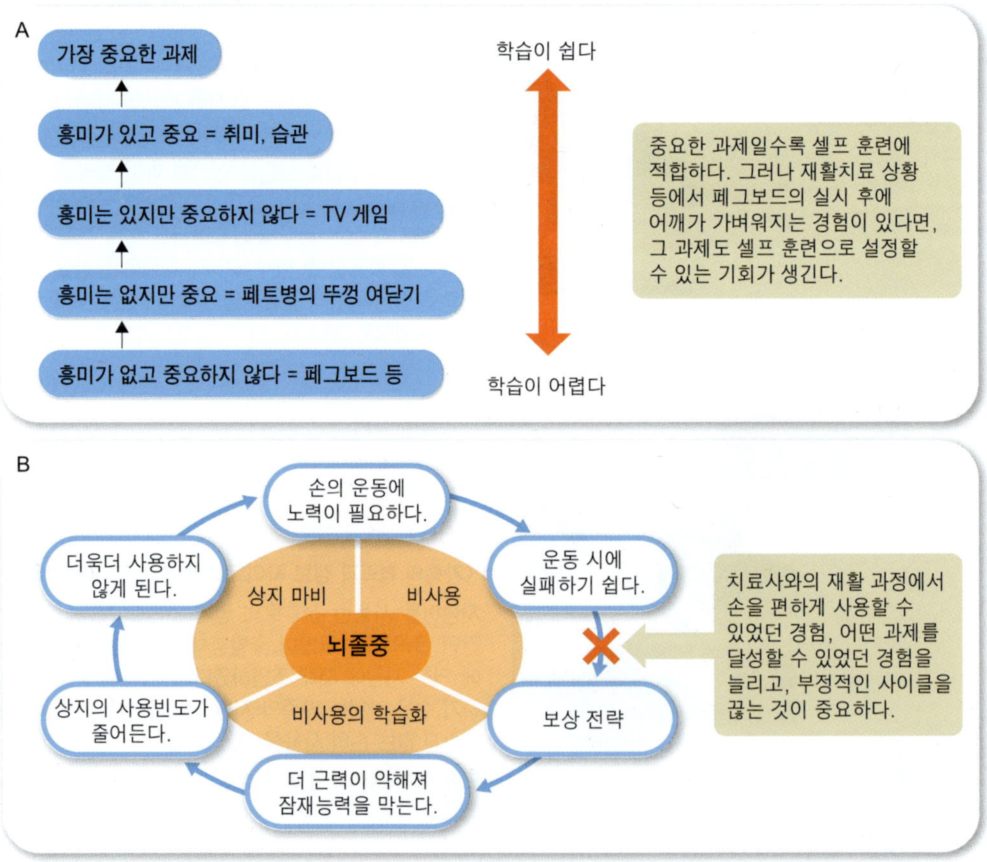

그림 4-45. **A**, 과제 설정과 동기부여. **B**, 마비에 따른 비사용의 악순환.
[Peter G. levine (저), 金子唯史 (번역). 근거에 기반한 뇌졸중 후의 상지와 손의 재활. 가이아북스, 2014.에서 수정]

임상 Q & A

Q 왜 운동시키면 경직이 완화되나요?

A 뇌졸중 환자는 '베르니케만(wernicke-mann) 자세'라고 불리는 견관절의 내전·내회전, 주관절 굴곡, 전완의 회내, 손목관절 장측굴곡, 손가락 굴곡을 수반하기 쉬워집니다. 환자가 수의운동을 수행하면 굴곡이 수반하기 쉬워지는 경향이 있어 상지를 사용하는 것보다 이완(relax)시키기 위한 스트레칭을 권장하는 시대도 있었습니다. 그러나 최근의 연구에 따르면 운동을 수행함으로써 피질척수로의 기능회복을 높이고, 결과적으로 흥분성 뉴런에 억제를 가해 경직을 완화시키는 것이 밝혀졌습니다(그림 4-46)[48]. 따라서 과도한 노력을 수반하지 않는 범위에서의 운동은 오히려 권장되고, 손의 활동이나 사용을 반복하는 것이 경직을 완화시키는 능동적인 재활로써 일반화되고 있습니다. 신경학적인 배경은 아직 밝혀지지 않은 부분도 많지만, 최근의 쥐의 연구에 따르면 피질척수로 손상 후에 Ⅰa 신경섬유의 발아를 확인하고, 근육 수축을 지배하는 α 운동 뉴런의 입력을 증가시켜 이것이 경직의 일부분을 담당하는 것으로 밝혀졌습니다[49]. 피질척수로 손상 후에 이차적으로 경직이 생길 가능성이 시사되고 있습니다. 손의 사용에 의해 손상부의 주변에서 피질척수로로의 투사가 증가하여 억제 시스템을 촉진할 수 있다면 경직이 개선될 가능성이 있습니다.

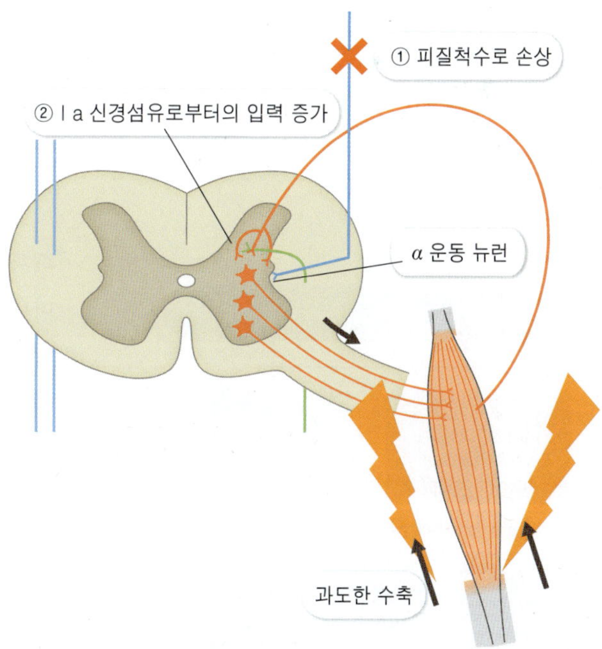

그림 4-46. 피질척수로의 손상에 따른 메커니즘.

피질척수로는 척수가 과도하게 흥분하지 않도록 항상 감시하고, 제어하는 역할을 한다. 피질척수로나 망상체척수로의 억제성 하행로가 손상되면, 척수로의 Ⅰa 섬유에 의한 구심성 입력이 증가하고, α 운동 뉴런과 γ 운동 뉴런 모두가 흥분하여 '경직'이 생긴다. 경직에는 그 밖에도 전정척수로나 적핵척수로로부터의 출력, 기저핵, 소뇌, 시상으로부터의 입력도 영향을 주고 있다.

(Thibaut A, et al. Spasticity after stroke: physiology, assessment and treatment. Brain Inj. 2013; 27: 1093–1105. Epub 2013 Jul 25.에서)

임상 Q & A

Q 뇌졸중 후의 운동장애는 어떤 것들이 있습니까?

A 일반적으로 피질척수로의 손상에 의한 운동마비가 생깁니다. 내포후각영역(posterior limb of internal capsule)에는 그림 4-47에서 나타난 바와 같이 손, 발, 얼굴 등의 피질척수로가 확인됩니다. 적색 영역의 중심이 상지 영역이며, 직접적으로 그 영역에 영향을 받으면 상지에 심한 운동마비가 생길 수 있습니다. 그림 4-48에서는 내포영역에 섬유가 투사되는 영역을 나타내고 있으며, 내포후각영역에서는 많은 영역으로부터의 투사가 확인되고, 일차운동영역에서의 투사와 그림 4-47의 피질척수로의 영역이 유사하다는 것을 알 수 있습니다[50]. 또한 Nakawah 등[51]은 뇌졸중 후의 운동장애에 있어서 마비 이외의 문제를 제시하고 있습니다. 뇌졸중 후의 파킨슨증이라고만 단순하게 정리하지 말고, 세세한 증상을 정리해 두는 것이 중요합니다(그림 4-49). 뇌졸중 후의 보행 상황이나 상지 활용 시에 마비 이외의 증상이 확인되는 케이스도 많기 때문에 주의가 필요합니다.

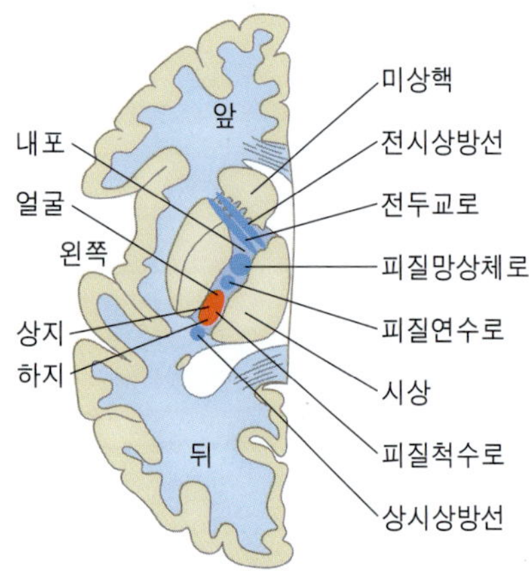

그림 4-47. 내포영역의 신경섬유.

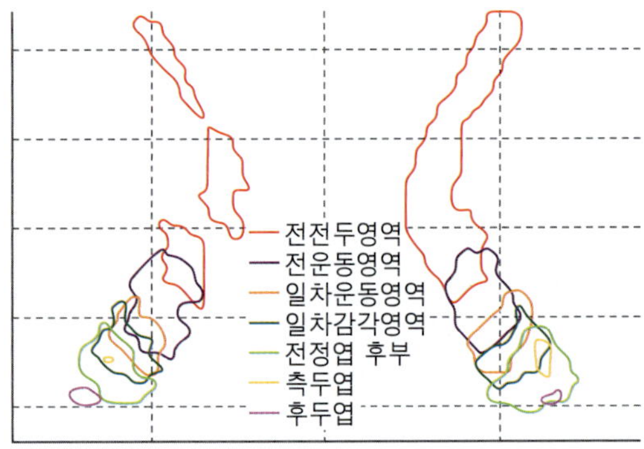

그림 4-48. 내포영역으로 투사하는 영역 구분.

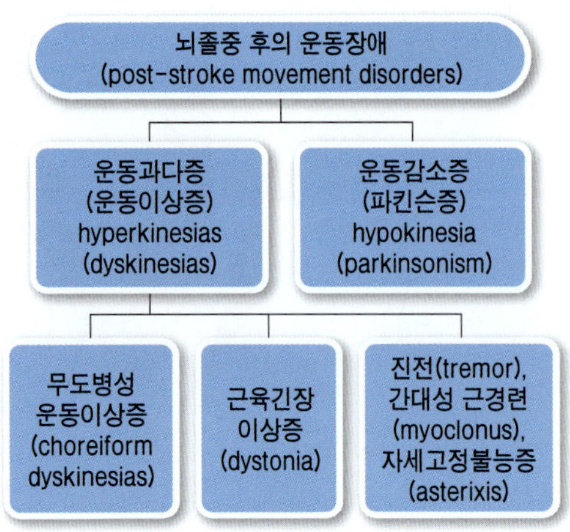

그림 4-49. 뇌졸중 후의 운동장애.

뇌졸중 후에 강직, 운동불능, 자세반사장애를 보이는 파킨슨증성 증상이 마비측, 비마비측에 나타나는 경우가 있습니다. 보행 시 방향전환(turn)이나 의자에 앉을 때에도 스텝이나 행동 절차가 많은 케이스에도 어떤 기저핵 증상이 생겼을 수 있습니다.

또한 밀기 증후군(pusher syndrome)으로 인하여 요추부에 강한 근육긴장이상증(dystonia) 양상의 근긴장이 확인되어 비마비측으로 무게중심 이동을 할 수 없는 케이스도 확인됩니다. 마비와 운동장애는 혼재되어 있는 경우가 많기 때문에 세세한 평가가 중요합니다.

제 4 장 학습 포인트

- [ ] 뻗기(reach)의 개요를 이해한다.
- [ ] 각 단계의 해부학적·운동학적 측면을 이해한다.
- [ ] 각 단계의 신경 메커니즘을 이해한다.
- [ ] 증례 개입의 4가지 관점을 이해한다.
- [ ] 증례 개입에 관한 Q & A를 이해한다.

참고문헌

1) McCrea PH, et al: Biomechanics of reaching: clinical implications for individuals with acquired brain injury. Disabil Rehabil 10: 534-541, 2002

2) Jeannerod M: Grasping objects: cortical mechanisms of visuomotor transformation. Trends Neurosci 18: 314-320, 1995

3) Lemon RN, et al: Corticospinal control during reach, grasp, and precision lift in man. J Neurosci 15: 6145-6156, 1995

4) De Baets L, et al: Three-dimensional kinematics of the scapula and trunk, and associated scapular muscle timing in individuals with stroke. Hum Mov Sci 48: 82-90, 2016

5) Mottram SL: Dynamic stability of the scapula. Man Ther 2: 123-131, 1997

6) Kibler WB: The role of the scapula in athletic shoulder function. Am J Sports Med 26: 325-337, 1998

7) Hou S, et al: Botulinum toxin injection for spastic scapular dyskinesia after stroke: case series. Medicine (Baltimore) 94: e1300, 2015

8) Pink M, et al: Biomechanics. In: Jobe FW (ed): Operative Techniques in Upper Extremity Sports Injuries, pp109-123, Mosby, St Louis, 1996

9) Pratt NE: Anatomy and biomechanics of the shoulder. J Hand Ther 7: 65-76, 1994

10) Lynn S: Clinical Kinesiology and Anatomy. 4th ed, pp103-107, F. A. Davis 2006

11) Inman VT, et al: Observations of the function of the shoulder joint. Clin Orthop Relat Res 330: 3-12, 1996

12) Braman JP, et al: In vivo assessment of scapulohumeral rhythm during unconstrained overhead reaching in asymptomatic subjects. J Shoulder Elbow Surg 18: 960-967, 2009

13) Borsa PA, et al: Scapular-positioning patterns during humeral elevation in unimpaired shoulders. J Athl Train 38: 12-17, 2003

14) Guerra JJ, et al: Clinical anatomy, histology and pathomechanics of the elbow in sports. Oper Tech Sports Med 4: 69-76, 1996

15) Michaelsen SM, et al: Effect of trunk restraint on the recovery of reaching movements in hemiparetic patients. Stroke 32: 1875-1883, 2001

16) Van Ingen Schenau GJ, et al: The unique action of biarticular muscles in leg extensions. In: Winters JM, et al (eds), Multiple Muscle Systems: Biomechanics and Movement Organization, pp639-652. Springer Verlag, Berlin, 1990

17) English AW, et al: Compartmentalization of muscles and their motor nuclei: the partitioning hypothesis. Phys Ther 73: 857-867, 1993

18) Pettersson LG, et al: Skilled digit movements in feline and primate-recovery after selective spinal cord lesions. Acta Physiol (Oxf) 189: 141-154, 2007

19) Castiello U: The neuroscience of grasping. Nat Rev Neurosci 6: 726-736, 2005

20) Jeannerod M, et al: Grasping objects: the cortical mechanisms of visuomotor transformation. Trends Neurosci 18: 314-320, 1995

21) Rizzolatti G, et al: The cortical motor system. Neuron 31: 889-901, 2001

22) Mason CR: Hand synergies during reach-to-grasp. J Neurophysiol 86: 2896-2910, 2001

23) NAPIER JR: The prehensile movements of the human hand. J Bone Joint Surg Br 38: 902-913, 1956

24) Raghavan P, et al: Compensatory motor control after stroke: an alternative joint strategy for object-dependent shaping of hand posture. J Neurophysiol 103: 3034-3043, 2010

25) Frey SH, et al: Neurological principles and rehabilitation of action disorders: computation, anatomy, and physiology (CAP) model. Neurorehabil Neural Repair 25(5 Suppl): 6S-20S, 2011

26) Kim SI: Neuroscientific model of motivational process. Front Psychol 4: 98, 2013

27) de Vignemont F: Body schema and body image: pros and cons. Neuropsychologia 48: 669-680, 2010

28) Lundy E: Neuroscience: Fundamentals for Rehabilitation. 4th ed, Saunders, 2012

29) Brodal P: The Central Nervous System: Structure and Function. 4th ed, pp324-342, Oxford University Press, 2010

30) Takakusaki K, et al: Role of basal ganglia-brainstem pathways in the control of motor behaviors. Neurosci Res 50: 137-151, 2004

31) Manto M, et al: Cerebellar research: two centuries of discoveries. Cerebellum 11: 446, 2012

32) Manto M, et al: Consensus paper: roles of the cerebellum in motor control-the diversity of ideas on cerebellar involvement in movement. Cerebellum 11: 457-487, 2012

33) Bosch-Bouju C, et al: Motor thalamus integration of cortical, cerebellar and basal ganglia information: implications for normal and parkinsonian conditions. Front Comput Neurosci 7: 163, 2013

34) Santello M: Kinematic synergies for the control of hand shape. Arch Ital Biol 140: 221-228, 2002

35) Warner JJ, et al: Role of proprioception in pathoetiology of shoulder instability. Clin Orthop Relat Res (330): 35-359, 1996

36) Slijper H, et al: Task-specific modulation of anticipatory postural adjustments in individuals with hemiparesis. Clin Neurophysiol 113: 642-655, 2002

37) Pereira S, et al: Anticipatory postural adjustments during sitting reach movement in post-stroke subjects. J Electromyogr Kinesiol 24: 165-171, 2014

38) Michaelsen SM, et al: Task-specific training with trunk restraint on arm recovery in stroke: randomized control trial. Stroke Jan 37: 186-192, 2005

39) Le Bozec S, et al: Does postural chain mobility influence muscular control in sitting ramp pushes? Exp Brain Res 158: 427-437, Epub Jun 10, 2004

40) https://www.studyblue.com/notes/note/n/nuero-exam-2/deck/186800

41) Levangie PK, et al: Joint Structure and Function: A Comprehensive Analysis. 5th ed, pp174-175, F. A. Davis, 2011

42) Sahrmann S: Diagnosis and Treatment of Movement Impairment Syndromes. pp12-13, Mosby, 2001

43) 坂井建雄：プロメテウス解剖学アトラス 解剖学総論/運動器系. 第2版, 医学書院, 2011

44) Lee J, et al: MR imaging assessment of the pectoralis major myotendinous unit: an MR imaging—anatomic correlative study with surgical correlation. Am J Roentgenol 174: 1371-1375, 2000

45) Muscolino JE: The Muscular System Manual - E-Book: The Skeletal Muscles of the Human Body, pp130-131, Elsevier Health Sciences, 2016

46) トーマス・W. ・マイヤース（著）, 板場英行, 他（訳）：アナトミー・トレイン―徒手運動療法のための筋筋膜経線［Web動画付］. 第3版, 医学書院, 2016

47) ピーター・G・レビン（著）, 金子唯史（訳）：エビデンスに基づく脳卒中後の上肢と手のリハビリテーション. ガイアブックス, 2014

48) Thibaut A, at al: Spasticity after stroke: physiology, assessment and treatment. Brain Injury 27: 1093-1105, 2013, Epub 2013 Jul 25

49) Tan AM, et al: Selective corticospinal tract injury in the rat induces primary afferent fiber sprouting in the spinal cord and hyperreflexia. J Neurosci 32: 12896-12908, 2012

50) Cowan FM, et al: The internal capsule in neonatal imaging. Semin Fetal Neonatal Med 10: 461-474, 2005

51) Nakawah MO, et al: Post-stroke dyskinesias. Neuropsychiatr Dis Treat 12: 2885-2893, 2016

제 5 장

손

개요

손의 기본 기능

인간의 손은 외부 세계와 자신의 가교가 되는 신비로운 도구(tool)라고 할 수 있다. 이를테면 소재의 표면·탄성·무게·모양·크기·방향·온도 등을 탐색함으로써 뇌는 많은 정보를 얻을 수 있다. 또한 손을 물건으로 뻗어 잡고, 그것을 조작함으로써 많은 ADL이 가능해진다. 제스처나 수화는 커뮤니케이션의 수단이 되고, 점자의 독해 등 외부 세계의 가이드로서의 기능도 담당한다. 악기의 연주, 회화·조각·댄스 등 예술적 측면에서도 손은 창조적이고 다양성(variety)이 풍부한 도구가 된다.

이와 같이 손은 복잡한 기능이나 표현을 가지고 있기 때문에 해부학적으로도 신경학적으로도 복잡한 구성으로 되어 있다. 뇌졸중 후에 상지·손의 기능장애를 보이는 경우가 많아 환자에게 손의 회복에 대한 기대는 크다. 연구 보고에서는 뇌졸중 후의 기능회복에 있어서 마비측 손이 실제 사용할 수 있는 손까지 회복되는 비율은 5~6%라고 되어 있다[1-3].

그러나 최근 연구에서는 만성기 이후의 손의 회복 가능성도 시사되어 왔으며[4], 필자의 임상경험으로는 실제 사용할 수 있는 손, 보조하는 손으로의 회복의 폭은 치료사가 가진 경험·개입의 편차(variation)에 크게 영향을 받는다고 생각한다. 따라서 손의 기능에 대한 이해, 개입의 편차 폭을 넓혀 두는 것은 중요하다.

이 장에서는 손의 해부·운동학적 측면과 신경학적 측면을 정리하면서 증례 개입에 대한 응용을 제시해 나간다(그림 5-1).

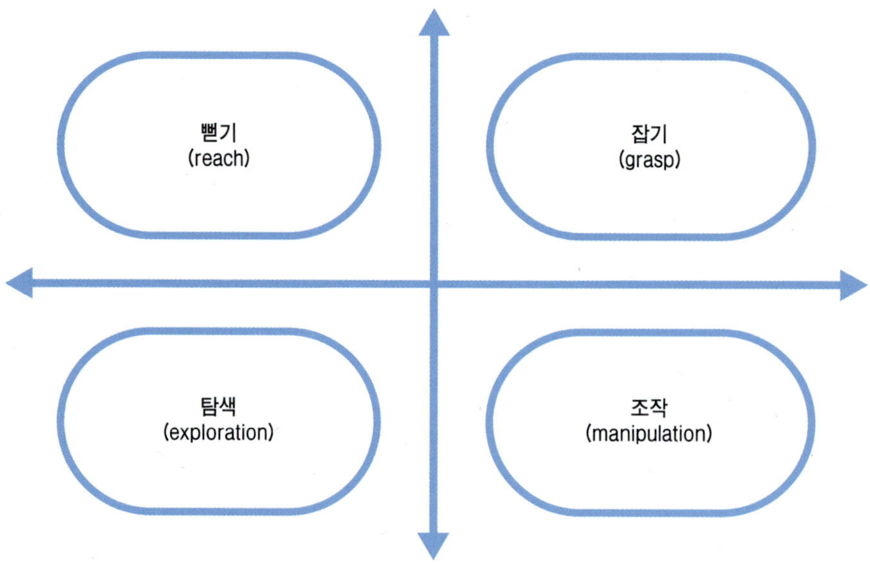

그림 5-1. 손의 기능(hand function).

손의 기능회복에 필요한 6가지 요소

뇌졸중 후 손의 기능회복에 대한 근거(evidence)에 있어서 중요한 테마로 **'의미 있는', '과제지향형', '반복', '집중', '신기성', '풍부한 자극 환경'** 등의 요소[5]를 들 수 있다(그림 5-2). 이러한 포인트는 다른 신체 부위의 회복에서도 중요하지만, 특히 손의 기능회복에는 이러한 항목을 근거로 다양한 **감각 양식(modality)**을 이용하는 전략이 중요하다. 또한 뇌졸중 후 손의 기능회복에 있어서 인지적 측면·도구의 문화적 측면·개인적 배경·신경가소성을 고려할 필요가 있다.

의미 있는(meaningful)

다음의 과제지향형에서도 관련되어 있지만, 단순히 '손을 잡는다'라는 동작과 '익숙한 밥그릇을 잡는다'라고 하면 배경이나 뇌내 활동은 다르다. 연구에서도 뇌졸중 환자의 뻗기에서 '물품 있음'에 대한 뻗기와 '물품 없음'의 뻗기에서는 '물품 있음'의 뻗기 쪽이 속도도 빠르고, 원활함도 양호한 결과가 얻어지고 있다[6]. 또한 '음식'과 '일반적인 물품'에서는 '음식' 쪽이 더 원활하고 빠른 뻗기 결과가 나타나 있다[7].

따라서 치료 상황에서도 클라이언트에게 '의미 있는' 과제를 실시하는 것은 기능회복에 보다 좋은 영향을 미칠 수 있다.

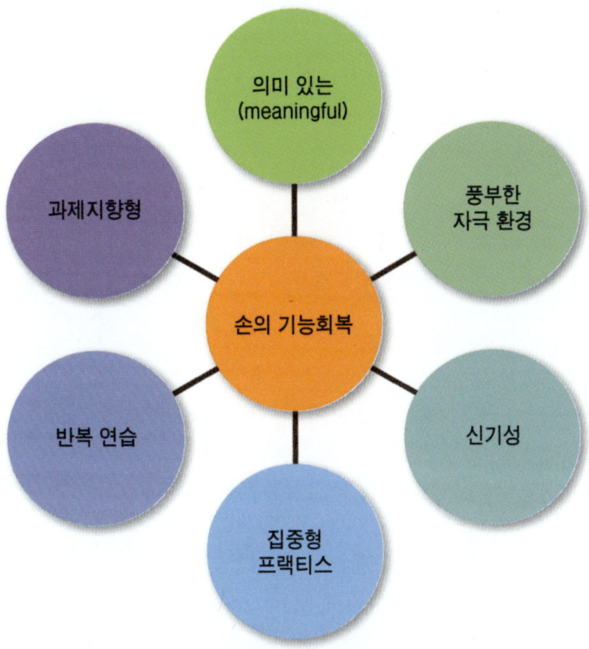

그림 5-2. 손의 기능회복에 필요한 6가지 요소.

과제지향형/특이형

과제지향형 훈련이란, 실생활에서의 과제를 이용하여 스킬의 재학습을 촉진하는 접근법이며, 최고의 하향식(top-down) 재활로서 제창되었다[8]. 이 접근법은 많은 신경재활에서 제창되고 있지만, 명확한 기준은 아직 부족하다. 일반적으로 task-orientated-training(TOT) 프로그램이라 불리며, 단순히 실생활 과제를 반복적으로 수행한다는 의미가 아니라 환자에게 어떻게든 가능한 레벨로 과제를 세팅하고, 필요하다면 과제를 세세하게 구성요소(component)로 구분하여 실시하는 등 '적응'시켜 나가는 내용도 수반한다. 예를 들어, 유리컵에 물을 마시는 행위의 경우, '테이블에 손을 얹기 위한 견관절 굴곡', '유리컵으로 손을 뻗기 위한 팔꿈치의 신전', '컵을 잡기 위한 손가락의 굴곡', '입가로 가져갈 때까지의 견관절·주관절의 굴곡이나 손가락 굴곡의 유지' 등 많은 요소로 분류할 수 있다. 이 구성요소들을 단독 또는 조합하여 과제를 설정하고, 환자의 능력에 따라 수동 운동·능동 보조 운동·능동 운동 중 어느 하나로 할 것인가를 결정한다.

위에서와 같이 일련의 과제를 수행하는 **'전체 과제(whole-task)'**와 단독의 구성요소로 나누어 수행하는 **'부분 과제(part-task)'**를 환자에게 잘 적응시키는 것이 중요하다[9].

중요한 포인트로서 **'도전(challenge)'**[10], **'발전적이고 최적의 적응'**[11], **'능동적 참여'**[12]를 고려함으로써 기존의 근력 트레이닝이나 물품 과제 훈련보다 효과적인 결과를 얻었다고 많은 연구에서 보고되었다.

Spooren 등[13]은 상지의 과제 훈련에서 의미 있는 과제 지향 훈련의 콘셉트를 제창하였다(그림 5-3). 클라이언트 중심으로 하면서 개개인의 니즈를 COPM(Canadian Occupational Perfor-

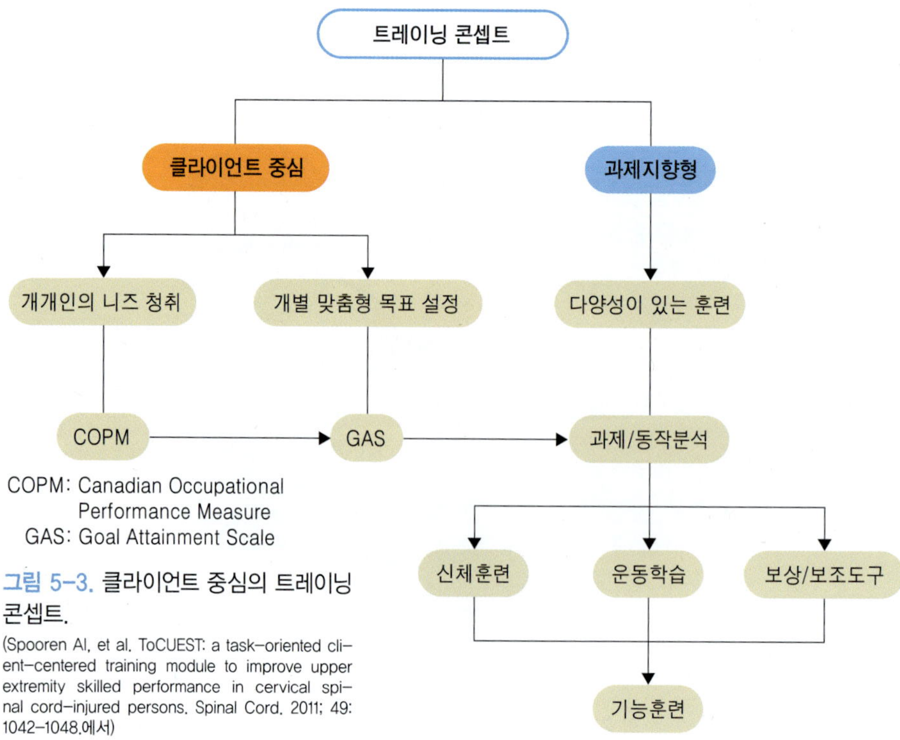

COPM: Canadian Occupational Performance Measure
GAS: Goal Attainment Scale

그림 5-3. 클라이언트 중심의 트레이닝 콘셉트.
(Spooren AI, et al. ToCUEST: a task-oriented client-centered training module to improve upper extremity skilled performance in cervical spinal cord-injured persons. Spinal Cord. 2011; 49: 1042-1048.에서)

mance Measure), 목표 설정을 GAS(Goal Attainment Scaling)를 사용하여 평가하고, 실제의 과제 분석을 통해 기능적 훈련을 실천해 간다. 자세한 내용은 성서(成書)를 참고하기 바란다[14].

반복

반복은 신경의 가소성을 촉진하는 데 있어서 매우 중요하며, 재활뿐만 아니라 운동선수 영역이나 예술 활동에서도 효과적이라는 것은 널리 알려져 있다. 뻗기 과제의 반복 훈련을 받은 쥐의 연구에서는 훈련을 며칠간 실시하지 않으면, 뇌내 지도(map)의 표상이나 시냅스 수, 시냅스 강도의 증대가 확인되지 않았다. 또한 400회의 뻗기 과제에서는 운동영역의 시냅스 수가 증대하였지만, 60회의 뻗기 과제에서는 시냅스의 증가가 확인되지 않았다[15].

위의 연구에서도 손의 기능회복에는 수많은 반복이 중요하다고 할 수 있다. 훈련 시간뿐만 아니라 일상생활에서 손을 많이 사용하는 설정이 기능회복에 큰 영향을 미친다.

집중형 프랙티스

재활 현장에서 치료는 보통 분산된 스케줄 체제(분산형 프랙티스)로 되어 있다. 일반적으로 일본에서는 발병 후 6개월은 하루 20분(1단위)~60분(3단위)의 치료를 최대 3시간에 걸쳐 실시하는 시설이 많다. 반면 집중형 프랙티스의 경우, 1회의 세션이 5~8시간으로 길지만, 기간은 1~ 수주간 정도이다. 이러한 집중형 프랙티스는 뇌졸중에서 회복하기 위해 필요한 뇌내 신경 네트워크의 재접합에 매우 효과적이다(그림 5-4). 그러나 자비로 시행하거나 또는 특별한 시설이 아닌 한 집중형 프랙티스의 실시는 어렵다.

재활의 시작 타이밍, 기간은 기능적 회복에 큰 영향을 준다. 뇌 손상 환자에게 페달을 밟게 하는 연구에서 6일 동안에서는 해마의 세포 수의 증가가 확인되지 않았지만, 2주 동안에서는 세포 수의 증가가 확인되었다는 보고가 있다. 또한 Nudo 등은 다람쥐 원숭이에서 뇌경색 후 조기에 뻗기 훈

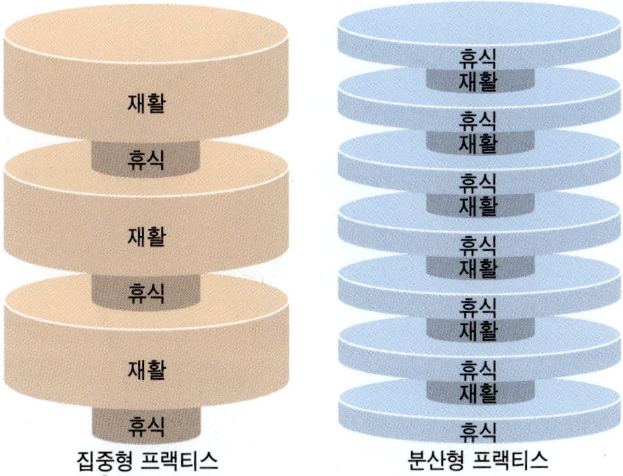

그림 5-4. 집중형 프랙티스의 장단점.

집중형 프랙티스는 학습 효과를 높이기 쉬운 장점은 있지만, 분산형에 비해 피로, 지루함, 과도한 훈련, 잘못된 학습의 강화 등의 위험도 수반되므로 주의가 필요하다.

련을 하는 것이 피질 말단 손상의 운동 재현(movement representation)의 저하를 막는다는 것을 밝히고 있다[16]. Biernaskie 등의 연구에서는 뇌 손상 후 30일간 공백의 재활 개입은 피질 내 수상돌기의 성장과 기능 개선이 5일 후부터 시작되는 것보다 지연되었다[17].

위에서와 같이 발병부터 재활 시작까지의 일수나 실시하는 기간을 고려한 집중형 프랙티스는 중요하다고 할 수 있다. 다만, 단순히 양을 늘리면 된다는 것이 아니라 질이 따르지 않으면 잘못된 학습으로 이어질 가능성도 있다. 또한 초조기의 재활 개입은 회복에 악영향을 미칠 수 있으므로 개별성을 고려하여 시간·횟수·기간 등을 결정하는 것이 중요하다.

신기성(novelty)

의미 있는 과제와도 유사하지만, 과제는 대상자에게 있어서 신기성(참신함)이 중요하다. 즉 흥미를 가질 수 있고, 동기부여를 높일 수 있는 것이 중요하다. 동기부여가 얻어짐으로써 집중력이 높아지고, 수행능력을 개선하기 쉽다. 쥐의 실험에서는 보상(reward) 시스템과 관련된 복측 피개영역(ventral tegmental area; VTA)에 자극을 주면 뻗기의 수행능력이 개선된다는 것도 보고되었다[18]. 인간에서도 보상 시스템이 구동하는 것, 즉 대상자가 흥미를 가질만한 과제를 설정함으로써 운동학습이 촉진된다고 생각된다.

풍부한 자극 환경

풍부한 자극을 주는 환경 역시 뇌졸중 후 회복의 모든 측면에 있어서 유익하다(그림 5-5). 뇌졸중 후의 환경 설정은 신경가소성의 촉진이나 운동기능 회복에 매우 중요하다. 마비측 손은 급성기나 회복기에서는 이완성 마비를 보이는 경우가 많기 때문에 비마비측 손으로 ADL을 수행하기 쉽다. 이로 인해 일상적인 마비측 손의 사용빈도가 현저하게 저하됨으로써 마비측 손의 잠재성이 차

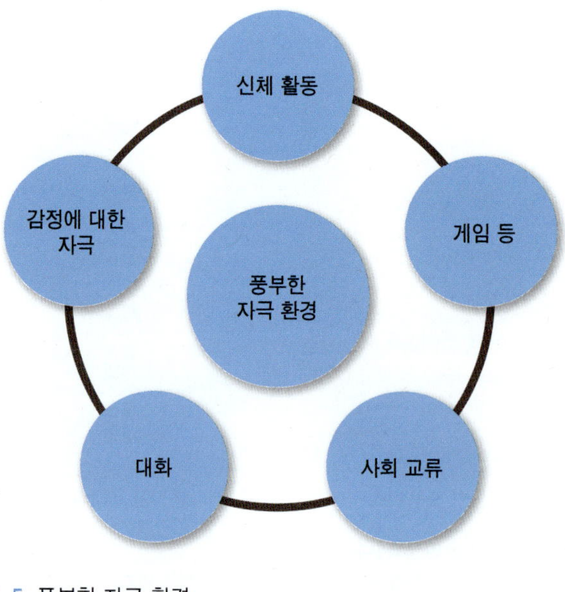

그림 5-5. 풍부한 자극 환경.
뇌의 가소성은 다양한 자극으로 생기기 때문에 치료 환경을 고려할 필요가 있다.

단(mask)되고, 기능이 상실된 손의 상태인 채 만성기로 이행되는 환자도 적지 않다. 이러한 상황을 피하기 위해서라도 마비측 손을 사용하기 쉬운 환경으로 설정할 필요가 있다. 동물 연구에서는 뇌졸중 후 15일간 풍부한 자극 환경하에 두는 것이 신경행동학적 기능의 개선이나 학습효과가 뚜렷하게 드러나는 것으로 나타났다[19].

최근에는 급성기에서 **뇌졸중 케어 유닛(stroke care unit)**이 정비되기 시작하였다. 이 유닛에서는 임상의료지침(clinical pathway) 등도 근거하여 다직종이 연계하면서 치료나 케어, 재활이 행해지고 있어 환자의 자립도가 향상된다는 보고도 증가하였다[20]. 발병 조기부터 신체 활동, 타임 스케줄, 대화, 사회 교류 등 자극이 풍부한 환경을 설정함으로써 뇌의 가소성을 촉진할 수 있다.

회복 대 보상

신체의 어떤 기능에서도 말할 수 있는 것이지만, 특히 손은 실제 사용할 수 있는 손까지 이르는 케이스가 적어 회복과 보상적 접근에 대해 이해해 둘 필요가 있다. 운동 기능의 **'회복'**과 **'보상'**은 임상적으로도 자주 논의되는 내용이기는 하지만, 그 속의 내용은 불명료하다.

Levin 등[21]에 의한 보고에서는 뇌졸중 후 환자에게서 운동의 '회복'과 '보상'은 무엇을 의미하는가? 라는 시점에서의 정의를 국제생활기능분류(International Classification of Functioning, Disability and Health; ICF)에 근거하여 분류하였다(표 5-1).

임상에서 환자를 치료할 때, 이 '회복'과 '보상'의 정의를 의식함으로써 치료의 대상이나 목적을 명확하게 할 수 있다. 이를 통해 치료사는 보다 적절한 치료를 선택할 수 있게 되었고, 환자의 수행능력 개선에도 영향을 미칠 수 있다.

표 5-1. 운동회복과 운동보상의 정의

	회복(recovery)	보상(compensation)
건강상태 (신경계)	**손상된 신경조직의 기능을 회복하는 것** • 순환 이벤트(뇌 손상)로 인한 불활성화된 뇌영역의 재활성화가 일어난다. • 주요 뇌병변 영역에서는 일어나지 않는다고 여겨지지만, 병변 주변 영역(penumbra) 및 기능해리로 발생한다.	**신경조직이 손상 이전과 다른 기능을 얻는 것** • 정상인에서는 보통 관찰되지 않는 대체의 뇌 영역에서 활성화가 일어난다.
신체기능/ 구조 (수행능력)	**손상 이전과 동일한 방법으로 동작할 수 있는 회복을 하는 것** • 과제 수행 중에 발병 전의 운동 패턴의 재현을 통해 생성될 가능성이 있다. (수의적인 관절가동범위, 시간적·공간적인 신체 분절 간의 협조 등)	**새로운 방법으로 이전의 운동을 행하는 것** • 과제 수행 중에 대체 운동 패턴의 출현(자유도의 추가 또는 다른 자유도의 동원, 주동근/길항근의 동시 활성화 증가와 같은 근활동 패턴의 변화, 인접한 관절 동작 간의 타이밍 지연 등)으로 관찰할 수 있다.
활동 (기능적 시점)	**정상인이 일반적으로 손·발이나 도구를 사용하는 방법으로 과제 수행을 성공시키는 것** • 과제의 수행능력은 보상 전략이나 운동 패턴을 사용하여 성공할 수 있다.	**비마비측 또는 마비측의 손·발에 장착된 도구 등을 사용하여 과제 수행을 성공시키는 것**

(Levin MF, et al. What do motor "recovery" and "compensation" mean in patients following stroke? Neurorehabil Neural Repair. 2009; 23: 313–319.에서)

진정한 회복이란?

뇌졸중 후의 병기(stage)에 대해서는 Timmermans 등[22]의 급성기·아급성기·만성기, 뇌졸중 후의 운동기능회복 모델을 소개한다. 그림 5-6에 나타낸 바와 같이 몇 가지의 신경 수복 과정이 뇌졸중 후의 여러 단계에서 발생한다. 자연회복은 병변 주변(penumbra) 영역의 복구와 기능해리의 개선을 통해 뇌졸중 후 급성기, 특히 발병 4주 사이에 일어난다고 알려져 있다. 그에 반해 아급성기 및 만성기에서는 진정한 회복 또는 보상의 양쪽 요소를 이용하면서 조직 재편을 통해 수복되어 간다.

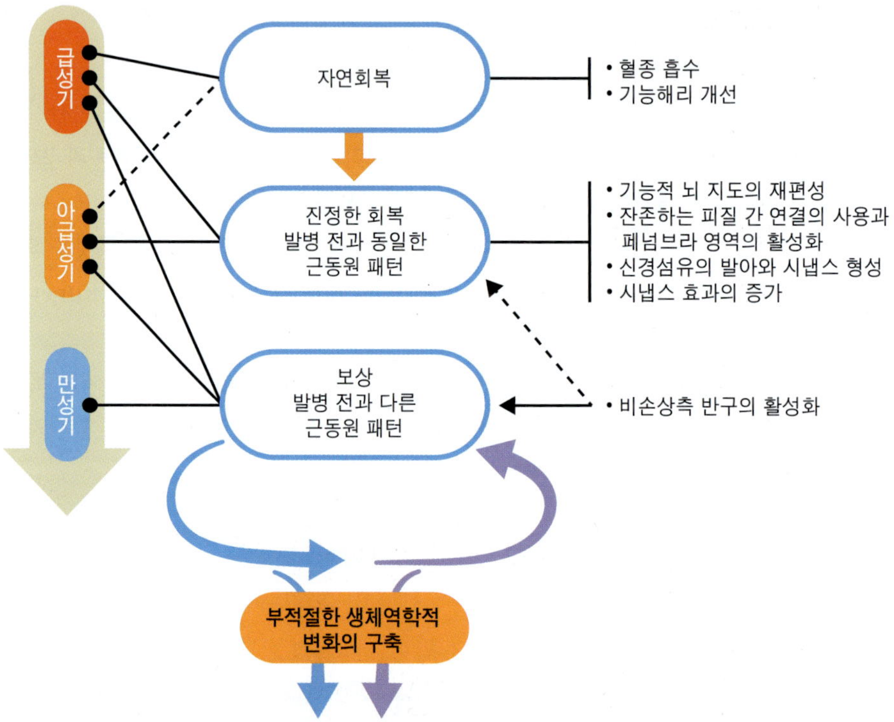

그림 5-6. 뇌졸중 후의 운동기능회복 모델 ①.

(Timmermans AA, et al. Technology-assisted training of arm-hand skills in stroke: concepts on reacquisition of motor control and therapist guidelines for rehabilitation technology design. J Neuroeng Rehabil. 2009; 6: 1.에서 수정)

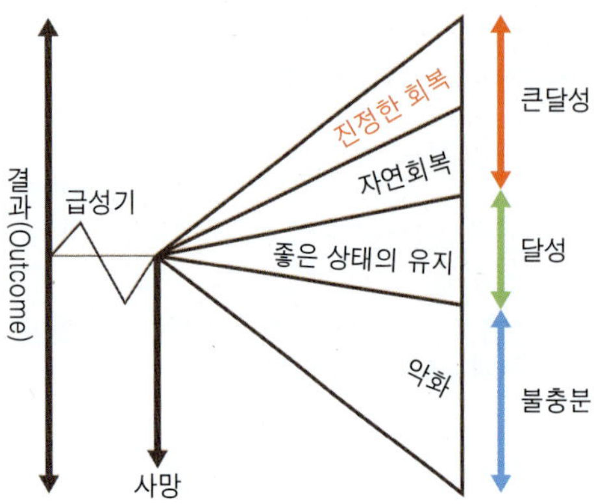

그림 5-7. 뇌졸중 후의 운동기능회복 모델 ②.

(Pope PM. Management of the physical condition in patients with chronic and severe neurological pathologies. Physiotherapy. 1992; 78: 896-903.에서)

Pope[23]는 급성기에서의 진정한 회복에 대해 그림 5-7에 나타낸 모델을 제창하였다. 뇌졸중 후의 기능회복적 측면에서 파악한 경우, 자연회복과 진정한 회복을 판별하면서의 개입은 중요하다. 환자의 개별성에 따른 결과(outcome)를 치료사는 항상 생각해 볼 필요가 있다.

상지·손의 회복의 정체

현재까지 보상 전략의 배경에 있는 중추신경계의 적응은 밝혀지지 않았으며, 어느 경우든 학습은 '진정한 회복'뿐만 아니라 운동기능을 획득하기 위한 필요조건이기도 하고, 자극과 재활에 의해 형성된다고 알려져 왔다. 그러나 최근에는 '진정한 회복'과 '보상'에 대해 서로 다른 치료 양식(modality)과 치료 설계(design)로 뇌의 재조직화에 영향을 미친다는 것이 널리 알려져 가고 있다.

Duncan 등[24]은 뇌졸중 후 기능장애로 고통 받는 사람들의 대부분은 뇌졸중이 발병하고 퇴원하였을 때, **개인이 가지는 최대한의 회복에는 도달하지 못하였다**고 보고하였다. 또한 Feys 등[25]은 각 신체 부위의 기능회복 중에서도 특히 상지와 손에 관해서는 회복에 지연이 있다고 설명하였다.

이 상지와 손의 기능회복의 지연에 대해 재활시설 퇴원 후의 문제점으로서 환자와 치료사의 지리적 문제(환자의 거주지가 먼 곳 등)뿐만 아니라 그들의 치료를 할 수 있는 치료사가 한정된다는 인재의 한계가 거론되었다(그림 5-8)[26]. 이로 미루어 뇌졸중 환자가 병원에서 퇴원한 후에 적절하고 충분한 훈련을 받지 못하기 때문에 환자의 기능회복 만족도가 낮아지고 있다는 것을 쉽게 추측할 수 있다.

발병부터 4년 후의 뇌졸중 환자에 대한 조사에 따르면, 자신의 마비측 상지와 손의 기능에 대한 만족도는 불과 6%로 보고되었다[27]. 클라이언트의 삶의 질(QOL)을 향상시키기 위해서도 상지와 손에 대한 적극적인 접근을 하는 것의 중요성이 시사되며, '진정한 회복'을 목표로 뇌졸중 환자의 마비측 상지 기능에 대한 만족도 향상에 기여하는 것의 필요성이 엿보인다. 필자의 경험에서도 만성기 환자의 상지나 손의 기능회복에 있어서 적절한 치료 및 빈도를 조합함으로써 정도에 차이는 있지만 현재보다 기능개선이 확인되는 경우가 많았다.

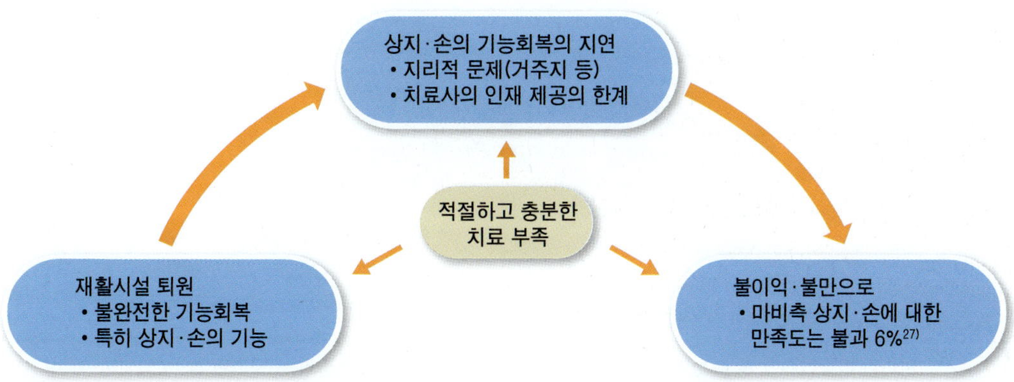

그림 5-8. 상지·손의 기능회복의 지연 이유.
(Hoenig H, et al. Development of a teletechnology protocol for in-home rehabilitation. J Rehabil Res Dev. 2006; 43: 287-298.에서 수정)

기능 × 적응

손의 기능 획득을 촉진하는 데 있어서 특히 중요한 포인트로서 **'기능'**과 **'적응'**의 차이를 설명한다. 다른 기능에서도 마찬가지이지만, 특히 손은 외부 환경과의 상호작용 속에서 운동 패턴이 변화하여 목적을 달성할 수 있는 부위라고 할 수 있다(그림 5-9).

기능 학습(motor skill)

기능이란, '최소한의 노력과 시간 속에서 환경하의 목적을 달성할 수 있는 능력' 이다[28]. 또한 기능 학습(테니스나 자전거 등의 기능 향상)이란, 운동 속도가 저하되지 않고, 오류도 적으며, 높은 수준의 수행능력을 달성하고, 새로운 근활동 패턴을 획득하는 것이다[29].

적응 학습(motor adaptation)

적응이란, 수행능력(performance)을 이전 수준으로 되돌리기 위해 조건이 변경되면서 생기는 계통 오차를 감소시키는 것이다. 그 조건에는 내적인 것(근육 피로 등) 및 외적인 것(프리즘 안경 등)이 있다. 새로운 기능을 획득하는 것과 달리 새로운 근활동 패턴의 획득이 아니라 잘 학습된 운동과 공간 목표 사이의 새로운 지도화(mapping)를 획득하는 것이 필요하다[30].

재활에서의 훈련 상황이나 일상생활은 그림 5-9에 나타낸 바와 같이 기능과 적응이 뒤섞이면서 학습이 향상되어 간다. 예를 들어, 식사할 때의 숟가락 조작에서 각 구성요소를 반복적으로 수행하는 상황은 주로 기능 학습에 해당한다. 그에 반해 적응 학습은 실제 병동에서의 시끄러운 환경이나 타임 스케줄, 사용하는 도구, 음식이 담긴 용기에 대한 수행능력의 적응이 요구된다.

그 밖에도 화장실 동작이나 탈의 동작 등의 많은 ADL을 획득하는 데 있어서 '기능'이나 '적응'을 고려할 필요가 있다. 항상 양자를 고려하면서 개별성에 맞춘 치료 계획을 전개해 나가는 것이 중요하다.

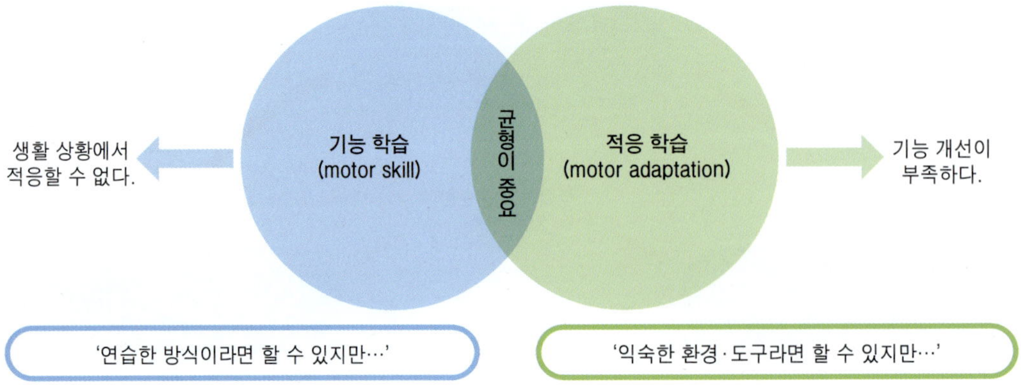

그림 5-9. 기능과 적응에서 균형의 중요성.

감각-운동 학습

감각-운동 학습에 있어서 적응과 기능에 관련된 뇌 영역을 그림 5-10에 나타냈다[31]. **사용 의존적 가소성(use-dependent plasticity)**은 운동영역에서 구축되며, 그와 관련하여 소뇌가 적응을 담당하고, 기저핵·전전두피질·운동영역이 기능 학습을 담당한다. 특히 소뇌와 기저핵은 모두 시상을 통해 폭넓게 감각운동영역에 투사되어 학습에 관여한다[31]. 기능과 적응은 학습과정에 있어서도 서로 다르다(그림 5-11)[32].

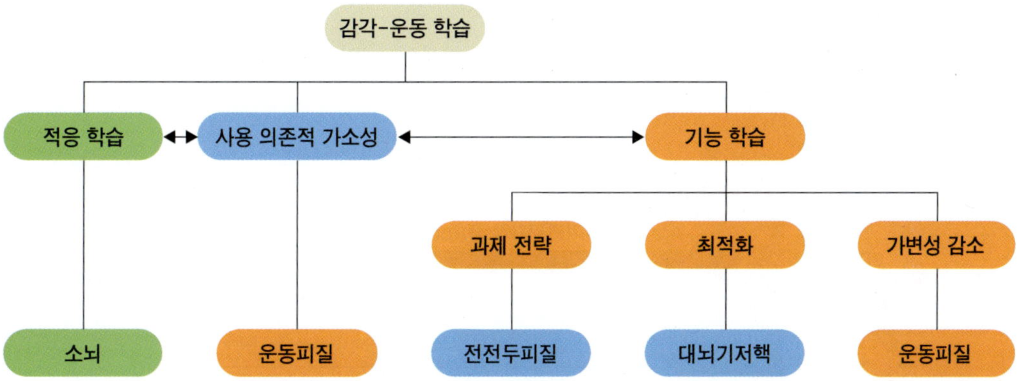

그림 5-10. 감각-운동 학습에서의 뉴로 네트워크.
(Krakauer JW, et al. Human sensoimotor learning: adaptation, skill and beyond. Curr Opin Neurobiol. 2011; 21: 636-644.에서)

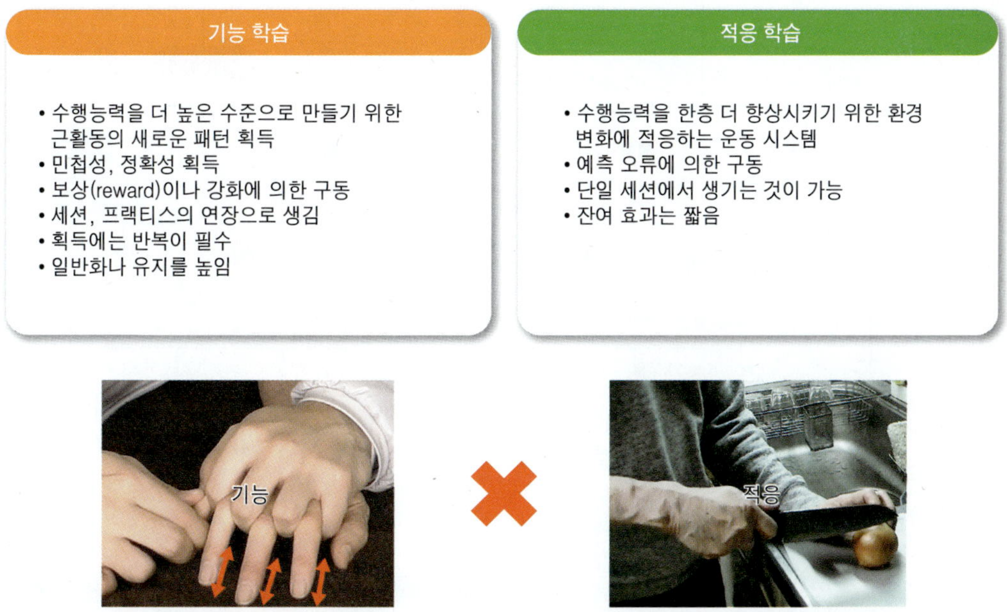

그림 5-11. 기능 학습과 적응의 특징.
(Kitago T, et al. Motor learning principles for neurorehabilitation. Handb Clin Neurol. 2013; 110: 93-103.을 바탕으로 작성)

해부학적·운동학적 측면

쥐기/잡기(grip/grasp)

Napier[33]는 손의 폼(form, 형상) 형성이라는 개념을 제창하였다. 손은 굴곡·신전만하면 된다는 것이 아니라 과제 및 환경에 적응하고, 적절한 폼으로 변화시킬 필요가 있다. 손에는 인지적 측면이나 도구, 동작 속에서의 역할이 존재하고, 과제 속에서 손을 사용함으로써 폼 형성이 이루어진다. 따라서 진정한 의미에서의 손의 기능회복을 촉진하기 위해서는 적절한 과제의 설정이 필수적이다. 과제를 선택함에 있어서 뼈·관절·근육의 지식과 더불어 그림 5-12와 같은 폼의 기본을 잡아 놓는 것이 중요하다[34,35].

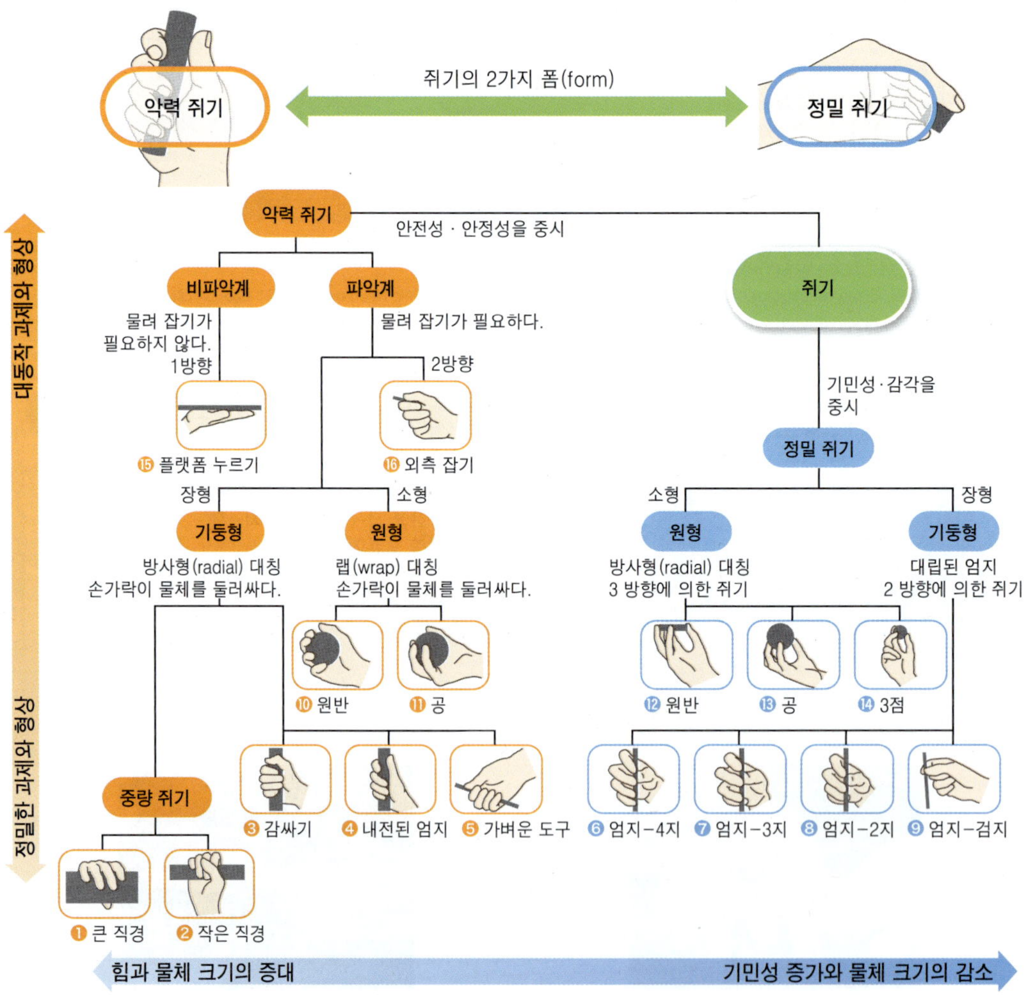

그림 5-12. 쥐기·잡기의 분류.

(Cutkosky MR. On grasp choice, grasp models, and the design of hands for manufacturing tasks. IEEE Trans Rob Autom. 1989; 5: 269-279. 및 Castiello U. The neuroscience of grasping. Nat Rev Neurosci. 2005; 6: 726-736.을 바탕으로 작성)

악력 쥐기와 정밀 쥐기

물건을 잡는다는 동작은 크게 나누어 2종류가 존재한다[33]. 한 가지는 **악력 쥐기(power grip)**라 부르고, 그림 5-13에 나타낸 쥐는 방법이다. 네 손가락의 IP(지절간)관절이나 MP(중수지절)관절에 더하여 엄지손가락의 굴곡 운동 요소를 더함으로써 이루어져 물건을 강력하게 쥐는 것이 가능해진다. 파워를 요구하는 상황, 물체의 유지를 요구하는 상황에 이용하기 쉬운 전략이다. 다른 하나는 **정밀 쥐기(precision grip)**라 불리는 것으로 엄지손가락과 네 손가락이 대립 위치에 가까워져 세밀하고 정밀도 높은 조작이 가능해진다. 식사 상황이나 열쇠를 돌리는 상황, 동전을 조작하는 상황 등에서 볼 수 있다. 임상적으로도 손가락의 분리운동을 촉진하고 싶을 때에는 정밀 쥐기가 요구되는 과제를 이용하면 좋다.

중간형 쥐기

악력 쥐기와 정밀 쥐기 사이에는 **중간형 쥐기**라 불리는 동작이 있다[36]. 언뜻 보기에 대립 위치이면서 악력 쥐기처럼 강력하게 쥐고 있다. 일상생활에서는 이 중간형 쥐기로 물품을 조작하는 경우가 많다. 손의 기능장애를 보이는 환자는 그림 5-14에 나타낸 바와 같이 보상 전략을 선택하는 장면을 볼 수 있다[37].

쥐기의 3가지 요소

❶ MP 관절의 적당한 신전(크기에 따름)과 IP관절의 적당한 굴곡
❷ 물체에 엄지가 접촉하고, 다른 네 손가락은 회전요소를 포함하면서 엄지의 방향으로 밀착
❸ 엄지 CMC(수근중수)관절의 내전과 IP관절의 굴곡

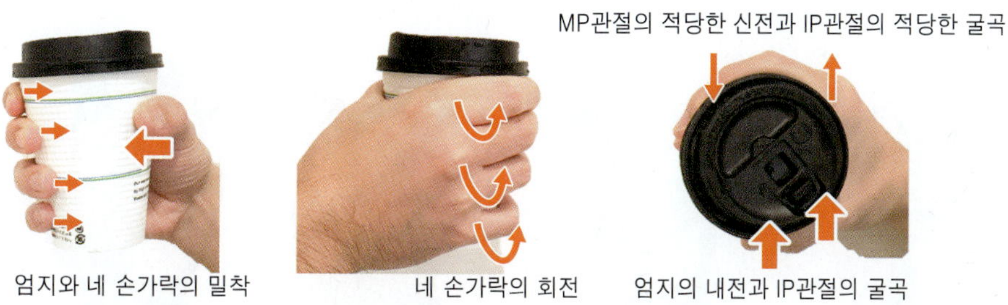

그림 5-13. 쥐기의 3가지 요소.

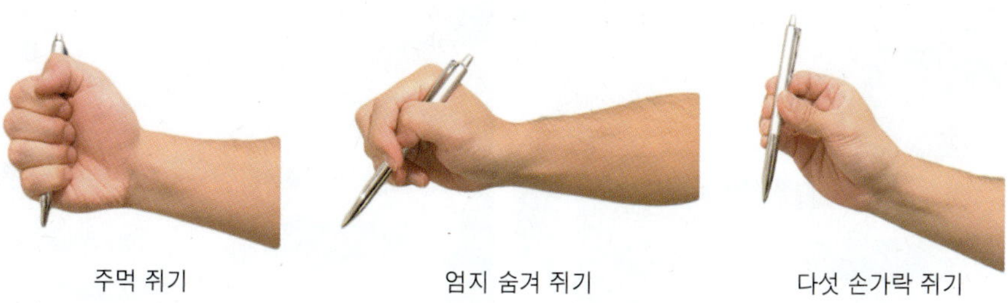

그림 5-14. 쥐기의 보상 전략.
뇌졸중이 생겼을 때, 운동·감각·인지기능 등에 장애를 초래한다. 이 때문에 증상에 따라 다양한 방법으로 쥐기를 보상하려고 한다.
(Kivell TL. Evidence in hand: recent discoveries and the early evolution of human manual manipulation. Phil Trans R Soc B. 2015; 370.에서)

손의 폼(form) 형성에 영향을 미치는 요인

물건을 쥘 때 손의 모양은 여러 종류가 있다(그림 5-15)[33]. 일상생활에서는 이것들이 조합됨으로써 도구 조작을 원활하게 수행하는 것이 가능해진다. 손의 형상의 선택 요인은 물체에 기인하는 외적 요인과 자신의 내적 요인으로 분류된다.

물체에 기인하는 요인으로는 대상물의 **형태·크기·소재·온도·습기** 등을 들 수 있다. 대상물이 크고 무거울 경우는 악력 쥐기에 가까운 손의 형상이 되지만, 작고 가벼울 경우에는 정밀 쥐기에 가까운 손의 형상이 된다.

내적인 요인으로는 공포심, 싫증, 흥미 등 정서면의 관련이 크다. 이러한 요인들이 조합됨으로써 도구 조작에 사용되는 손의 형상이 결정된다. 예를 들어, 예리한 것이나 감촉을 예측할 수 없는 것을 만질 때에는 정밀 쥐기에 가까운 손의 형상으로 잡는 경우가 많다.

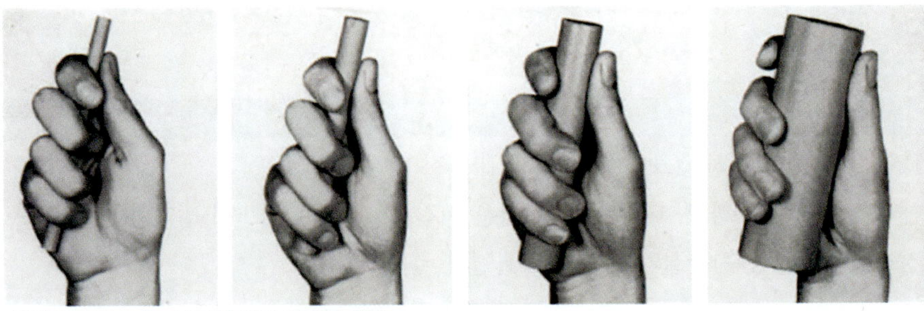

일련의 손의 자세: 다양한 악력 쥐기의 형태

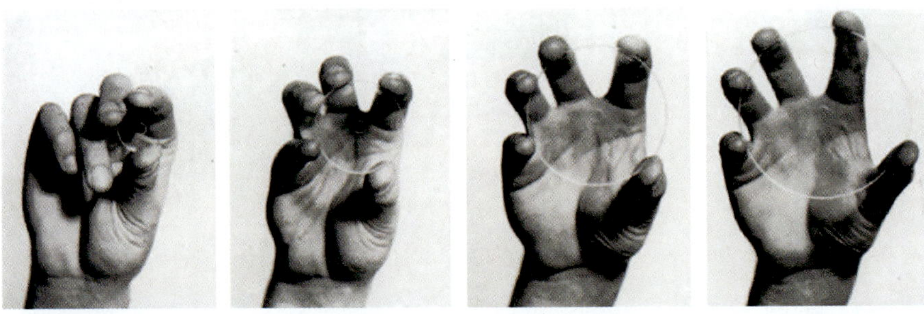

일련의 손의 자세: 다양한 정밀 쥐기의 형태

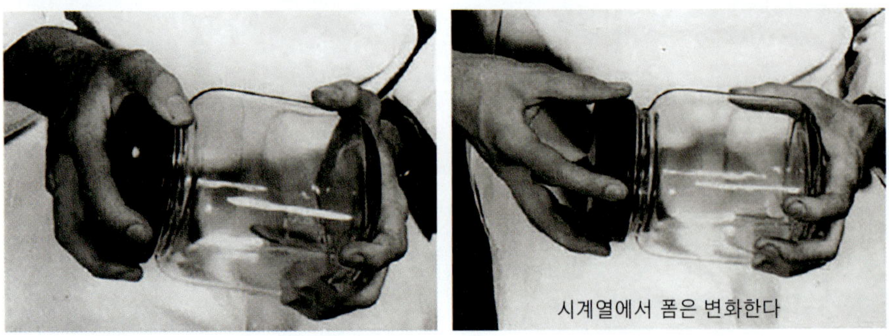

그림 5-15. 형태나 시계열에 따른 폼(form)의 변화.

(Napier JR. The prehensile movements of the human hand. J Bone Joint Surg Br. 1956; 38: 902-913.에서)

조작(manipulation)

손의 조작이란, 하나 또는 복수의 물품을 다른 쪽 손의 어시스트 없이 움직이거나 이동하는 능력이며, 보다 세밀한 분리운동이다(그림 5-16)[38]. 컴퓨터를 다루거나 전병을 집는 것도 조작에 포함된다. 손은 잡기(grasp)와 조작(manipulation)의 2가지로 일상생활이 이루어진다.

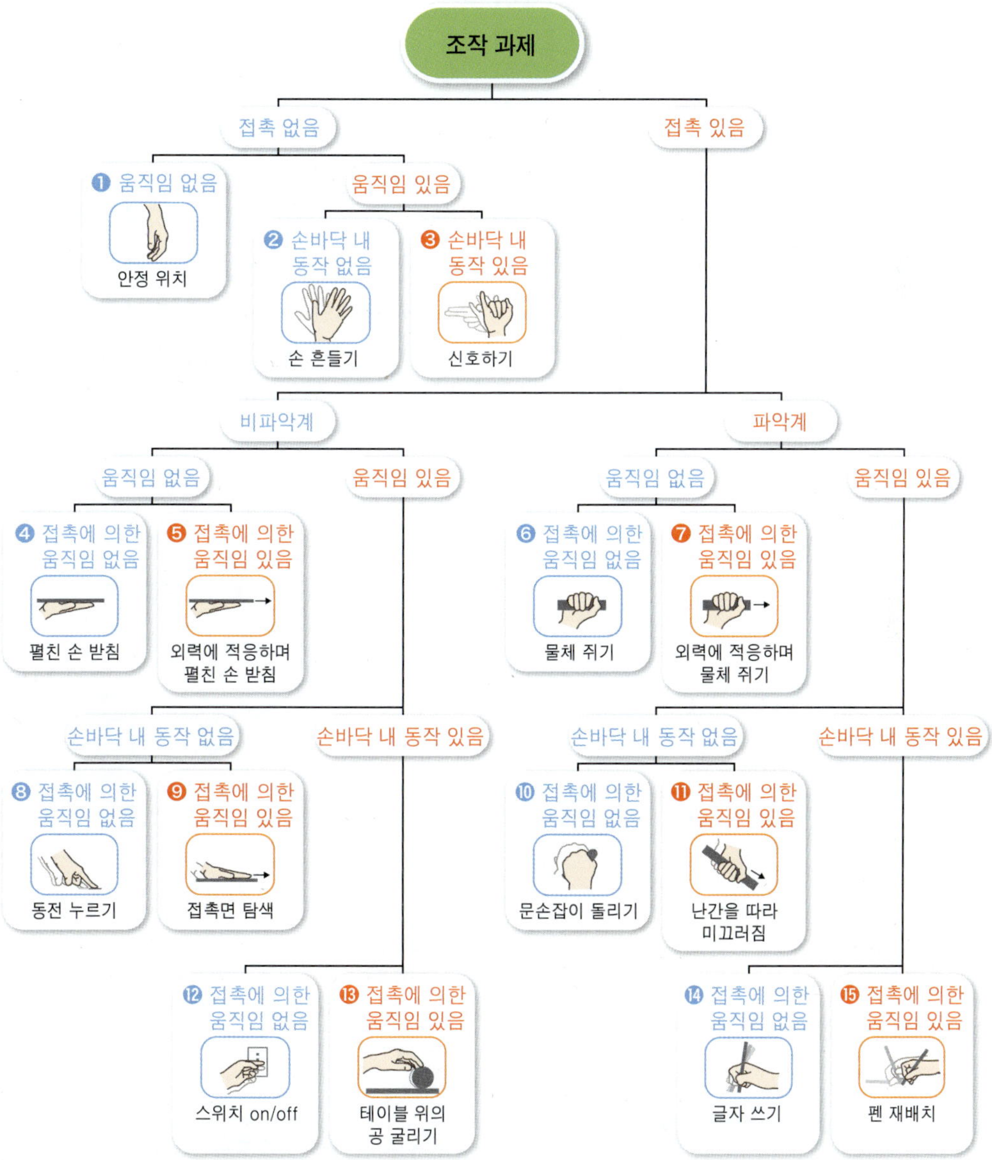

그림 5-16. 조작의 폼(form) 분류.
(Bullock IM, et al. A hand-centric classification of human and robot dexterous manipulation. IEEE Trans Haptics. 2013; 6: 129-144.를 바탕으로 작성)

안정성과 교치성

안정성이 높아질수록 악력 쥐기가 되고, 정밀도·교치성이 요구되는 과제일수록 조작(손가락의 분리운동)으로 이어진다(그림 5-17)[39]. 정밀 쥐기는 쥐기와 조작의 중간이라 할 수 있다. 뇌졸중 환자의 경우, 반드시 정밀 쥐기 쪽이 근긴장이 강해지는 것은 아니며, 악력 쥐기에서 경직이 강해지는 환자도 있기 때문에 개별 평가나 순서가 중요하다.

조작에서의 3가지 시너지와 4가지 컴포넌트

Elliott 등은 손의 조작을 3가지의 운동 시너지로 분류하였다[40].

❶ **단순 시너지**: 모든 손가락이 하나의 단위로 작용하여 핀치나 쥐어짜는 동작 등의 움직임

❷ **상반적 시너지**: 손가락이 동시에 움직이지만, 엄지손가락은 독립적인 움직임

❸ **시퀀스 패턴**: 모든 손가락이 독립적인 움직임

조작을 위한 4가지 근골격계 구성요소(component)는 ① **손가락의 굴곡과 신전**, ② **독립적인 손가락 운동**, ③ **충양근이나 골간근 등의 손내재근에 의한 손의 자세 안정**, ④ **손목관절 배측굴곡**이다. 이러한 요소를 강화함으로써 조작성이 향상된다(그림 5-18). 그림 5-18을 바탕으로 하면서 필자는 임상에서 좋은 정렬 상태와 적절한 근육의 길이를 확보하고, 손외재근군의 과긴장을 억제하며, 손내재근에는 확실한 신장을 가하는 것을 의식하였다. 그 안에서 손에 대한 시각 의존을 줄이고, 대상물에 시선이 향하는 오리엔테이션을 유도해 간다. 손의 충양근이나 골간근에 대한 개입은 발병 조기의 이완 상태에서부터 의식해 가지 않으면 저긴장에 단축이 더해져 추후 수의성이 개선될 때에도 기능장애(부종, 감각장애, 분리성 저하 등)를 수반하기 쉽다.

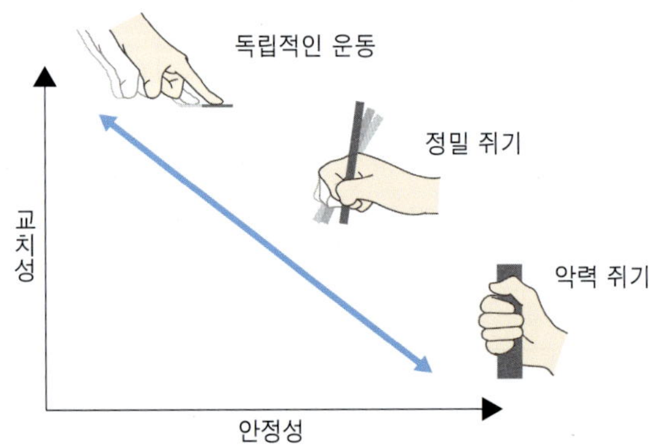

그림 5-17. 안정성과 교치성의 관계.
[Jing Xu, et al. Motor control of the hand before and after stroke. Kansaku K, et al(eds). Clinical Systems Neuroscience. Springer, 2014, pp. 271-289.에서 수정]

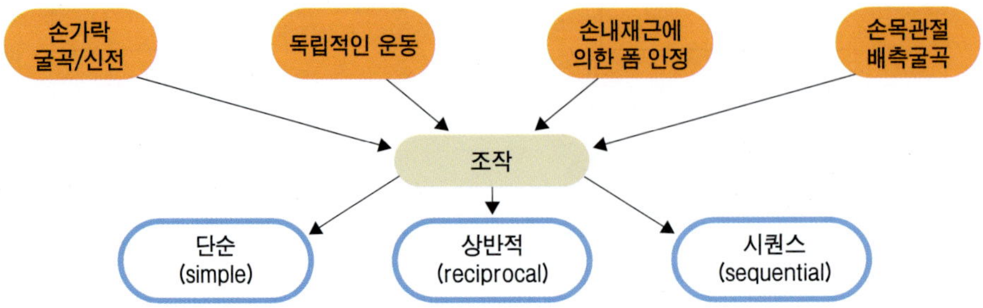

그림 5-18. 4가지 컴포넌트와 3가지 시너지의 관계성.

신경학적 측면

손의 제어에 필요한 신경 시스템

손의 피질 표상과 투사

손은 대뇌피질을 중심으로 한 단일시냅스성의 운동 뉴런 연결이 주체가 되어 세밀한 운동 제어가 가능하다. 단일시냅스성의 장점은 정보를 정확하고 빠르게 전달할 수 있는 것이다. 이것은 손의 기능에 적합한 구조라고 할 수 있지만, 손의 지속적인 활동은 신경성 피로가 따르기 쉽다는 단점도 있다.

Rathelot 등은 광견병 바이러스의 역행성 뉴런 수송을 사용하여 척수에 대한 단일시냅스 연결을 가진 피질 뉴런의 활동을 조사하였다[41]. 이 뉴런은 중심구(central sulcus)의 앞쪽과 일차운동영역의 꼬리쪽 영역에 모여 있으며, 직접 척수전각에 투사하고 있음을 알 수 있다(그림 5-19)[39].

이것은 진화의 관점에서 최근의 출현이기 때문에 **'New M1'**이라고 불린다. 이러한 단일시냅스성의 척수 투사가 손가락의 제어에 중요하다는 생각을 지지하는 근거는 많이 존재한다[42-44]. 가장 유명한 히말라야 원숭이를 사용한 고전적 연구에서는 손끝으로 집는 동작의 정확도 저하가 양측성으로 내·외측의 추체로에 영향을 미쳤지만, 보행·달리기·나무타기·잡기 능력 및 강도의 대부분에서는 변화를 주지 않았다[45].

이것과는 대조적으로 **'Old M1'**이라고 불리는 손의 대근육(gross) 운동에 관여하는 영역이 있다. Old M1에서 하행성으로 투사하는 복내측계 뇌간의 병변 후 원숭이는 보행이나 나무타기 때에 머리·체간·어깨의 움직임이 제한된 특징적인 장애를 보였지만, 손의 기능은 비교적 유지되고 있었다.

뇌간에서의 망상체척수로와 같은 다중시냅스성의 척수 투사는 일반적으로 사지 근위부의 움직임에 맞추어 조정하는 레퍼토리를 갖지만, 손의 제어에 있어서는 매우 한정적인 레퍼토리 밖에 존재하지 않는다. 손의 치료는 양자의 특징을 고려한 개입이 중요하다.

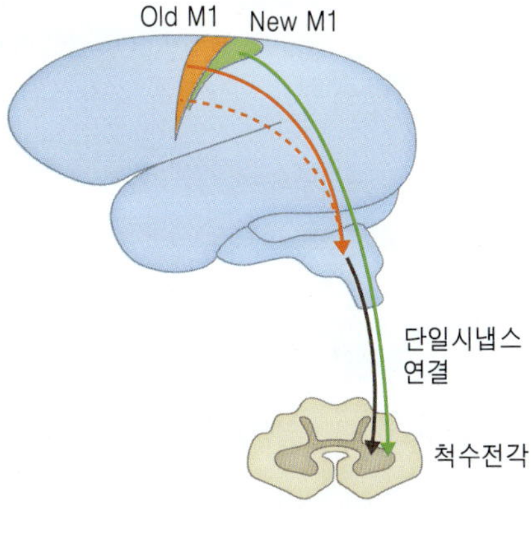

그림 5-19. New M1과 Old M1.

New M1으로부터의 투사는 단일시냅스성으로 직접 척수의 전각세포로 연결되기 때문에 세밀하고 빠른 손의 제어가 가능하다. 반면, Old M1으로부터의 투사는 뇌간을 경유하기 때문에 보다 근위부 근육의 활동을 수반한 손의 제어가 가능해진다.

[jing Xu, et al. Motor control of the hand before and after stroke. Kansaku K, et al (eds). Clinical Systems Neuroscience. Springer, 2014, pp. 271–289.에서 수정]

손의 운동 제어

손은 섬세한 운동이나 감각에 대한 중요한 역할을 하며, 대뇌피질의 일차운동영역, 일차감각영역에서 큰 영역을 차지한다. Schieber 등[46]은 손가락의 운동을 지배하는 피질 뉴런이 일차운동영역 전체에 분산되어 있는 것을 발견하였다. 게다가 단일 손가락 운동의 표상이 여러 손가락 운동보다 복잡한 행위로서 운동영역에 표상되고 있는 근거도 발견되었다.

글자를 쓰는 정밀 쥐기보다 손가락을 단독으로 제어하는 단관절 운동(구슬치기 등) 쪽이 뇌내에서의 복잡한 제어를 필요로 한다고도 생각할 수 있다. 뇌졸중 환자의 경우, 손가락을 단독으로 움직일 때에 다른 손가락을 안정적으로 기능시키는 것이 매우 어렵다. 왜냐하면, 뇌내에서는 손가락의 단독운동을 위해 다른 손가락을 안정시키는 제어가 필요하고, 운동영역이 손상되면 제어가 어려워져 전체적인(total) 손가락의 운동 패턴에 빠지기 쉽기 때문이다.

손의 운동 제어는 계층성의 원칙하에 수행된다. 명령은 중추신경계(CNS)로부터 근육으로 보내지고, 근육은 건이나 뼈를 움직여 다양한 관절의 토크를 만들어 낸다. 이를 통해 생긴 운동이나 힘은 환경과 상호작용함으로써 목표로 하는 과제를 달성할 수 있다(그림 5-20)[39].

보통 우리는 수많은 방법으로 주어진 운동과제를 달성할 수 있으며, 이 특성은 **'용장성(redundancy)'**이라고 불린다. 이 다수의 프로그래밍 선택의 문제는 용장성 문제 또는 **자유도 문제(the degrees of freedom problem)**라 불리며, 특정 과제를 달성하는 데 있어서 뇌가 어떻게 무수의 해결법 중에서 적절한 사지의 운동을 선택할 것인가를 언급한 것이다.

용장성은 계층성 제어에서의 모든 단계에서 존재한다. 예를 들어, 버튼을 누를 때에는 체간, 견관절, 주관절, 손목관절, 손가락의 각각에 있어서 운동방향이 선택되어 동작이 달성된다.

CNS에서 근육으로 정보 투사할 경우, 많은 신경 레퍼토리 중에서 적절한 신경 시너지가 형성된다. 마찬가지로 근골격계 레퍼토리 중에서도 근골격계 시너지가 형성되어 과제 시너지와 통합되면서 손가락의 운동이 달성된다. 이러한 자유도의 적절한 선택은 협조(coordination) 또는 제어(control)라고도 불린다.

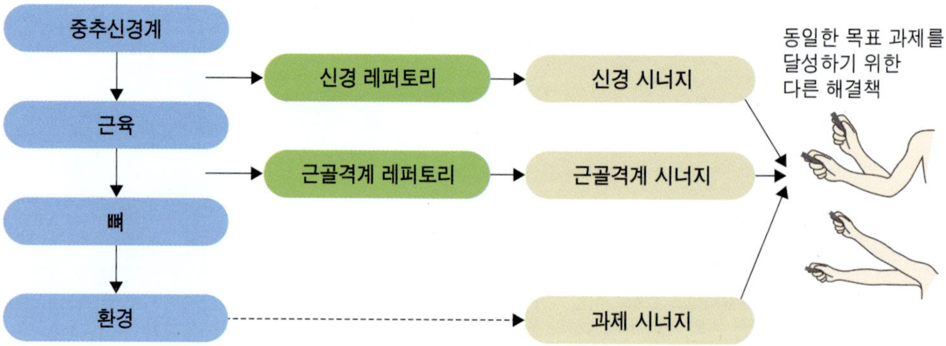

그림 5-20. 과제 달성을 위한 각종 시너지.

[Jing Xu, et al. Motor control of the hand before and after Stroke. In: Kansaku K, et al (eds). Clinical Systems Neuroscience. Springer, 2014, pp. 271-289.에서 수정]

뇌졸중 후 손의 이해

뇌졸중 후 손의 기능회복

뇌졸중 후 손의 기능회복에서는 피질 및 뇌간 영역에서의 제어의 문제를 고려할 필요가 있다. 손의 마비에 따른 힘의 상실은 내포후각(posterior limb of internal capsule)에 투사하는 일차운동영역(M1)이나 백질섬유 등의 특정 병소에서 관찰된다. 추체로에 병변을 가진 원숭이에서는 피질척수로 장애의 영향이 크고, 증상으로는 손가락의 전체적인(total) 굴곡이 확인되기 쉽다. 이것은 일반적으로 악력 쥐기로 분류되며, 경도~중등도의 뇌졸중 후 초기에 관찰되고, 손가락의 교치성보다 먼저 회복하기 쉬운 경향이 있다. 뇌졸중 후 손의 장애로 인한 잔존기능의 해석을 하는 데 있어서 **'잔존한 피질척수 뉴런의 동원'**, **'뇌간 하행로에서의 피질 변용'**의 2가지를 고려해 나갈 필요가 있다.

잔존하는 피질척수 뉴런의 동원에 관해서는 M1의 일부 피질 운동 뉴런세포는 신경지배 하는 근육의 정밀 쥐기 시에 활성화되지만, 악력 쥐기 시에는 활성화되지 않는다는 보고가 있다[47]. 즉 피질 운동 뉴런 연결은 힘을 발휘하는 정도를 담당하는 것이 아니라 힘의 미세한 조절을 담당하고 있음을 시사한다.

반면, 뇌간 하행로는 정밀함과는 대조적인 강한 근수축에 대한 관여가 시사되었다[48]. 망상체로의 축삭돌기는 피질척수 축삭보다 척수 내에서 광범위하게 존재하며, 보다 많은 운동 뉴런 풀을 구축한다. 이 때문에 정밀함에 요구되는 레퍼토리를 희생할 필요가 있다[49,50].

이와 같이 뇌졸중 후 개체 손실의 메커니즘은 이완된 상태에서 우선 악력 쥐기의 기능을 획득하기 위해 망상체로의 초기 동원을 통해 행해진다. 잔존하는 단일시냅스성의 피질척수로 및 비교적 손상이 없는 망상체척수로 간의 동적 상호작용은 초기의 마비 상태 및 그 후 회복 패턴의 쌍방의 기반이 된다(그림 5-21)[51]. 그림 5-22는 **국소 사슬(focal chain)**과 **자세사슬(postural chain)**을 나타내고 있다[50]. 국소 사슬은 단일시냅스성이 우위로 사슬은 적으며, 자세사슬은 다중시냅스

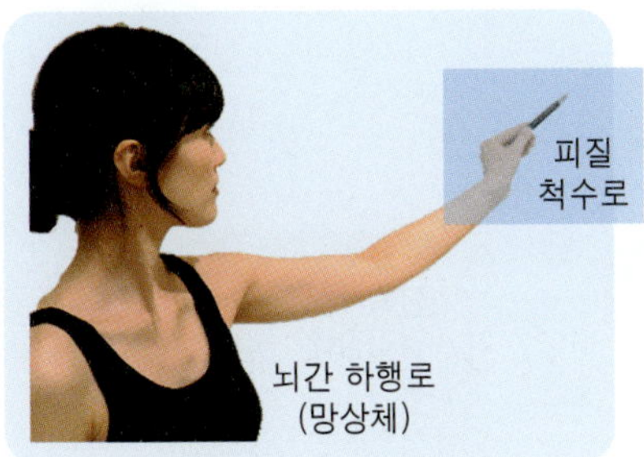

그림 5-21. 피질척수로와 망상체로.

뇌졸중 후 손의 기능적인 회복에 있어서 피질척수로와 뇌간 하행로 시스템의 획득 및 협조성이 중요하다. 뇌졸중 후 초기의 이완성 마비는 피질 M1으로부터의 입력 손실 및 뇌간 하행로 시스템 회복의 지연으로 기인할 가능성이 높다. 이것은 피질 표상에서의 용장성의 문제가 원인이라고도 생각되었다.

(Darling WG, et al. Functional recovery following motor cortex lesions in non-human primates: experimental implications for human stroke patients. J Integr Neurosci. 2011; 10: 353-384.를 바탕으로 작성)

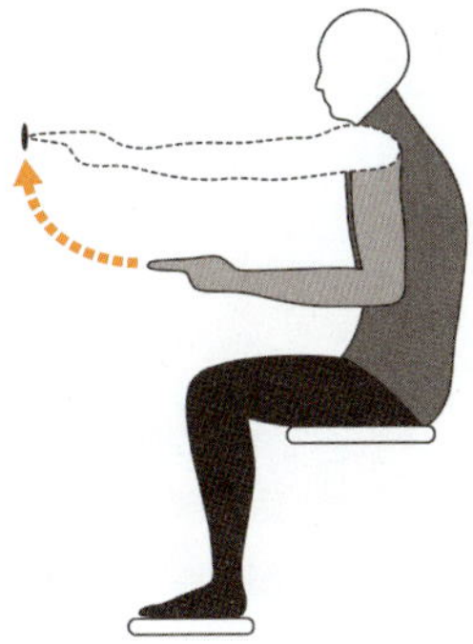

그림 5-22. 포인팅에서의 국소 사슬과 자세사슬.

[Latash M, et al (eds). Motor Control and Learning. Springer. 2006, pp. 24-25.에서 수정]

성으로 망상체의 활동이 중요해진다. 실제 운동은 양자의 협조성이 **다관절 운동사슬**(multi-joint kinetic chain)로 이어진다.

뇌졸중 후 손의 기능장애

뇌졸중 환자에게는 손의 제어에 있어서 신경 조직을 반영하는 특이적인 이상이 있다. **약화**(weakness)는 뇌졸중 환자에게서 일반적이며, 특히 손가락 신전근[52,53]과 손목관절 주위 근육이나 손내재근에 많이 확인되어[54] 중등도~중증의 뇌졸중 환자일수록 이 특징이 현저한 경향이 있다. 또한 경도~중증까지의 뇌졸중 환자 모두에서 약화와 그에 따른 **제어부전**(loss of control)이 존재한다.

중증의 마비에서 약화와 제어부전은 비슷한 수준으로 일어나지만, 경도~중등도의 마비에서는 발병 시와 회복의 과정에서 서서히 해리(dissociation)된다. 약화는 운동 뉴런 입력의 손실이 원인인 반면, 손의 제어부전은 **'약화'**, **'경직'**, **'활성화 패턴의 변용'**의 조합으로 기인한다(그림 5-23).

예를 들어, 손가락의 신전 장애는 운동 뉴런의 과도한 흥분성, 상반억제의 손실로 인한 약화, 불필요한 손가락 굴곡근과 신전근의 동시수축이 원인이라고 생각되고 있다.[55-57] 이 근활성화 패턴의 변용은 뇌졸중 후에서의 손가락·손목관절의 신전이나 분리운동보다 쥐기 시 상대적인 손가락 굴곡으로 확인된다[44].

또한 뇌졸중은 마비측뿐만 아니라 비마비측 상지의 운동에도 영향을 미친다. 뇌졸중 후에 비마비측 손의 악력이 유지되고 있음에도 불구하고, 교치성이 저하되었다. 즉 악력 쥐기와 손가락의 분리가 해리되어 있는 것으로 나타났으며[58], 이 현상은 최근 손의 제어에 있어서 양반구의 역할의 증명과 일치하고[59,60], 비마비측에 대한 접근이 필요할 가능성을 나타내고 있다.

손의 강도는 제어를 위해 필요하지만, 강도와 제어가 완전히 독립적으로 회복되는 것은 아니다. 전체 손가락으로 쥘 수 있는 환자는 흔히 관찰되지만, 다른 손가락을 신전상태로 유지한 채 단일 손가락을 굴곡하는 것은 어려운 경우가 많기 때문에 임상에서는 양자의 균형을 유지하면서 개별의 환자에게 맞춘 개입이 중요하다.

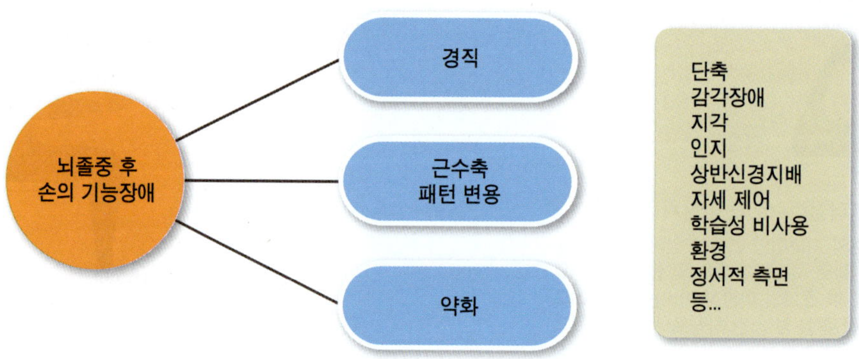

그림 5-23. 뇌졸중 후 손의 기능장애의 원인.
손의 문제에는 그림에 나타낸 3가지 외에도, 그 배경에는 단축이나 감각의 문제 등 많은 요인이 잠재해 있어 개별성에 의한 개입이 중요하다.

탐색기관으로서 손의 역할

손의 감각기관

손 안에서도 털이 없는 부위와 털이 있는 부위에서는 기계수용기의 배분도 다르다. 예를 들면, 마이스너 소체는 순간적으로 반응하지만, 메르켈 판은 천천히 반응한다(표 5-2)[61].

임상적으로는 치료사가 환자의 손에 닿아 반응을 유발할 때, 마이스너 소체에 대해서는 손바닥부터 손끝까지 빠르게 문지르거나, 파치니 소체에 대해서는 손바닥에 천천히 퍼지도록 만져 침투하는 듯한 감각 정보를 제공함으로써 반응하는 감각기의 비중을 변화시킨다는 아이디어를 생각할 수 있다.

손의 감각·운동 측면의 비중

손은 신체 중에서도 특히 감각과 운동이 밀접하게 되어 있는 부위이다. 손에는 다양한 역할이 있지만, 그것들에는 감각 우위, 운동 우위, 그 중간이 존재한다(그림 5-24)[62]. 예를 들면, 표재감각을 받는 것은 감각 우위이지만, 손가락의 제스처 등은 운동 우위라고 할 수 있다. 반면에 **'액티브 터치'**는 감각과 운동의 양면을 요하는 탐색 활동이다.

손의 탐색기능

손은 외부 환경을 파악하기 위한 **'탐색'기능**을 목표로 할 필요가 있다. 탐색을 목표로 하기 위해

표 5-2. 표재감각수용기

수용영역 \ 순응성	빠르다	느리다
작다	마이스너 소체: 유두돌기의 진피 등 무모피부에 존재 접촉으로 인식: 동적 진동 자극 < 100Hz	메르켈 판: 상피 근접에 존재 접촉으로 인식: 형태와 대상의 표면에서 판단
크다	파치니 소체: 진피와 피하조직 경계부에 존재 진동으로 인식 > 100Hz	루피니 소체: 진피와 피부표면에 병행하여 존재 피부 신장으로 인식(마찰)

(Per Brodal. The Central Nerve System: Structure and Function. 4th ed. Oxford University Press, 2010, pp. 170–171.에서)

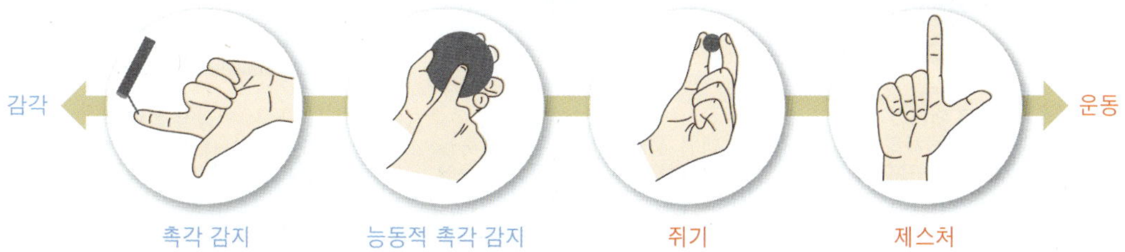

그림 5-24. 손의 감각과 운동의 측면.
(Jones LA, et al. Human Hand Function. Introduction. USA: Oxford University Press, 2006, pp. 7–8.에서 수정)

서는 표 5-3[63]에서 적색으로 나타낸 부분을 목표로 개입을 하는 것이 중요하며, 이를 위해서는 고유감각이 필요하다. Hartmann은 감각 표면의 가동에 근육의 활성화가 수반될수록 외부 환경의 '탐색'이 가능해진다고 설명하였다.

다양한 탐색 양식

소재의 지각과 자신의 운동감각에 의해 정확한 지각이 되고, 손의 운동과 감각 모두의 촉진이 중요하다(그림 5-25)[64].

손의 지각 탐색에 필요한 6가지 요소

손의 지각 탐색에는 능동적인 운동과 감각의 통합이 필요하며, 진정한 손의 회복에 중요한 요소라 할 수 있다. 손내재근의 활성화는 필수적이며, 급성기의 이완된 손에 대해서도 모빌라이제이션이나 물품 탐색 훈련을 실시할 필요가 있다.

Hartmann[63]은 손의 탐색활동(그림 5-26)에 필요한 6가지 요소를 거론하였다.

표 5-3. 표재감각수용기와 액티브 터치

	감각 표면이 부동	감각 표면이 동적
근육의 불활성 상태	편안한 자세	외력에 의해 생긴 운동
근육의 활성 상태	자세 유지/동시수축	감각 표면을 제어하는 근육에 의해 생긴 운동

뻗기·잡기·조작·운반·이동·자세 변화 모두에 적색 영역이 중요해진다.

(Hartmann MJ. Active touch, exploratory movements, and sensory prediction. Integr Comp Biol. 2009; 49: 681–690.에서)

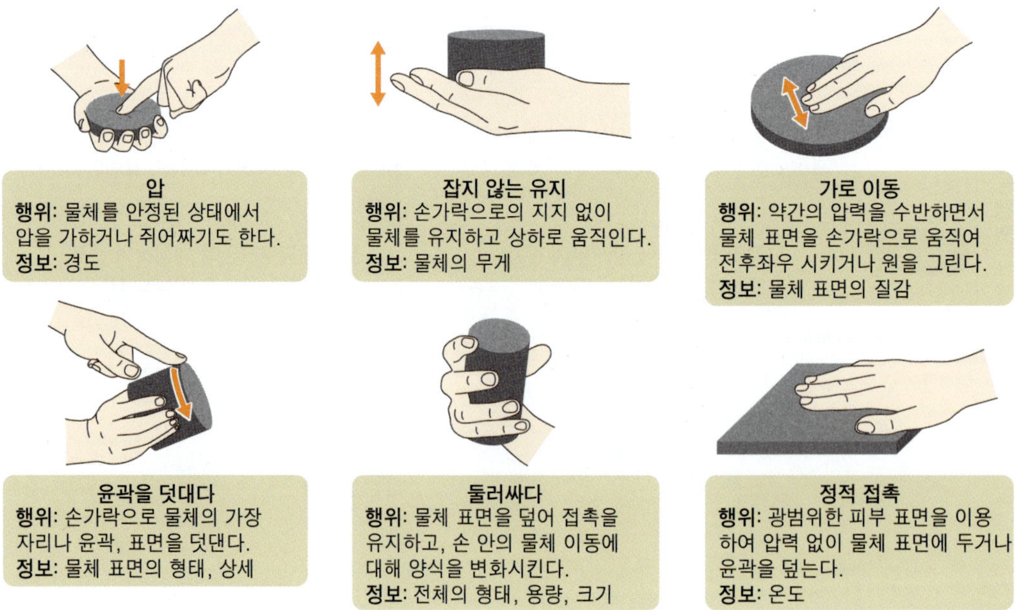

압
행위: 물체를 안정된 상태에서 압을 가하거나 쥐어짜기도 한다.
정보: 경도
잡지 않는 유지
행위: 손가락으로의 지지 없이 물체를 유지하고 상하로 움직인다.
정보: 물체의 무게
가로 이동
행위: 약간의 압력을 수반하면서 물체 표면을 손가락으로 움직여 전후좌우 시키거나 원을 그린다.
정보: 물체 표면의 질감
윤곽을 덧대다
행위: 손가락으로 물체의 가장 자리나 윤곽, 표면을 덧댄다.
정보: 물체 표면의 형태, 상세
둘러싸다
행위: 물체 표면을 덮어 접촉을 유지하고, 손 안의 물체 이동에 대해 양식을 변화시킨다.
정보: 전체의 형태, 용량, 크기
정적 접촉
행위: 광범위한 피부 표면을 이용하여 압력 없이 물체 표면에 두거나 윤곽을 덮는다.
정보: 온도

그림 5-25. 탐색 양식의 차이.

(James T. Sensorimotor Control & Learning. Palgrave Macmillan, 2012, p. 190.에서 수정)

(1) 패턴적, 정형적(스테레오 타입)이지 않다.

많은 경우, 특정의 탐색 운동은 운동에 의해 얻어진 정보에 따라 생긴다. 조작에 있어서는 틀에 박힌 근활성화 패턴을 취하지 않으며, 사람마다 다르고, 그리고 동일 인물의 시행 속에서도 변화할 수 있다.

(2) 위치적으로 정확한 초기·중간·최종 시 탐색 포인트는 필요하지 않다.

탐색이 시작되거나 끝나는 물체상의 포인트는 근본적으로 중요하지 않다. 그것보다 탐색자가 물체의 성질을 빠르고 정확하게 판단할 수 있는 샘플링 포인트를 선택하는 것이 중요하다. 예외적으로 거리나 공간의 정도를 판단할 때에는 시작과 끝의 위치에 대한 감각이 필수적이다.

(3) 특별히 매끄럽지 않다.

탐색운동은 가속이나 속도의 급격한 변화, 탐색하고 있는 면에 대한 접촉이 불연속이 될 수도 있다. 표면의 모든 부분을 만지는 것은 작은 물체에서만 가능하기 때문에 샘플의 정보원에서 얻을 수 있는 정보를 극대화해야 한다. 그 전략으로 물체상의 포인트를 선택할 뿐만 아니라 운동의 방향이나 힘, 속도를 선택하는 경우가 있다. 한 연구에서는 탐색 운동은 보다 정확한 정보가 요구되는 물체의 표면에서 더 더뎌지는 것으로 보고되었다.

(4) 중추신경계 내에서의 통합이 필요

정보는 많은 감각면에서 공간적으로 통합되어야 하거나 하나의 감각면에서의 연속적인 활동에서 시간적으로 통합될 필요가 있지만, 보통은 그 둘 다 필요하다.

(5) 예상치 못한 감각입력에 신속하게 적응할 수 있는 빠른 피드백이 필요

예상치 못한 입력에 대한 적응 운동은 적어도 2가지의 탐색 행동 중에 생긴다. 첫 번째는 익숙하지 않은 물체를 파악할 때이며, 이때에 탐색을 하는 사람 또는 물품에 불안정성이 생길 경우, 높은 확률로 탐색 운동이 생긴다. 두 번째는 연속적인 탐색 전략의 결정이 필요할 때이며, 최상의 물품의 특성 감지가 된다.

(6) 멀티 모달 〔다양한 감각 양식(modality)〕한 피드백

인지과정(기억, 판단, 주의 등), 체성감각 피드백, 시각·청각 등에 의해 탐색 운동이 촉진된다. 액티브 터치를 수반하는 탐색 활동은 입체인지지각의 정점이라 할 수 있다. 엄밀히 말하자면, 액티브 터치와 탐색 활동은 구별되며, 액티브 터치는 피부감각과 운동감각의 통합으로 제한되기 때문에 탐색 활동의 일부라고 할 수 있다[65].

운동과 감각의 균형을 의식한 개입

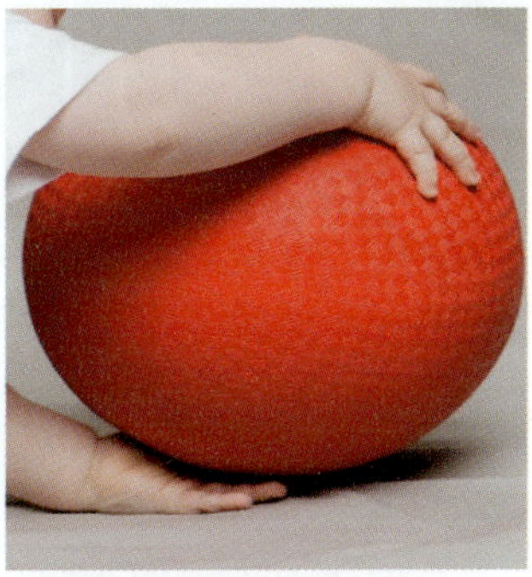

그림 5-26. 손의 탐색 활동.

뇌졸중 환자의 손의 치료에 있어서 운동과 감각의 공존을 무시한 과제 선택에는 문제가 있다. 예를 들어, Brunnstrom Stage나 간이 상지기능 검사(Simple Test for Evaluating Hand Function; STEF) 등 운동 측면의 평가에 초점을 맞추고, '가능한가, 불가능한가'의 단계화에 기초한 과제 선택은 어디까지나 운동적 측면, 즉 시각적인 달성에 초점을 맞춘 개입이라고 할 수 있다. 물론 운동에 수반되는 감각 피드백이 존재하기 때문에 완전히 분리시키는 것은 어렵지만, 운동적 측면은 치료사에게도 환자에게도 '알기 쉽다' 때문에 감각적 측면보다 용이하게 사용되기 쉬운 경향이 있다. 이것으로는 액티브 터치 → 탐색이라는 손의 기능으로 연결되지 않고, 항상 패시브 터치(수동적 터치)가 되기 쉽다(그림 5-27A)[63]. 패시브 터치에서는 그림 5-27B에 나타낸 것과 같은 3차원적 요소가 필요한 소재의 지각이나 인지가 어려워져, 예를 들면, 스펀지 소재에 대해 샌드페이퍼를 만지는 것 같은 탐색이 되는 환자들도 많다[65]. 패시브 터치에서는 뇌의 1·2 영역과 같은 감각 정보의 입력에 따라 반응하는 영역의 활동성은 얻을 수 있지만, 문복측 두정영역(parietal rostroventral areas) 등의 고차 처리를 위한 영역에는 전달되지 않고, 입력된 감각 정보가 지각 처리되지 않았음을 알 수 있다(그림 5-28)[66].

정상 운동을 수동적으로 유도하는 핸들링뿐만 아니라 본인이 능동적으로 탐색할 수 있는 과제를 설정하고, 능동적인 지각 처리나 신체도식의 생성 등을 수반하는 운동능력의 개선을 이끌어내는 것이 중요하다.

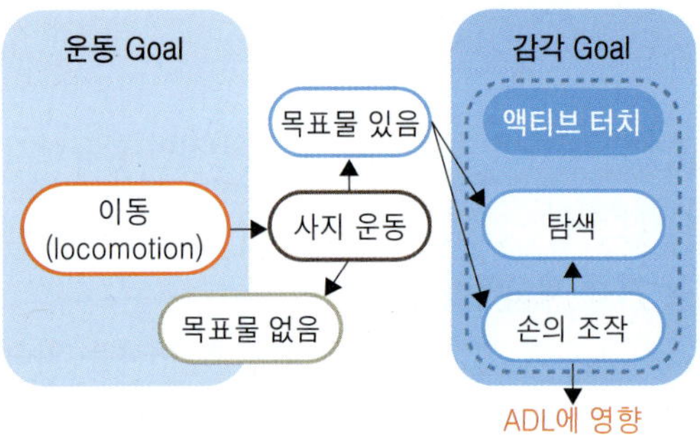

그림 5-27A. 능동적인 체성감각에서의 약식도.
(Hartmann MJ. Active touch, exploration movements, and sensory prediction. Integr Comp Biol. 2009; 49: 681-690.에서 수정)

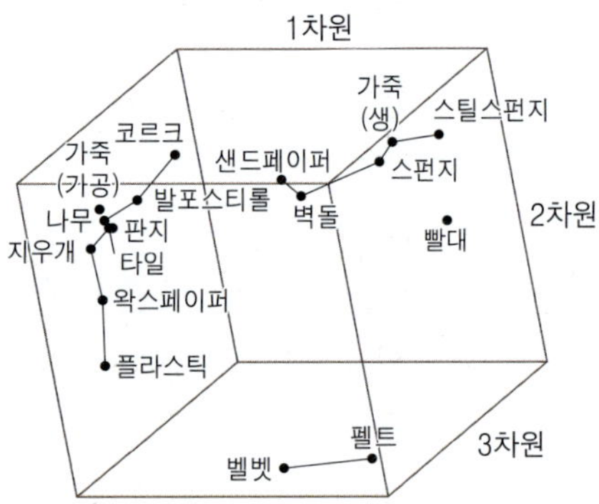

그림 5-27B. 지각 탐색의 3차원적 요소.
(Kalaska JF. Central neural mechanisms of touch and proprioception. Can J Physiol Pharmacol. 1994; 72: 542-545.에서)

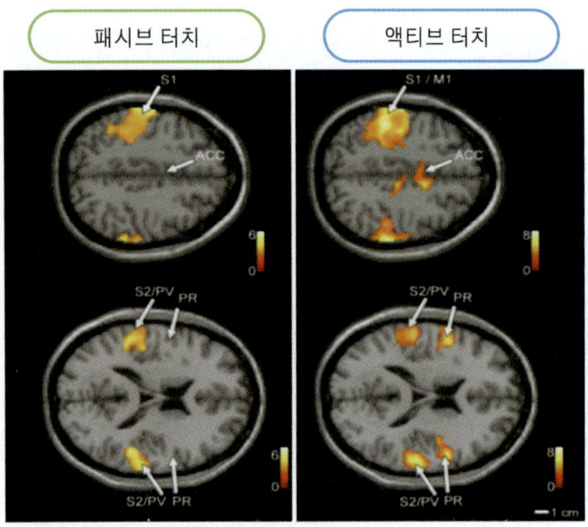

- 스펀지를 오른손으로 수동적으로 만지는 패시브 터치와 능동적으로 만지는 액티브 터치 시에 활성화되는 신경 활동을 비교하였다.
- 두 자극 모두 좌반구의 3b영역·1영역의 활성을 확인하고, 액티브 터치에서는 더 나아가 좌반구의 M1 및 전대상피질(ACC)의 활성화도 야기하였다.
- 문복측 두정(PR)영역에서는 액티브 터치를 가하였을 때에만 활성화를 확인하였다.
- S1 → S2/PV 및 PR영역에서 반응을 보이며, 자극이 S1 → S2/PV, 이어서 S2/PV에서 PR영역으로 수시로 정보가 전달된다는 감각 정보의 계층성을 파악할 수 있다.

그림 5-28. 패시브 터치와 액티브 터치의 뇌 활동 비교.
(Hinkley LB, et al. Sensorimotor integration in S2, PV, and parietal rostroventral areas of the human sylvian fissure. J Neurophysiol. 2007; 97: 1288-1297.에서 수정)

임상 응용

손에 대한 치료 전략을 주관절/전완, 잡기, 조작, 도구의 신체화 등 4가지로 나누어 각각의 평가와 치료에 대해 설명한다.

1. 주관절/전완

주관절은 견관절과 손목관절을 연결하는 중간관절로 양자의 협조성을 구축하는 데 필수적이다. 중간이 빠지면 중추부와 말초부의 운동사슬이나 신경 전달이 잘 되지 않아 스킬이나 적응 능력에 악영향을 미치기 쉽다. 또한 전완은 일상생활에서 손을 사용하기 위한 토대가 되는 회내외를 수행한다. 손의 기능적 활동을 위한 준비로서 팔꿈치나 전완에 대한 평가나 개입은 항상 의식해 둘 필요가 있다.

2. 손/잡기

뇌졸중 환자의 손은 얼핏 보면 잡고 있는 것처럼 보여도 물품의 질감이나 입체인지감각 등을 수반하는 잡기가 되지 않는 경우가 많다. 본래 잡기란, 물품을 안정적으로 계속 유지하고, 질감 등의 식별이 가능한 능력을 의미한다. 이를 위해서는 손내재근의 활성화가 필수적이며, 아치(arch) 형성이 토대가 된다. 증례에 대한 개입 속에서 어떻게 아치를 형성해 나갈 것인가를 설명한다.

손의 치료

3. 조작

손의 기능을 재획득하는 데 있어서는 잡기뿐만 아니라 PC의 마우스 버튼을 누르거나 페트병의 뚜껑을 여는 등 보다 분리된 세밀한 조작이 요구된다. 조작은 일반적으로 잡기보다 교치성이 요구되기 때문에 치료의 단계화로 잡기 후에 조작 훈련을 하는 경우가 많다. 손의 아치 형성이 구축됨으로써 손가락의 분리운동이 가능하기 때문에 개입에 있어서는 적절하게 손내재근의 안정과 손가락의 운동이 분리되어 있는지를 주의 깊게 확인하며 개입해 나가야 한다.

4. 도구의 신체화

일상생활에서는 다양한 도구 사용이 요구된다. 도구를 사용하기 위해서는 적절한 계획, 운동 실행, 피드백이 필요하며, 감각 양식을 조합한 개입이 중요하다. 도구의 특성에서 얻을 수 있는 시너지 형성이나 근출력 패턴, 정서면에 대한 영향 등을 고려한 개입을 한다. 도구 조작을 너무 의식하지 않아도 수행할 수 있는 '도구의 신체화'의 획득이 중요하다.

증례 소개와 치료 전·후의 비교

뇌졸중 재활 감각장애 보험 외 동영상 검색

https://youtu.be/5OnTZpAV1zl

이 증례는 뇌출혈 발병 후, 회복기 재활병동·외래를 거쳐 9개월 경과 후에 우리 시설에서의 재활 개입이 되었다. 우측 손·팔꿈치·어깨의 감각장애가 심하였고, 표재·심부 모두 중증으로 감각이 저하되어 있었다. 운동마비는 미미하지만, 감각장애의 영향이나 인지적 측면의 문제로 인하여 일상생활에서의 뻗기의 직선적 탄도, 손의 폼(form) 형성 타이밍, 전완 근육군의 과긴장 등의 과제를 안고, 일상생활에서의 손의 잡기·조작에 어려움을 겪고 있었다(그림 5-29).

이 항목에서는 특히 인지적 측면에 초점을 맞춘다.

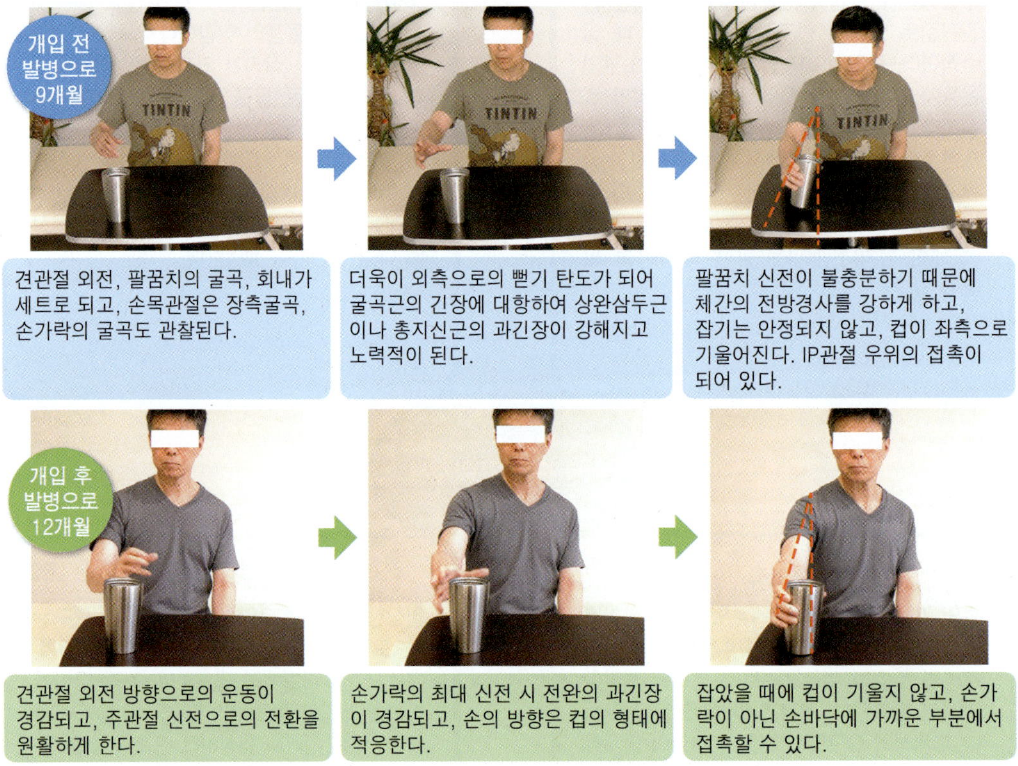

그림 5-29. 치료 전·후의 비교.

치료 전략

가장 손상이 큰 체성감각영역에 초점을 맞추어 감각입력에서의 자극의 빈도·부위·과제를 생각해 나간다(그림 5-30). 시각에 의존하면, 체성감각에서의 감각 → 지각 → 인지가 어려워지는 경향이 있다(그림 5-31). 따라서 초기에는 촉각/고유수용감각/하중감각 등의 체성감각 입력에서부터 실제 운동으로 이어지는 것을 의식하여 개입하였다. 이때 어떤 감각 양식을 어느 부위에 입력할지를 고려하면서 실시하였다.

또한 상두정소엽(superior parietal lobule)은 관절의 조합, 피부와 관절의 조합 등 보다 다관절·다중감각에 관련된 뉴런이 많기 때문에 손 → 손목 → 팔꿈치 → 어깨 → 체간 등 감각-운동사슬을 의식한 치료 계획을 검토한다. 각 구성요소에서의 스킬 학습이 확립되면, 시각과 운동을 조합한 과제지향형 훈련도 도입해 나간다.

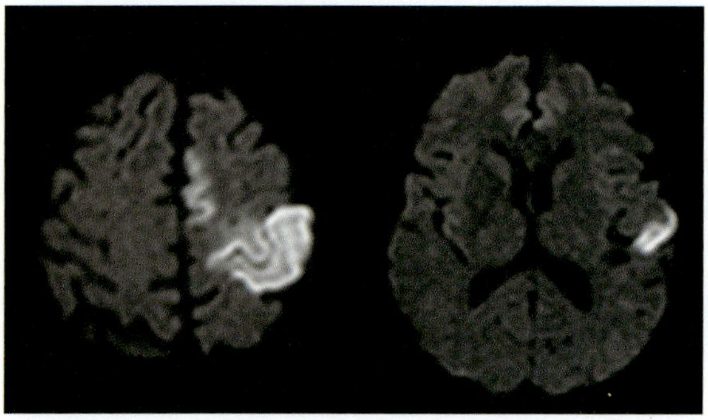

그림 5-30. 이 증례의 뇌 영상(CT 영상).
주로 일차체성감각영역~이차감각영역에 경색이 확장되어 있고, 상두정소엽에도 일부 걸쳐 있다.
또한 보조운동영역과 전운동영역에도 약간의 경색이 확인된다.
운동영역이나 내포 등 직접적으로 피질척수로에 영향을 미치는 부위의 손상은 확인되지 않아 이 증례의 징후와 일치한다.

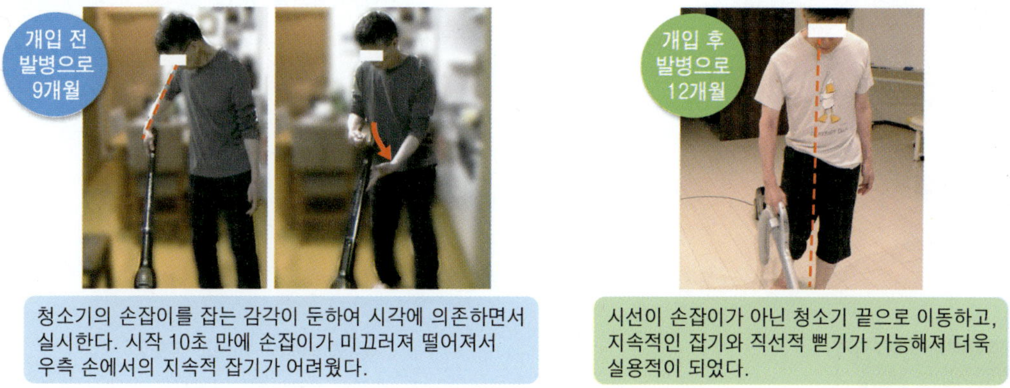

그림 5-31. 치료 전·후의 비교.

주관절/전완의 평가와 치료

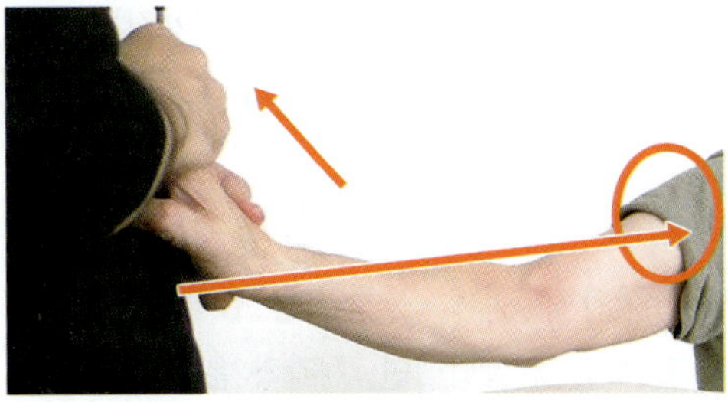

〈말초와 중추부의 연결〉

이 증례의 경우에 손의 감각 저하·손내재근 단축과 약화 외에도 삼각근이나 견갑골 주위의 저긴장도 확인되었다. 이 때문에 중추부의 불안정성에 따라 손의 보상적인 굴곡이 조장되기 쉬웠다. 따라서 손에서부터 견갑골·견갑상완관절로 이어지는 안정성 향상을 손의 직접적인 치료에 앞서 실시하였다. 구체적으로는 손가락·손목관절을 끌어내면서 상완골이 관절와로 들어가도록 유도하였다. 치료사의 손으로 손목관절과 손가락관절의 정렬을 조정하면서 체간으로 증례의 견관절에 압박을 가하였다. 손목관절이 불안정한 경우, 견갑상완관절 주위 회전근군의 수축을 얻기 어렵고, 손바닥에서의 접촉 감각이 있으면 손목관절이 안정되었다. 왼쪽 그림과 같이 치료사의 가슴에서 폐쇄성 운동사슬(closed kinetic chain; CKC)을 만들어냄으로써 회전근개의 활동을 얻기 쉬워졌다.

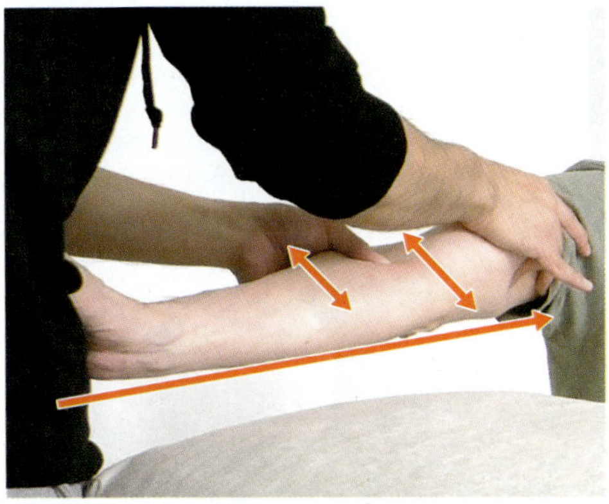

〈각 관절의 사슬을 강화〉

손목관절 배측굴곡, 손바닥면에서의 접촉 감각을 유지하면서 내측으로 끌려들어간 상완이두근·완요골근을 외측 방향으로 정렬을 맞추었다. 주관절 신전 → 손목관절 배측굴곡 → 손가락 신전의 구성요소를 연결시키면서 견갑상완관절의 안정적인 내/외회전을 유도하고, 회전근개의 활성화를 도모하였다.

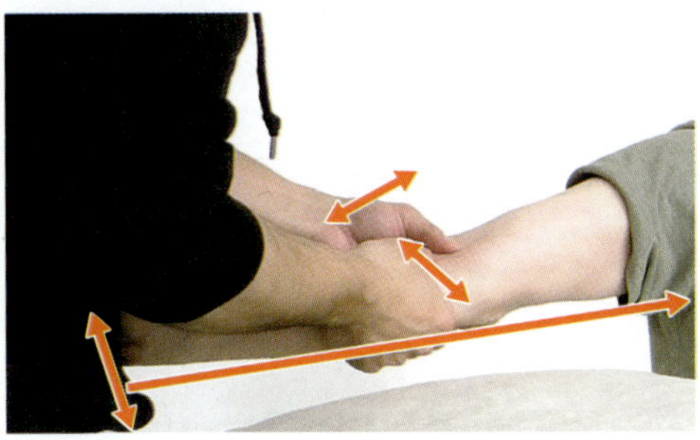

〈운동 방향의 입력과 유도〉

견갑상완관절 주위의 안정성이 얻어진 단계에서 주관절의 단계적인 굴곡/신전을 실시하면서 상완근이나 원회내근 등의 단축을 개선시켜 갔다. 또한 치료사의 체간을 이용하여 상완골두에 압박을 가하면서 주관절과 손목관절을 다양한 방향으로 유도하였다. 다양한 방향으로의 감각을 경험함으로써 견갑대에서부터 손목관절의 안정성을 향상시키고, 손외재근의 과활동을 감소시킴으로써 손의 보상적인 굴곡 경감을 도모하였다.

임상 Q & A

Q 왜 손의 문제가 큰 데 주관절이나 견관절을 치료합니까?

A 손의 기능을 최대한 발휘하기 위해서는 자세의 오리엔테이션이 필요합니다. 이 증례의 뻗기 동작에서는 시작 시에 견관절이 외전 위치를 취하여 손의 벌림과 견관절의 방향성이 잘 연결되어 있지 않습니다. 상지 뻗기는 손의 잡기와 조합됨으로써 기능합니다. 표 5-4에 뻗기와 잡기의 구분을 나타냅니다[67]. 양자의 특징을 정리하고, 치료 중에 항상 중추(견갑골이나 견갑상완관절) ⇔ 말초(손목관절·손가락)의 관계성을 증례의 특성에 맞추면서 개입하고, 환경에 적응시켜 나가는 것이 중요합니다(그림 5-32).

표 5-4. 각 측면에서 본 뻗기와 잡기의 구분

	뻗기	잡기
① 근조직	중추부(상완부)	말초부
② 기능	목표물로의 손의 이송	목표물에 대한 손의 쉐이핑
③ 공간적 특성	외부(위치·방향)	내부(크기·형상)
④ 공간 좌표	자기 중심	비자기중심·자기중심
⑤ 시각운동 채널	배내측 두정-전두피질 (배측-배측 경로)	배외측 두정-전두피질 (복측-배측 경로)

(Karl JM, et al. Different evolutionary origins for the reach and the grasp: an explanation for dual visuomotor channels in primate parietofrontal cortex. Front Neurol. 2013; 4: 208.에서)

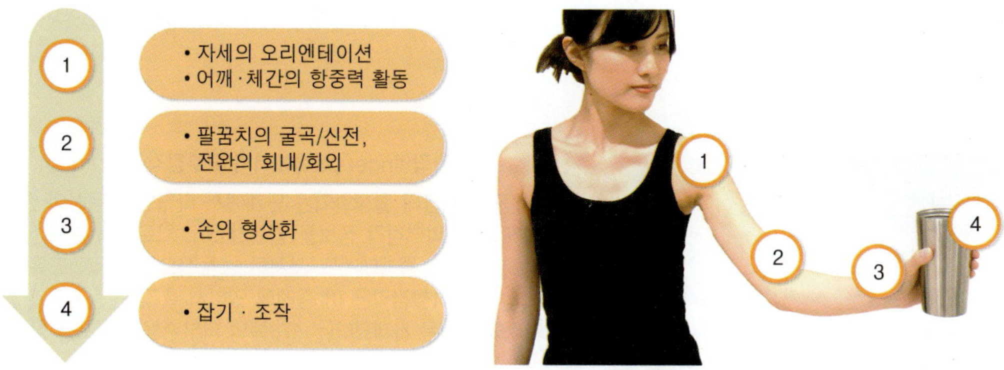
1
• 자세의 오리엔테이션
• 어깨·체간의 항중력 활동
2
• 팔꿈치의 굴곡/신전,
전완의 회내/회외
3
• 손의 형상화
4
• 잡기 · 조작
1
2
3
4

그림 5-32. 뻗기에서의 자세·신체 중추부~말초부·잡기까지의 기능적인 흐름.

손의 평가와 치료

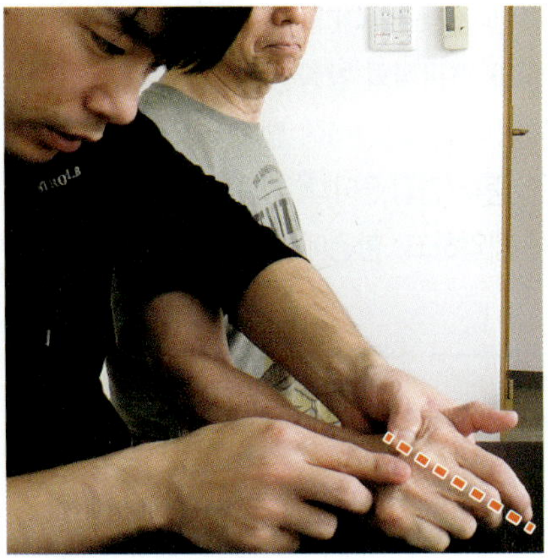

〈손내재근 조작과 세로 아치의 확보〉

전완의 외재근의 과활동이 감소한 단계에서 손내재근에 대한 치료로 이행하였다. 이 증례의 경우는 특히 손등의 중수골 사이의 움직임이 부족하고, 배측골간근의 단축·피부의 유연성의 저하가 확인되었다. 손목관절에서부터 중수골을 끌어내도록 유지하면서 각 중수골이 분리될 수 있도록 모빌라이제이션을 실시하였다. 특히 유두골 → 제3중수골 → 중지손가락이 회내외 축의 중심 라인을 유지할 수 있도록 정렬 수정을 하였다. 제3중수골에서부터 특히 긴장이 강한 새끼손가락측의 제4중수골 → 제5중수골, 엄지손가락측의 제2중수골 → 제1중수골로의 흐름으로 분리를 촉진하여 손의 아치 형성을 하였다. 골간근의 근복이 만져지기 쉬워지면서 증례로부터 손의 감각, 손가락을 움직이는 감각이 향상되었다는 발언을 얻을 수 있었다.

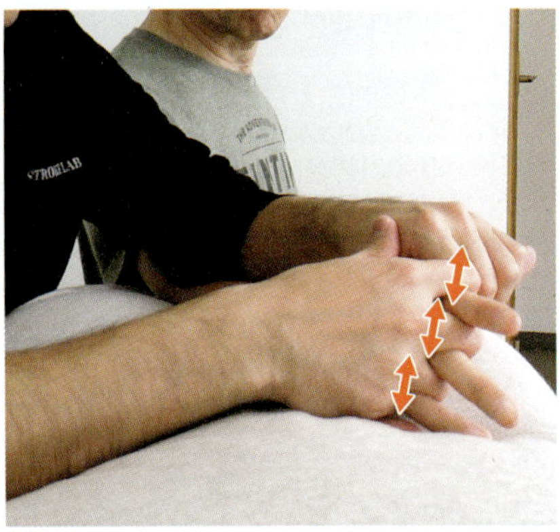

〈손내재근 조작과 근육긴장이상증의 경감〉

위에서의 제 1~5중수골 사이의 움직임이 나온 단계에서 왼쪽 그림과 같이 손가락을 교차시켜 손가락 분리의 지각을 촉진하면서 손목관절의 장측/배측굴곡이나 전완의 회내/회외, 엄지손가락의 외전/내전 운동을 유도하였다. 손가락의 지속적인 분리감각을 치료사의 핸들링으로 유도함으로써 장측/배측굴곡 시 저항이나 엄지손가락 운동 시 새끼손가락을 중심으로 한 근육긴장이상증(dystonia) 양상의 과긴장이 경감되었다. 교차시킨 손가락 중에서도 '물갈퀴'에 해당하는 골간근 영역에 대해서는 압박, 바이브레이션 등을 의식한 감각을 적시에 유도하였다.

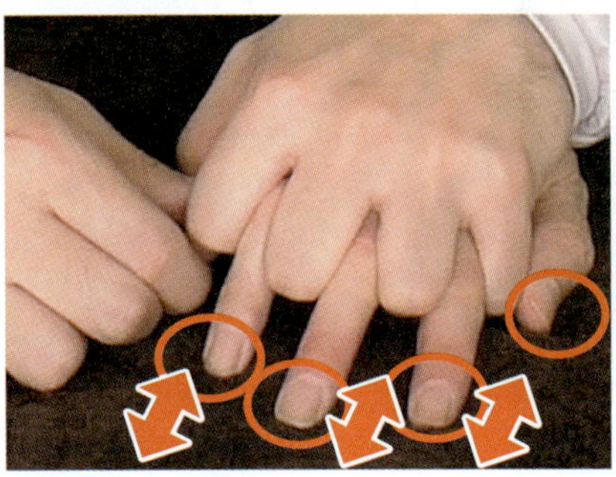

〈손가락(finger pad)에서의 피부감각 입력〉

손내재근이 조금씩 활성화되는 단계에서 타월을 이용하여 손가락 끝에 대한 피부감각 정보를 입력하였다. 치료사의 손을 통해서 상하·좌우로 증례에게도 서서히 능동적으로 움직이도록 하였다. 타월의 마찰감각은 이 증례에 있어서 촉각·운동감각과 함께 지각되기 쉬운 과제였다(➡ 173쪽의 피부수용기 분포를 참조).

임상 Q & A

Q 왜 감각이 들어가면 운동이 개선됩니까?

A 수의운동을 담당하는 일차운동영역에는 많은 뇌 영역으로부터의 입력이 있고, 그 중 하나로 체성감각영역에서의 투사가 있습니다. 체성감각영역에는 계층성이 있고, 3a영역은 근방추, 3b영역과 1영역은 피부, 2영역은 피부·관절, 5영역은 능동적 접촉에 반응한다고 하며, 그 입력들이 보조운동영역을 경유하여 일차운동영역으로 투사됩니다(그림 5-33)[68]. 이를 통해 수의운동은 보다 세련된 운동, 외부 환경에 기초한 운동이 가능해 집니다. 이 증례는 표재·심부 감각에 모두 장애가 있으며, 개입은 타월 등 마찰감각이 들어가기 쉬운 과제를 이용하고, 특히 감각수용기가 풍부한 손가락 끝 영역에 수동적인 피부감각의 입력이나 능동적 접촉을 이용하여 체성감각 → 수의운동으로 작용하는 것을 목적으로 하고 있습니다.

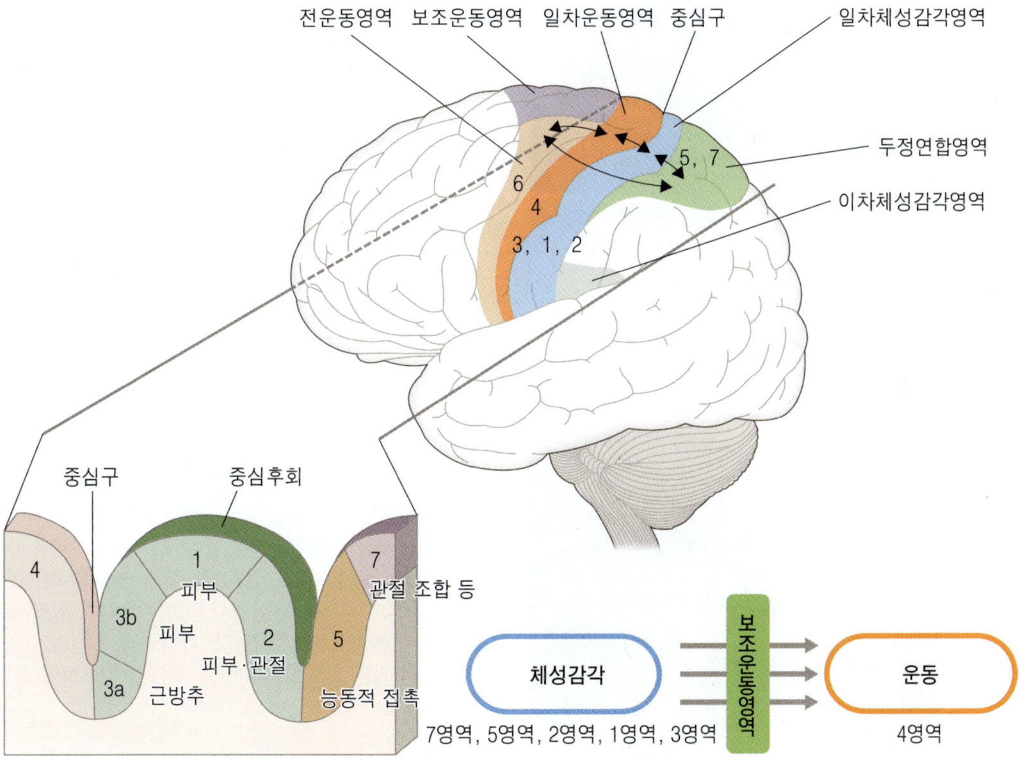

그림 5-33. 수의운동에서의 체성감각과 능동적 접촉의 관련성.
(Blumenfeld H. Neuroanatomy through Clinical Cases. 2nd ed. Sinauer Associates, 2010, pp. 224-225.에서 수정)

잡기의 평가와 치료

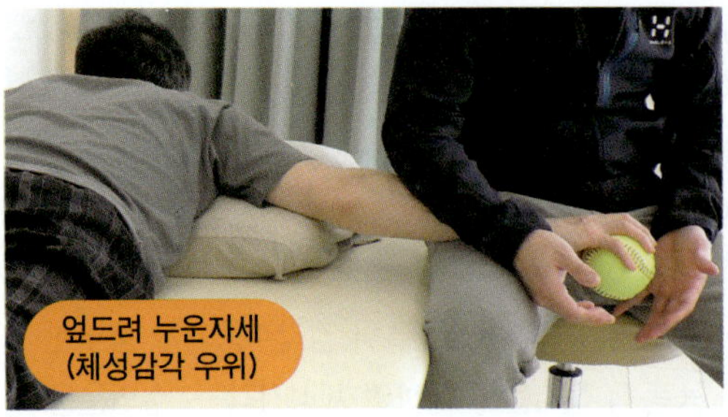

〈시각 차단과 체성감각의 강화〉

앉은자세 상황에서는 시각 우위로 손의 위치나 운동을 보상하기 쉽고, 체성감각의 정보가 차단되기 쉬운 경향이 있었다(소거 현상). 따라서 시각을 차단하고, 체성감각을 우위로 할 수 있는 엎드려 누운자세를 선택하였다. 이 증례는 비교적 체간 기능은 좋기 때문에 엎드려 누운자세에서 체간이 무너지지 않아 손 → 상지로의 말초에서부터 개입하였다.

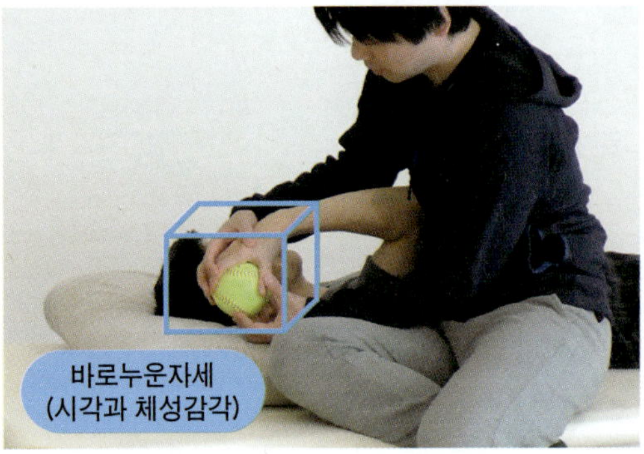

〈시각과 체성감각의 매칭〉

바로누운자세에서 주변시를 활용하여 시각과 체성감각의 매칭을 도모하였다. 주변시야 안에서 손목관절의 위치를 조정하면서 잡기와 놓기, 손 감각의 언어화, 3차원을 의식한 손목관절 위치와 손가락의 굴곡/신전을 촉진하는 세밀한 핸들링을 실시하였다. 이 증례의 경우에 손목관절의 위치 차이로 잡는 감각에 큰 변동이 있었다.

예) 손목관절 배측굴곡 20°, 척측굴곡 10°의 조합에서는 잡기의 감각은 5/10, 손목관절 장측굴곡 20°, 요측굴곡 10°의 조합에서는 잡기의 감각은 2/10

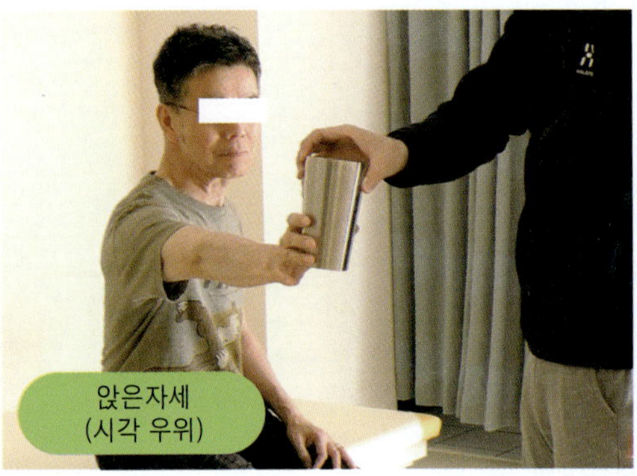

〈시각 우위의 물품에 대한 뻗기〉

위에서의 정렬 수정이나 언어화를 추가함으로써 손의 감각이 높아진 단계에서 앉은자세 상황에서의 뻗기 과제로 이행하였다. 시각과 뻗기의 피드포워드 우위의 과제를 수행하고, 자동화된 뻗기, 프리쉐이핑, 잡기, 놓기를 촉진해갔다. 이 증례의 경우에 언어지시 없이는 시각 우위로 속도가 저하된 뻗기가 되기 쉬웠다. 자동화를 촉진하기 위해 신속하게 컵을 잡도록 지시하고, 속도를 강조하였다.

임상 Q & A

Q 왜 시각을 차단하고, 조합하고, 우위로 하기도 합니까?

A 인간은 다양한 감각을 조합하거나 감각의 가중치(sensory weight)를 제어하면서 외부·내부 정보를 파악하고 있습니다(그림 5-34). 뇌에 장애를 입으면, 장애를 입지 않은 감각 정보로 보상하는 경향이 있지만, 여기에는 장점·단점이 있고, 보상함으로써 장애를 입은 감각 정보에 더욱 '귀 기울이기'가 어려워져 지각이 감소하는 경우가 있습니다. 치료에서는 장점·단점을 고려하여 획득해야 할 과제나 목표에 맞는 감각 정보의 제공이 중요해집니다. 이 증례의 경우에 체성감각 정보보다 시각 정보에 의존하면서 운동을 실행하는 경향이 강하였기 때문에 체성감각의 단계화를 의식하면서 개입하였습니다. 시각 정보의 양을 조정하거나 체성감각에 있어서도 관절이나 근육의 위치를 평가하면서 강한 자극·약한 자극·자극 빈도 등 시간적·공간적 가중(summation)을 제어하였습니다. '시각 → 운동'이 아닌 '체성감각 → 운동'이라는 흐름은 청소기를 돌리거나 지갑에서 돈을 꺼내는 것과 같은 ADL에서 빼놓을 수 없는 요소가 됩니다.

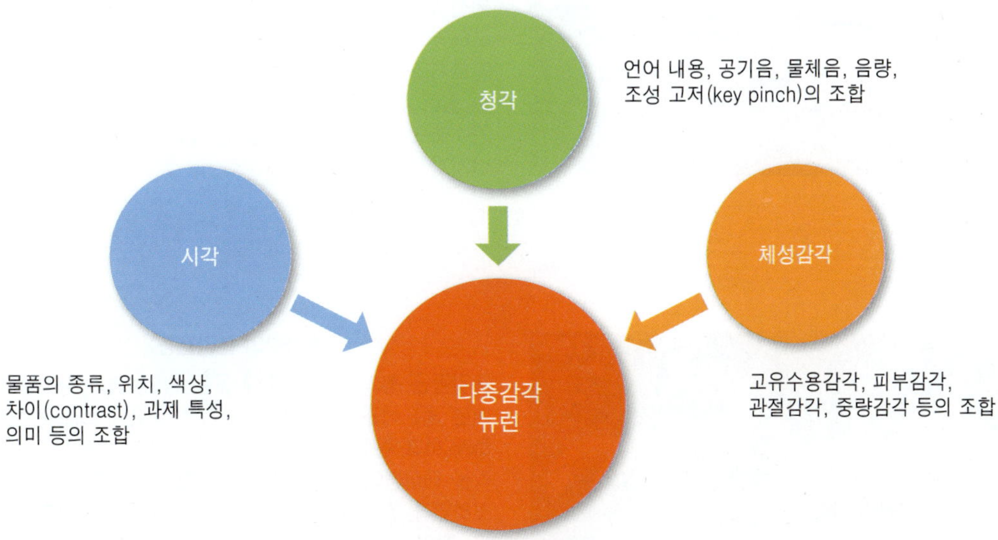

그림 5-34. 각 감각 내에서의 조합(intra-modal transfer)과 통합(inter-modal transfer).

조작의 평가와 치료

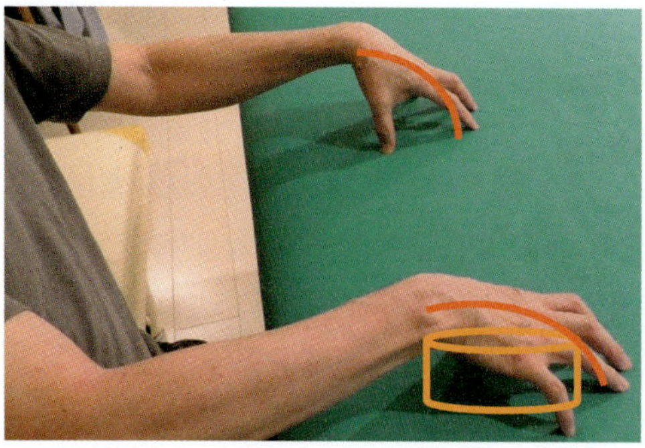

〈손의 폼(form) 형성·세로 아치 확보〉

이 증례의 경우에 시각으로 비마비측 손과 마비측 손의 아치를 확인하면서 실시함으로써 마비측의 운동 오류가 생기지 않았다. 가능한 한 지복(finger pad)의 접촉에 대해 IP(지절간)관절을 신전하고, MP(중수지절)관절은 과신전되지 않도록 의식하게 하며 세로 아치를 구축해 갔다. DIP(원위지절간)관절의 신전과 지면 반발력이 적당히 얻어지면, 충양근이나 골간근의 활동을 얻기 쉽고, 손의 폼(form)을 지각하기 쉬웠다. 그 속에서 손의 아치를 의식하기 쉽도록 바로누운자세에서 사용한 공의 감각을 이미지화하면서 테이블과 손의 사이에 공간을 만들도록 촉구하였다.

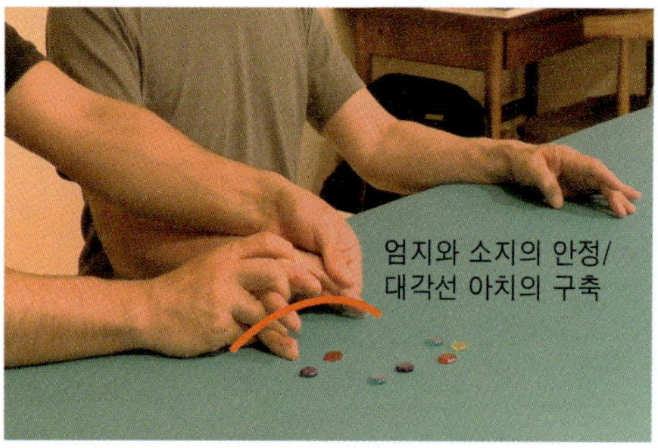

〈손의 폼(form) 형성·대각선 아치 확보〉

어느 정도 손의 세로 아치가 형성된 단계에서 공깃돌을 이용하여 튕기는 운동 중에 대각선 아치의 구축을 실시하였다. 특히 새끼손가락측의 안정과 엄지손가락의 약간 외전 위치를 유지할 수 있도록 치료사의 핸들링으로 유도하였다. 새끼손가락 외전근의 활동을 얻을 수 있으면, 단모지외전근이나 제1수근중수골(CMC)관절의 신전·외전 활동이 획득하기 쉬워졌다. 이를 통해 모지대립근의 근수축도 얻을 수 있고, 튕기는 분리운동에서 아치가 무너지지 않게 되었다.

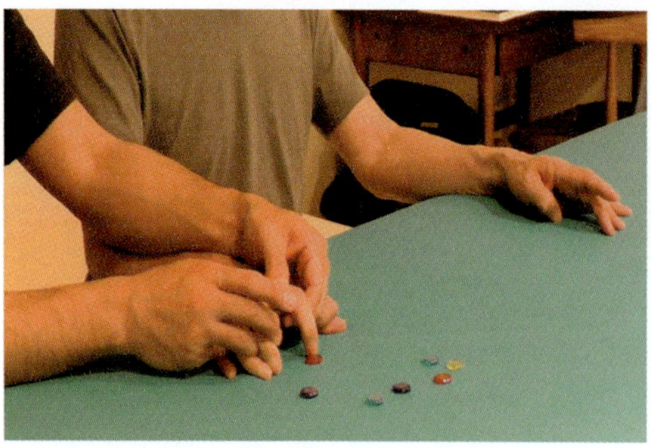

〈손가락의 분리운동〉

공깃돌을 튕기는 운동 중에 운동 방향, 거리('공깃돌 몇 개분' 등), 색깔 등에 대해 튕기기 전에 환자 스스로 생각하게 하고, 운동 이미지를 높여갔다. 또한 치료사가 손가락을 테이블에 문질러 명확한 마찰이나 압각 정보를 강조하였다. 튕긴 후에는 바로 다른 공깃돌로 넘어가지 않고, 힘이 들어가는 정도나 방향의 수정을 논의하고, 운동 결과의 피드백을 명확히 해 나갔다(결과의 지식과 결과의 수행능력).

임상 Q & A

Q 손의 아치가 무엇입니까?

A 손의 아치는 Kapandji가 제창하는 그림 5-35A에 나타낸 것과 같이 3가지 축으로 일반적으로 설명됩니다. 물론 손바닥 측에 초점을 맞춘 3가지 축은 중요하지만, 뇌졸중 환자의 경우, 손가락 신전근군도 크게 장애를 받기 쉽기 때문에 피부나 근육의 활주부전이 생겨 쉐이핑이나 릴리즈에 문제를 겪는 케이스가 많이 확인됩니다. 따라서 손등측 아치도 고려해야 하며, Sangole 등은 손등측 아치의 중요성을 설명하고 있습니다[69]. 그림 5-35B와 같이 중수골 사이의 가동성, 중수골의 MP관절과 엄지손가락과 새끼손가락의 적절한 위치 관계를 유지한 것이 손의 스킬·적응을 위해 중요합니다. 또한 과제에 따라 운동이나 감각의 비중, 스킬이나 적응의 비중은 달라집니다. 목적에 따른 과제 선택이 중요합니다(그림 5-36).

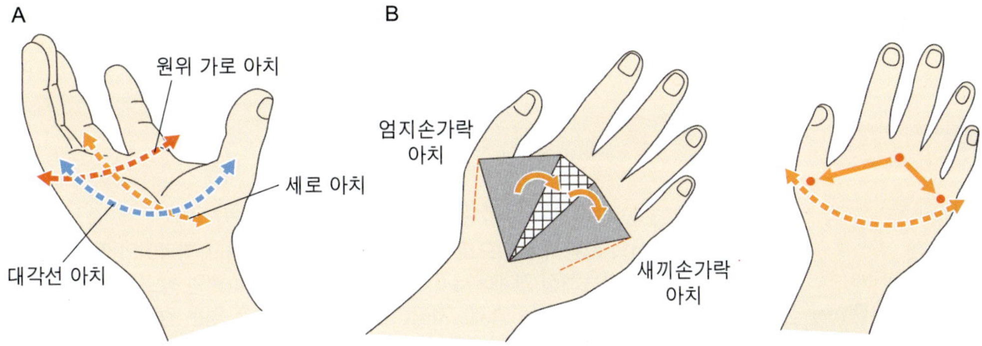

그림 5-35. 손의 아치.
(Sangole AP, et al. Arches of the hand in reach to grasp. J Biomech. 2008; 41: 829-837.에서 수정)

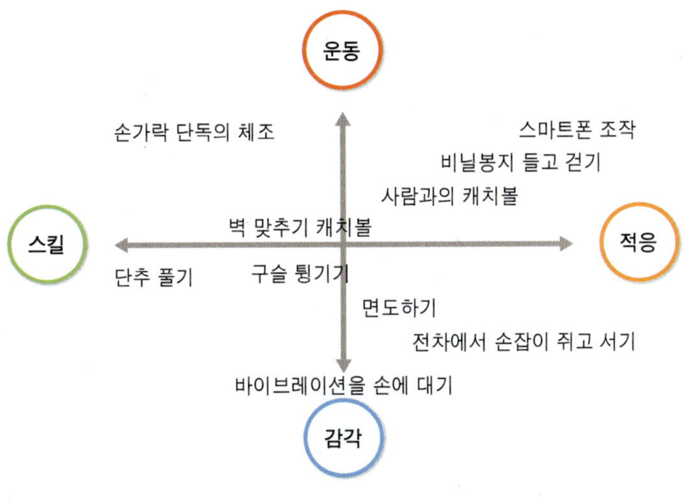

그림 5-36. 스킬과 적응, 운동과 감각의 매트릭스 다이어그램.
과제에 따라 뇌내에서 생기는 활동은 다르다. 환자의 상태나 환경에 맞춘 과제 설정이 중요하다.
주: 개인의 능력이나 세팅에 따라 위치는 크게 달라진다.

도구의 신체화를 위한 평가와 치료

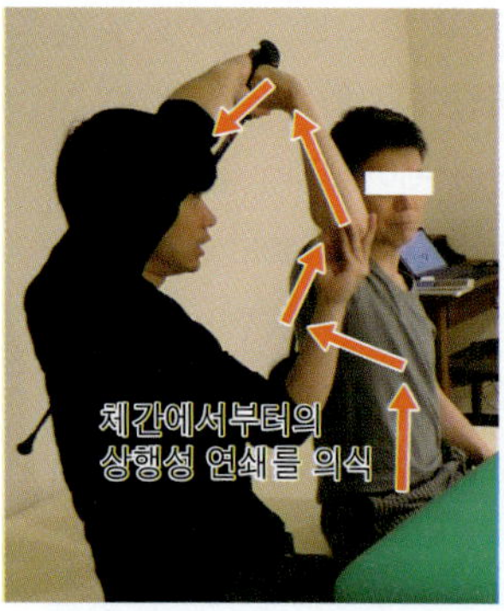

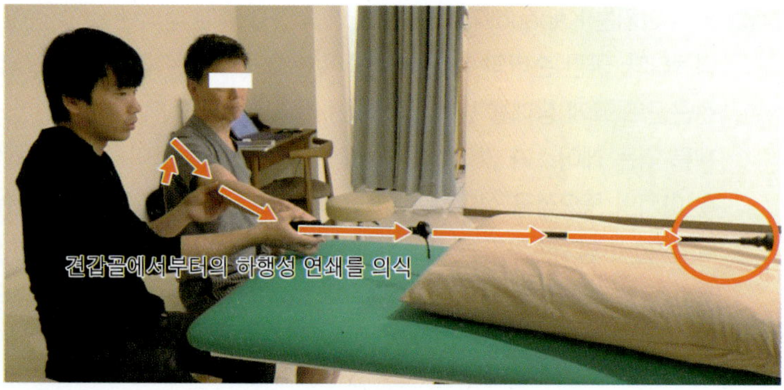

〈물품의 잡기와 각 신체 관절의 협조〉

도구를 이용한 신체화를 촉진해 갔다. 주변시로 전완이 회내하지 않도록 주관절의 굴곡과 전완의 중간 위치를 유지하면서 새끼손가락이나 약지손가락을 중심으로 한 강력한 잡기를 유도하였다. 이때 막대기의 끝으로 베개를 두드리도록 촉진하였다. 베개의 적절한 반발력을 얻을 수 있으면, 상완삼두근이나 척측근군, 소지구근군의 근활동이 높아지기 쉽고, 새끼손가락·약지손가락의 강한 근육긴장이상증(dystonia) 양상의 근수축의 개선이 확인되어 왔다. 반복하면서 hands off(치료사의 핸들링 없음)로 이행하고, 셀프 연습 과제로 도입하였다. 노르딕 지팡이는 손잡이가 길고, 적당한 무게가 있어 지팡이의 끝을 의식하는 데 사용하기 쉬웠다.

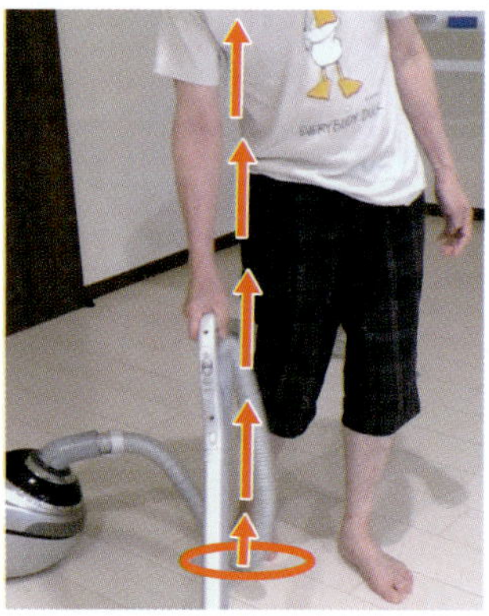

〈의미 있는 과제와 도구 조작〉

위에서의 지팡이 조작으로 잡기에 너무 의식하지 않고 지팡이의 끝을 의식한 운동이 가능해진 단계에서 이 증례가 특히 어려워하였던 청소기 조작으로 이행하였다(의미 있는 과제). 지팡이를 사용한 치료로 얻은 감각과 유사한 감각이 청소기 조작에서도 요구된다. 지팡이 조작과 마찬가지로 손잡이의 잡기에 의식을 너무 기울이지 않고, 흡입부의 지면 반발력에 집중하도록 유도하였다. 또한 청소기의 손잡이를 앞으로 내밀 때에 마비측 발로 디딜 수 있도록 의식함으로써 발에서부터의 지면 반발력이 얻기 쉬워졌다. 발에서부터의 지면 반발력을 얻을 수 있으면 삼각근의 활동이 증대하고, 청소기 조작이 안정되기 쉬워 '도구의 신체화'를 추진하는 데 중요하였다.

임상 Q & A

Q 도구의 신체화가 무엇입니까?

A 부엌칼 등의 도구를 사용할 때에 도구 자체에 주의를 기울이지 않고도 자유자재로 다룰 수 있거나 도구를 통해 전해져 오는 진동이나 관성, 마찰과 같은 물리적인 자극이 대상의 질감처럼 지각되는 경험을 우리는 일상적으로 하고 있습니다. 이러한 경험에 대해 Maravita 등[70]은 '도구로 신체가 확장되어 있다', '도구가 신체화 되어 있다' 등의 말로 표현하고 있습니다(그림 5-37)[70]. 최근에는 이러한 감각이 Brain Machine Interface(BMI)나 사이보그 기술에 관한 연구 등에도 활용되고 있습니다. 이 증례의 경우에 단독 운동보다 도구 조작 시 근육긴장이상증(dystonia)이 강하게 확인되기 쉽고, 실제의 도구 조작 중에 고유수용감각 입력이나 시각 정보 등의 통합을 촉진하는 개입은 매우 중요하였습니다.

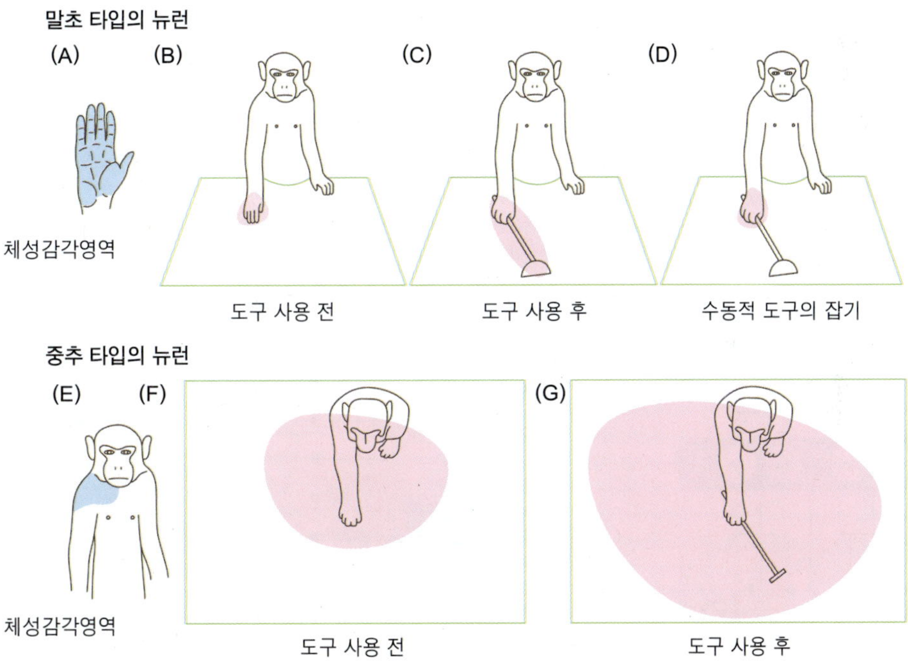

그림 5-37. 도구의 신체화.

원숭이의 두정엽(intra-parietal sulcus area, 두정간구영역)의 시각과 체성감각에 반응하는 바이 모달 뉴런
A: 손의 체성감각 수용영역을 가진 뉴런
B: 도구 사용 전의 시각 수용영역
C: 도구 사용 후의 시각 수용영역
D: 수동적인 도구의 잡기(도구를 사용할 의도가 없는 상태)에서의 시각 수용영역
E: 어깨의 체성감각 수용영역을 가진 뉴런
F: 도구 사용 전의 시각 수용영역
G: 도구 사용 후의 시각 수용영역

C, G의 도구 사용 후에서 도구에 따른 시각 수용영역의 확대가 확인되었다. 이것은 **손의 신체도식이 도구로까지 확장**되었음을 나타낸다.

[Maravita A, et al. Tools for the body (schema). Trends Cogn Sci. 2004; 8: 79-86.에서]

임상 Q & A

Q 근육긴장이상증(dystonia: 디스토니아)이란 무엇입니까?

A 근육긴장이상증이란, 일시적 또는 연속적으로 근육의 동시수축이나 반복운동 등이 생기는 운동 장애입니다. 근활동이 생기기 쉬운 수의 동작 시에 악화되는 경우가 많고, 뒤틀림·흔들림·굳어짐 등의 증상이 전신(generalized)부터 손가락 등 국소(focal)에 생기는 것까지 폭넓게 일어납니다. Løkkegaard[71]는 좌측 상두정소엽(superior parietal lobule) 손상 환자에게 근육긴장이상증이 생기기 쉽다는 가능성을 시사하고 있으며, 이 증례의 뇌 CT 영상(➡ 179쪽)에도 적응할 수 있는 견해라고 할 수 있습니다. 이 증례의 경우는 특히 도구 조작 때에 약지손가락이나 새끼손가락에 특유의 과긴장이 생기기 쉽고, 감각장애도 수반하기 때문에 청소기나 부엌칼 조작 등에서 잡기가 안정되지 않아 일상생활에 지장을 주고 있었습니다. 체성감각영역에 큰 문제가 있어 그림 5-38[72]에 나타낸 것처럼 A → B의 단계에서 각 손가락의 정보를 운동영역으로 보낼 때에 노이즈가 생겨 결과적으로 C에서 감각장애뿐만 아니라 동시수축성의 근육긴장이상증이 생기고 있습니다. Konczak 등은 체성감각 정보 중에서 특히 고유감각 정보의 결여가 피드백 정보를 악화시키고, 변용된 운동 출력이 된다고 설명하고 있습니다[72]. 따라서 특히 고유수용감각을 의식한 근육에 대한 자극이나 핸들링, 능동적 터치를 실시하여 올바른 고유수용감각을 감각영역 → 운동영역으로 보낼 수 있도록 의식할 필요가 있다고 생각합니다.

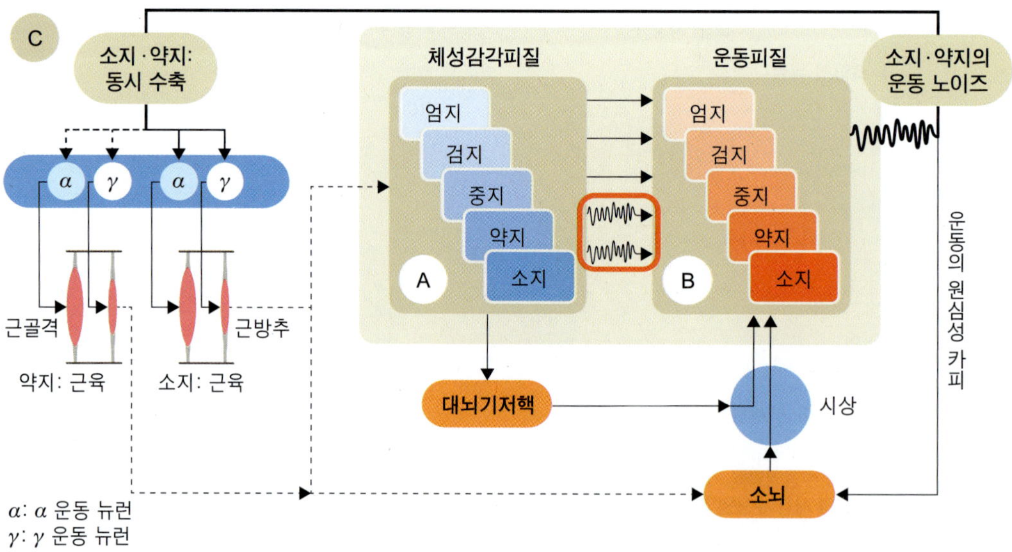

그림 5-38. 이 증례에서의 고유감각 정보의 오류와 근육긴장이상증의 관련성.

(Konczak J, et al. Focal dystonia in musicians: linking motor symptoms to somatosensory dysfunction. Front Hum Neurosci. 2013; 7: 297.을 바탕으로 작성)

제 5 장 학습 포인트

- □ 손의 기능의 개요를 이해한다.
- □ 손의 회복에 필요한 요소를 이해한다.
- □ 해부학적·운동학적 측면을 이해한다.
- □ 신경학적 측면을 이해한다.
- □ 증례 소개를 통한 뇌졸중 환자의 손의 병태를 이해한다.

참고문헌

1) Dombovy ML: Rehabilitation and the Course of Recovery after Stroke: Stroke Population Cohorts and Clinical Trials. Butterworth-Heinemann, 1993

2) Gowland C: Recovery of motor function following stroke: profile and predictors. Physiotherapy Canada 34: 77-84, 1982

3) Kwakkel G, et al: Effects of robot-assisted therapy on upper limb recovery after stroke: a systematic review. Neurorehabil Neural Repair 22: 111-121, 2008

4) Mark VW, et al: Constraint-induced movement therapy for chronic stroke hemiparesis and other disabilities, Restor Neurol Neurosci 22: 317-336, 2004

5) Takeuchi N, et al: Rehabilitation with poststroke motor recovery: a review with a focus on neural plasticity. Stroke Res Treat 2013: 128641, 2013

6) Trombly CA, et al: Effect of rehabilitation tasks on organization of movement after stroke. Am J Occup Ther 53: 333-344, 1999

7) Wu CY, et al: Effects of task goal and personal preference on seated reaching kinematics after stroke. Stroke 32: 70-76, 2001

8) Gordon J: Assumptions underlying physical therapy interventions: theoretical and historical perspectives. In: Car J, et al (eds): Movement Science: Foundation for Physical Therapy in Rehabilitation, 2nd ed, pp1-31, Gaithersburg, MD: Aspen, 2000

9) Teague RC, et al: A Review of the Literature on Part-Task and Whole-Task Training and Context Dependency. U.S. Army Research Institute, 1994

10) Plautz EJ, et al: Effects of repetitive motor training on movement representations in adult squirrel monkeys: role of use versus learning. Neurobiol Learn 74: 27-55, 2000

11) Lee TD, et al: Motor learning conundrums (and possible solutions). Quest 57: 67-78, 2005

12) Lotze M, et al: Motor learning elicited by voluntary drive. Brain 126: 866-872, 2003

13) Spooren AI, et al: ToCUEST: a task-oriented client-centered training module to improve upper extremity skilled performance in cervical spinal cord-injured persons. Spinal Cord 49: 1042-1048, 2011

14) 金子唯史：非麻痺側のプッシングによりトイレ重介助を要する事例へのボバース概念に基づくアプローチ. 齋藤佑樹 (編)：作業で語る事例報告—作業療法レジメの書きかた・考えかた, pp92-93, 医学書院, 2014

15) Luke LM, et al: Unilateral ischemic sensorimotor cortical damage induces contralesional synaptogenesis and enhances skilled reaching with the ipsilateral forelimb in adult male rats,. Synapse 54: 187-199, 2004

16) Nudo RJ, et al: Reorganization of movement representations in primary motor cortex following focal ischemic infarcts in adult squirrel monkeys, J Neurophysiol 75: 2144-2149, 1996

17) Biernaskie J, et al: Enriched rehabilitative training promotes improved forelimb motor function and enhanced dendritic growth after focal ischemic injury. J Neurosci 21: 5272-5280, 2001

18) Castro-Alamancos MA, et al: Functional recovery of forelimb response capacity after forelimb primary motor cortex damage in the rat is due to the reorganization of adjacent areas of cortex. Neuroscience 68: 793-805, 1995

19) Janssen H, et al: An enriched environment improves sensorimotor function post ischemic stroke. Neurorehabil Neural Repair 24: 802-813, 2010

20) Stroke Unit Trialists: Collaboration: Organised inpatient (stroke unit) care for stroke. Cochrane Database Syst Rev (1), 2002

21) Levin MF, et al: What do motor "recovery" and "compensation" mean in patients following stroke? Neurorehabil Neural Repair 23: 313-319, 2009

22) Timmermans AA, et al: Technology-assisted training of arm-hand skills in stroke: concepts on reacquisition of motor control and therapist guidelines for rehabilitation technology design. J Neuroeng Rehabil 6: 1, 2009

23) Pope PM: Management of the physical condition in patients with chronic and severe neurological pathologies. Physiotherapy 78: 896-903, 1992

24) Duncan P, et al: Randomized clinical trial of therapeutic exercise in subacute stroke. Stroke 34: 2173-2180, 2003

25) Feys HM, et al: Effect of a therapeutic intervention for the hemiplegic upper limb in the acute phase after stroke: a single-blind, randomized, controlled multicenter trial. Stroke 29: 785-792, 1998

26) Hoenig H, et al: Development of a teletechnology protocol for in-home rehabilitation. J Rehabil Res Dev 43: 287-298, 2006

27) Broeks JG, et al: The long-term outcome of arm function after stroke: results of a follow-up study. Disabil Rehabil 21: 357-364, 1999

28) Schmidt RA, et al: Motor Control and Learning: A Behavioral Emphasis. Human Kinetics, Champaign, 2005

29) Hallet M, et al: Executive function and motor skill learning. Int Rev Neurobiol 41: 297-323, 1997

30) Krakauer JW: Motor learning and consolidation: the case of visuomotor rotation. Adv Exp Med Biol 629: 405-421, 2009

31) Krakauer JW, et al: Human sensorimotor learning: adaptation, skill, and beyond. Curr Opin Neurobiol 21: 636-644, 2011

32) Kitago T, et al: Motor learning principles for neurorehabilitation. Handb Clin Neurol 110: 93-103, 2013

33) Napier JR: The prehensile movements of the human hand. J Bone Joint Surg Br 38: 902-913, 1956

34) Cutkosky MR: On grasp choice, grasp models, and the design of hands for manufacturing tasks. IEEE Trans Rob Autom 5: 269-279, 1989

35) Castiello U: The neuroscience of grasping. Nat Rev Neurosci 6: 726-736, 2005

36) Edwards SJ, et al: Developmental and Functional Hand Grasps. Slack Incorporated, 2002

37) Kivell TL: Evidence in hand: recent discoveries and the early evolution of human manual manipulation. Phil Trans R Soc B Biol Sci 370: 2015

38) Bullock IM, et al: A hand-centric classification of human and robot dexterous manipulation. IEEE Trans Haptics 6: 129-144, 2013

39) Jing Xu, et al: motor control of the hand before and after Stroke. In: Kansaku K, et al (eds): Clinical Systems Neuroscience, pp271-289, Springer, 2014

40) Elliott JM, et al: A classification of manipulative hand movements. Dev Med Child Neurol 26: 283-296, 1984

41) Rathelot JA, et al: Muscle representation in the macaque motor cortex: an anatomical perspective. Proc Natl Acad Sci USA 103: 8257-8262, 2006

42) Rathelot JA, et al: Subdivisions of primary motor cortex based on corticomotoneuronal cells. Proc Natl Acad Sci 106: 918-923, 2009

43) Lemon RN: Descending pathways in motor control. Annu Rev Neurosci 31: 195-218, 2008

44) Lang CE, et al: Differential impairment of individuated finger movements in humans after damage to the motor cortex or the corticospinal tract. J Neurophysiol 90: 1160-1170, 2003

45) Lawrence DG, et al: The functional organization of the motor system in the monkey. I. The effects of bilateral pyramidal lesions. Brain J Neurol 91: 1-14, 1968

46) Schieber MH, et al: How somatotopic is the motor cortex hand area? Science 261: 489-492, 1993

47) Muir RB, et al: Corticospinal neurons with a special role in precision grip. Brain Res 261: 312-316, 1983

48) Buford JA, et al: Movement-related and preparatory activity in the reticulospinal system of the monkey. Exp Brain Res 159: 284-300, 2004

49) Baker SN: The primate reticulospinal tract, hand function and functional recovery. J Physiol 589: 5603-5612, 2011

50) Latash M, et al(eds): Motor Control and Learning. pp24-25, Springer, 2006

51) Darling WG, et al: Functional recovery following motor cortex lesions in non-human primates: experimental implications for human stroke patients. J Integr Neurosci 10: 353-384, 2011

52) Cauraugh J, et al: Chronic motor dysfunction after stroke recovering wrist and finger extension by electromyography-triggered neuromuscular stimulation. Stroke 3: 1360-1364, 2000

53) Kamper DG, et al: Relative contributions of neural mechanisms versus muscle mechanics in promoting finger extension deficits following stroke. Muscle Nerve 28: 309-318, 2003

54) Chae J, et al: Muscle weakness and cocontraction in upper limb hemiparesis: relationship to motor impairment and physical disability. Neurorehabil Neural Repair 16: 241-248, 2002

55) Kamper DG, et al: Weakness is the primary contributor to finger impairment in chronic stroke. Arch Phys Med Rehabil 87: 1262-1269, 2006

56) Bourbonnais D, et al: Weakness in patients with hemiparesis. Am J Occup Ther 43: 313-319, 1989

57) Kamper DG, et al: Impairment of voluntary control of finger motion following stroke: role of inappropriate muscle coactivation. Muscle Nerve 24: 673-681, 2001

58) Noskin O, et al: Ipsilateral motor dysfunction from unilateral stroke: implications for the functional neuroanatomy of hemiparesis. J Neurol Neurosurg Psychiatry 79: 401-406, 2008

59) Donchin O, et al: Single-unit activity related to bimanual arm movements in the primary and supplementary motor cortices. J Neurophysiol 88: 3498-3517, 2002

60) Verstynen T, et al: Ipsilateral motor cortex activity during unimanual hand movements relates to task complexity. J Neurophysiol 93: 1209-1222, 2005

61) Per Brodal: The Central Nerve System: Structure and Function. pp170-171, Oxford University Press, 2010

62) Jones LA, et al: Human Hand Function. Introduction, pp7-8, Oxford University Press, 2006

63) Hartmann MJ: Active touch, exploratory movements, and sensory prediction. Integr Comp Biol 49: 681-690, 2009

64) James T: Sensorimotor Control & Learning. p190, Palgrave Macmillan, 2012

65) Kalaska JF: Central neural mechanisms of touch and proprioception. Can J Physiol Pharmacol 72: 542-545, 1994

66) Hinkley LB, et al: Sensorimotor integration in S2, PV, and parietal rostroventral areas of the human sylvian fissure. J Neurophysiol 97: 1288-1297, 2007

67) Karl JM, et al: Different evolutionary origins for the reach and the grasp: an explanation for dual visuomotor channels in primate parietofrontal cortex. Front Neurol 4: 208, 2013

68) Blumenfeld H: Neuroanatomy through Clinical Cases. 2nd ed, pp224-225, Sinauer Associates, 2010

69) Sangole AP, et al: Arches of the hand in reach to grasp. J Biomech 41: 829-837, 2008

70) Maravita A, et al: Tools for the body (schema). Trends Cogn Sci 8: 79-86, 2004

71) Løkkegaard A, et al: Altered sensorimotor activation patterns in idiopathic dystonia—an activation likelihood estimation meta-analysis of functional brain imaging studies. Hum Brain Mapp 37: 547-557, 2016

72) Konczak J, et al: Focal dystonia in musicians: linking motor symptoms to somatosensory dysfunction. Front Hum Neurosci 7: 297, 2013

제 6 장

보행

개요

보행이란?

보행이란 **'최소한의 에너지로 안전하게 신체를 전방으로 추진하기 위한 사지의 연속적이고 반복적인 운동'**이라고 정의되어 있다[1]. 보행은 인간이 행위를 함에 있어서의 기본적인 이동 수단이며, 지구상에서 인간만이 할 수 있는 특수한 이동 형태이다. 2족 보행으로 인해 상지를 자유롭게 움직일 수 있게 되어 문명의 발전에 기여하였다는 것은 모두가 알고 있는 바이다.

뇌졸중 등의 이상보행의 동작분석·치료를 실시함에 있어서 인간의 정상보행을 상세하게 이해하는 것은 일탈을 분석하기 쉬워지기 때문에 중요하다[2].

그림 6-1은 발 접지에서 같은 쪽이 다시 접지할 때까지의 보행주기를 나타내고 있다. 보행 시에서의 근활동이나 관절 모션은 3차원 상에서 다양하게 생기기 때문에 인간의 눈으로 프로세스를 확인하는 것은 상당히 어렵다. 따라서 근전도의 지식이나 지면 반발력(ground reaction force; GRF)의 관점에서도 이해하는 것이 분석에 도움이 된다.

이 장에서는 보행주기를 란초·로스·아미고 방식을 이용하여 분류하였고, 입각기는 초기접지(initial contact; IC), 하중응답기(loading response; LR), 입각중기(mid stance; MSt), 입각종기(terminal stance; TSt), 전유각기(pre-swing; PSw)의 5가지 단계로, 유각기는 전유각기(pre-swing; PSw), 유각초기(initial swing; ISw), 유각중기(mid swing; MSw), 유각종기(terminal swing; TSw)의 4가지 단계로 세분화하였다(그림 6-1)[2].

최근에는 인간에서의 뇌 기능 이미징을 비롯한 연구 방법의 발전에 따라 2족 보행에서의 자세나 보행의 제어 메커니즘을 다각적으로 해석할 수 있게 되어 선자세나 보행에서의 중추신경계의 역할도 밝혀지고 있다.

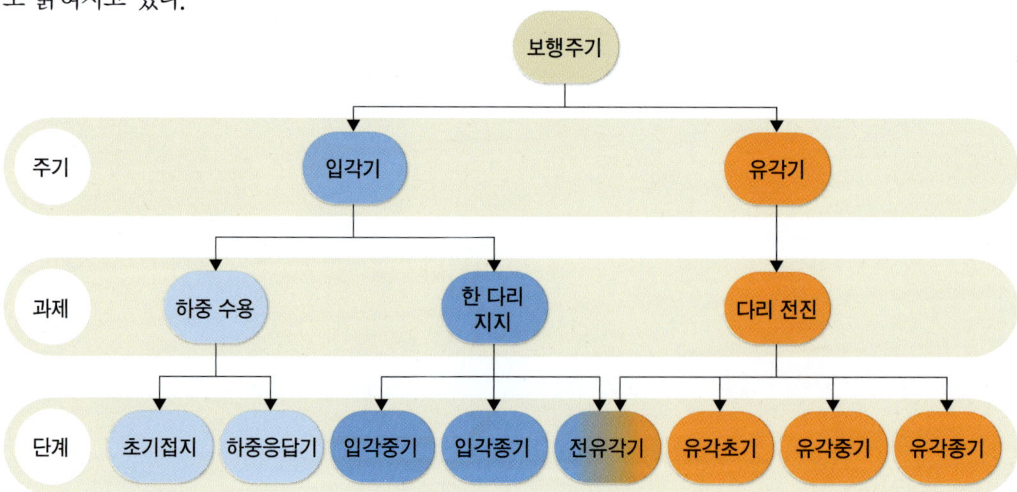

그림 6-1. 보행주기.
[Rose J, et al (eds). Human Walking. 3rd ed. Williams & Wikins, 2005.에서]

각 단계의 기본적 지식과 지면 반발력의 방향

지면 반발력(ground reaction force; GRF)은 그림 6-2와 같이 3개의 백터로 결정된다. 보행 시 지면 반발력에 따른 피드백은 보행 패턴이나 자세 제어에 있어서 필수적인 정보이다. 입각 시에 적절한 지면 반발력을 얻을 수 있으면, 유각 초기의 제어가 원활하게 이행하기 쉽다.

그림 6-3에 각 단계의 기본 요소와 지면 반발력의 방향을 제시한다[3]. 각 단계의 기본적인 포인트는 보행분석이나 치료에서의 주요 문제와 개입 선택에 도움이 된다고 생각한다.

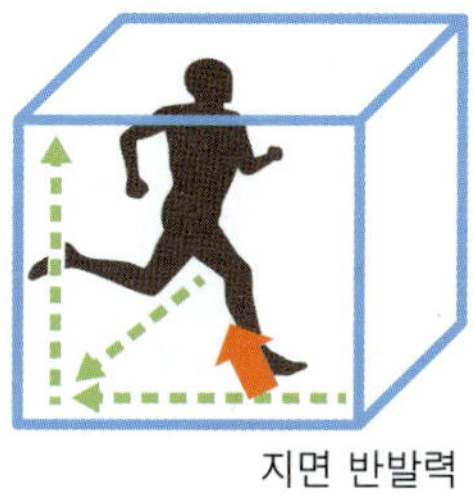

그림 6-2. 지면 반발력의 3요소.

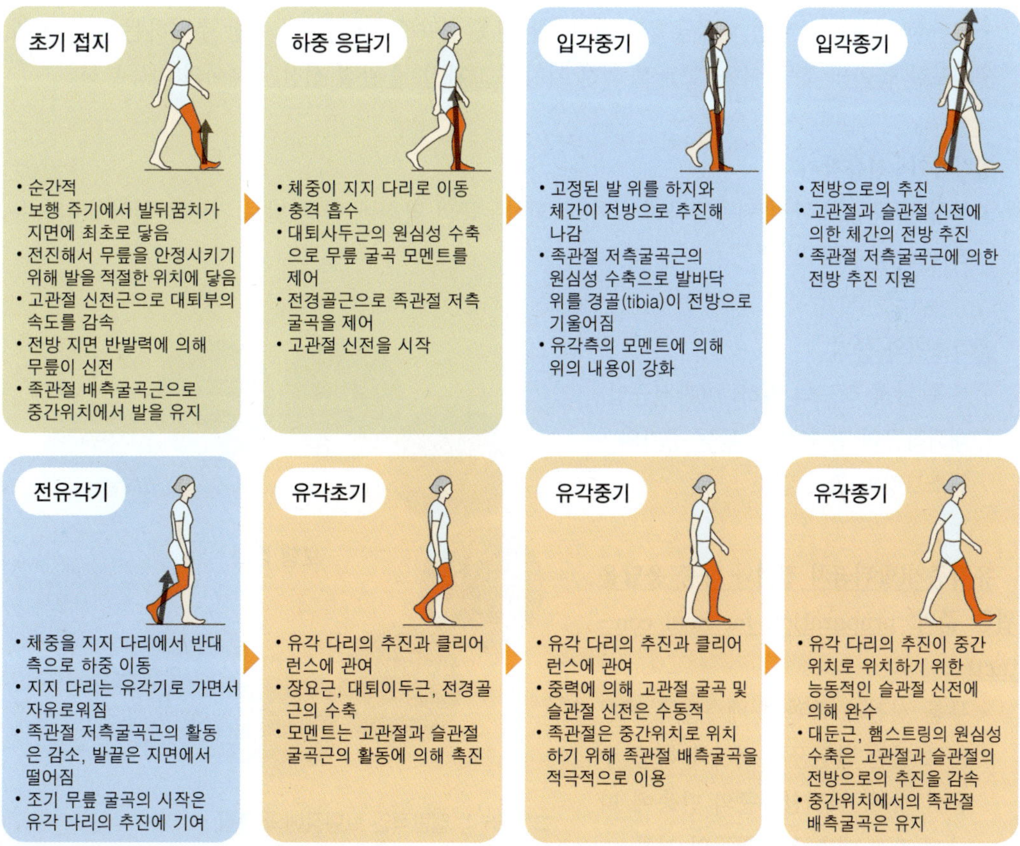

그림 6-3. 보행주기에서의 기본 요소.

(Teresa P. Physiotherapy for Children. Elsevier. 2007. pp. 39-40.에서 수정)

전형적인 운동학적 일탈과 적응

Janet 등[4)]은 보행주기의 각 단계에서의 전형적인 문제를 설명하였다. 발생하기 쉬운 문제를 이해하는 것은 보행분석에서의 포인트를 좁히기 쉬워진다(그림 6-4).

초기접지(발뒤꿈치/발바닥 접지와 하중 응답: heel/foot contact and loading)

- 족관절 배측굴곡의 제한: 전경골근의 활동 감소에 따른 하퇴삼두근의 구축이나 단축
- 무릎 굴곡의 결여(무릎의 과신전): 가자미근의 구축에 따른 0~15° 굴곡 가동범위 내에서의 대퇴사두근 제어

입각중기

- 무릎 신전의 결여(과도한 족관절 배측굴곡으로 인한 무릎의 10~15° 내에서의 굴곡): 발에 대한 경골(tibia)의 전방경사를 제어하기 위한 하퇴삼두근의 활동 감소
  → 제한으로 인한 하지 신전근의 동시수축
- 무릎의 잠김(locking, 과신전): 발로 지면을 밀어내기(push-off)에 필요한 가자미근의 구축에 따른 준비 활동의 저해
  → 지지 다리의 무너짐을 회피하는 잠김 적응은 무릎을 제어하는 근육의 약화가 원인
- 고관절 신전과 족관절 배측굴곡의 제한: 발 위를 질량중심(CoM)이 전방 추진하는 것을 저해
- 과도한 골반의 측방 이동: 고관절 외전 지지와 고관절·슬관절 신전근 제어의 기능부전

입각종기~전유각기

- 무릎 굴곡과 족관절 저측굴곡의 결여: 하퇴삼두근의 약화에 따른 발로 지면을 밀어내기와 유각 준비의 결여

유각초기와 중기

- 무릎 굴곡 각도의 저하: 이관절근인 대퇴직근의 단축 또는 활동 증가와 햄스트링의 활동 감소

유각종기(발뒤꿈치 접지와 하중 응답을 위한 준비: preparation for heel contact)

- 무릎 신전과 족관절 배측굴곡 제한으로 인한 발뒤꿈치 접지와 하중 수용의 저해: 하퇴삼두근의 단축에 따른 족관절 배측굴곡 활동의 저하

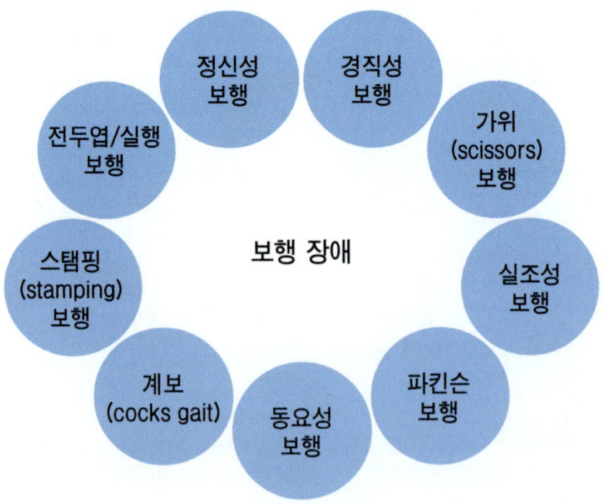

그림 6-4. 일반적인 보행장애의 명칭.

보행 특성은 일반적으로 그림과 같은 것들을 거론할 수 있다. 여기에 더해 장애명만으로 이해하는 것이 아니라 명칭의 내용에 어떤 문제가 있는지 개별성을 파악하는 평가 능력이 중요하다.

해부학적·운동학적 측면

보행의 근활동

보행은 **내력**(internal force)과 **외력**(external force)의 협조성에 의해 생성된다. 내력은 근육·관절 운동, 외력은 중력과 지면 반발력(ground reaction force; GRF)이며, 양자의 관계성을 고려한 분석이 요구된다. 보행은 기본적으로 4가지 패턴의 단계로 나눌 수 있으며(그림 6-5)[5], 각각의 단계에서 운동 모듈(집합체)이 근전도(electromyography; EMG)에서 확인되고, 그 **근비중**(weight)에 **타이밍**이 조합됨으로써 **근육의 선택적 활동**(selective activation)이 결정된다(그림 6-6)[6]. 중추신경계(CNS)는 피드백과 피드포워드의 양자의 신호를 바탕으로 구체적인 과제에 따라 척수 내 α 운

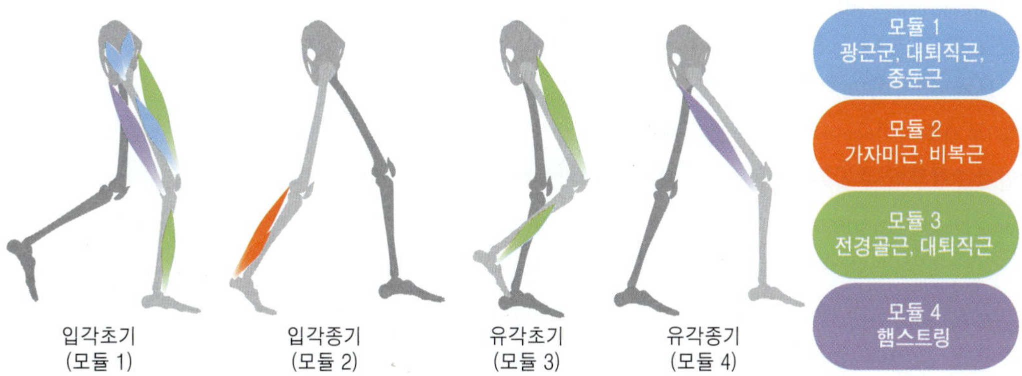

그림 6-5. 보행 시 근육의 기본 패턴과 지면 반발력의 방향.

입각초기: 주요 고관절과 슬관절의 신전은 입각초기인 발뒤꿈치 접지 시 체중 이송에 기여한다.
입각종기: 족관절 저측굴곡은 입각종기의 신체 지지나 전진에 기여한다.
유각초기: 족관절 배측굴곡과 고관절 굴곡은 초~중기의 유각 시에서의 발의 지면 떼기에 기여한다.
유각종기: 햄스트링은 유각종기에서의 발뒤꿈치 접지 준비, 이후의 골반의 안정을 제어한다.

(Lacquaniti F, et al. Patterned control of human locomotion. J Physiol. 2012; 590: 2189–2199.에서 수정)

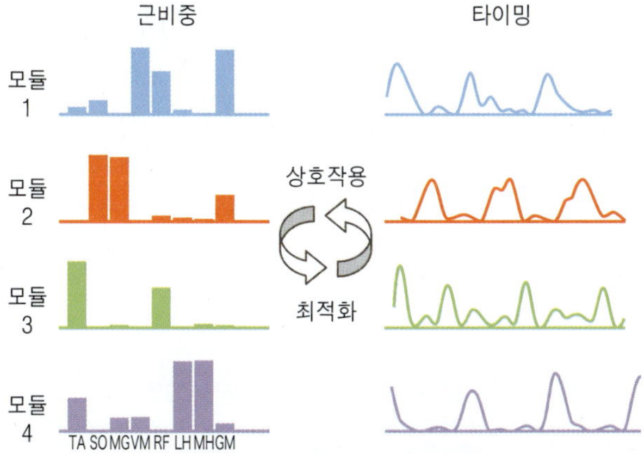

그림 6-6. 4 패턴 단계의 근비중과 타이밍.

중추신경계에서 작용하는 근육군의 패턴이 선택되고, 비중에 따라 α 운동 뉴런의 동원량과 근수축이 결정된다.

TA: 전경골근, SO: 가자미근, MG: 내측비복근, VM: 내측광근, RF: 대퇴직근, LH: 외측햄스트링, MH: 내측햄스트링, GM: 대둔근

(Clark DJ, et al. Merging of healthy motor modules predicts reduced locomotor performance and muscle coordination complexity post-stroke. J Neurophysiol. 2010; 103: 844–857.에서 수정)

동 뉴런의 몇 개의 풀(pool)로 출력한다. 피드백의 기본 정보는 고유수용감각이며, 보행 시에는 발바닥 등의 말초로부터의 감각 정보가 중요하다.

도립 진자 모델

보행은 무게중심의 상하 이동을 수반한 전진 운동이며, 위치에너지와 운동에너지의 이행이 상호 변환된다. 보행을 가장 단순화한 역학 모델로서 **도립 진자 모델**(inverted pendulum model)(그림 6-7, 8)이 제창되었다[7]. 이 모델에서는 족관절이 지점, 구체가 무게중심 위치를 나타내고 있으며, 선자세에서는 족저압의 중심(center of pressure; CoP), 신체의 질량중심(center of mass; CoM)으로 표현된다. 지점에 대해 무게중심이 수직선 상에 위치하는 경우, 위치에너지가 가장 높아지고, 무게중심이 이동함으로써 지점을 중심으로 회전운동이 발생한다. 이처럼 중력을 이용함으로써 추진력이 생겨 에너지 소비가 적은 효율적인 보행이 가능해진다.

구체적인 예로는 입각 중~후기에서 체간이 지지 다리의 족관절보다 전방으로 이동할 때, 무게중심이 하방을 향해 이동함으로써 위치에너지는 감소하고, 운동에너지는 증가한다. 얻어진 운동에너지는 반대측의 입각 초~중기에서 상방으로의 무게중심 이동에 사용되고, 다시 위치에너지로 변환된다. 보행 중의 근활동은 이러한 에너지 변환의 제어에 이용되고 있다.

보행 시 상하의 무게중심 이동은 약 2cm로, 초기접지 시에 가장 무게중심이 낮고, 입각중기에 가장 무게중심이 높아진다. 이 때문에 초기접지 시부터 입각중기는 무게중심을 상방으로(엑셀 기능), 입각중기부터 후기는 무게중심을 하방으로(브레이크 기능) 제어하는 자세 제어가 요구된다. 보행 훈련 기기인 'Honda 보행 어시스트'는 '도립 진자 모델'에 근거해 효율적인 보행을 지원해 준다(그림 6-8)[8]. 앞으로도 역학 모델을 응용한 기기의 발전이 점점 기대된다.

뇌졸중 환자의 경우, 보행 시 입각중기에 하지나 체간 보장구 등으로 위치에너지를 높였다고 해도 항중력, 종중력 컨트롤이 불충분하기 때문에 충분히 운동에너지로 이행하지 못하거나 또는 운동에너지를 제어하지 못하는 경우도 많다.

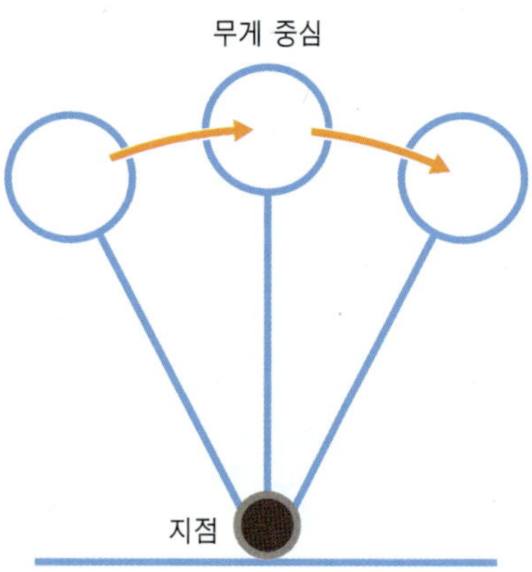

그림 6-7. 도립 진자 모델.

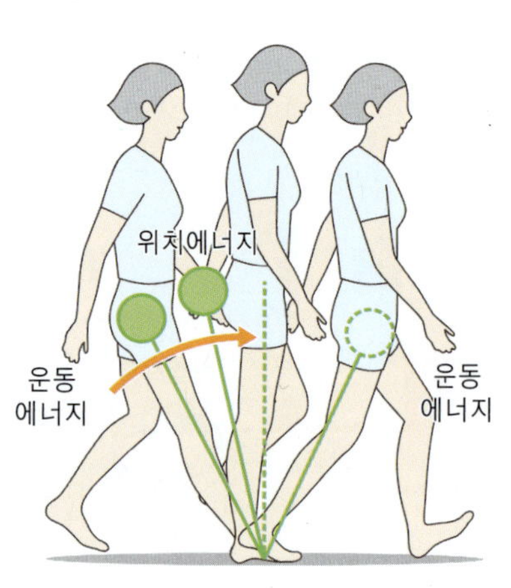

그림 6-8. 보행 시 도립 진자 모델.
(Honda 보행 어시스트 http://www.honda.co.jp/walking-assist/about/ 을 바탕으로 작성)

또한 보행 중뿐만 아니라 첫 발이 나갈 시에도 도립 진자 모델을 활용함으로써 에너지 소비가 적은 보행이 획득된다. 선자세 유지에서는 보통 가자미근이나 대퇴사두근, 척주기립근 등의 항중력근이 활동함으로써 자세 유지가 가능해진다. 걷기 시작할 때에는 첫 발이 나가는 측의 하퇴삼두근의 근활동이 감약하고, 길항근인 전경골근의 근활동이 높아지는 것으로 보고되었다(그림 6-9)[9]. 그 결과 CoP는 순간적으로 첫 발이 나가는 측의 후방으로 이동한다(그림 6-10)[10]. 이때 CoM의 위치는 변하지 않고, CoP의 위치만 후방으로 이동하기 때문에 전방으로의 회전력이 생기는 도립 진자 모델을 수반한 보행 시작 메커니즘이 가능해진다. 이와 같이 족저압 중심이 진행 방향과는 역방향으로 순간적으로 이동하는 것은 역응답 현상이라 불리며, 일어서기 시 둔부압의 이동 등에서도 확인되었다.

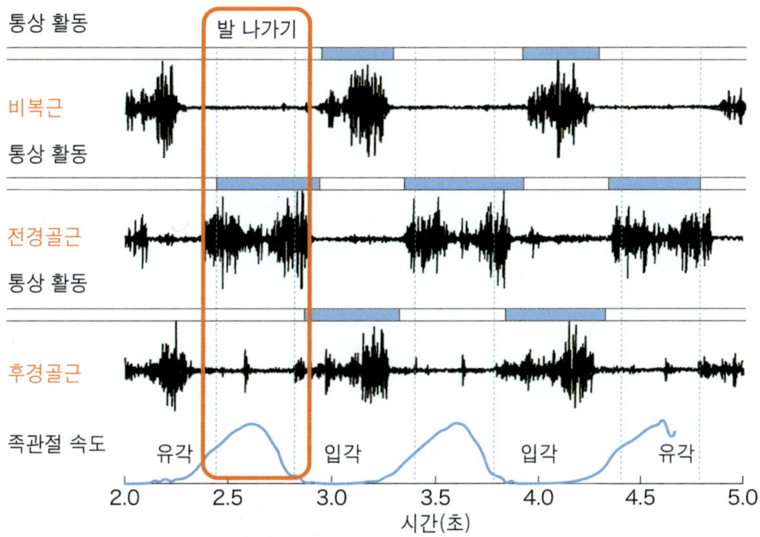

그림 6-9. 보행 시 하퇴 근육군의 근활동.

후경골근과 비복근의 근활동이 감약함과 동시에 전경골근의 활동이 증가하는 것이 확인된다. 또한 후경골근은 비복근과 공동으로 작용하는 경향이 있다.

(Teresa P. Physiotherapy for Children. Elsevier, 2007, pp. 51–52.에서)

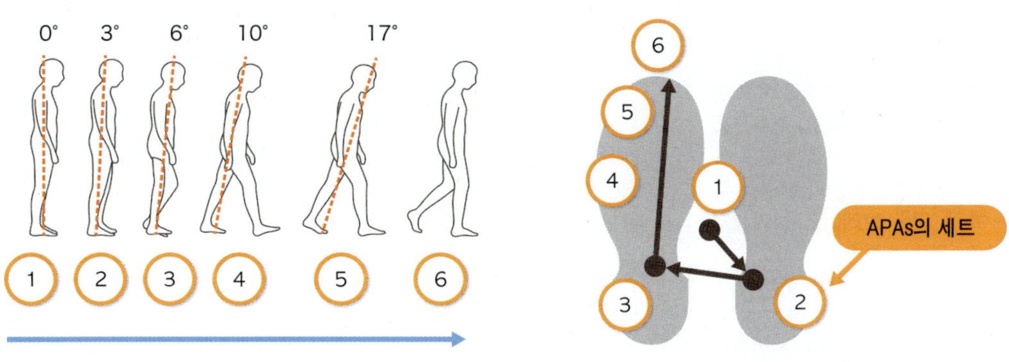

그림 6-10. 보행 시작 시 족저압 중심(CoP)의 이동과 자세의 변화.

우측 하지의 첫 발이 나갈 때는 우측 후방으로 족저압 중심이 이동한 후, 좌측 하지로 이동하는 시계열이 보고되었다. 이는 첫 발이 나가기 전의 선행 수반성 자세 제어(APAs)에 따른 동측 체간이나 가자미근의 신전 활동이 관계되어 있다.

(Mann RA, et al. The initiation of gait. J Bone Joint Surg Am. 1979; 61: 232–239.에서 수정)

족관절의 지점 기능(rocker function)

중력 환경하에서 도립 진자 모델이 기능함으로써 신체의 무게중심이 전하방으로 이동하고, 전방으로의 구동력으로 변환된다. 이 움직임은 회전운동의 지점이 되는 발 부분에 의해 일어나며, 로커 펑션(흔들지레 기능, rocker function)이라고 불린다. 메커니즘을 3가지로 분류하고, 각각 회전중심이 다르기 때문에 **힐 로커(회전축: 발뒤꿈치), 앵클 로커(회전축: 족관절), 포어 풋 로커(회전축: 중족지절간관절)**로 정의하였다(그림 6-11)[2].

풋 코어 시스템

로커 펑션이 기능적으로 작용하기 위해서는 지면 반발력을 받기 위한 발의 안정성이 요구된다.

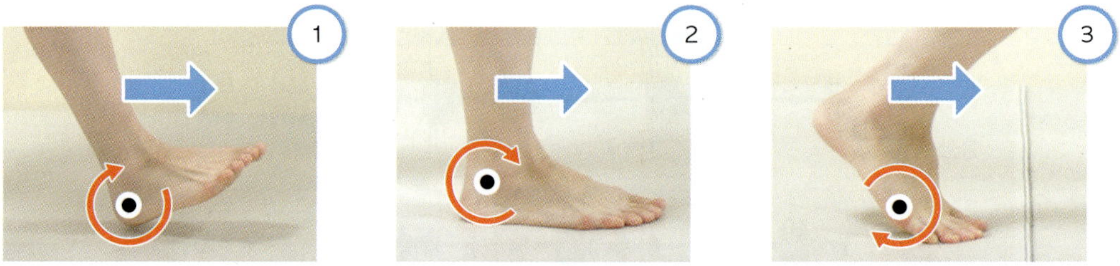

그림 6-11. 로커 펑션(rocker function).
[Rose J, et al (eds). Human Walking. 3rd ed. Williams & Wilkins, 2005.를 바탕으로 작성]

① 힐 로커

입각초기(초기접지~하중응답기)의 하중을 이어받을 때에 전하방으로 떨어지는 신체 중량은 힐 로커의 기능에 의해 충격이 흡수되어 받아들여진다. 발뒤꿈치가 접지하였을 때, 지면 반발력 작용선은 족관절의 후방을 지나며, 발뒤꿈치가 회전축이 되어 족관절 저측굴곡이 생긴다. 이 저측굴곡 작용에 대해 전경골근의 원심성 수축에 의한 브레이크가 가해지고, 하퇴는 전방경사되고, 슬관절은 굴곡이 생긴다. 이때 슬관절은 대퇴사두근의 원심성 수축에 의해 제어되며, 전방경사하는 하퇴로 대퇴를 끌어당기는 작용을 한다[2].

② 앵클 로커

앵클 로커는 족관절을 회전축으로 하여 입각 단계(입각중기~입각종기)의 족관절 배측굴곡을 제어한다. 이 단계에서는 지면 반발력 작용선은 족관절의 전방으로 이동하기 때문에 족관절 배측굴곡이 생긴다. 이 배측굴곡 작용에 대해 하퇴삼두근의 원심성 수축에 의한 브레이크가 작용하여 전방으로의 회전을 제어한다[2]. 또한 가자미근은 단관절근, 비복근은 다관절근이기 때문에 입각중기에서의 기능적 역할은 다르며, 전자는 족관절 배측굴곡을 억제하고 감속하여 작용하고, 후자는 족관절 배측굴곡을 안정시킨다. 양자가 기능적으로 작용하는 것이 필요하게 된다.

③ 포어 풋 로커

포어 풋 로커는 MP(중족지절간)관절을 회전축으로 하여 입각종기의 족관절 배측굴곡 위치에서의 발뒤꿈치 떼기를 제어한다. 하퇴삼두근이 입각종기에서 원심성으로 최대 수축한 후, 등척성으로 활동하여 족관절의 동적 안정성을 유지하고, 발뒤꿈치 떼기를 가능하게 한다. 이때 하퇴삼두근의 근활동은 최대 근력의 약 80%의 힘으로 제어된다[2]. 중요한 과제는 족관절을 안정시키고, MP관절이 지점이 됨으로써 하퇴나 신체의 전방으로 구름을 가능하게 하여 무게중심의 낙하를 감소시키는 것이다.

발의 안정성에는 외재근이나 내재근의 협조성이 요구되지만, 내재근에 목표를 맞춘 논문이나 서적은 적다. 뇌졸중 환자의 발바닥에서 정보를 얻는 것은 보행 외에도 많은 기능에서 요구되며, 발바닥 정보에는 내재근의 활성화가 필수적이다. 이 항목에서는 발의 내재근에 초점을 맞춘 **풋 코어 시스템(foot core system)**에 대해 기재한다.

McKeon 등[11]은 발의 안정화를 위해서는 ① **수동적 서브시스템**(passive subsystem), ② **능동적 서브시스템**(active subsystem), ③ **신경적 서브시스템**(neural subsystem)의 3가지 시스템이 필요하며, 총칭 풋 코어 시스템이라고 정의하였다(그림 6-12). 이것은 돌아눕기·일어나기의 장에서 다루고 있는 Panjabi[12]가 제안한 요추의 코어 스태빌리티에서 유래한 개념이다(➡ 26쪽).

수동적 서브시스템

뼈·인대·관절포로 형성된다. 또한 해부학적 특징인 아치(내측 세로 아치, 외측 세로 아치, 전후의 가로 아치)를 구축하고[13], 각각의 아치가 결합함으로써 체중 등의 하중 부하에 유연하게 적응하는 것이 가능해지는 반 돔(dome)을 형성한다[14](그림 6-13).

능동적 서브시스템

발의 내재근·외재근·건으로 형성된다. 외재근은 운동을 실행하는 역할이 있는데 반해, 내재근은 발에 대한 안정화 작용이나 발의 세로·가로 아치를 보조하는 역할이 있다[15]. 구체적으로는 내재근은 여러 층으로 형성되어 있는데, 처음 2층은 내측·외측 세로 아치의 형성에 관여되고, 심층은 가로 아치에 관여한다(그림 6-14)[11]. 이 때문에 내재근은 지면 반발력을 받는 감각입력의 열쇠가 되며, 운동사슬에 의한 근활동 패턴을 만들어낸다고도 보고되었다.

신경적 서브시스템

능동적 서브시스템 및 수동적 서브시스템에 포함된 피부, 근육, 건, 관절포, 인대 등의 감각수용기로부터 형성된다. 특히 피부수용기는 보행이나 균형 등의 기능에 영향을 미치는 것으로 보고되었다[16]. 또한 발내재근의 해부학적인 구조는 대근육(gross) 관절운동에는 적합하지 않으며, 반 돔(dome) 구조에 의해 신장되는 감각 정보를 즉시 받기에 적합하다.

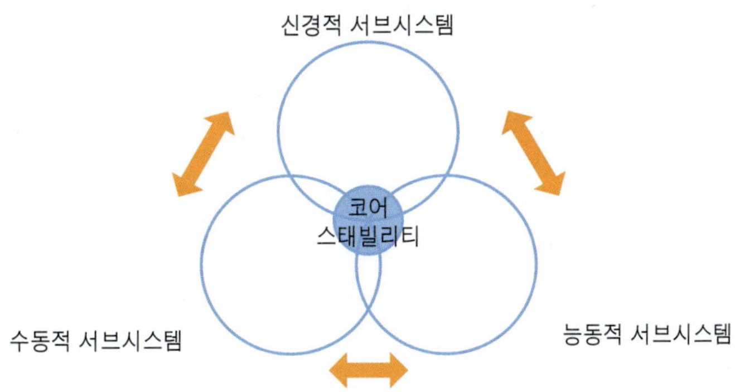

그림 6-12. 풋 코어 시스템.
(MaKeon PO, et al. The foot core system: a new paradigm for understanding intrinsic foot muscle function. Br J Sports Med. 2015; 49: 290.을 바탕으로 작성)

내측 아치의 중요성

내측 아치는 발의 구조에 있어서 중요하며, 보행 시 체중 이송의 부하량을 흡수, 감약하는 역할을 담당하는 저측종주인대[17], 족저건막[18], 전·후경골근 등의 외재근[19], 내재근[20]이 내측 아치의 지지에 기여한다. 발내재근에 관한 논문 보고는 아직 적다.

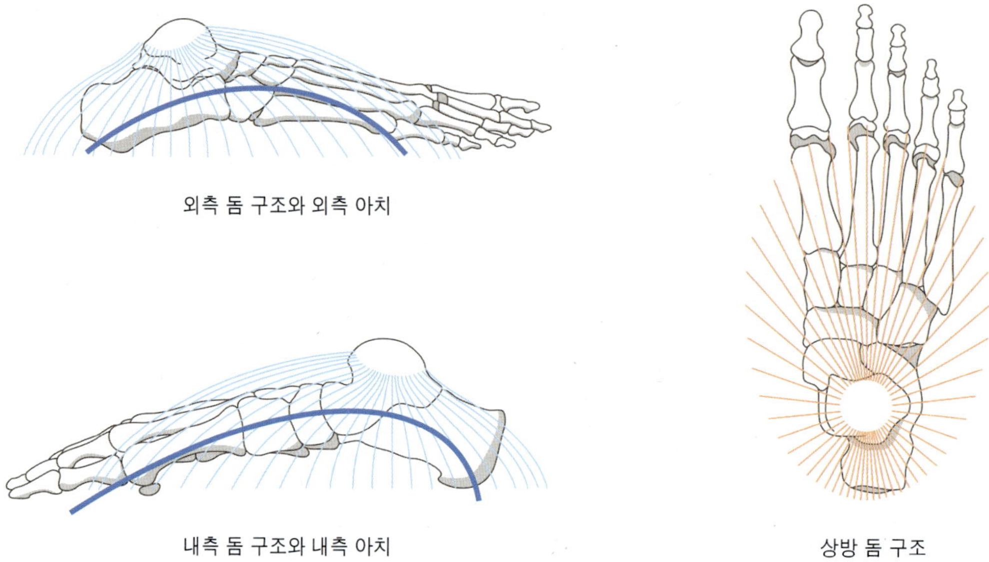

그림 6-13. 수동적 서브시스템에 의한 반 돔(dome) 구조.

(MaKeon PO, et al. The foot core system: a new paradigm for understanding intrinsic foot muscle function. Br J Sports Med. 2015; 49: 290. 에서)

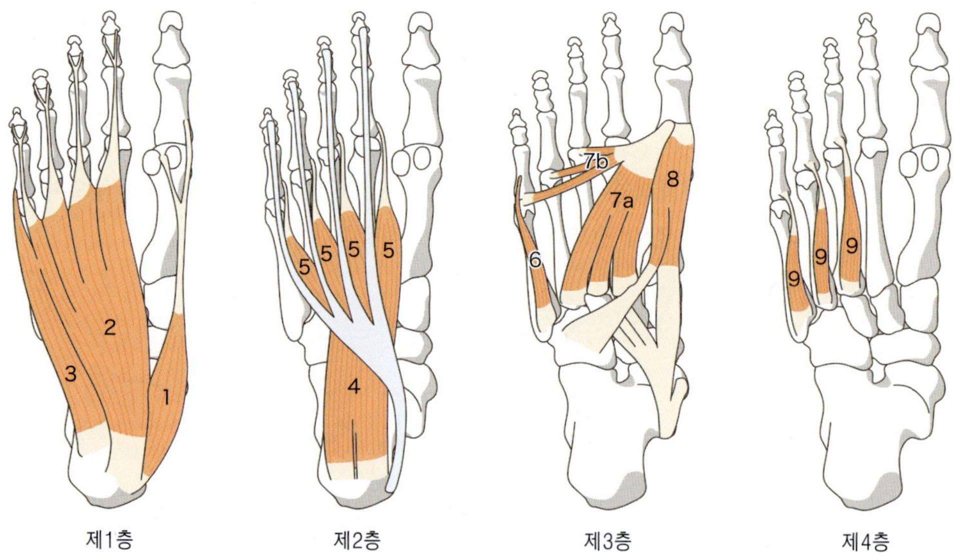

그림 6-14. 능동적 서브시스템에서의 발내재근의 4층.

제1층: (1) 단모지외전근, (2) 단지굴근, (3) 소지외전근
제2층: (4) 족저방형근, (5) 충양근
제3층: (6) 단소지굴근, (7a) 모지내전근 사두, (7b) 모지내전근 횡두, (8) 단모지굴근
제4층: (9) 저측골간근

(MaKeon PO, et al. The foot core system: a new paradigm for understanding intrinsic foot muscle function. Br J Sports Med. 2015; 49: 290.에서)

발내재근의 기능적 성질과 에비던스

표 6-1에서는 그림 6-14에서의 발내재근의 기능과 에비던스를 제시하였다. 외재근군과 내재근군의 역할이나 활성화되는 상황은 다르기 때문에 이해해 둘 필요가 있다[11].

풋 코어 시스템의 평가

최근의 체계적인 문헌 고찰(systematic review)에서 스탠다드한 발내재근 평가는 확인되지 않지만, 일반적인 평가 방법으로는 직접법과 간접법이 있다[21]. 직접적 평가에서는 발가락 굴곡의 근력을 평가하고, 간접적 평가에서는 영상 처리나 EMG를 사용하여 근육 기능을 측정한다. 직접적 평가는 아무래도 외재근의 활동이 수반되기 때문에 내재근군을 정확하게 평가하기는 어렵지만, 임상에서는 활용할 수 있는 테스트가 몇 가지 있다. 예를 들면, 그림 6-15의 한 다리 선자세 테스트에서 내재근군의 평가가 가능하다. 발가락이 과도하게 굴곡되는 경우는 외재근의 보상이 생기고 있다. 뇌졸중 환자에게서 자립 보행이 가능하더라도 외재근군의 보상을 수반하는 경우는 재택 생활도 고려한 상세한 평가나 치료가 중요하며, 보장구, 깔창(insole), 테이핑(taping) 등의 검토가 필요한 경우도 있다.

표 6-1. 발내재근군의 에비던스

기능적 성질	에비던스
발 아치의 지지	발내재근의 기능 저하는 발 자세에 악영향을 미치지만, 훈련으로 발 자세를 개선하는 것은 가능하다.
활동	발내재근은 선자세보다 보행과 같은 동적 활동에서 한층 활성화된다.
하중	양다리보다 한 다리 서기와 같은 자세가 요구될수록 발내재근은 활성화된다.
공동 작용	발내재근은 동적 아치를 유지하면서 보행 시에서의 입각종기를 함께 지지하는 작용을 한다.
조정	발내재근은 동적 활동의 사이, 선자세를 위한 토대 또는 신체 추진력의 레버(lever)로서 발의 역할을 지원한다.

(MaKeon PO, et al. The foot core system: a new paradigm for understanding intrinsic foot muscle function. Br J Sports Med. 2015; 49: 290.에서)

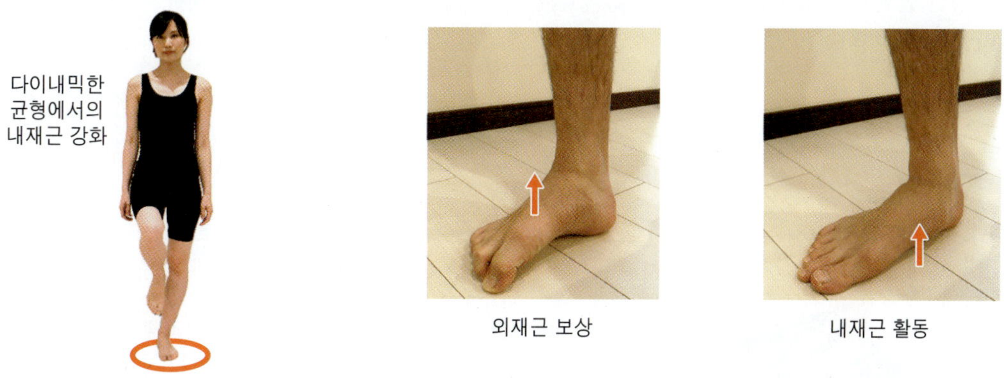

그림 6-15. 발내재근의 활동과 보상 패턴.

내재근은 다이내믹한 균형 활동 속에서 활성화(active)되는 경향이 있으며, 한 다리 선자세나 보행 시 발의 아치 및 발가락의 보상을 확인하면서 발바닥에서의 감각이나 지면 반발력까지 평가해 나갈 필요가 있다.

풋 코어 시스템의 치료 포인트

그림 6-16에 발내재근군의 수축과 이완을 나타냈다[11]. 중요한 포인트는 내재근 수축의 경우, 발가락의 과도한 굴곡이나 신전이 생기지 않아야 한다. 그림 6-17은 타월을 끌어당기기(towel gather) 훈련이다. 이 훈련은 외재근군이 우위에 작용하기 쉽기 때문에 내재근을 활성화하는 데 있어서는 신중할 필요가 있다. 마비나 단축 등의 영향으로 내재근군이 기능부전에 빠져 있는 뇌졸중 환자의 경우, 우선은 선자세나 무게중심 이동 중에 발가락이 보상 없이 지지할 수 있는 발 아치의 확보가 중요하다. 필요한 경우에는 도수(manual)를 이용해 근육, 인대, 뼈의 정렬 수정을 하고, 무게중심 이동 속에서 지면 반발력이나 뼈 지지, 근육의 신장을 촉진하여 지각을 구축시키고, 운동보다 감각 입력을 의식해야 한다. Kavounoudias 등[22]도 균형에서의 감각입력의 중요성을 지적하고 있으며, 뇌졸중 환자의 신경적 서브시스템을 고려할 필요가 있다.

발생하기 쉬운 보상 패턴

내측 아치에서 중요한 역할을 하는 모지외전근은 엄지발가락의 굴곡/외전의 기능이 있다. 이 근육의 활동을 촉진할 때에는 외재근인 장모지굴근의 보상이 수반되기 쉽다. 또한 단지굴근이나 충양근의 경우는 장지굴근의 보상을 수반하기 쉽다[23]. 배측굴곡 동작에서도 배측골간근이나 단지신근 등의 내재근, 비골근 등의 외재근의 활동을 수반하지 않고, 내번 우위의 전경골근 활동을 수반하기 쉽다. 뇌졸중 환자의 발가락이 구부러진 상태(crow toe)는 흔히 볼 수 있으며, 위와 같은 외재근군의 보상이나 과긴장의 영향이 크다.

입각중기는 경골에서의 하중과 발뒤꿈치에서의 지면 반발력을 중심으로 한 힘이 더해지며, 족저건막에 텐션이 가해진다. 발끝 밀기(push-off) 시에는 건막의 텐션을 유지하면서 거골하관절 회외를 지원하고, 엄지 MP관절 배측굴곡에 대해 지면 반발력이 강하게 가해진다(그림 6-18)[24].

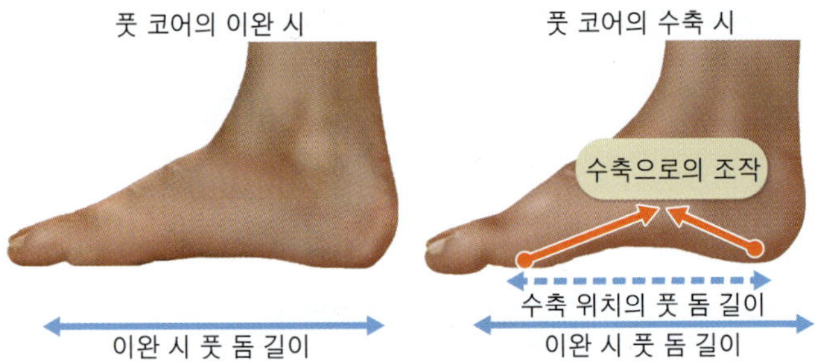

그림 6-16. 풋 코어 시스템의 이완 위치와 수축 위치.

(Mckeon PO, et al. The foot core system: a new paradigm for understanding intrinsic foot muscle function. Br J Sports Med. 2015; 49: 290.을 바탕으로 작성)

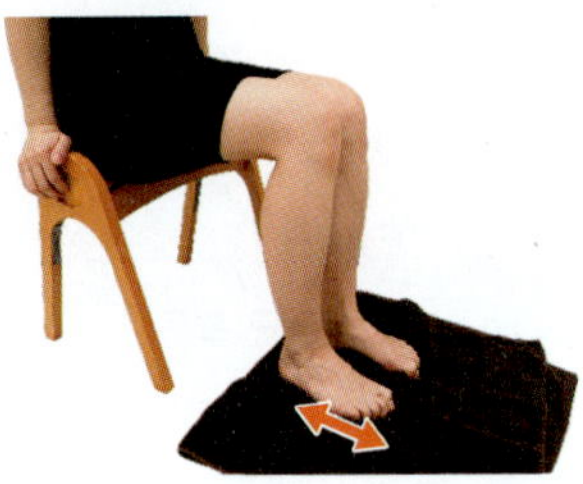

그림 6-17. 일반적으로 사용하기 쉬운 발내재근 운동(exercise).

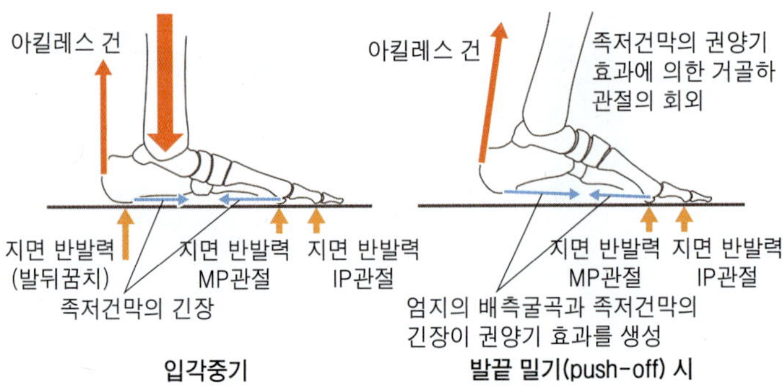

그림 6-18. 입각 중~종기에서의 족저건막의 권양기(windlass) 효과.

(http://www.feetgenius.com/foot-problems/plantar-fasciitis-guide/ 에서 수정)

신경학적 측면

보행의 하향식(top-down) 명령

일반적으로 뇌는 보행의 명령 중추로 간주되며, 보행에 필요한 근육의 활성화 패턴을 선택하는 하향식 명령의 역할을 담당한다. 보행의 프로그래밍은 상위 척수 내에서 발생하여 근육 활성화의 패턴을 선택하는 아이디어를 수렴시키는 역할이 있다. 척수 상위에서의 프로그래밍으로부터의 신경 출력은 **센트럴 로코모터 커맨드**(central locomotor command, 중앙 보행 명령)로 생각되며, 뇌간이나 척수에서 변환된다.

이 명령(command)은 아래의 2가지 요소를 담당한다.

① 하위의 신경 중추의 활성화, 근육의 활성화 패턴의 순서(sequence)를 항상 구축한다.

② 근육, 관절, 그 밖에 수용기로부터의 감각 피드백을 기반으로 운동을 조정한다.

Jacobsen[25]은 하향식 명령을 도해화하였다(그림 6-19).

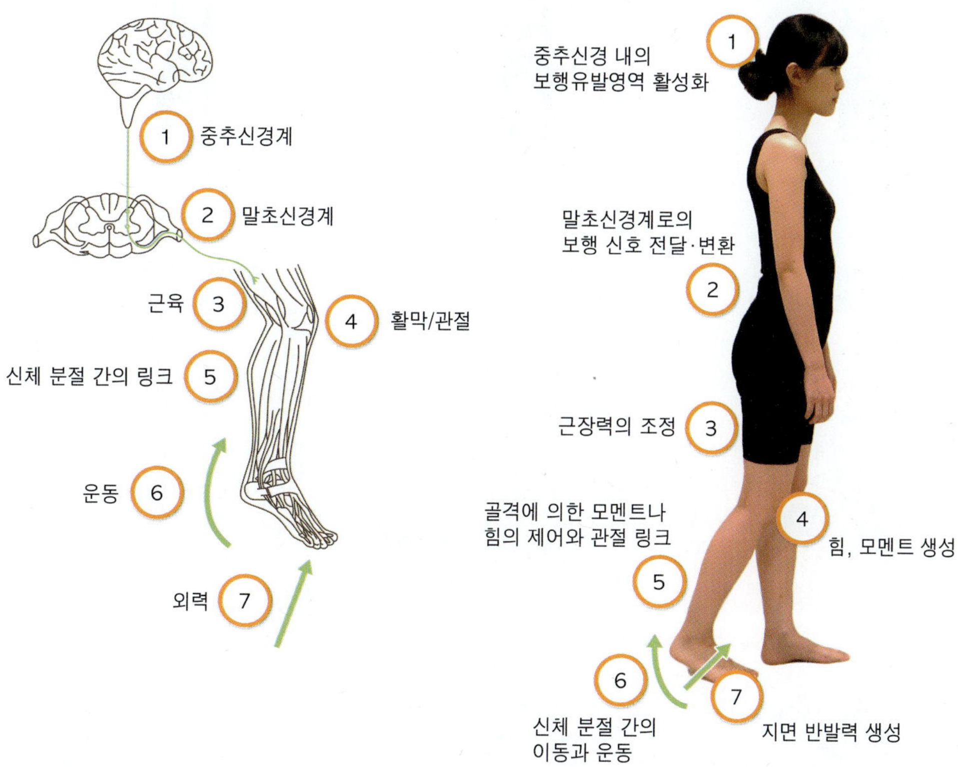

그림 6-19. 하향식 명령에 기반한 운동 조정.
(Jacobsen B. Medicine and Clinical Engineering. Prentice Hall. 1977.에서)

하향식 명령에 의한 좌측 하지 스텝까지의 신경 메커니즘

좌측 다리를 한 걸음 앞으로 나갈 때의 하향식 명령을 간단하게 도식화 한다(그림 6-20). 좌측 다리를 나가기 위해서는 우측 지지 다리나 양측의 체간을 안정시킬 필요가 있다. 6영역을 중심으로 한 피드포워드 시스템으로부터 원심성 카피가 4영역으로 투사되면서 동측의 교망상체계에 투사되어 미리 예상되는 흔들림을 줄이도록 작용한다. 구체적으로는 ⓪ 좌측 피질망상체척수로를 통한 좌측 체간 신전과 CoP의 약간 좌측으로의 편위, ① 우측 피질망상체척수로를 통해 동측(양측) 체간 신전에 따른 CoM의 우측으로의 편위, ② 바닥면의 감각 정보로부터 외측전정핵으로의 입력을 통해 전정척수로와 조화를 이루면서 우측 하지 신전을 강화, ③ 우측 하지 신전을 유지시키면서 좌측 하지를 나가기 위해 렌쇼 세포를 통해 좌측 하지 신전근군을 억제하고, 피질연수망상체로를 통해 굴곡근을 우위로 흥분시켜 간다. 이로 인해 넘어지지 않고, 무의식적으로 좌측 발을 한 걸음 내딛는 것이 가능해진다.

보행의 병렬 시스템

하향식 명령뿐만 아니라 병렬 시스템은 중요하며, 인간은 환경에 따라 시스템을 전환한다. Zehr[26]

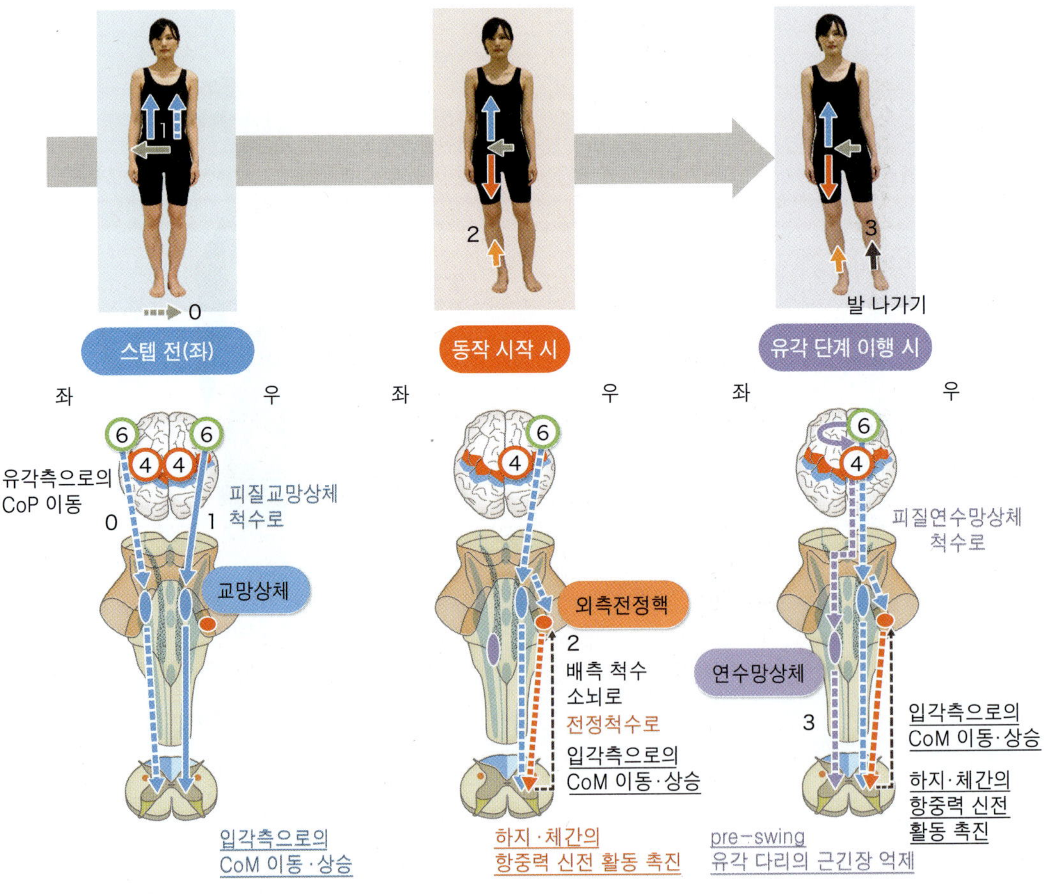

그림 6-20. 좌측 하지 스텝에 대한 신경 메커니즘.

는 보행 등의 율동적인 운동을 달성하기 위해 요구되는 신경 메커니즘으로서 ① **중추 패턴 발생기(central pattern generators; CPGs)**, ② **감각계**, ③ **상위 중추**의 3가지에 대해 설명하였다(그림 6-21). 이 3가지 상호작용의 결과로서 리드미컬한 운동이 지속적으로 가능해진다.

척수 CPGs의 역할

CPGs란, 말초수용기로부터의 율동적인 입력이 없는 경우에도 자동적으로 리드미컬한 협조 동작을 발생시키는 신경회로를 의미하며, 뇌간과 척수에 존재한다[26,27]. 보행뿐만 아니라 호흡이나 저작, 수영 등의 운동 패턴도 들 수 있으며, 보행에 관한 CPGs는 척수에 존재한다고 여겨진다.

CPGs는 주로 척수동물에서 연구되며, Brown은 고양이를 이용한 실험에서 요수(lumbar spinal cord)에 기본적인 보행 리듬과 근활동을 생성하는 역할이 존재함을 시사하였다[28]. 마찬가지로 고양이를 이용한 연구에서 척수의 완전 절단 후에도 몸을 슬링으로 지탱함으로써 적절한 상반근 활동과 보행 운동이 확인되었다[29]. 이와 같이 보행은 상위 중추로부터의 입력이 없어도 가능하지만, 척수를 절단한 동물의 보행은 목적을 수반하지 않았기 때문에 기능적인 보행으로는 이어지지 않는다. 또한 CPGs만으로도 보행은 가능하지만, 요구되는 보행 속도나 장애물 회피 등의 복잡한 근활동 패턴을 만들어내는 것은 어렵고, 말초로부터의 구심성 입력에 의해서 활동은 조정되어 주기적인 운동 패턴을 형성하는 것이 가능해진다. 이를테면 입각 단계에서 유각 단계로의 이행 시에 CPGs를 이끄는 것은 고관절 굴곡근의 신장 감각으로부터의 입력이라고 보고되어 있다[30].

보행 시 CPGs는 굴곡·신전을 결정하는 **하프 센터(half center, HC)**를 통해 억제를 전환한다(그림 6-22)[31]. 게다가 지지 다리의 하중 때에 입력되는 신전근군의 감각(그룹 Ⅰ)과 피부로부터의 구심성 정보(Ⅱ)에 의해 신전 HC를 활성화시킨다. 반면, 입각종기로 이행하였을 때에는 굴곡근군으로부터의 구심성 정보(Ⅰa)가 굴곡 HC로 입력되어 신전 HC에 억제를 가함으로써 원활한 발 나가기로 이행할 수 있도록 스위치가 전환된다.

최근에는 리드미컬한 운동의 생성에 대해 CPGs 내에 **리듬 생성 회로(rhythm generation; RG)**와 **패턴 형성 회로(pattern formation; PF)**가 존재하는 것이 시사되었다(그림 6-23)[32]. 리듬 생

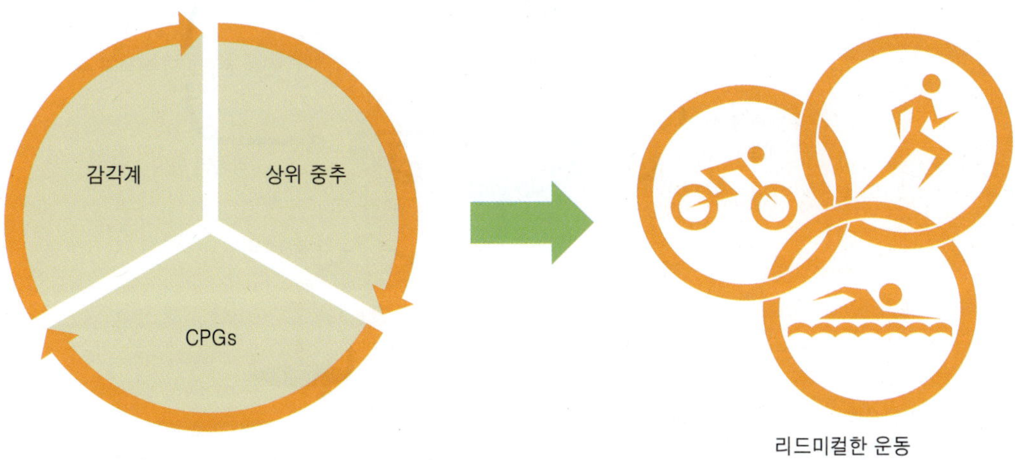

그림 6-21. 보행의 병렬 시스템.
(Zehr EP. Neural control of rhythmic human movement: the common core hypothesis. Exerc Sport Sci Rev. 2005; 33: 54-60.에서)

성 회로는 보행에서 굴곡 단계와 신전 단계 간의 리듬을 조절하는 '시계'로서의 역할을 한다. 또한 패턴 형성 회로의 활동을 조정한다. 패턴 형성 회로는 주동작근을 지배하는 운동 뉴런을 흥분시키고, 길항근을 억제하는 등 상호 간에 교류를 함으로써 '출력'의 조정을 하고, 공동 운동을 만들어 낸다. 이와 같이 CPGs가 독립적인 2층 구조가 됨으로써 보행주기의 타이밍이나 운동 뉴런의 활동성의 제어가 가능해진다.

감각입력에 의한 재조정

보행은 감각입력에 따라 다양하게 변화하고, 반대로 감각입력은 보행 상태에 의해 변화한다.

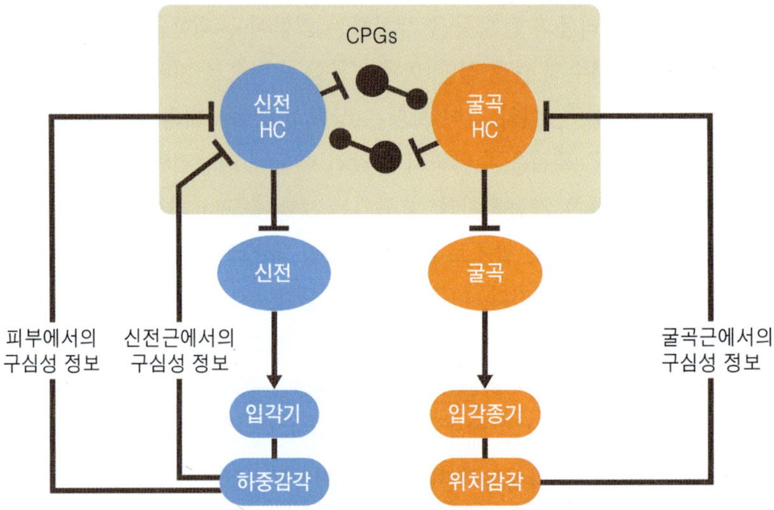

그림 6-22. 리드미컬한 운동 생성과 피드백 메커니즘.

(Van de Crommert HW, et al. Neural control of locomotion: sensory control of the central pattern generator and its relation to treadmill training. Gait Posture. 1998; 7: 251–263.에서)

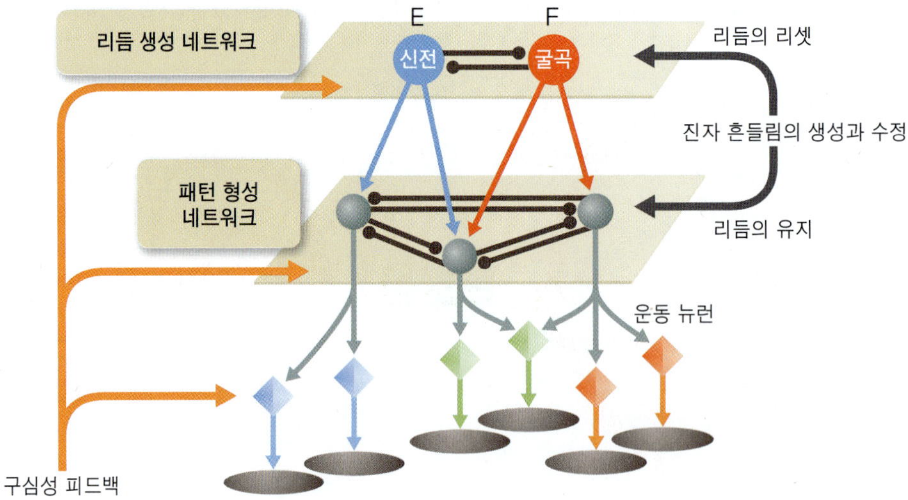

그림 6-23. 리듬 생성 회로와 패턴 형성 회로.

[Rybak IA, et al. Modelling spinal circuitry involved in locomotor pattern generation: insights from the effects of afferent stimulation. J Physiol. 2006; 577(pt 2): 641–658.에서 수정]

Horak[33]에 따르면, 자세 제어에 필요한 감각 정보는 주로 시각(10%), 전정감각(20%), 고유수용감각(70%)이며, 정상인이라면 안정된 선자세에서는 시각이나 전정감각은 거의 필요하지 않으며, 주로 고유수용감각 정보를 바탕으로 한 자세 제어가 이루어진다(그림 6-24)[33,34]. 뇌졸중 환자의 경우에 시각이나 전정감각에 의존하기 쉽고, 바닥을 보면서 보행(시각 의존), 두경부나 안구를 과도하게 고정한 자세(전정 의존), 하지의 지지를 과도하게 강하게 하고 느슨하게 할 수 없는 보행(전정 의존) 등의 패턴이 되기 쉽다.

고유수용감각 정보에 있어서는 특히 근육으로부터의 구심성 정보가 중요하며, 보행의 제어를 위해서는 시시각각 변화하는 근길이와 근장력을 모니터하는 것이 요구된다. 이 모니터 기능은 근길이의 변화를 감지하는 근방추와 근장력의 변화를 감지하는 건방추에 의해 행해진다. 근방추에는 두 가지 타입의 감각 구심성 종말이 존재하고, 1차 종말, 2차 종말이라고 불린다. 전자는 근방추의 길이 변화율, 후자는 실제의 길이 변화에 대한 감도를 결정한다. 각각 Ⅰa 구심성 섬유(일부 Ⅱ 섬유도 포함)에 의해 신경 전달되고, γ 운동 뉴런에 지배된다.

요구되는 근방추의 감도는 동작에 따라 다르며, 보행에서는 근길이의 변화가 다이내믹하게 일어나기 때문에 근방추는 보행 동작 중의 피드백 기능뿐만 아니라 피드포워드 기능으로도 기능한다. 이를테면 발뒤꿈치 접지 시 고관절 신전근의 근신장은 근방추를 흥분시킨다. 이 흥분은 길항근인 고관절 굴곡근을 억제시킨다. 이러한 상행성의 감각입력이 상위 중추(대뇌피질·피질하)에 전달되고, 상위 중추는 상황에 따라 운동 뉴런의 활동을 조절한다.

골지건기관은 근장력에 반응하고, Ⅰb 구심성 섬유에 의해 신경 전달된다. 이 섬유는 개별 근섬유의 장력을 세밀하게 감지하기보다는 전체의 근긴장을 모니터하는 기능이다. 골지건기관은 항중력근에 많이 존재함으로써 중력에 관한 근긴장을 모니터하면서 공간에서의 머리와 몸의 정위를 조절한다.

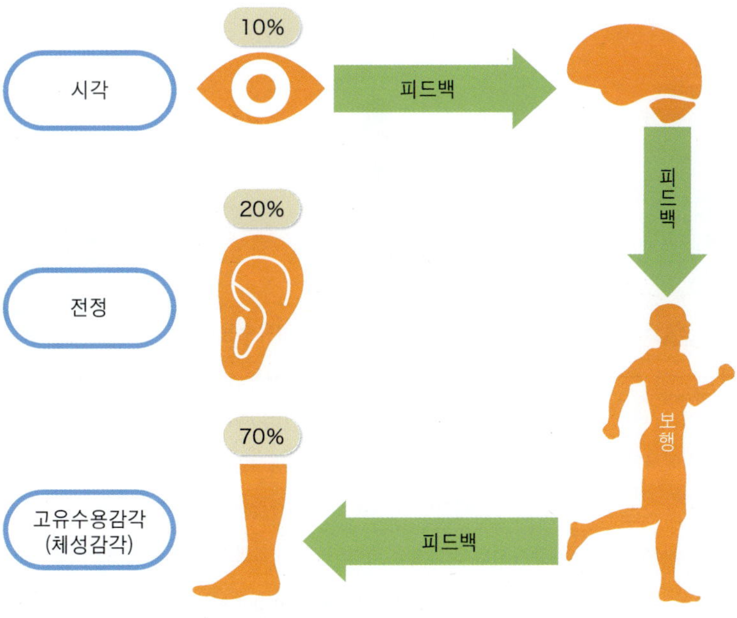

그림 6-24. 자세 제어에서의 감각의 재조정.

[Horak FB. Postural orientation and equilibrium: what do we need to know about neural control of balance to prevent falls? Age Ageing 35(suppl 2): ii7–ii11, 2006, 및 http://www.thechilddevelopmentcentre.com/ 을 바탕으로 작성]

상위 중추의 역할

보행은 CPGs의 항목에서 설명한 바와 같이 기본적인 운동 패턴은 척수에서 구축되지만, 세밀한 조절에는 상위 중추가 관여한다. 여기서는 상위 중추의 대뇌피질과 피질하로 분류하여 설명한다.

대뇌피질의 역할

보행에서의 대뇌피질의 활동은 운동 발현과 조절을 담당함으로써 원활한 운동의 발현과 실행에 기여한다. 2족 보행에서는 4족 보행에 비해 자세의 안정성이 더 많이 요구된다. 예측적인 근활동, 기능적 신장반사(장기 잠재기 반사), 한 다리 선자세에 대한 체간의 반응 등이 필요하며[35], 이 모든 기능은 대뇌피질에 의존한다. 특히 두정연합영역이 인간의 뇌에서 가장 새롭고 확대된 영역이며, 보행에 영향을 미친다. 운동영역의 앞쪽은 보조운동영역과 전운동영역으로 나뉘며, 이 영역은 주로 '준비'에 관여하고[36], 어떤 특정 과제에 필요한 자세 설정에 있어서 운동영역보다 더 관여한다. 프로그램된 운동 명령을 시작할 때에 운동영역의 앞쪽은 그 계획과 실행에 가장 밀접하게 관여한다. 구체적으로는 일차운동영역이나 보조운동영역과 같은 운동 관련 영역의 활동이 보행 중에 확인되었고, 또한 보행의 준비 단계, 보행 초기의 속도 조절, 보폭의 조정에 전전두영역이 관여한다는 것도 보고되었다.

운동영역 이외의 운동 관련 영역도 보행에 관여한다는 것이 많은 연구에 의해 시사되었지만, 대뇌피질도 장기 잠재기 반사를 통한 척수반사의 조절을 수행하고[37], 예측적인 반응에 기여한다(그림 6-25)[38]. 일반적인 신장반사의 반사 경로(근육의 신장 → 근방추의 흥분 → 구심성 정보 → 척수 → 원심성 정보 → 근수축)에 대해 척수에서 대뇌피질까지 정보가 전해져 근수축을 일으키는 회로가 존재한다. 이 회로는 자극에서 응답까지의 잠재기가 길기 때문에 장기 잠재기 반사라고 불린다. 보행에서는 입각초기에서의 전경골근의 신장반사 감수성이 피질척수로의 흥분성에 의존함으로써 높

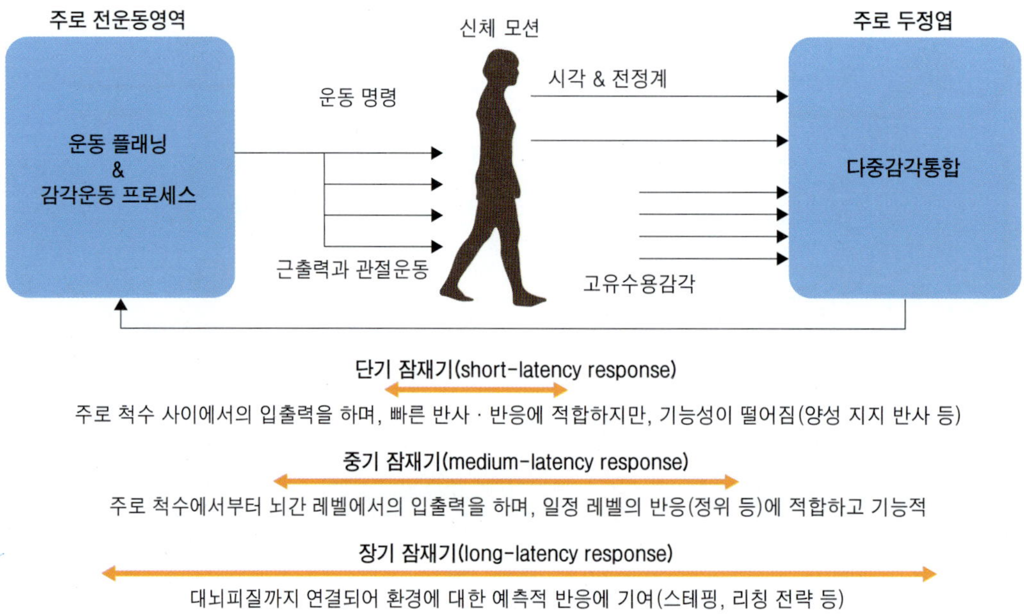

그림 6-25. 대뇌피질·피질하에서의 자세 반응의 특징.

[Jacobs JV, et al. Cortical control of postural responses. J Neural Transm(Vienna). 2007; 114: 1339–1348.에서 수정]

아지는 것으로 보고되었다. 또한 가자미근에서는 족관절 저측굴곡의 수의운동 중의 피질척수로의 흥분성에 비해 보행 시에는 대뇌피질의 관여가 낮은 것으로 보고되었다[39].

대뇌피질하의 역할

대뇌피질하에는 ① **중뇌보행유발영역**, ② **소뇌보행유발영역**, ③ **시상하부보행유발영역**의 3가지 보행유발영역이 있다는 것이 인간 이외의 포유류에서 확인되었다. 이러한 보행유발영역이 다양한 구심성 입력을 받아 척수의 CPGs로 원심성 출력을 내고 있다(그림 6-26)[40].

(1) 중뇌보행유발영역(midbrain locomotor region; MLR)

MLR은 대뇌기저핵·변연계·감각운동영역으로부터 구심성 정보를 받아 연수망상체의 망상체척수로를 통해 척수에 존재하는 CPGs를 구동하여 보행 리듬을 유발한다. 동시에 근긴장 촉진계(청반핵척수로나 솔기핵척수로 등)를 활성화하여 근긴장을 증가시킨다.

(2) 소뇌보행유발영역(cerebellar locomotor region; CLR)

CLR은 소뇌 회백질의 갈고리다발(hook bundle of Russell)의 정중부에 해당하며, 이 부위에 연속적으로 미세 전기 자극을 가하면 제뇌 고양이는 트레드밀 위에서 보행한다. 갈고리다발은 소뇌핵의 하나인 실정핵의 입출력 섬유에서 구성되며, CLR에 가한 전기 자극은 실정핵척수로나 망상체척수로, 전정척수로를 동원함으로써 보행을 유발하는 것으로 생각되고 있다.

(3) 시상하부보행유발영역(subthalamic locomotor region; SLR)

고양이의 SLR을 피질로부터 절단하면 자발 보행이 발현되지만, 장애물은 피할 수 없게 된다. 이

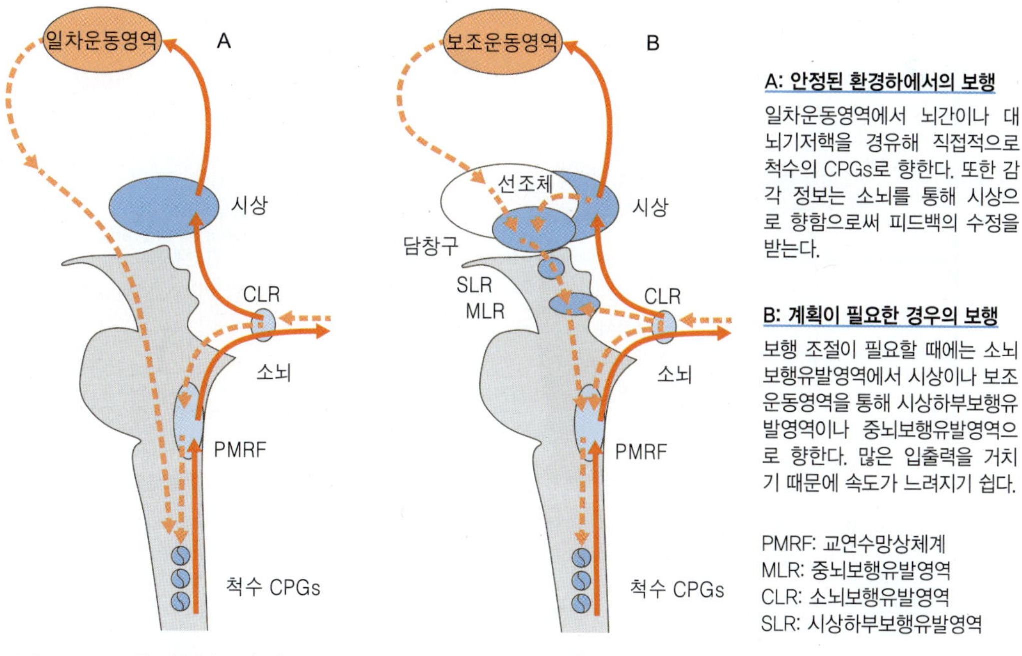

그림 6-26. 보행 네트워크의 실행과 계획의 모델도.
(la Fougère C, et al. Real versus imagined locomotion: a [18F]-FDG PET-fMRI comparison. Neuroimage. 2010; 50: 1589-1598.에서 수정)

때문에 SLR은 자발 보행의 발현과 함께 보행 패턴의 조절에 관여하는 것으로 생각되고 있다. SLR의 꼬리측 부분을 절단하면 자발 보행이 발현되지 않게 된다[41].

대뇌피질-피질하-뇌간과 보행

그림 6-27은 보행 제어에서의 신경계의 전체 이미지를 나타냈다[42]. 대뇌피질로부터 투사되는 **의사 프로세스**와 변연계 시스템으로부터 투사되는 **정서 프로세스**가 보행을 생성하고, 뇌간, 소뇌, 척수에 의한 **자동 프로세스**가 수반된다[43-45]. 대뇌기저핵과 소뇌는 의사 프로세스와 자동 프로세스에 대해 대뇌-시상 루프를 통한 투사, 뇌간으로의 직접 투사에 의한 이동(locomotion)을 제어한다. 또한 이동의 시작에는 의사 프로세스, 정서 프로세스가 중요하게 여겨지고 있다[46].

교연수망상체계(pontomedullary reticular formation; PMRF)와 전정핵은 소뇌에서의 제어하에 자세 제어를 하는 뇌간의 중요한 영역이다. PMRF 내의 뉴런은 SLR, MLR, CLR로부터의 입력하에 리드미컬한 운동 생성을 담당한다. 리듬 생성은 하지의 지지에 필요한 수준의 자세 근긴장이 높아진 경우에만 유발되며[47], 자세 근긴장 저하는 보행을 저해한다는 보고도 있다[48]. 즉 사전에 충분한 자세 지지가 존재하는 경우에만 이동(locomotion)을 달성할 수 있다. 따라서 치료 상황에서는 이동에 필요한 자세 근긴장을 최대한 만들어내는 것이 중요하며, 자세 근긴장이 불충분한 환

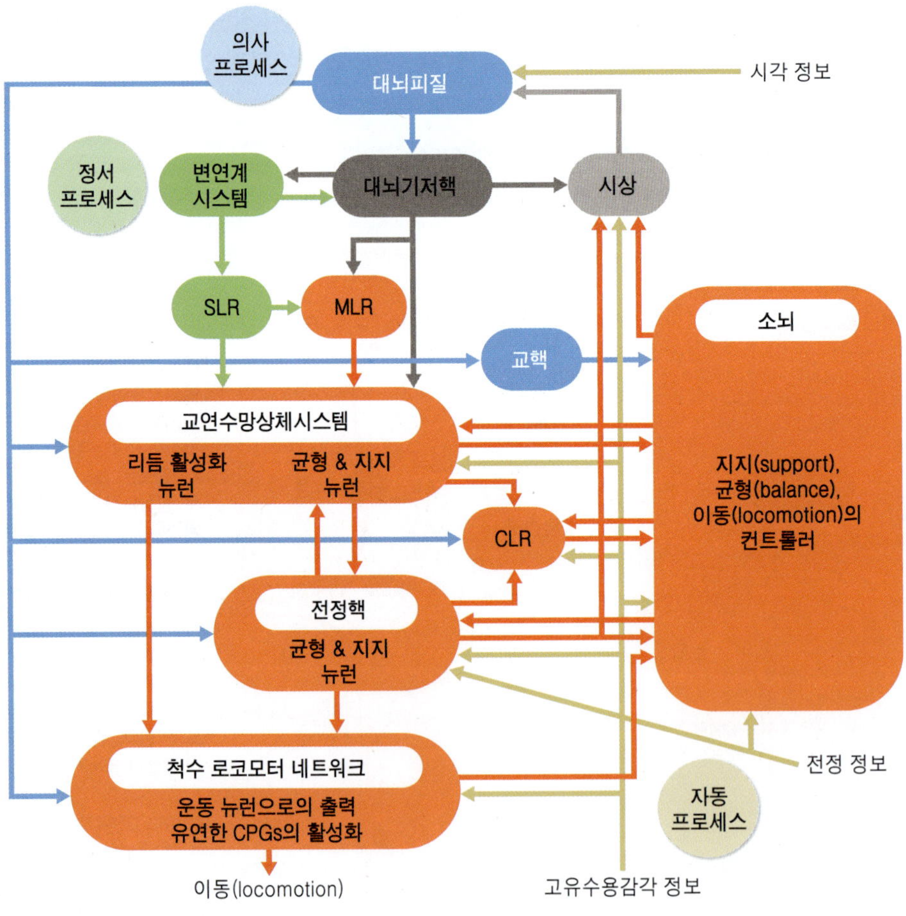

그림 6-27. 이동(locomotion)에서의 각 뇌 영역의 관여.
(Beyaert C, et al. Gait post-stroke: pathophysiology and rehabilitation strategies: Neurophysiol Clin. 2015; 45: 335-355.에서 수정)

자를 면하식 트레드밀(body weight supported treadmill; BWST)에 태워도 충분한 리듬 보행을 얻지 못할 수가 있어 주의가 필요하다[42].

뇌졸중 환자의 보행 특성

족관절

족관절은 뇌졸중 후의 보행 패턴 특성에 있어서 중요하다. 역동역학 해석을 이용하여 만성 뇌졸중 환자의 마비측의 저측굴곡 및 순간적인 지면 반발력(ground reaction force; GRF)의 일관된 감소가 보고되었다[49]. 뇌졸중 환자의 경우, 저측굴곡의 약화에 대한 보상 전략으로서 스윙의 시작 시에 고관절의 굴곡 모멘트를 양측적으로 증대시킨다[50,51]. 또한 비마비측의 스텝 길이보다 마비측의 스텝 길이가 증가하는 반면, 비마비측의 과도한 저측굴곡과 무릎의 신전을 전진에 활용한다[49]. 게다가 비마비측은 시상면 상에서 족관절의 힘 생성이 속도에 관련하여 높고, 마비측은 고관절의 힘 생성이 높다.

지면 반발력과 피크 패턴

뇌졸중 환자의 보행 시에는 전후 방향, 수직 방향의 지면 반발력의 문제가 생긴다(그림 6-28)[52]. 이를테면 마비측 하지에서 수직 방향으로의 지면 반발력의 피크 패턴(peak pattern)은 유의하게 감소하고, 전후 방향에서는 브레이크가 걸리기 쉬운 경향이 있다. 만성기 뇌졸중 환자의 경우는 지팡이의 유무에 관계없이 이러한 경향이 확인된다. 특히 경직 등의 영향으로 저측굴곡이 강할수록 이 경향이 있다[53]. 이와 같이 CoM을 전방으로 운반하기 위해서는 적절한 발의 정렬과 지면 반발력의 생성이 중요하다. 또한 입각종기에서의 백스텝 길이가 짧은 경우나 하중응답기에 시간이 걸리는 경우, 추진에 브레이크가 걸리기 쉬운 경향이 있다[54]. Wong 등[55]은 발의 접촉 패턴을 3가지 군(발뒤꿈치 접지, 입각중기, 입각종기)으로 분류하여 발의 접촉 패턴과 지면 반발력 패턴, 보행 속도 및 브룬스트롬 단계(Brunnstrom stage)의 회복 단계와의 사이에서 높은 상관관계가 있음을 보고하

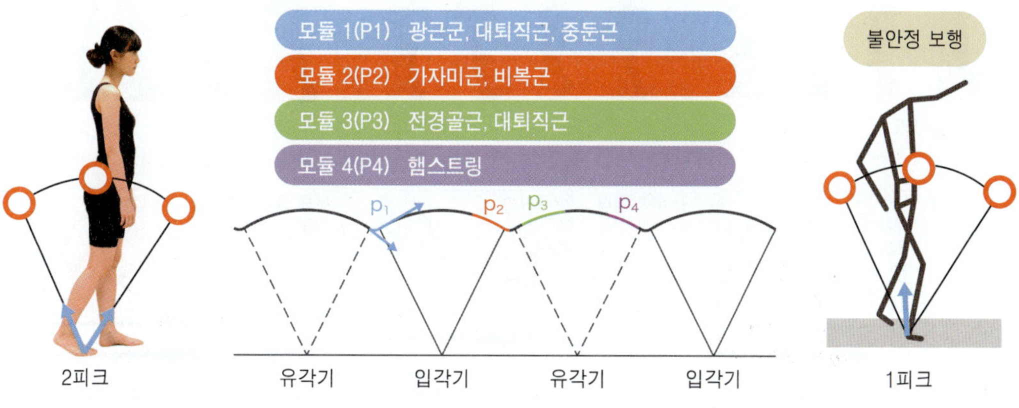

그림 6-28. 지면 반발력 피크의 비교.

정상인의 경우에 발뒤꿈치 접지와 입각종기에서 2피크의 지면 반발력이 확인되며, 또한 지면 반발력의 방향도 단계에 따라 달라진다. 반면, 뇌졸중 환자나 불안정한 바닥을 걷는 정상인의 경우에 지면 반발력이 1피크뿐이며, 방향도 수직 방향으로 한정되기 쉬운 경향이다.

(Cappellini G, et al. Migration of motor pool activity in the spinal cord reflects body mechanics in human locomotion. J Neurophysiol. 2010; 104: 3064–3073.을 바탕으로 작성)

였다. 신경적인 손상이 클수록 발뒤꿈치 접지에서 전족부로의 CoP의 궤도에 큰 지장을 가져온다.

슬관절

족관절과 해부학적으로 연결되는 슬관절은 뇌졸중 후의 보행 패턴에 영향을 미친다. 보행 속도와 슬관절의 시상면 상에서의 운동 패턴은 수많은 연구가 되었다[56,57]. 마비측 하지의 경우, 무릎의 시상면 상에서의 운동 패턴은 족관절, 발 부분의 운동 패턴과 상관관계가 높고(그림 6-29A), 고관절 신전과의 상관관계는 낮다[58]. 입각 단계에서 마비측 무릎의 과신전은 전족부의 접지와 관련하여 보행 속도가 크게 저하된다. 이 경우, 지면 반발력은 전족부에 생기고, 반장슬과 족관절 저측굴곡을 유지하는 형태가 되어 유각 단계에서 슬관절 굴곡의 저하가 수반되기 쉽다[59]. 이 패턴은 저측굴곡의 약화와 관련이 있지만, 슬관절 신전의 약화와는 반드시 일치하는 것은 아니다. 또한 이 패턴은 저측굴곡근군, 고관절 신전근군의 약화와 관련도 있으며, 슬관절 굴곡을 억제한다는 보고도 있다[60].

De Quervain 등[61]은 보조가 필요 없고 10~15m 이상 보행이 가능한 뇌졸중 환자 18명을 대상으로 슬관절에 초점을 맞춘 입각 단계를 아래에 3가지 관점에서 분류하였다(그림 6-29).

(1) **무릎 과신전 패턴** extension thrust pattern(그림 6-29A)

발뒤꿈치 접지 직후에 슬관절 과신전이 생기고, 저측굴곡이 강해진다. 그 결과, 그 후의 입각 단계에서 족관절 배측굴곡이 감소한다.

(2) **무릎 스티프 패턴** stiff-knee pattern(그림 6-29B)

슬관절 굴곡 20~30°를 보행주기 전체에서 유지하여 족관절은 중립 또는 약간 저측굴곡 위치를 취한다.

(3) **무릎 버클링 패턴** buckling-knee pattern(그림 6-29C)

입각 시 슬관절 굴곡이 지속됨과 동시에 족관절 배측굴곡이 증가한다.

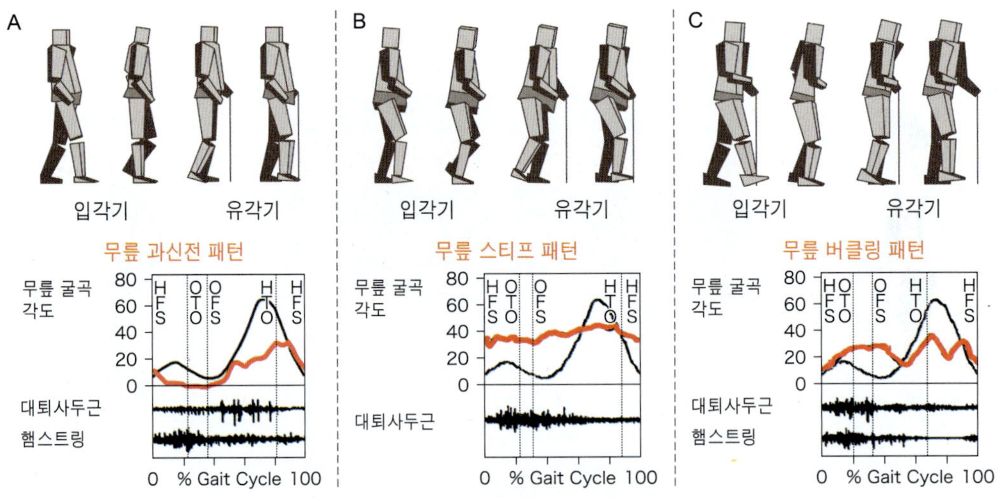

그래프는 적색선이 뇌졸중 환자, 흑색선이 정상인의 패턴.
HFS: 마비측 발뒤꿈치 접지, OTO: 비마비측 발가락 끝 접지, OFS: 비마비측 발뒤꿈치 접지, HTO: 마비측 발가락 끝 접지

그림 6-29. 뇌졸중 환자의 슬관절에 초점을 맞춘 입각 단계의 패턴 분류.
(De Quervain IA, et al. Gait pattern in the early recovery period after stroke. J Bone Joint Surg Am. 1996; 10: 1506-1514.에서 수정)

갈퀴발가락

갈퀴발가락(claw toe)은 중족지절관절 과신전·근위지절간관절 굴곡·원위지절간관절 굴곡의 상태이다. Laurent 등[62]은 재활병원 입원 환자 39명 중 46%에서 갈퀴발가락을 확인하였으며, 특히 발병 3개월 후의 종반에 많이 확인되었다고 보고하였다. 앉은자세에서 갈퀴발가락이 확인된 경우, 보행 중에도 잔존하기 쉬운 경향이 있다. 갈퀴발가락은 내반/첨족과 유의하게 상관관계가 있는 반면, 하퇴삼두근의 경직과의 유의성은 부족하다. 또한 자세 제어가 부족한 환자에게서 갈퀴발가락은 출현하기 쉽고, 바닥면이 불안정하고 미끄러지기 쉬운 환경에서 특히 강해지기 쉽다. 미끄러지기 쉬운 상황에서 발생하는 정상인의 자세 전략은 뇌졸중 환자의 보상 패턴과 유사하다. 구체적인 전략은 **① 지면에 대해 천천히 발바닥을 내려 놓는다, ② 갈퀴발가락 모양의 발끝 굴곡, ③ 입각 단계의 한쪽 다리에서의 지면 반발력 1회의 피크, ④ 하지의 고정성을 보완하는 근육의 동시수축**이다[63]. 갈퀴발가락의 개선에는 발바닥에서의 체성감각 정보, 고유수용감각 정보가 중요하다.

고관절

고관절은 하지를 골반 및 체간에 연결하는 근위관절이며, 뇌졸중 후의 보행 패턴에 관해 이해하는데 있어서 필수적이다. 시상면에서는 고관절에서의 힘의 생성은 보행 속도와 강하게 상관관계가 있어 저측굴곡근군의 약화를 보상한다. 고관절 신전근은 입각 단계 시에 전방으로의 추진력을 만들어 주고, 고관절 굴곡근이 유각 단계에서 하지를 끌어올린다. 전두면에서 고관절 외전 모멘트는 양측의 지지 단계에서 확인되고, 보행의 안정성에 기여한다[64]. 마비측의 유각 단계에서 비마비측 고관절 외전근은 hip hiking(고관절의 과도한 굴곡 보행)에 관여하여 마비측 골반을 거상한다[65,66]. 반면, 마비측 고관절 외전근은 고관절의 휘돌림(circumduction) 운동에 관계된다. 입각종기~유각기에서의 고관절 외전을 수반한 휘돌림 운동은 슬관절의 과신전이나 발가락 끝의 걸림과 관련이 있다[59].

상지 스윙과 체간

통상적인 보행 속도에서의 상지와 하지의 스윙 비율은 1:1이지만, 느린 보행의 경우는 2:1의 관계로 전환된다. 뇌졸중 후 보행 시에서의 팔의 스윙과 체간의 운동은 정상인에 비해 유의하게 비대칭이 된다[67]. 흉부와 골반 사이의 부분적 협조에 관한 체간 운동은 보행 속도와 관련이 있다[68,69]. 정상인과 비교해서 뇌졸중 환자의 보행 속도는 느리고, 보폭은 짧고, 보격은 넓어진다. 그리고 정상인과 비교하면 골반의 회전보다 약 15% 흉곽의 회전을 사용하

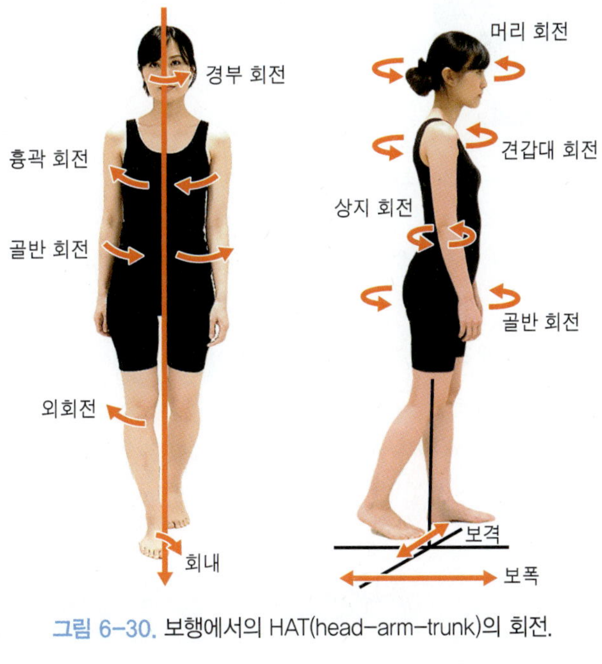

그림 6-30. 보행에서의 HAT(head-arm-trunk)의 회전.

고 있으며, 이 증가된 흉부 회전은 마비측 상지의 스윙 감소로 인한 CoM의 전방이동 저하에 대한 보상 전략으로 해석될 수 있다[69](그림 6-30).

비정상적인 모듈 패턴

뇌졸중에 따른 중추신경계의 손상으로 인해 199쪽에서 설명한 보행 중 근육의 모듈에 장애를 초래한다. 주로 무릎 신전근군 및 대퇴근을 포함하는 모듈 1에는 저측굴곡을 포함하는 모듈 2나 햄스트링을 포함하는 모듈 4의 양자의 운동 패턴이 편입되는 경향이 있다. 또한 드물게 모듈 4만의 운동이 모듈 1에 편입될 수도 있다[70].

또한 뇌졸중 환자의 보행의 경우, 유각후기~입각종기까지 모듈 1, 4의 양자의 근활동이 지속되는 경우가 있으며, 모듈 2도 입각 단계 전체에 걸쳐 지속되기 쉽다. 즉 입각 단계의 중둔근, 무릎 신전근군, 족저근군, 햄스트링의 동시수축이 빈번하게 발생하고, 신체의 지지나 중추부의 과도한 고정을 강하게 하는 경향이 있다[71,72](그림 6-31). 이로 인해 지면 반발력이 1피크 패턴이 되기 쉽다[73]. 반면, 초기 및 후기 입각 단계에서 모듈 2, 4가 조합되는 경우, 보행의 추진력이 부족해진다. 왜냐하면, 이것은 하중응답기와 발끝 밀기(push-off, 추진) 간의 간섭이 발생하기 때문이다[70]. 모듈 수에 따른 운동 출력의 복잡성은 보행 시에서의 자세 구성요소에 영향을 받을 수 있다.

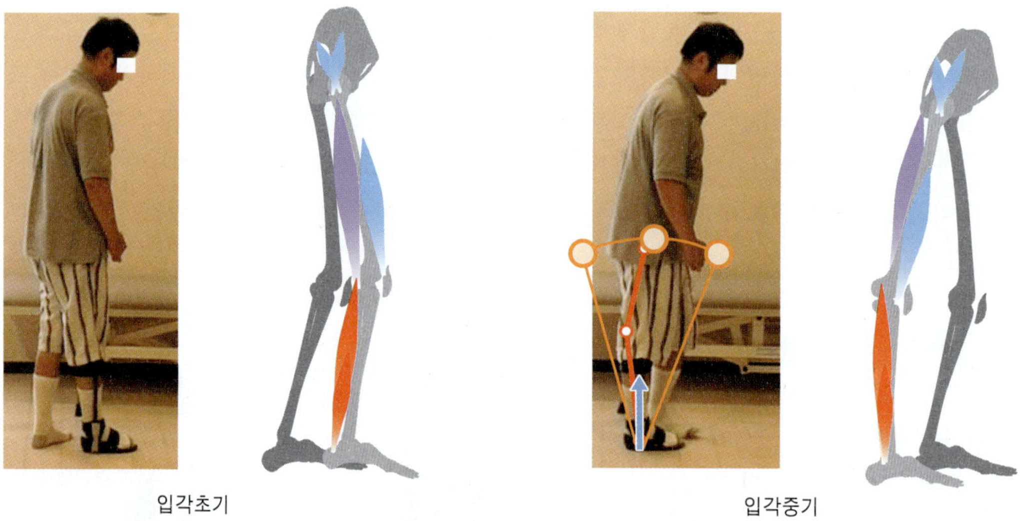

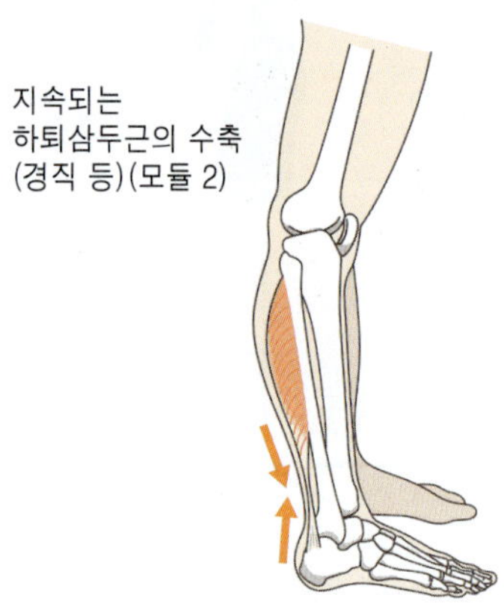

그림 6-31. 뇌졸중 환자의 전형적인 지면 반발력과 모듈의 동시수축.

입각초기부터 모듈 1의 근육뿐만 아니라 저측굴곡근군이나 햄스트링의 동시수축이 수반되기 쉽다. 이로 인해 고관절이나 슬관절의 분리운동이 어려워지고, 잠김(locking) 현상이나 고관절 전략이 동시에 출현하기 쉬워진다. 또한 입각종기의 모듈 2에서도 이 근육군들의 수축이 지속되기 쉽다. 이로 인해 보폭 길이를 얻기 어렵고, CoM의 전방이나 상방으로의 추진이 저해되기 때문에 스텝 수의 증가나 속도의 저하가 결과적으로 발생하기 쉽다. 기본적으로 마비측의 입각 시간이 적고, 지면 반발력은 1피크 패턴이 된다.

뇌졸중 후의 장애와 보상 메커니즘

뇌졸중 후 보행의 문제에 있어서 다음의 2가지를 이해하는 것이 중요하다.

① **일차적 문제:** 직접적으로 신경이 손상된 결과 생기는 문제. 급성기에는 주로 이 증상의 문제가 크다.

② **이차적 문제:** 신경 적응 프로세스의 문제. 이것은 인지적 측면, 자동적 측면의 양자이며, 보통 손상되기 어려운 소뇌 시스템도 포함한다[74].

일반적으로 뇌졸중 환자의 보상 전략으로 골반 거상이나 휘돌림 보행을 들 수 있다. 이에 따라 유각 단계에서의 풋 클리어런스가 저하되기 쉽다[74,75]. 또한 비마비측에서는 비대칭하고 과도한 운동사슬 패턴이 생긴다. 이 적응은 **인지적 측면**과 **자동적 측면**의 양자의 전략에 의한 것이다. 일반적으로는 발병 후 급성기에서의 조기 적응은 비손상측 대뇌피질의 활동이 주를 이루며, 아급성기에서 만성기로 이행함에 따라 손상측이 기능을 회복하고, 인지적 측면에 의한 보상이 강화되기 쉽다[76]. 만성기 뇌졸중 환자에게서는 비손상측 대뇌반구에서의 피질망상체척수로의 섬유량 증대가 적응 메커니즘과 관련된다(그림 6-32)[77].

수의운동이나 근력의 증대는 브룬스트롬 스테이지의 회복 단계에 근거하면, 경직이나 정형적인 운동 패턴의 개선과 관계성이 있음을 알 수 있다[78]. 그러나 경직의 출현률은 발병 후 1~4주간에서 4~27%, 발병 3개월에서는 17~43%로 폭넓다[79]. 게다가 브룬스트롬 등의 공동운동 패턴으로 수의운동이 제약을 받고 있는 뇌졸중 환자는 13%에 불과하다는 보고도 있다[80]. 뇌졸중 후 보행 패턴에서의 경직의 역할에 대해서는 논의가 계속되고 있지만, 브룬스트롬 등이 주창하는 공동운동 → 분리운동을 촉진하는 방법이 불필요한 학습으로 이어져 분리운동의 개선에 방해가 되는 환자도 있다. 따라서 개별성에 맞추어 급성기의 이완상태에서도 분리운동·지각 기반의 개입을 하는 것은 중요하다.

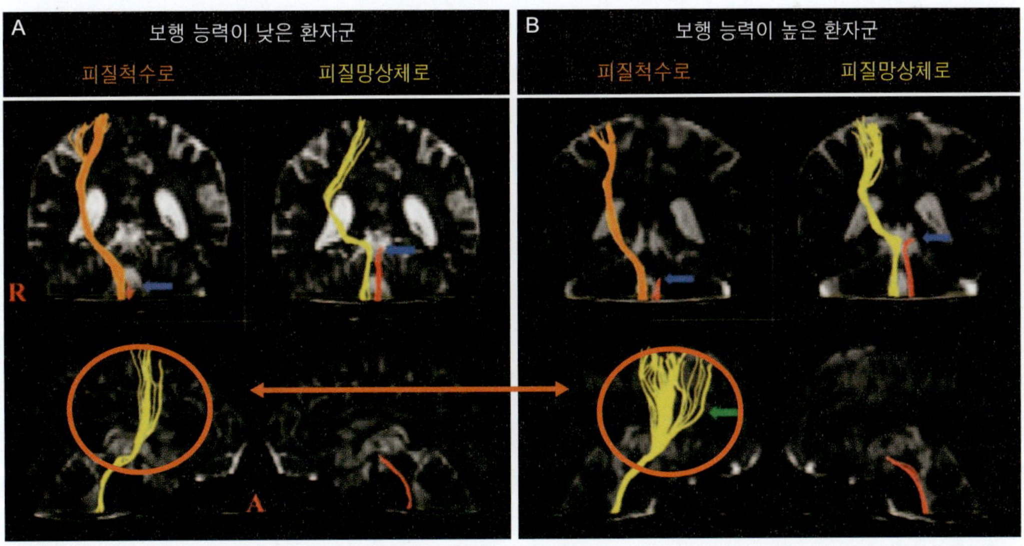

그림 6-32. 피질망상체척수로의 보상 메커니즘.

피질척수로가 완전히 손상된 54명의 만성기 환자에게 확산텐서영상(diffusion tensor imaging; DTI)을 사용하였다. 보행 능력이 높은 환자군(B)은 보행 능력이 낮은 환자군(A)에 비해 비손상측 피질망상체척수로의 섬유량이 많다는 것을 알 수 있다.

(Jang SH, et al. Functional role of the corticoreticular pathway in chronic stroke patients. Stroke. 2013; 44: 1099–1104.에서 수정)

내측 망상체척수로는 중력에 대해 관절의 위치 및 자세를 유지하는 데 있어서 중요한 역할을 하며, 중력 근육군의 근긴장 및 신전반사의 흥분성을 모두 증가시킨다. 이로 인해 직립자세에서의 상지 굴곡근과 하지 신전근은 촉진되어[81,82], 보행 시 피드포워드의 운동 제어에 크게 관여하게 된다[82]. 반면, 신장반사는 흔들림에 반응하여 피드백의 자세 반응을 일으킨다. 이 반응은 특히 뇌졸중 후의 불안정하고 느린 보행 시 균형 반응이나 정상인의 선자세 시 반응에서 확인된다. 망상체척수로는 해부학적인 척주의 분포에서는 양측인 반면, 전정척수로는 편측이며, 뇌졸중에서의 편측성 근긴장 항진 및 경직의 출현에 영향을 미친다[83].

전정계의 역할에 대해 Denny-Brown은 원숭이를 이용한 실험에서 자세와의 관련성을 보고하였다. 실험에서는 원숭이를 직립 자세로 매달았을 경우에는 마비측의 상지 굴곡과 하지 신전의 긴장 자세가 생기지만, 머리를 아래로 하여 경부를 신전시켰을 경우에는 상지 신전 및 하지 굴곡으로 역전되었음을 보고하였다[84]. 마비측의 과긴장은 수의적으로도 자동적으로도 출현하지만, **중추성 폐용(학습성 비사용)**이 생기는 마비측의 일부에는 수의운동을 함으로써 근긴장 항진이 억제되는 것으로 보고되었다[85]. 반면, 자동적인 근긴장 항진의 경우, 국소적으로 근육을 제어하는 것은 어렵다.

그림 6-33[86]은 파킨슨병 환자의 보행 지연 메커니즘이다. 뇌졸중 환자 중에는 마비 이외의 요소로서 파킨슨성의 보행이 비마비측을 포함한 전체적인 운동 패턴으로 확인되는 사람도 있다. 피각 등에 장애가 생기면, 기저핵에서의 억제 시그널이 과도하게 투사되어 **① 원활한 피질척수로 투사의 감소, ② 소뇌계의 과활동(피드백, 피드포워드), ③ 과도한 의식에 따른 보행의 다양성이나 자동 메커니즘의 저하, ④ 자세 제어 활동의 저하**가 발생할 수 있다. 이러한 보상 메커니즘은 뇌졸중 환자의 보행 개선을 위한 힌트가 된다.

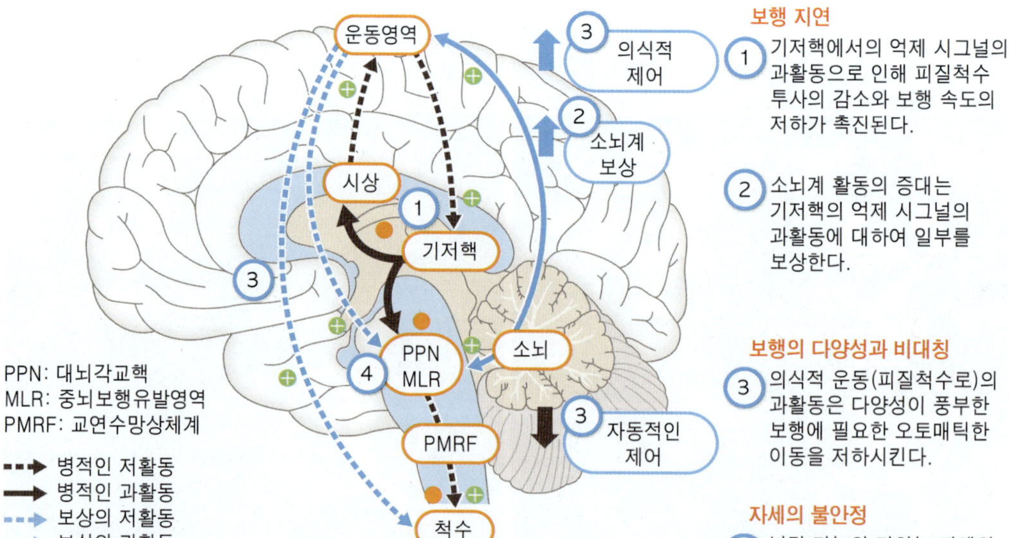

그림 6-33. 편마비의 마비측과 비마비측의 근활동과 사이클.
[Peterson DS, et al. Neural control of waling in people with parkinsonism. Physiology (Bethesda). 2016; 31: 95-107.에서 수정]

임상 응용

보행을 재획득하는 치료에 있어서 본 항목에서는 **1. 선자세**, **2. 한 다리 선자세**, **3. 발걸음 된 자세(step stance)**, **4. 보행(CPGs)** 등 4가지로 분류하여 각각의 평가와 치료에 대해 설명한다. 보행은 여러 측면에서 평가할 수 있지만, 위의 4가지는 보행의 특성을 파악하는 데 있어서 중요한 구성요소라고 생각한다.

보행 치료

1. 선자세

뇌졸중 환자의 경우, 효율적인 선자세 유지가 어렵기 때문에 보행이 비대칭적이고 비효율적이다. 선자세의 비대칭성은 보행 시 비대칭성과 상관관계가 있는 것으로 나타났으며, 선자세가 변화함으로써 보행 동작도 변화할 수 있다. 보행의 첫 걸음은 선자세에서 시작된다. 보행주기만 의식하는 것이 아니라 첫 걸음의 기본이 되는 선자세의 평가와 개입을 할 수 있는 것은 매우 중요하다고 할 수 있다.

2. 한 다리 선자세

보행 주기의 80%가 한 다리 지지이며, 특히 입각중기는 가장 무게중심의 위치가 상승하는 단계이다. 따라서 정적 상황이라도 확실한 한 다리 선자세를 획득하는 것이 중요하다. 한 다리 선자세 시에는 발바닥이 지지 기저면(BoS)이기 때문에 발바닥으로부터 입력되는 감각 정보는 한 다리 선자세에 직접적으로 영향을 미친다. 이 항목에서는 발바닥에 대한 개입을 중심으로 상행성으로의 운동·자세 사슬과의 관계성을 살펴본다.

3. 발걸음 된 자세

발걸음 된 자세(step stance), 특히 마비측 하지가 후방에 있는 자세는 가장 균형적인 활동이 요구된다. 마비측 입각종기~전유각기에서의 장요근(고관절 신전) 및 비복근이나 가자미근의 길이(족관절 배측굴곡)를 얻은 상태에서 유각 단계로 이행하는 것은 CPGs의 구동이나 자율적인 보행에 있어서 중요하다.

4. 보행(CPGs)

CPGs는 양 하지를 협조시키면서 자율적인 보행을 촉진하는 작용을 한다. 활성화를 목적으로 체간의 회전에 따른 무게중심 이동을 실시함으로써 체간과 양 하지와의 연결을 높이는 것은 중요하다. 보행 에너지의 효율화와 균형 기능을 향상시키는 데 있어서 동적 상황에서의 치료 개입도 중요하다. 뇌졸중에 있어서 CPGs가 직접 영향을 받는 경우는 적기 때문에 감각입력을 활용하여 작동할 수 있으면 잠재능력을 발휘할 수 있는 기회로 이어진다.

선자세

선자세란 무엇입니까?

일상생활의 과제의 대부분은 서 있는 자세나 선자세에서 파생되는 자세로 이루어지고(그림 6-34), ADL의 과제 목표를 달성하기 위해서는 체간·사지에 일어나는 운동을 안정된 지지 기저면 위에서 유지할 수 있는 동적 균형이 요구된다. 선자세는 보행의 시작·정지의 자세이기도 하며, 양자에는 밀접한 관계성이 확인되어 선자세의 비대칭성은 보행 시의 비대칭성과 상관관계가 있음이 시사된다[87].

해부학상 뼈의 배치는 선자세의 평가에 있어서 유용하며, **항중력 위치(upright position)**로 표현되어 전방, 측방, 후방에서 서 있는 자세를 관찰하여 환자의 정중선이나 수직선에 대한 일탈을 평가할 필요가 있다. 이것은 240~247쪽의 '부록 1'을 참고하기 바란다. 덧붙여, 항중력근 활동이나 과제에 따라 감각 비중을 제어할 수 있는 상태는 **항중력적 서기(upright stance)**로 표현된다[88]. 이 2가지 요소를 바탕으로 해부학적·운동학적 자세뿐만 아니라 신경학적 항중력 자세의 양자를 통합한 **항중력 자세(upright posture)**를 평가할 수 있는 것이 치료사에게는 요구된다.

선자세의 자세 전략은 보행과 공통되는 점이 많아 서 있는 자세의 분석을 하는 것은 보행의 동작 분석을 보완하고, 선자세의 자세 전략의 변화는 보행의 변화로 연결될 가능성을 생각할 수 있다. 따라서 선자세의 자세 분석이나 자세 전략에 기반한 치료를 하는 것은 중요하다.

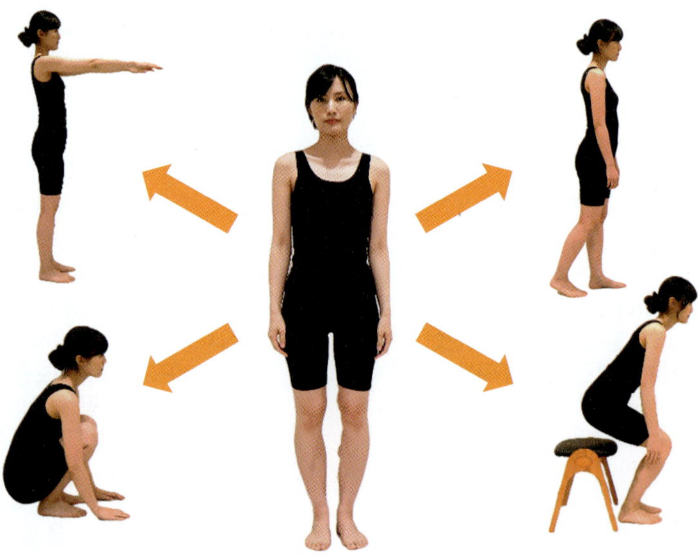

그림 6-34. 서 있는 자세에서 파생된 동작 예.
단순히 선자세를 유지할 수 있을 뿐만 아니라 모든 방향으로 움직일 수 있는 동적 균형(dynamic balance)에 기반한 선자세를 잡는 것이 중요하다.

> 항중력 위치(upright position) × 항중력적 서기(upright stance)
> = 항중력 자세(upright posture)

한 다리 선자세

한 다리 선자세와 보행의 관계

보행주기에서의 80%는 한 다리 선자세이다. 보행 동작은 관성 속에서 발생하고 있기 때문에 한 다리 선자세와 같은 정적인 자세와 보행의 연관성은 이미지하기 어려울 수 있다. 그러나 앞서 설명한 뇌졸중 환자의 입각 단계의 특징으로 반장슬이나 무릎 굴곡 등 한쪽 하지의 지지에 문제를 안고 있는 것이 보고되었다[61)]. 또한 뇌졸중 환자의 선자세 시 하지에는 동시수축이 확인되고, 특히 양다리 지지기의 비마비측에 강하게 확인되는 보고가 있어[89)] 마비측뿐만 아니라 비마비측에 대한 개입도 필요하다고 생각할 수 있다.

한쪽 하지의 지지를 유지하기 위해서는 충분한 족관절 제어가 필요하다[90)]. 정상인에서는 자세 제어의 요구가 증가함에 따라 발내재근의 활동이 증가하고, 발을 안정시킴으로써 균형이 유지된다. 또한 종골(calcaneus)의 정렬은 발의 내반에 영향을 미치고, 발의 아치가 높으면 무게중심 이동량이 많아진다는 보고가 있다[91)].

위에서와 같이 한 다리 선자세의 획득을 위해 비마비측 하지나 마비측 족관절(종골 및 아치, 내재근의 활동)을 고려하여 평가 및 치료를 진행해 나갈 필요가 있다. 임상에서는 한 다리 선자세를 유지할 수 있는 환자가 적기 때문에 여기에서는 바로누운자세에서의 치료를 중심으로 소개한다.

평가

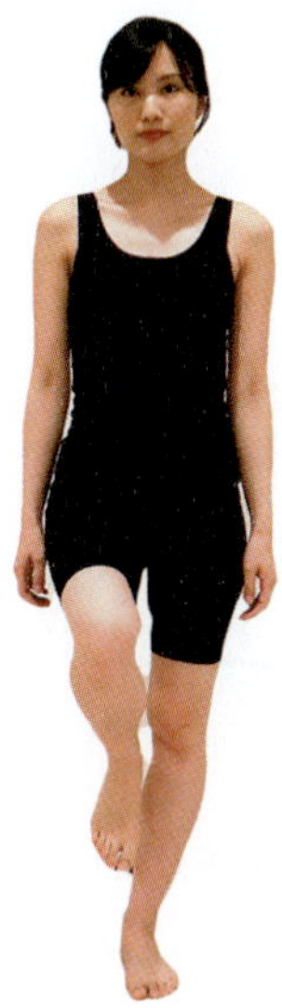

그림 6-35. 전방에서의 평가.

전방에서의 평가(그림 6-35)

한쪽 하지의 지지의 평가: 족관절, 슬관절, 고관절을 연결하는 선상에 대하여 상전장골극(ASIS), 견봉을 연결하는 선상에 정확한 정위 여부를 확인한다. 하지의 지지에 문제를 안고 있는 경우, 체간 측방 굴곡이나 고관절 내전으로의 보상을 확인하기 쉽다. 양 상지가 어떻게 위치하고 있는지 평가하는 것도 중요하다. 보상적인 견관절 외전에 의한 반응은 잘 확인된다.

시상면에서의 평가

항중력성의 평가: 선자세와 흔들림에 발목 외측복사 전방, 슬관절 앞 부분(슬개골 후면), 대전자, 견봉, 이수(earlobe)가 수직선상에 배열되어 있는지 평가한다. 임상적으로 고관절 굴곡이나 체간 전방 경사에 의한 보상을 확인하기 쉽다.

발걸음 된 자세

발걸음 된 자세와 보행의 관계

안정된 선자세, 한 다리 선자세가 얻어진 후에 발걸음 된 자세(step stance)의 치료를 실시한다. 발걸음 된 자세에서 하지의 지지성이나 발이 나갈 때의 운동 전략은 보행에 직접 영향을 미친다. 또한 치료에서는 발이 나가는 데 있어서 한번 후방으로 스텝을 하고 나서 발을 나가는 편이 전방으로 발이 나가기 쉬워진다. 이 배경에 있는 것은 하퇴삼두근 건을 신장할 기회의 유무이다. 보행의 입각 종기~전유각기에 걸쳐서는 하퇴삼두근의 Ib 촉진 메커니즘이 작용하여 발 나가기가 실현된다(그림 6-36)[92]. 이 때문에 후방으로 발걸음 된 자세에서 하퇴삼두근을 충분히 신장하고, Ib 촉진 메커니즘이 작용하는 상태에서 전방으로 발 나가기를 촉진할 수 있다. 따라서 발걸음 된 자세의 평가 및 치료는 후방으로의 스텝에서부터 시작하는 것이 바람직하다. 또한 마비측 하지의 후방으로 발걸음 된 자세로 장요근(고관절 신전)이 신장된 상태에서 유각 단계로 이행하는 것은 CPGs의 구동이나 자율적인 보행에 있어서도 중요해진다.

이후 서 있는 자세에서부터 후방으로 발걸음 된 자세로의 자세 변환에 기반한 평가 및 치료에 대해 소개한다.

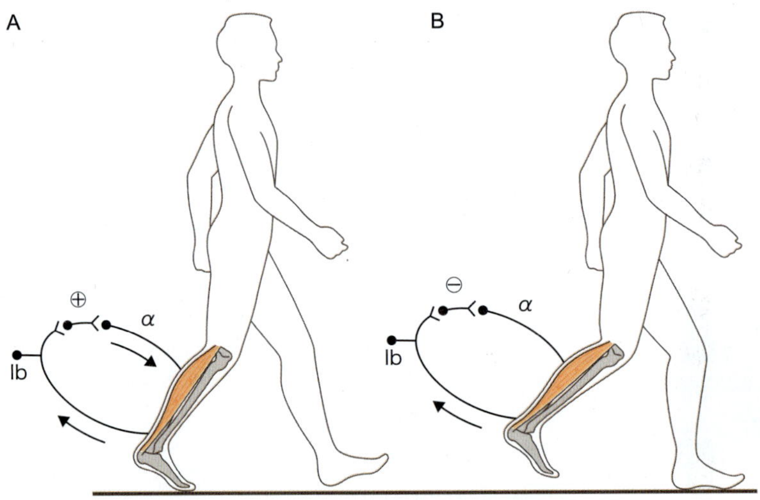

그림 6-36. Ib 촉진과 Ib 억제.

A: 건의 신장은 개제 뉴런으로 연결된다. Ib 구심성 섬유를 활성한다.
입각 단계의 골지건기관으로부터의 입력은 하지 신전근군에 대한 하위 운동 뉴런을 촉진한다.
B: 유각 단계에서는 동일한 근육을 억제한다.

(Ekman LL. Neuroscience: Fundamentals for Rehabilitation. 3rd ed. Saunders, 2007, pp. 200-201.에서 수정)

보행주기와 리듬

CPGs와의 관계

보행에 필요한 구성요소(선자세·한 다리 선자세·발걸음 된 자세 등)를 획득한 후, 각각의 구성요소의 다이내믹한 사슬을 만들어낼 필요가 있다. 따라서 실제 보행 상황에서의 치료는 필수라고 할 수 있다. 특히 CPGs(➡ 210쪽)를 의식한 리듬이나 연속적인 지면 반발력에 의한 피드백, 공간상에서의 흉곽이나 상지의 제어를 촉진하는 개입은 장점이 많다. CPGs는 뇌졸중 후에 직접적으로 영향을 받는 경우는 적기 때문에 말초로부터의 감각입력이나 피질로부터의 신호를 잘 조합함으로써 마비된 하지의 근수축을 구축시켜 가는 것이 가능하다. 또한 CPGs는 좌·우 신체 간에 변화하는 활동을 조정, 자동화하는 역할을 한다(그림 6-37).

Zehr[26]는 CPGs는 좌·우 하지 간에서의 연결이 강하고, 보행 등의 교대운동을 지원한다고 보고하였다. 또한 양쪽 상지 간의 연결에 비해 상지와 하지 간의 연결이 강하다고도 보고하였다. Dietz[93]는 앉은자세나 보행 상황에서는 경팽대(cervical enlargement)와 요팽대(lumbar enlargement)의 스위치가 전환되고, 보행 상황쪽이 상지와 하지의 커넥션이 강해지는 것을 보고하였다(그림 6-38).

위와 같이 뇌졸중 환자에게서의 상지와 하지의 연결은 보행 상황에서 더 강하게 촉진될 가능성이 있다. 뇌졸중 환자의 보행을 치료할 때에는 CPGs의 활동 상황을 추측하고 개입함으로써 환자의 더 나은 보행 동작의 획득을 지원할 수 있다. 치료에서는 지금까지 설명한 선자세, 한 다리 선자세, 발걸음 된 자세의 평가 및 치료를 통합하여 실천할 필요가 있다.

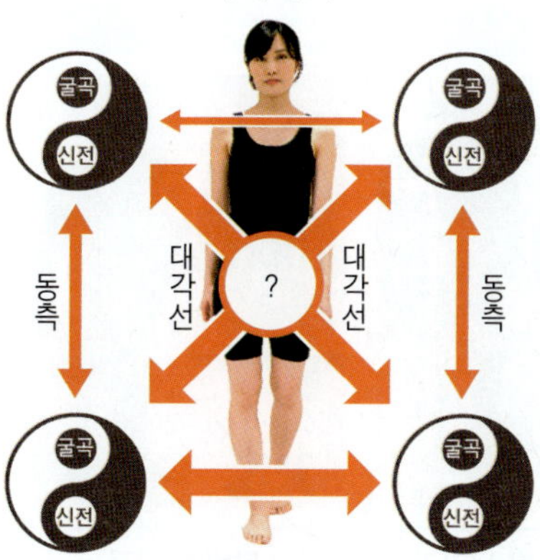

그림 6-37. 사지 사이에서의 CPGs 조정.

'?'는 상위중추로부터의 연결이나 고유척수로를 가르킨다. 자세한 내용은 불확실하지만 체간의 코어 스태빌리티는 임상적으로 중요하다고 할 수 있다.

(Zehr EP. Neural control of rhythmic human movement: the common core hypothesis. Exerc Sport Sci Rev. 2005; 33: 54-60.에서 수정)

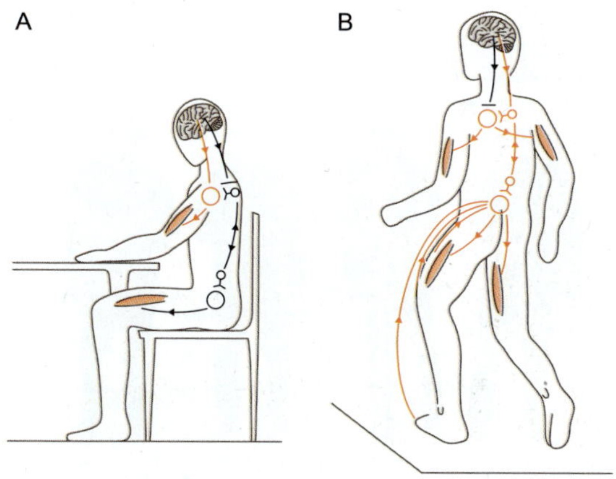

그림 6-38. CPGs와 고유척수로.

A: 손의 스킬 동작은 피질척수로로부터의 투사가 우위가 되고, CPGs의 스위치는 off가 된다.

B: 보행 상황에서는 경팽대와 요팽대의 커넥션이 강해지고, 상·하지에서 리드믹컬한 운동을 형성한다.

(Dietz V. Proprioception and locomotor disorders. Nat Rev Neurosci. 2002; 3: 781-790.에서 수정)

증례 소개와 치료 전·후의 비교

뇌졸중 보행 핸들링 동영상 검색
https://youtu.be/ObeFqDpO0vE

50대, 남성, 좌측 편마비. 이 증례는 10년 전에 우측 피각 출혈 발병 후, 회복기 재활병동, 외래를 거쳐 집에서의 생활은 도우미를 활용하면서 자립하고 있었다. 최근 서서히 보행 속도나 균형의 저하가 두드러져 우리 시설에서 주 3회, 90분의 치료를 시행하였다.

마비측 표재근·심부근 모두 중등도의 감각장애를 확인하고, 족관절의 배측굴곡 움직임은 수의적으로 어렵다. 상지 들어올리기는 승모근 등의 보상을 이용하여 70° 정도의 굴곡 유지는 가능하지만, 손가락이나 손목관절의 움직임은 확인되지 않았다. 장요근, 복직근, 척주기립근군은 단축이 강하게 확인되었고, 마비측뿐만 아니라 비마비측의 견갑골이나 고관절의 운동 제한도 확인되었다. 보행은 휘돌림(circumduction) 패턴으로 상지와 손가락 모두 굴곡이 강하고, 마비측 입각 시 지지 시간은 저하, 시선은 항상 바닥면을 향하면서 조심스럽고 느린 속도였다. 방향전환(turn)을 할 때에는 머리~골반이 거의 동시에 회전하는 엔 블록 턴(en bloc turning)으로 되어 있었다.

치료 전략

잔존하는 피질척수로의 흥분은 급성기에서 급격히 감퇴하고, 3개월이면 소실된다고 한다(그림 6-39)[94]. 급성기에는 발병 후의 속발증(이차적 질환)이 주로 뇌내에서 발생함과 동시에 월러 변성(wallerian degeneration) 등의 영향으로 피질척수로의 흥분성이 급격하게 감쇠해간다. 회복기에서는 반구 간 억제 등 피질 간의 네트워크가 높아지고, 생활기로 이행함에 따라 기능 대행 등 신경적 재배열(arrange)이 발생한다[94].

개입 전(발병 10년 경과)

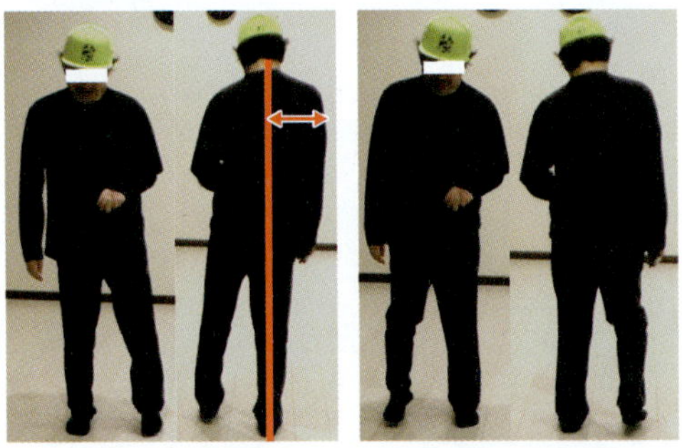

마비측 발 나가기　　마비측 지지

체간·팔꿈치의 굴곡이 강하며, 휘돌림 보행. 마비측으로의 하중은 불충분하고, 바닥면으로의 시각 의존이 강하다. 유각종기에서 모듈 4의 햄스트링 과활동으로 인해 골반이 후방경사로 끌어당겨지고, 발뒤꿈치 접지를 할 때에 체간이 후방으로 편위한다. 그대로 발바닥을 접지하고, 모듈 1, 3, 4 → 모듈 2에서의 배측굴곡 → 저측굴곡으로의 로커 펑션(rocker function)이 기능하지 않는다.

개입 후 1개월 경과

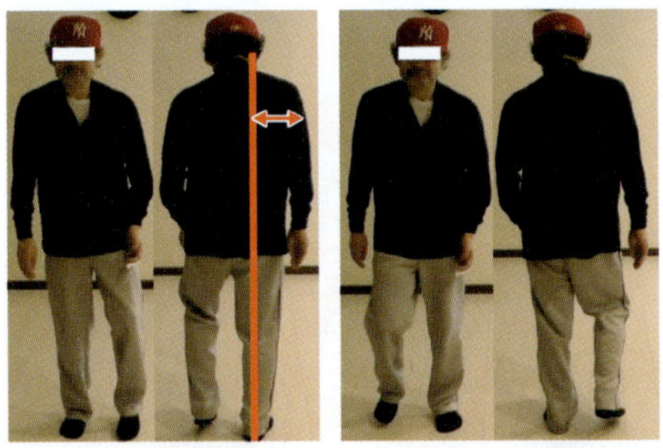

마비측 발 나가기　　마비측 지지

개입 전의 체간 굴곡 자세에 비해 개입 후에는 주관절, 척주, 경부의 굴곡은 경감되었다. 햄스트링의 적당한 수축으로 인해 후방 편위는 경감되었다. 시각은 바닥면에 의존하지 않고, 주변시를 많이 활용할 수 있게 되었다. 또한 모듈 2의 발로 지면을 밀어내기(push-off)가 기능하기 시작하였다. ADL에서는 택시의 승하차가 편해지고, 실내에서 보장구를 사용하지 않게 되었다.

생활기의 경우, 급성기나 회복기의 경과에 따라 시냅스의 흥분성이나 새로운 피질 간 네트워크를 구축할 수 있는 잠재능력에 영향을 미친다. 예를 들면, 회복기 이후에 안정되어지는 반구 간 억제의 밸런스가 만성기에서도 잔존하여 비손상측 뇌의 과도한 흥분이 손상측 뇌의 흥분을 억제한다는 보고가 있다[95]. 또한 시냅스 전달을 향상시킬 수 있는 뇌 기능이 있음에도 불구하고, 만성기에서 발병 년수가 지날수록 이차적인 문제(비사용, 폐용성 위축, 근단축, 반구 간 억제의 지속, 노화 등)로 인해 시냅스 전달 효율이 억제되고 있는 케이스가 매우 많다. 나아가, 근육의 비사용뿐만 아니라 신경 네트워크의 비사용(신경전달물질 방출량의 저하, 수용기 감도의 저하 등)도 생긴다. 이 증례에 대해서는 위와 같은 요소를 의식하여 이차적인 요소를 배제하면서 잠재능력을 탐구해나갈 필요가 있다(그림 6-40)[96].

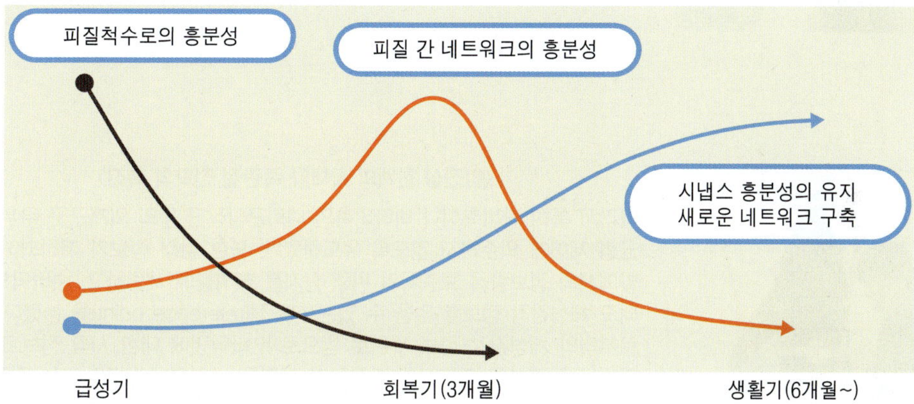

그림 6-39. 피질척수로의 시계열적 변화.

(原 寛美. 脳卒中運動麻痺回復可塑性理論とステージ理論に依拠したリヘビリテーション. 脳神經外科ジャーナル. 2012; 21: 516-526.에서 수정)

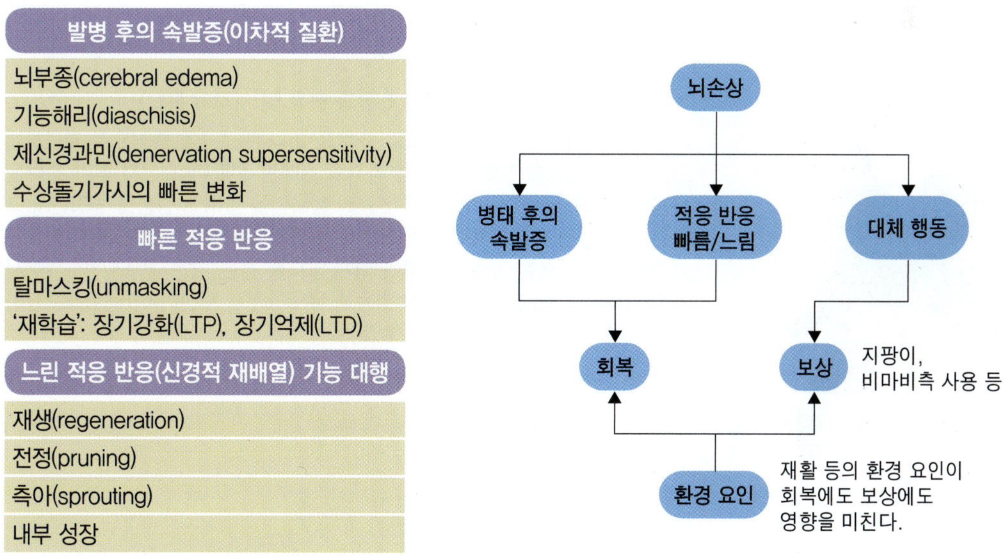

그림 6-40. 뇌 손상 후의 반응과 적응.

[Goldstein LB. Restorative neurology. Wilkins RH, et al (eds). Neurology, 2nd ed. McGraw-Hill (Tx). 1996, pp. 459-460.에서 수정]

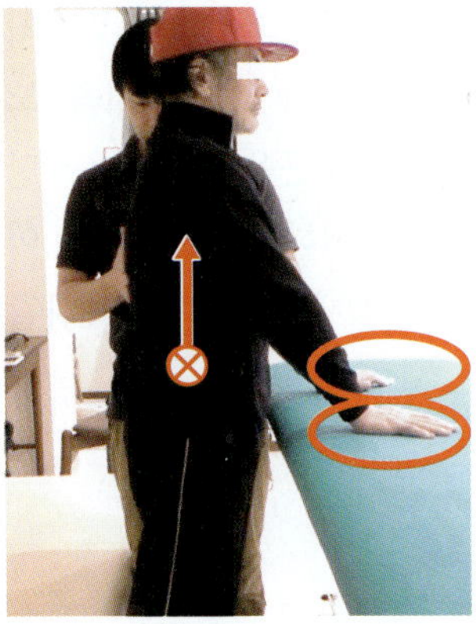

〈위치에너지의 극대화〉

이 증례의 경우에 보행 시 비마비측 체간의 측방굴곡이나 골반의 경사에 의해 마비측 하지의 발 나가기를 보상하였다. 체간 주위의 외재근군을 과도하게 이용한 CoM의 상방 이동은 보행 시 위치에너지 → 운동에너지로의 적절한 이행이 불충분해진다. 결과적으로 세밀한 균형 활동이나 에너지 소비에 있어서 비효율적이다. 따라서 적절한 CoM의 이동을 핸들링으로 유도해 갔다. Stoquart 등[97]은 뇌졸중 환자는 비마비측 상·하지에 의해 CoM을 들어올리기 때문에 에너지 소비량이 증가하고, 피로가 생기기 쉽다고 보고하였다.

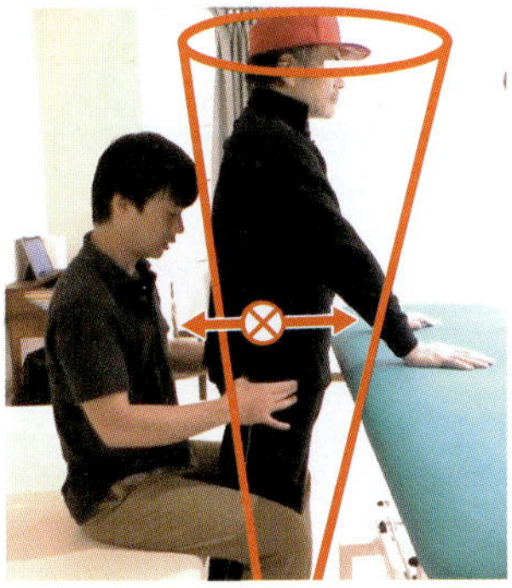

〈안전성 한계의 확대와 족관절 전략의 촉진〉

따라서 특히 마비측이나 비마비측의 대퇴근막장근 등의 외재근군 우위 시의 균형 제어에 의존하지 않도록 유도하였다. 또한 감각 정보가 저하되어 있는 발에서의 정보량을 보충하기 위해 상지를 테이블에 세팅하고, 손바닥으로부터도 체성감각 정보를 얻을 수 있는 참조점(reference point)을 늘렸다. 신체로부터의 체성감각 정보 우위로 함으로써 바닥면에 대한 시각 정보로의 의존이나 두경부를 과도하게 고정하여 하지를 바닥면에 내리누르는 전정계로의 의존을 줄이도록 의식하였다. 발바닥으로부터의 감각 정보를 언어나 핸들링으로 의식시키면서 족관절 전략을 촉진하여 안정성의 한계를 넓혀 나갔다.

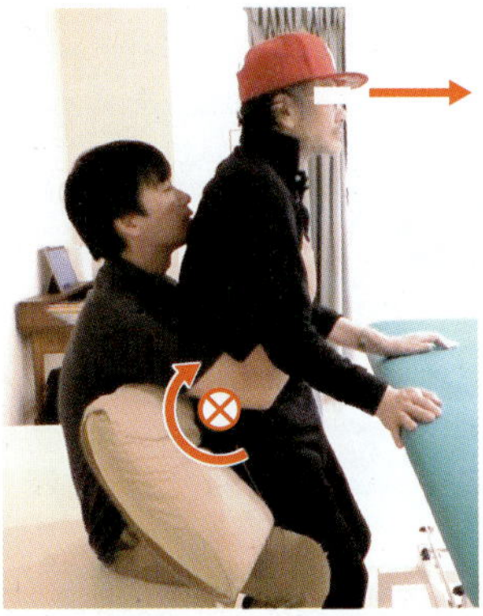

〈고관절과 체간의 신전과 전정 및 시각의 통합〉

이 증례의 비마비측 고관절은 대퇴근막장근이나 둔근군을 중심으로 과도하게 고정되어 비마비측으로 유도하면 하지의 스테핑 전략이나 상지 뻗기 전략을 사용하기 쉬운 경향이 있었다. 베개 등의 접촉면을 늘려 안정성을 높이면서 고관절 내에 신전 방향으로의 회전 모멘트가 생기도록 유도하였다. 또한 장요근을 과도하게 사용한 고관절 굴곡이 되지 않도록 높은 앉은자세에서의 일어서고 앉기 중에 고관절 신전근군의 활동을 유도하면서 시선이 바닥면으로 향하지 않도록 구두지시를 통해 유도하였다.

임상 Q & A

Q 좋은 선자세 균형이란 무엇입니까?

A 선자세를 유지할 때, 무게중심 흔들림(내란·외란)에 대한 자세 유지의 전략이 있습니다. 가장 고도의 전략은 족관절의 운동에 의해 무게중심을 지지 기저면(BoS) 내에 유지하는 족관절 전략입니다. 반면, 고관절의 운동에 의한 것을 고관절 전략, 한 발을 내딛는 운동에 의한 것을 스테핑 전략이라 부릅니다. 이 외에도 무게중심 이동 전략이나 서스펜션 전략 등이 있습니다(그림 6-41)[33,98]. 스테핑 전략이나 뻗기(reaching) 전략은 **보상적 자세조절(compensatory postural adjustments; CPA)**의 요소가 강해 수의운동과 피드백 정보에 강한 영향을 받기 때문에 반응이 지연되기 쉽고, CoM의 흔들림이 커집니다. 정상인은 무게중심 흔들림에 따라 각각의 균형 전략을 전환하면서 최소한의 근활동으로 자세를 유지하는 것이 가능합니다. 반면, 뇌졸중 환자에게서는 족관절 전략보다 고관절 전략의 비율이 크며, 체성감각보다 시각이나 전정계에 더 의존하기 쉽습니다. 이 증례의 경우도 체성감각 우위의 족관절 전략보다 시각이나 전정감각 우위의 고관절 전략이나 스테핑 전략이 사용되기 쉽고, 안정성 한계(limit of stability; LoS)가 마비측/비마비측 모두 협소화되어 있습니다.

	고관절 전략	족관절 전략	스테핑 전략	무게중심 이동/뻗기 전략	서스펜션 전략
특징	① 중추부~말초부로 의 근육 사슬 ② CoG가 이행하는 불안정측에서 근육이 활성화	① 말초부~중추부로 의 근육 사슬 ② CoG가 이행하는 불안정측과 반대측에서 근육이 활성화	① 안정성 한계에 도달하거나 상회한다. ② 근활동에서 무게중심 이동 보상으로 전환된다.	① 한측에서 반대측으로 무게중심이 이동한다. ② 어떤 물체를 붙잡아 새로운 지지면을 만든다.	① 빠른 무릎 굴곡에 의해 CoM을 낮춘다. ② 잠김 패턴 (locking pattern)
유발 예	① 지지면보다 큰 흔들림이 생길 때 ② 과제에서 크고 신속한 CoG 이행이 요구될 때 ※ 전정수용기가 손상되지 않은 경우에만 출현	① CoG의 작은 이행 또는 흔들림 시 ② 과제에서 직립 자세가 요구될 때 ※ 체성감각수용기가 손상되지 않은 경우에만 출현	흔들림이 크고, 동시에 대동작 상황	마비측의 불안정성을 비마비측에서 보상하려고 할 때	신체에 가속적인 흔들림을 수반하였을 때

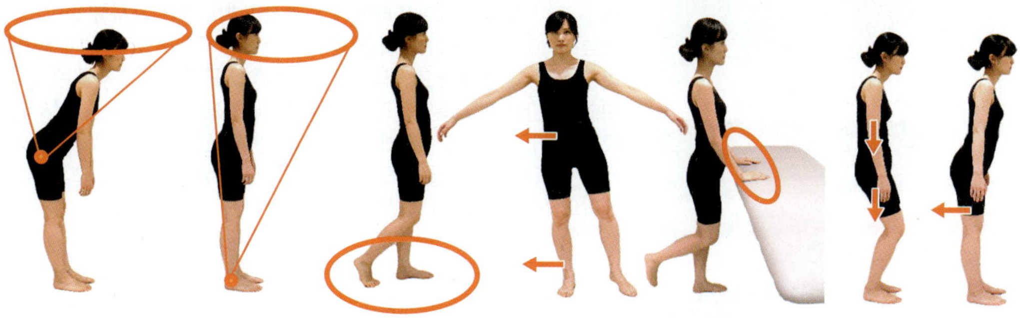

그림 6-41. 균형의 보상 전략.

[Horak FB. Postural orientation and equilibrium: what do we need to know about neural control of balance to prevent falls? Age Ageing. 2006; 35(suppl 2): ii7–ii11. 및 Dutton M. Physical Therapist Assistant Exam Review Guide. jones & Bartlett Pub, 2011, pp. 449–450.을 바탕으로 작성]

한 다리 선자세의 평가와 치료

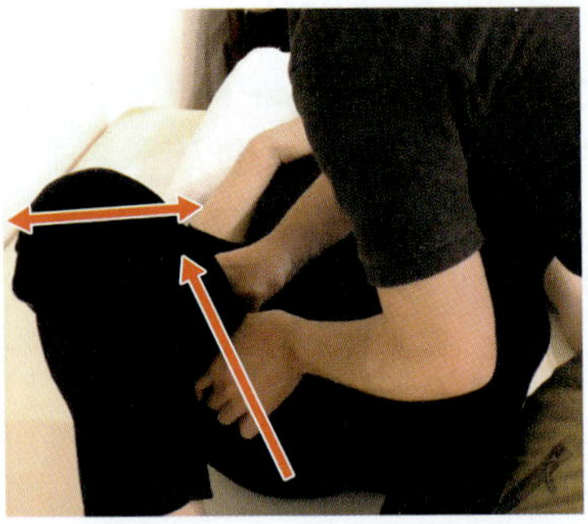

〈비마비측 고관절 주위의 근육 정렬 수정〉

이 증례는 비마비측으로의 무게중심 이동, 한 다리 선자세도 어려웠다. 특히 고관절 주위는 굴곡근군이나 내전근군을 중심으로 단축이 강하고, 내전근군과 내측 햄스트링의 경계가 불명료하였기 때문에 바로누운자세에서 근육 길이의 확보와 분리를 촉진해 갔다. 내전근군의 신장과 고관절의 내/외회전 운동을 연동시킴으로써 햄스트링 기시부나 중둔근에 근긴장을 얻을 수 있게 되었다. 또한 대퇴근막장근을 신장시켜 고관절 내전과 외전에서의 상반적인 근활동의 전환을 얻을 수 있도록 촉진하였다.

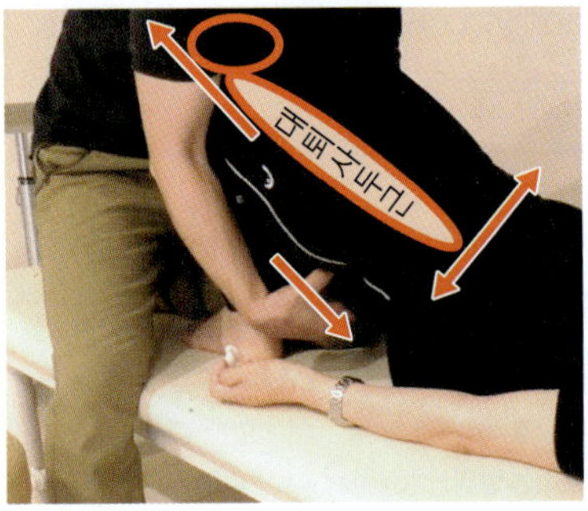

〈양측 고관절 신전 활동의 유도〉

마비측 발이나 비마비측 고관절 주위의 정렬이 개선된 단계에서 브릿지 자세로 고관절 신전을 유도하였다. 양측 햄스트링 기시부의 약화가 확인되었기 때문에 치료사의 핸들링으로 구심성 수축 방향으로 유도하면서 대퇴사두근의 길이를 끌어내기 위해 치료사의 액와(겨드랑이)로 원심성 수축을 유도하였다. 또한 그 상태에서 좌우로의 무게중심 이동을 실시하여 중둔근군의 활성화를 도모하였다.

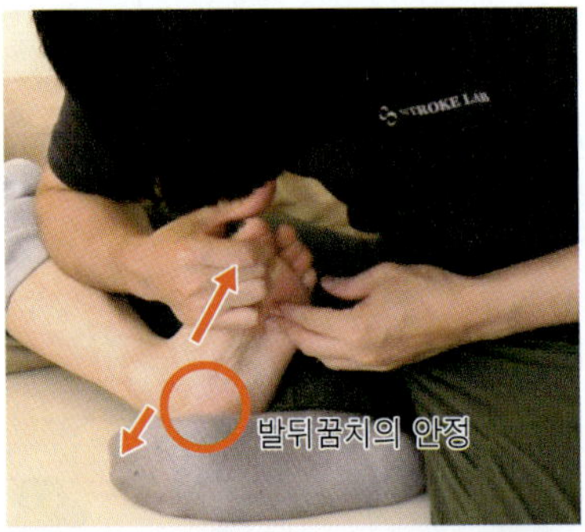

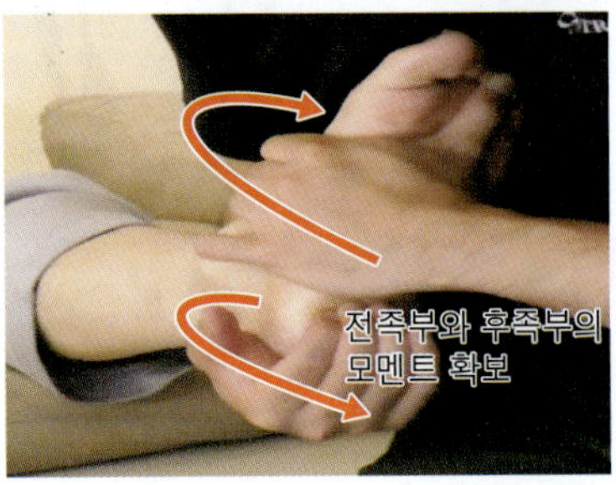

〈족저건막의 신장과 풋 코어 시스템의 구축〉

이 증례는 보행 시 마비측 한 다리 선자세에 있어서 충분한 마비측으로의 이동(transfer)이 생기지 않았다. 발바닥의 아치는 편평하였고, 하퇴삼두근이나 발내재근군은 단축되어 있었다. 따라서 풋 코어 시스템을 의식하여 발내재근을 중심으로 한 근육의 길이 확보(active subsystem)와 뼈의 가로·세로 아치의 확보(passive subsystem)를 촉진하였다. 특히 소지외전근이나 단지굴근 등의 근육 사이를 벌려내어 내측·외측의 아치를 명확히 하였다. 이때 족저근막의 단축으로 인해 종골이 끌려 올라가기 때문에 치료사의 발로 발뒤꿈치를 하방으로 스트레칭하고, 종골과 중족골 영역의 분리를 촉진하였다. 발내재근군이 단축된 제1층에서 조금씩 제2층, 제3층의 근육군이 촉지할 수 있게 되고, 골간근이나 충양근군으로의 모빌라이제이션을 촉진하면서 중족골 사이의 분리를 유도해 갔다. 이를 통해 전족부의 배측굴곡 모멘트와 후족부의 저측굴곡 모멘트를 유도하여 세로 아치의 확보와 족저건막의 장력을 끌어내어 갔다.

임상 Q & A

Q 뇌졸중 후의 한 다리 선자세에 어떤 요소가 필요합니까?

A 한 다리 선자세의 유지를 위해서는 신체 좌우의 통합과 적절한 피드포워드 자세 제어가 중요합니다. 또한 지지측의 중둔근·소둔근·대퇴근막장근·대둔근 상부섬유와 장경인대나 근막에서의 수동적 긴장이 필요합니다. 지지측의 고관절 외전 메커니즘은 CoM의 추진 이동이 가속한 후 굴곡된 다리를 끌어올리기 전에 브레이크를 거는 역할을 하고, 입각측의 중둔근과 굴곡된 다리측의 내전근은 입각종기, 흔들림의 제어, 적절한 CoM 유지에서 중요한 역할을 합니다[99](그림 6-42). Pai 등[100]은 14명의 뇌졸중 환자의 한 다리 선자세에서의 연구에서 80%가 마비측에서의 한 다리 선자세가 어려웠고, 비마비측에서는 52%가 한 다리 선자세가 어려웠다고 보고하고 있습니다. 뇌졸중 후 마비측 주동근과 길항근의 동원 또는 동시수축, 그게 아니면 비마비측 다리의 보상성 과잉활동 중 하나가 존재하는 것으로 판명되었습니다[101]. 따라서 뇌졸중 환자는 적절한 한 다리 선자세를 위한 CoM을 이동·유지할 수 없기 때문에 적절한 예측적 자세 제어가 수반되지 않아 한 다리 선자세가 어려운 경향이 있습니다. 무게중심 이동의 시작과 유지에는 양측의 근활동이 요구되지만, 무게중심 이동을 위한 마비측과 비마비측은 모두 뇌졸중 후의 영향을 받는 것으로 보고되었습니다.[99] 또한 Kim 등[102]은 마비측과 비마비측 다리의 모두에 영향을 미치는 근육 토크의 양측성 감소를 보고하고, 뇌졸중 후에 양다리 치료를 권장하고 있습니다.
위의 보고에서도 이 증례와 같이 마비측 하지뿐만 아니라 비마비측 하지의 외전·내전근군을 치료하는 것은 중요하다고 생각합니다.

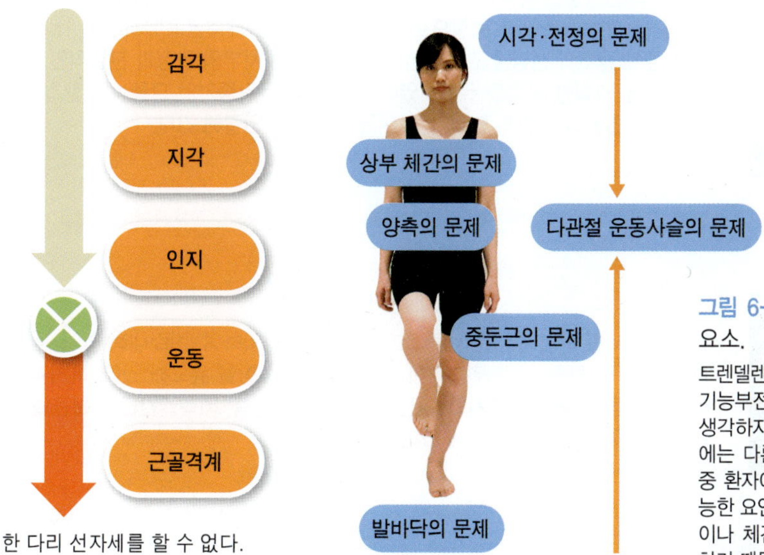

그림 6-42. 한 다리 선자세의 구성 요소.

트렌델렌버그 징후라고 하면, 중둔근의 기능부전을 생각해 내는 사람이 많다고 생각하지만, 기능부전을 일으키는 원인에는 다른 많은 요소가 있다. 특히 뇌졸중 환자에게 있어서 CoM의 이동이 불가능한 요인은 마비측, 비마비측의 문제, 발이나 체간의 문제, 감각의 문제 등 다양하기 때문에 국소가 아닌 전신을 보는 것이 중요하다.

발걸음 된 자세(step stance)의 평가와 치료

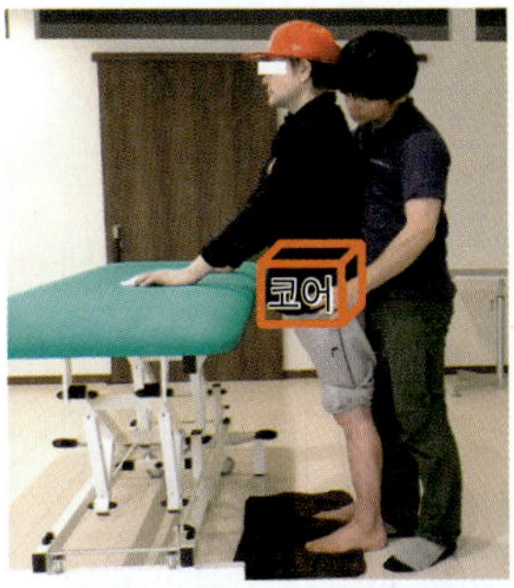

〈코어 스태빌리티의 안정〉

서 있는 자세, 한 다리 선자세에 대한 개입 후, 다시 선자세에서 족관절 전략을 유도하면서 햄스트링 기시부나 골반기저근군의 활동을 향상시켰다. 이를 통해 백스탭 시에 CoM이 하방으로 내려가지 않도록 코어 스태빌리티의 안정화를 도모하였다. 또한 비복근과 가자미근의 단축으로 인한 저측굴곡 제한이 있었기 때문에 타월로 깔판처럼 발 앞부분을 높여 족저건막의 신장을 촉진하였다. 발바닥이 안정됨으로써 고관절 내의 자유도가 증가하여 복강내압이 높아지기 쉽게 되었다.

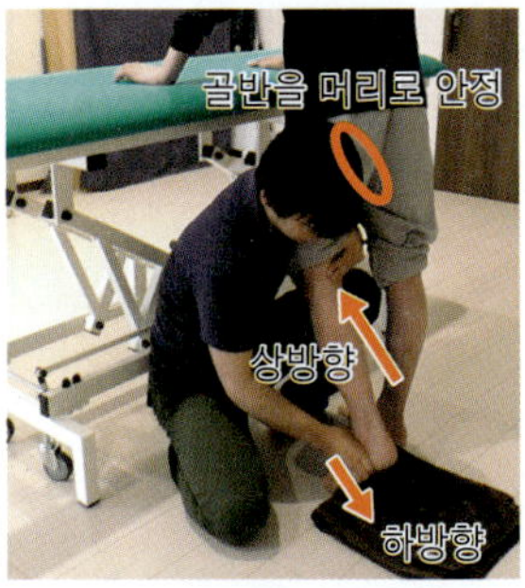

〈백스텝과 Ib 촉진〉

선자세가 안정된 단계에서 마비측 하지의 백스텝을 유도하였다. 장기간 신장되지 않은 하퇴삼두근의 신장을 도모하고, Ib 촉진을 얻을 수 있도록 촉진하였다. 적절한 하퇴삼두근의 신장을 얻을 수 있도록 치료사의 손으로 기시부(비복근)을 잡고, 종골을 바닥면으로 접지시켜 갔다(비복근 및 가자미근). 접지시킬 때에는 엄지발가락 MP관절 배측굴곡 → 중간 위치 → 발뒤꿈치 접지의 순서로 족저건막, 단모지굴근, 모지내전근 등의 신장을 유도하였다. 지면 반발력을 얻을 수 있도록 하면 Ib 촉진에 따른 저측굴곡 반응을 얻기 쉽게 되었다.

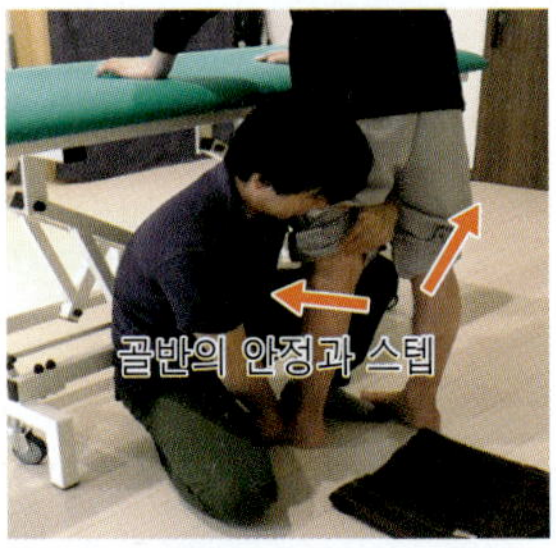

〈유각기의 제어〉

저측굴곡 반응이 얻어진 단계에서 전방으로 발 나가기를 촉진하였다. 햄스트링 기시부의 안정성은 유지하면서 원위부는 원심성 수축을 유도하였다. 또한 소지외전근을 중심으로 외측 방향으로 끌어내면서 외번·배측굴곡에서부터 Ib 억제에 따른 모듈 3의 전경골근 배측굴곡, 대퇴직근 기시부의 안정과 분절적인 고관절 굴곡을 의식한 유각을 유도하였다. 이것들을 유각종기의 모듈 4의 햄스트링 근육군의 활동과 골반의 안정화, 발뒤꿈치 접지로 연결해 갔다.

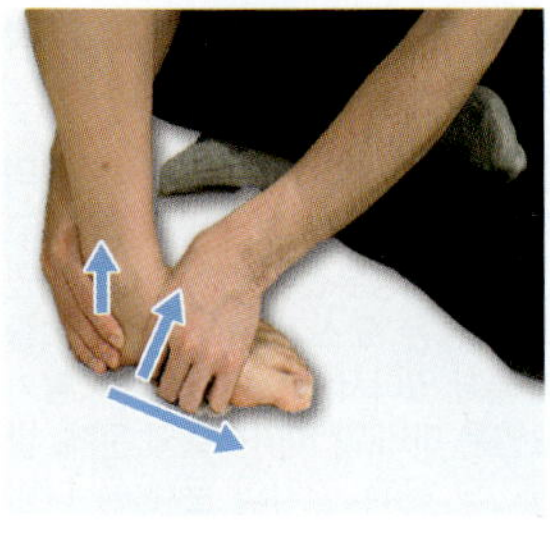

〈내측 아치의 구축〉

위에서의 세팅 장면에서 항상 풋 코어 시스템을 의식하여 주로 내측 아치·돔 형성의 확보 및 하중 시 족저건막이나 발내재근의 신장을 유도해 갔다. 특히 내측 아치의 형성에 중요한 모지외전근을 끌어내면서 장측·배측골간근의 활동을 수반하는 족관절 전략을 유도해 갔다.

임상 Q & A

Q 발끝 밀기(push-off, 발로 지면을 밀어내기)를 촉진할 수 있는 방법은 핸들링 이외에 있습니까?

A 보행에서 발끝 밀기는 입각중기에서의 충분한 체간의 신전 활동과 하중이 중요합니다. 뇌졸중 환자의 경우, 마비 외에도 지팡이에 대한 의존이나 시각적 보상 등의 다양한 요인에 의해 굴곡 자세가 되어 입각중기~후기가 저해됩니다. 그림 6-43에 일반적인 T자 지팡이 보행과 노르딕 지팡이 보행의 자세 차이를 나타냈습니다. 노르딕 지팡이 쪽이 체간 신전을 얻을 수 있고, 마비측의 휘돌림 패턴의 경감으로 이어지고 있습니다. 지팡이 외에도 보장구나 깔창(insole) 등을 검토함으로써 유각후기에서의 발끝 밀기를 개선시켜 나가는 것이 가능합니다. 운동과 안정의 균형을 개별성에 따라 적응시켜 나가는 것이 중요하고, 안정성을 너무 많이 추구하면 고정으로 이어집니다. 최근에는 지팡이나 발바닥 판에 바이오피드백 기구가 탑재되어 하중의 정보를 바이브레이션으로 전해주거나 그래프에 의한 시각화나 언어로 정보를 전해주는 도구(tool)도 개발되고 있습니다. 앞으로 보장구나 지팡이 등은 점점 더 테크놀러지가 탑재되어 갈 것으로 생각되기 때문에 기존의 것에 너무 얽매이지 않고, 항상 정보수집, 활용을 해나갈 필요가 있습니다(그림 6-44)[103].

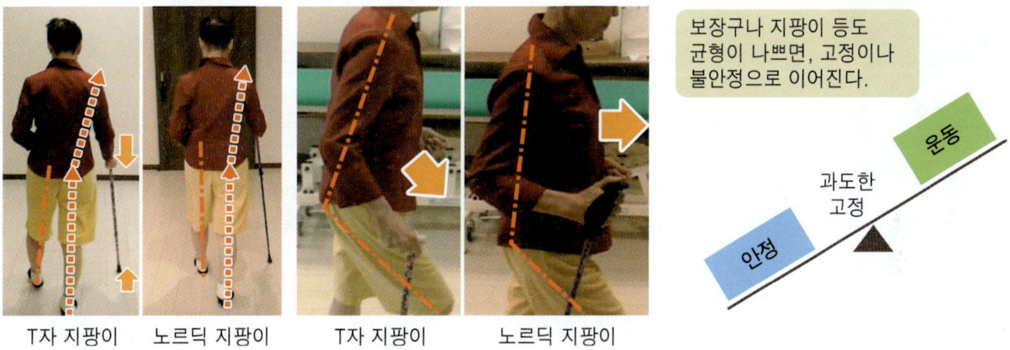

그림 6-43. T자 지팡이와 노르딕 지팡이의 차이.

뇌졸중 노르딕 동영상 검색
https://youtu.be/oFuFWbvOvv4

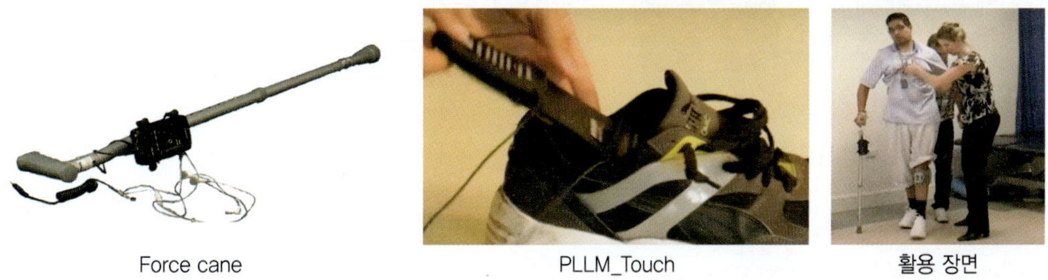

그림 6-44. 진화하는 지팡이·보장구(nCounters Australia 사).
(http://ncountersonline.com/force-cane/ 에서)

보행(주기)의 평가와 치료

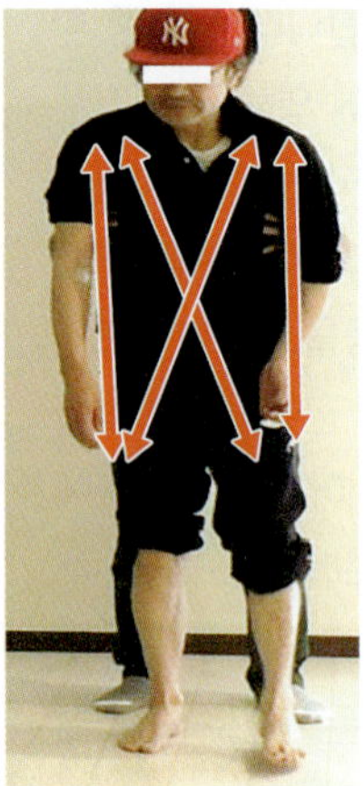

〈신체 분절 간의 커플링 유도〉

선자세에서의 CoM 이동, 족관절에서의 체성감각 정보를 얻기 쉬워진 단계에서 실제의 보행 상황에서의 개입을 늘려갔다. 보행이 되면, 체간 굴곡, 고관절 전략 우위의 보행이 되기 쉽기 때문에 체간 중추부의 핸들링 서포트를 실시하여 CoM을 들어올려 체간의 항중력 활동이 높아짐에 따라 서서히 말초로 서포트를 이행해 갔다. 또한 한쪽의 지지에 맞추어 반대측의 견갑골의 전인의 유도나 동측 상·하지의 커플링을 강조시키도록 견갑골에서 바닥면으로 압력을 가하는 다양한 자극을 보냈다.

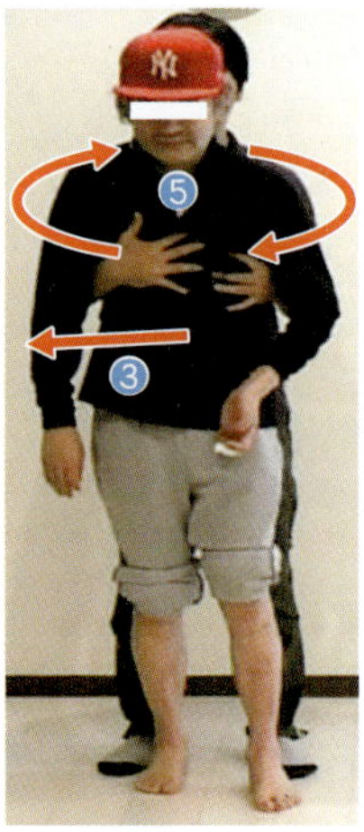

〈핸들링의 리듬·방향의 협조〉

다음으로 ❶~❺의 목적에 맞게 핸들링의 방향을 변경하였다.

❶ 입각 시에 발뒤꿈치 접지를 협조시키도록 치료사의 핸들링으로 바닥 방향으로 내리눌러 지면 반발력을 촉진한다.
❷ 입각 시 발바닥 내의 무게중심 이동을 유도하여 입각종기로의 발끝 밀기(push-off)로 연결한다.
❸ 비마비측 입각 시 측방 이동의 유도
❹ 마비측 입각 시 CoM의 전방 유도
❺ 양측 흉곽의 회전운동을 좌우 리드미컬하게 유도하고, 그에 따른 스윙의 클리어런스 유도 등

위의 ❶~❺를 상황에 맞게 그 날 획득한 구성요소(component)에 맞추어 조합하면서 실시함으로써 CPGs의 작동이나 체성감각×시각×전정의 재조정을 제어해 갔다.

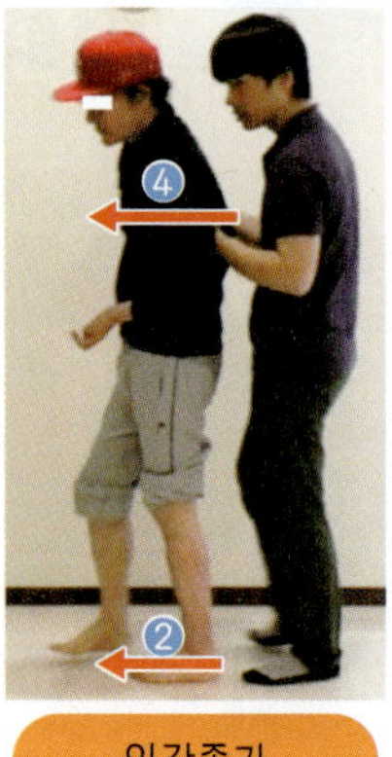

입각종기

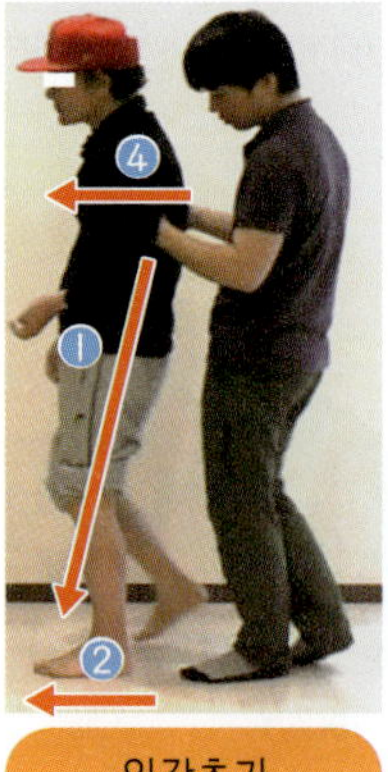

입각초기

〈모듈과 핸들링〉

입각 초~종기에서의 모듈을 의식한 핸들링을 실시. 발뒤꿈치 접지 시 지면 반발력과 모듈 1, 3 ,4의 수축을 ❶의 핸들링으로 강조하면서 발끝 밀기 시 모듈 2의 활동을 ❷의 핸들링으로 유도하였다.

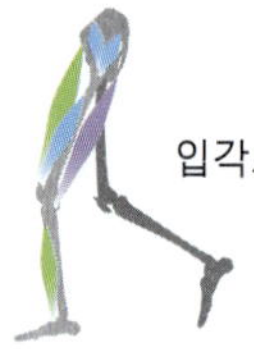

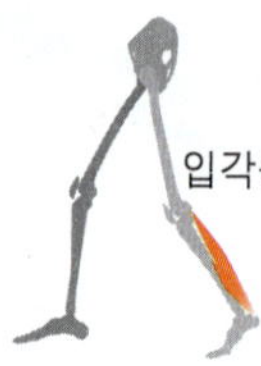

임상 Q & A

Q 보행을 전체적으로 평가하는 데 있어 어디에 포인트를 두어야 합니까?

A 보행주기 내에서 실시하는 치료에서는 정상 보행의 조건을 알아두는 것이 중요한 포인트입니다. Gage[104]는 정상 보행을 위한 5가지 조건을 제시하고 있습니다.

1. 지지 다리의 안정성 획득
2. 유각기의 클리어런스 개선
3. 유각종기의 발의 적절한 배측굴곡 준비
4. 적절한 스텝 길이를 동원할 수 있는 상태
5. 과도한 노력이 아닌 효율적인 에너지 소비

이 5가지 조건 중 하나라도 개선되지 않으면 병적 보행의 가능성이 높아지기 때문에 치료에 있어서도 이것들을 항상 염두해 두고 보행 전체를 평가해 나가는 것이 중요합니다. 보행은 전체 ⇔ 국소의 전환으로 평가해 나가는 것이 필요합니다. 보행주기의 8단계(➡ 196쪽)에 더해, 하지뿐만 아니라 상부 체간, 머리, 상지의 스윙이나 손의 상태 등도 평가하는 시점이 중요합니다. 그림 6-45는 앞서 설명한 '모듈과 핸들링'의 그림 중에서 '② 입각 시 발바닥 내의 무게중심 이동'에 대한 핸들링에서의 유도를 의식한 그림입니다. 보행 시 하중은 각 단계에 따라 그림 6-45와 같이 이동합니다. 발뒤꿈치~엄지발가락의 이동 라인에서는 수많은 기계수용기가 갖추어져 있는 것도 보고되었습니다[105].

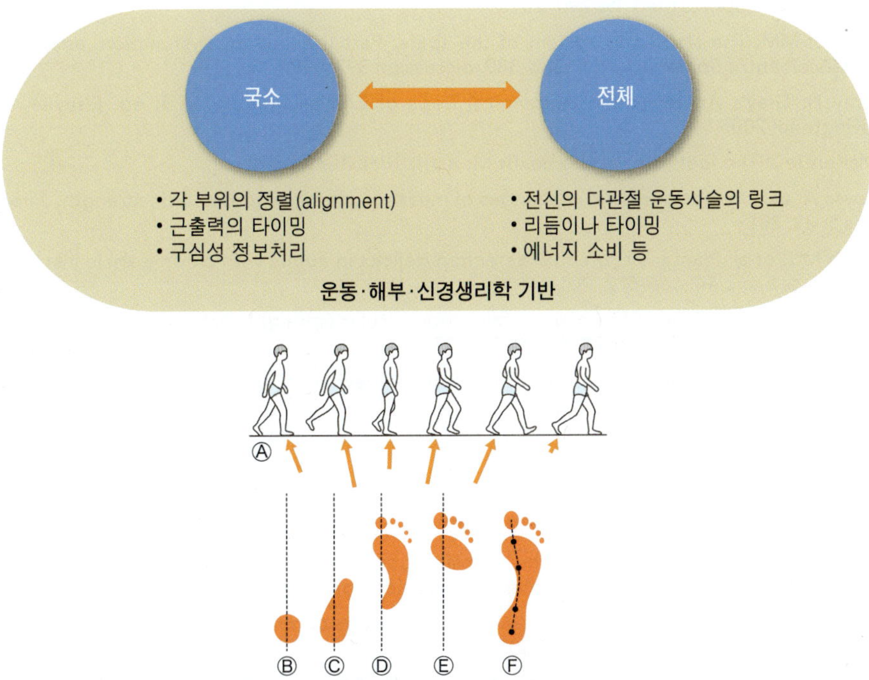

그림 6-45. 보행 시 발의 지지 기저면(BoS)의 궤적.

제 6 장 학습 포인트
☐ 보행의 개요와 각 단계의 역할을 이해한다.
☐ 해부학적·운동학적 측면을 이해한다.
☐ 신경학적 측면을 이해한다.
☐ 뇌졸중 환자의 보행 특성을 이해한다.
☐ 임상에서의 개입 아이디어를 이해한다.

참고문헌

1) Whittle MW, et al: Gait Analysis: An Introduction, 3ed, pp49-50, Butterworth-Heinemann, 2001
2) Rose J, et al (eds): Human Walking. 3rd ed, Williams & Wilkins, 2005
3) Teresa P: Physiotherapy for Children. pp39-40, Elsevier, 2007
4) Janet H, et al: Stroke Rehabilitation-Guidelines for Exercise and Training to Optimize Motor Skill. Butterworth-Heinemann, 2003
5) Lacquaniti F, et al: Patterned control of human locomotion. J Physiol 590: 2189-2199, 2012
6) Clark DJ, et al: Merging of healthy motor modules predicts reduced locomotor performance and muscle coordination complexity post-stroke. J Neurophysiol 103: 844-857, 2010
7) Kajita S, et al: Study of dynamic biped locomotion on rugged terrain-derivation and application of the linear inverted pendulum mode. In: Proceedings of the IEEE International Conference on Robotics and Automation. pp1405-1411, IEEE, 1991
8) Honda 歩行アシスト http://www.honda.co.jp/walking-assist/about/
9) Teresa P: Physiotherapy for children. pp51-52, Elsevier, 2007
10) Mann RA, et al: The initiation of gait. J Bone Joint Surg Am 61: 232-239, 1979
11) McKeon PO, et al: The foot core system: a new paradigm for understanding intrinsic foot muscle function. Br J Sports Med 49: 290, 2015
12) Panjabi MM: The stabilizing system of the spine. Part I. Function, dysfunction, adaptation, and enhancement. J Spinal Disord 5: 383-389, discussion 397, 1992
13) Gray H: Gray's Anatomy: the Anatomical Basis of Clinical Practice 39th ed. Elsevier, Churchill Livingtone, 2005
14) McKenzie J: The foot as a half-dome. Br Med J 1: 1068-1069, 1995
15) Soysa A, et al: Importance and challenges of measuring intrinsic foot muscle strength. J Foot Ankle Res 5: 29, 2012
16) Hoch MC, et al: Plantar vibrotactile detection deficits in adults with chronic ankle instability. Med Sci Sports Exerc 44: 666-672, 2012
17) Borton DC, et al: Tear of the plantar calcaneonavicular (spring) ligament causing flatfoot. A case report. J Bone Joint Surg Br 79: 641-643, 1997
18) Fuller EA: The windlass mechanism of the foot. A mechanical model to explain pathology. J Am Podiatr Med Assoc 90: 35-46, 2007
19) Søballe K, et al: Ruptured tibialis posterior tendon in a closed ankle fracture. Clin Orthop Relat Res: 140-143, 1988
20) Fiolkowski P: Intrinsic pedal musculature support of the medial longitudinal arch: an electromyography study. J Foot & Ankle Surg 42: 327-333, 2003
21) Jam B: Evaluation and retraining of the intrinsic foot muscles for pain syndromes related to abnormal control of pronation. (http://www.aptei.CoM/articles/pdf/IntrinsicMuscles.pdf)
22) Kavounoudias A, et al: Foot sole and ankle muscle inputs contribute jointly to human erect posture regulation. J Physiol 532: 869-878, 2001
23) Clemente CD: Gray's Anatomy of the Human Body, American ed, 30, pp587-590, Lea & Febiger, 1985

24) http://www.feetgenius.com/foot-problems/plantar-fasciitis-guide/

25) Jacobsen B: Medicine and Clinical Engineering. Prentice Hall, 1977

26) Zehr EP: Neural control of rhythmic human movement: the common core hypothesis. Exerc Sport Sci Rev 33: 54-60, 2005

27) Grillner S: Neurobiological bases of rhythmic motor acts in vertebrates. Science 228: 143-149, 1985

28) Brown TG: The intrinsic factors in the act of progression in the mammal. Proc Royal Soc London 84: 308-319, 1911

29) Rossignol S, et al: Locomotion of the adult chronic spinal cat and its modification by monoaminergic agonists and antagonists. In: Goldberger ME, et al (eds): Development and Plasticity of the Mammalian Spinal Cord. Padua, Italy: Fidia Research Series III, pp323-345, Liviana Press, 1986

30) Grillner S, et al: On the initiation of the swing phase of locomotion in chronic spinal cats. Brain Res 146: 269-277, 1978

31) Van de Crommert HW, et al: Neural control of locomotion: sensory control of the central pattern generator and its relation to treadmill training. Gait Posture 7: 251-263, 1998

32) Rybak IA, et al: Modelling spinal circuitry involved in locomotor pattern generation: insights from the effects of afferent stimulation. J Physiol 577(Pt2): 641-658, 2006

33) Horak FB: Postural orientation and equilibrium: what do we need to know about neural control of balance to prevent falls? Age Ageing 35(suppl 2): ii7-ii11, 2006

34) http://www.thechilddevelopmentcentre.com/

35) Chan CWY, et al: The 'late' electromyographic response to limb displacement in man. II. Sensory origin. Electroencephalogr Clin Neurophysiol 46: 182-188, 1979

36) Jurgens U, et al: The efferent and afferent connections of the supplementary motor area. Brain Research 300: 63-81, 1984

37) Horak FB, et al: The effects of movement velocity, mass displaced, and task certainty on associated postural adjustments made by normal and hemiplegic individuals. J Neurol Neurosurg Psychiatry 47: 1020-1028, 1984

38) Jacobs JV, et al: Cortical control of postural responses. J Neural Transm(Vienna) 114: 1339-1348, 2007

39) Capaday C, et al: Studies on the corticospinal control of human walking. I. Responses to focal transcranial magnetic stimulation of the motor cortex. J Neurophysiol 81: 129-139, 1999

40) la Fougère C, et al: Real versus imagined locomotion: a [18F]-FDG PET-fMRI comparison. Neuroimage 50: 1589-1598, 2010

41) Grillner S, et al: Control of locomotion in bipeds, tetrapods, and fich. In: Handbook of Physiology: the Nervous System II. pp1179-1236, Bethesda, American Physiological Society, 1979

42) Beyaert C, et al: Gait post-stroke: pathophysiology and rehabilitation strategies: Neurophysiol Clin 45: 335-355, 2015

43) Cullen KE, et al: The vestibular system: multimodal integration and encoding of self-motion for motor control. Trends Neurosci 35: 185-196, 2012

44) Drew T, et al: Cortical and brainstem control of locomotion. Prog Brain Res 143: 251-261, 2004

45) Schepens B, et al: Neurons in the pontomedullary reticular formation signal posture and movement both as an integrated behavior and independently. J Neurophysiol 100: 2235-2253, 2008

46) Takakusaki K, et al: Forebrain control of locomotor behaviors. Brain Res Rev 57: 192-198, 2008

47) Mori S, et al: Controlled locomotion in the mesencephalic cat: distribution of facilitatory and inhibitory regions within pontine tegmentum. J Neurophysiol 41: 1580-1591, 1978

48) Mori S, et al: Contribution of postural muscle tone to full expression of posture and locomotor movements: multi-faceted analyses of its setting brainstem-spinal cord mechanisms in the cat. JPN J Physiol 39: 785-809, 1988

49) Allen JL, et al: Step length asymmetry is representative of compensatory mechanisms used in post-stroke hemiparetic walking. Gait Posture 33: 538-543, 2011

50) Allen JL, et al: Three-dimensional modular control of human walking. J Biomech 45: 2157-2163, 2012

51) Milot MH, et al: Muscular utilization of the plantarflexors, hip flexors and extensors in persons with hemiparesis walking at self-selected and maximal speeds. J Electromyogr Kinesiol 17: 184-193, 2007

52) Cappellini G, et al: Migration of motor pool activity in the spinal cord reflects body mechanics in human locomotion. J Neurophysiol 104: 3064-3073, 2010

53) Bowden MG, et al: Anterior-posterior ground reaction forces as a measure of paretic leg contribution in hemiparetic walking. Stroke 37: 872-876, 2006

54) Kuo AD: Dynamic principles of gait and their clinical implications. Phys Ther 90: 157-174, 2010

55) Wong AM, et al: Foot contact pattern analysis in hemiplegic stroke patients: an implication for neurologic status determination. Arch Phys Med Rehabil 85: 1625-1630, 2004

56) Olney SJ, et al: Multivariate examination of data from gait analysis of persons with stroke. Phys Ther 78: 814-828, 1998

57) Kaczmarczyk K, et al: Gait classification in post-stroke patients using artificial neural networks. Gait Posture 30: 207-210, 2009

58) Kinsella S, et al: Gait pattern categorization of stroke participants with equinus deformity of the foot. Gait Posture 27: 144-151, 2008

59) Kim CM, et al: Magnitude and pattern of 3D kinematic and kinetic gait profiles in persons with stroke: relationship to walking speed. Gait Posture 20: 140-146, 2004

60) Mulroy S, et al: Use of cluster analysis for gait pattern classification of patients in the early and late recovery phases following stroke. Gait Posture 18: 114-125, 2003

61) De Quervain IA, et al: Gait pattern in the early recovery period after stroke. J Bone Joint Surg Am 10: 1506-1514, 1996

62) Laurent G, et al: Claw toes in hemiplegic patients after stroke. Ann Phys Rehabil Med 53: 77-85, 2010

63) Fong DT, et al: Greater toe grip and gentler heel strike are the strategies to adapt to slippery surface. J Biomech 41: 838-844, 2008

64) Eng JJ, et al: Kinetic analysis of the lower limbs during walking: what information can be gained from a three-dimensional model? J Biomech 28: 753-758, 1995

65) Chen G, et al: Gait differences between individuals with post-stroke hemiparesis and non-disabled controls at matched speeds. Gait Posture 22: 51-56, 2005

66) Cruz TH, et al: Biomechanical impairments and gait adaptations post-stroke: multi-factorial associations. J Biomech 42: 1673-1677, 2009

67) Johansson GM, et al: Assessment of arm movements during gait in stroke ; the Arm Posture Score. Gait Posture 40: 549-555, 2014

68) Bruijn SM, et al: Coordination of leg swing, thorax rotations, and pelvis rotations during gait: the organisation of total body angular momentum. Gait Posture 27: 455-462, 2008

69) Hacmon RR, et al: Deficits in intersegmental trunk coordination during walking are related to clinical balance and gait function in chronic stroke. J Neurol Phys Ther 36: 173-181, 2012

70) Clark DJ, et al: Merging of healthy motor modules predicts reduced locomotor performance and muscle coordination complexity post-stroke. J Neurophysiol 103: 844-857, 2010

71) Garland SJ, et al: Muscle activation patterns and postural control following stroke. Motor Control 13: 387-411, 2009

72) Higginson JS, et al: Muscle contributions to support during gait in an individual with post-stroke hemiparesis. J Biomech 39: 1769-1777, 2006

73) Bowden MG, et al: Anterior-posterior ground reaction forces as a measure of paretic leg contribution in hemiparetic walking. Stroke 37: 872-876, 2006

74) Schmid S, et al: Secondary gait deviations in patients with and without neurological involvement: a systematic review. Gait Posture 37: 480-493, 2013

75) Chen G, et al: Gait differences between individuals with post-stroke hemiparesis and non-disabled controls at matched speeds. Gait Posture 22: 51-56, 2005

76) Gale SD, et al: Neuroimaging predictors of stroke outcome: implications for neurorehabilitation. NeuroRehabilitation 31: 331-344, 2012

77) Jang SH, et al: Functional role of the corticoreticular pathway in chronic stroke patients. Stroke 44: 1099-1104, 2013

78) Brunnström S: Movement Therapy in Hemiplegia: A Neuropsychological Approach. Harper and Row, 1970

79) Wissel J, et al: Toward an epidemiology of poststroke spasticity. Neurology 80: S13-S19, 2013

80) Welmer AK, et al: Hemiplegic limb synergies in stroke patients. Am J Phys Med Rehabil 85: 112-119, 2006

81) Drew T, et al: Cortical and brainstem control of locomotion. Prog Brain Res 143: 251-261, 2004

82) Li S, et al: New insights into the pathophysiology of post-stroke spasticity. Front Hum Neurosci 9: 192, 2015

83) Miller DM, et al: Asymmetries in vestibular evoked myogenic potentials in chronic stroke survivors with spastic hypertonia: evidence for a vestibulospinal role. Clin Neurophysiol 125: 2070-2078, 2014

84) Denny-Brown D: The cerebral control of movement. p222, Liverpool University Press, 1966

85) Gracies JM: Pathophysiology of spastic paresis, I: Paresis and soft tissue changes. Muscle Nerve 31: 535-571, 2005

86) Peterson DS, et al: Neural control of walking in people with parkinsonism. Physiology (Bethesda) 31: 95-107, 2016

87) vHendrickson J, et al: Relationship between asymmetry of quiet standing balance control and walking post-stroke. Gait Posture 39: 177-181, 2014

88) Maurer C: A new interpretation of spontaneous sway measures based on a simple model of human postural control. J Neurophysiol 93: 189-200, 2004

89) Lamontagne A: Coactivation during gait as an adaptive behavior after stroke. J Electromyogr Kinesio 10: 407-415, 2000

90) Clifford AM, et al: Postural control in healthy individuals. Clin Biomech (Bristol, Avon) 25: 546-551, 2010

91) Hertel J: Functional Anatomy, Pathomechanics, and Pathophysiology of Lateral Ankle Instability. J Athl Train 37: 364-375, 2002

92) Ekman LL: Neuroscience: Fundamentals for Rehabilitation. 3rd ed, pp200-201, Saunders, 2007

93) Dietz V: Proprioception and locomotor disorders. Nat Rev Neurosci 3: 781-790, 2002

94) 原　寛美：脳卒中運動麻痺回復可塑性理論とステージ理論に依拠したリハビリテーション. 脳神経外科ジャーナル 21: 516-526, 2012

95) Di Pino G: Modulation of brain plasticity in stroke: a novel model for neurorehabilitation. Nat Rev Neurol 10: 597-608, 2014

96) Goldstein LB: Restorative neurology. Robert H, et al(eds): Neurosurgery, 2nd ed, pp459-460, McGraw-Hill (Tx), 1996

97) Stoquart G, et al: The reasons why stroke patients expend so much energy to walk slowly. Gait Posture 36: 409-413, 2012

98) Dutton M: Physical Therapist Assistant Exam Review Guide. pp449-450, Jones & Bartlett Pub, 2011

99) Pai YC: Patterns of muscle activation accompanying transitions in stance during rapid leg flexion. J Electromyogr Kinesiol 3: 149-156, 1993

100) Pai YC, et al: Alterations in weight-transfer capabilities in adults with hemiparesis. Phys Ther 74: 647-657, 1994

101) Kirker SG, et al: Changing patterns of postural hip muscle activity during recovery from stroke. Clin Rehabil 14: 618-626, 2000

102) Kim CM, et al: The relationship of lower-extremity muscle torque to locomotor performance in people with stroke. Phys Ther 83: 49-57, 2003

103) http://ncountersonline.com/force-cane/. Accessed February 19, 2018

104) Gage JR (ed): The Treatment of Gait Problems in Cerebral Palsy. Mac Keith Press, 2004

105) Lowrey CR: Cooling reduces the cutaneous afferent firing response to vibratory stimuli in glabrous skin of the human foot sole. J Neurophysiol 109: 839-850, 2013

부록 1
항중력 위치(upright position)의 포인트

자세 평가

선자세에서의 전방 평가: 상반신

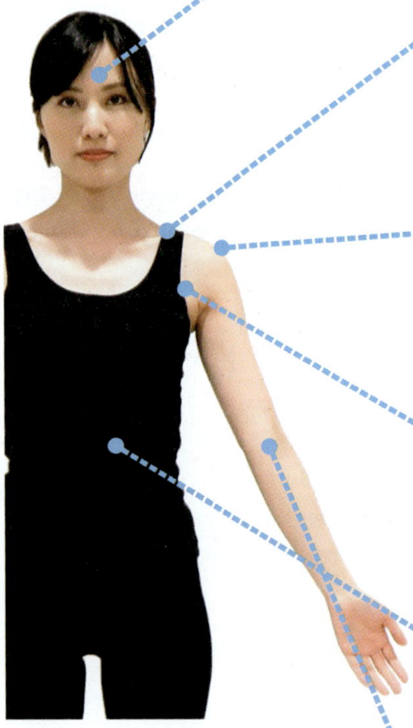

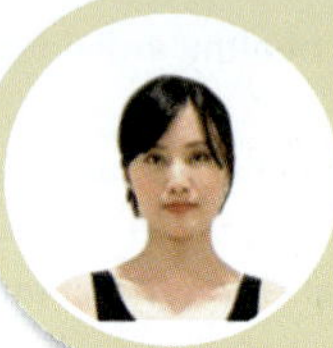

❶ 머리의 위치

평가: 측방굴곡·회전의 비대칭성 정도
임상 예: 한 측으로의 측방굴곡은 CoM 편위를 초래하고, 반대측 하중에 대한 불충분함을 유발한다.

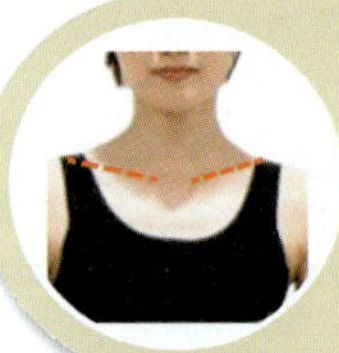

❷ 쇄골의 정렬

평가: 거상·하강의 좌·우차 및 정도
임상 예: 머리의 측방굴곡과 연동하여 거상측 쇄골 주위 근육은 과도한 근활동을 수반하기 쉽다.

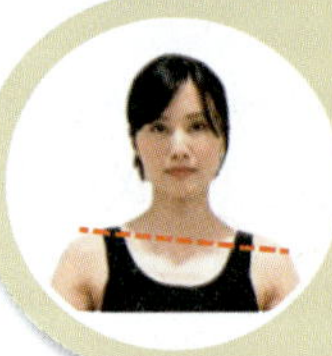

❸ 견봉의 높이

평가: 거상·하강의 좌·우차 및 정도
임상 예: ❶, ❷와 연동하여 거상측의 어깨 주위 근육은 과도한 근활동을 수반하기 쉽다.

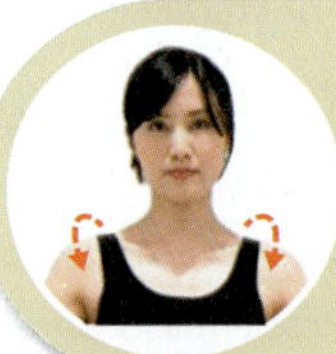

❹ 견갑골의 전·후방경사

평가: 어깨 주변의 전후 돌출의 정도
임상 예: 상부 체간(흉추)와 연동하여 굴곡 자세를 보일 경우, 견관절 전면 근육군에 이끌려 전방경사 위치를 취한다.

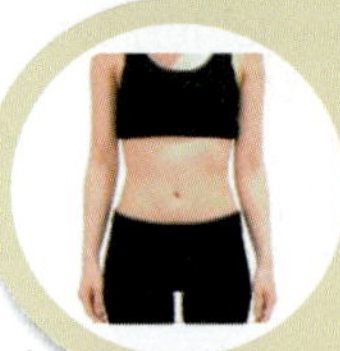

❺ 흉곽의 정렬

평가: 거상·회전의 좌·우차 및 정도
임상 예: 한 측 흉곽(늑골)의 거상은 반대측으로의 회전을 나타내고, 골반 사이와의 비틀림을 발생시켜 효율적인 자세·근육의 사슬 활동을 저해한다.

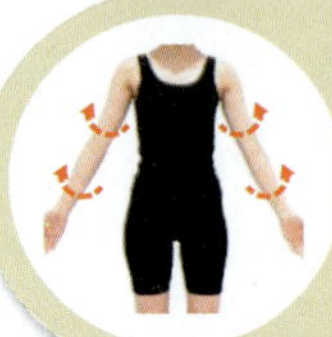

❻ 상지의 정렬

평가: 내·외회전, 내·외전, 굴곡·신전의 정도
임상 예: 위의 포인트와 연동하여 견갑골 전방경사·상부 체간 굴곡 경향을 보일 경우, 상지는 내회전·굴곡의 패턴을 나타내기 쉽다.

자세 평가

선자세에서의 전방 평가: 하반신

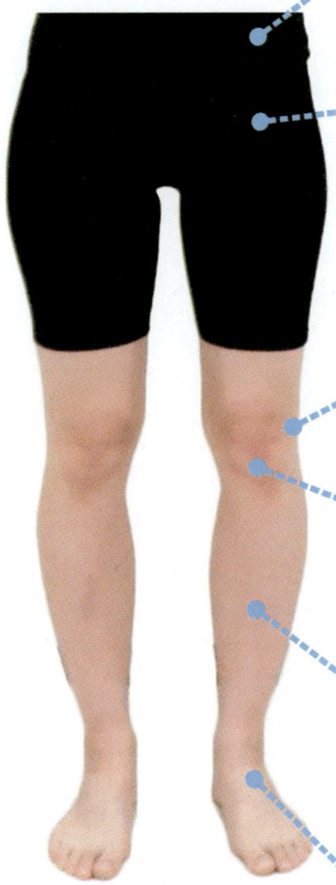

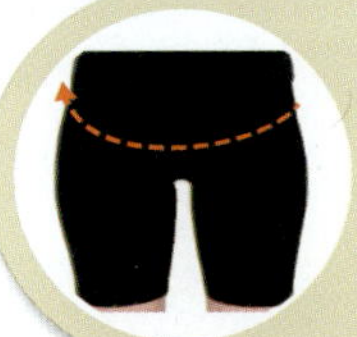

① 골반의 정렬

평가: 회전·경사의 좌·우차 및 정도

임상 예: 한 측으로의 편위된 회전·경사는 적절한 고관절의 기능을 저해하고, 지면 반발력 정보를 상반신으로 파급시키는 것을 어렵게 한다.

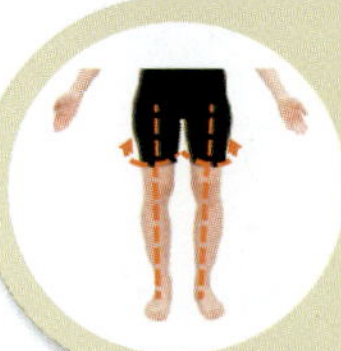

② 고관절의 정렬

평가: 골반에 대한 내·외회전, 내·외전, 굴곡·신전

임상 예: 외견상은 외회전 위치를 가진 것처럼 보이지만, 동측으로의 골반 회전을 수반하는 경우에는 상대적으로 내회전 위치를 가지는 경우도 있다.

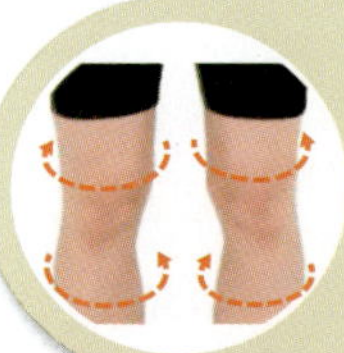

③ 슬관절의 정렬

평가: 대퇴·하퇴 간의 비틀림, 굴곡·신전의 정도

임상 예: 하퇴에 대해 대퇴가 내회전 경향이 강한 경우, 슬관절은 내측으로 흔들리고 보상적으로 반장슬을 나타내는 경우가 있다.

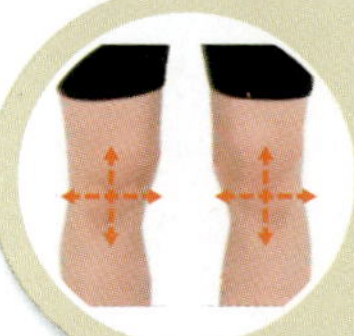

④ 슬개골의 정렬

평가: 상하방·내외측방의 정도

임상 예: ③과 연동하여 대퇴가 내회전하여 반장슬 경향을 나타내는 경우, 슬개골은 상방이고 외측으로 편위를 나타낸다.

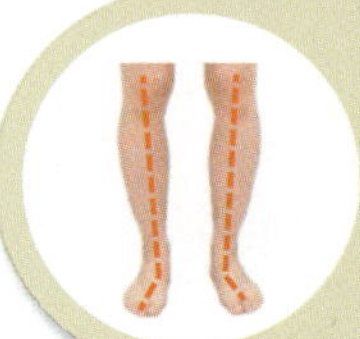

⑤ 하퇴의 정렬

평가: 발에 대한 하퇴의 내·외회전 정도

임상 예: 외회전 경향을 강하게 나타낼 경우, 발 외측부로의 하중이 강해지고, 과도한 발 아치의 형성을 초래할 수 있다.

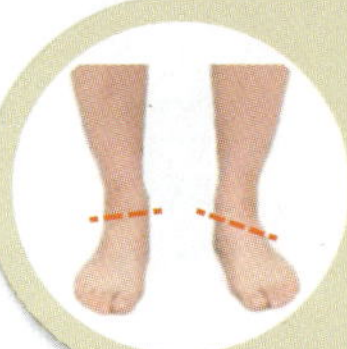

⑥ 족관절·발의 정렬

평가: 종골 접지의 위치, 내·외복사의 높이

임상 예: ⑤와 연동하여 과도한 발 아치가 형성되어 있는 경우, 종골은 회외하여 지지 기저면과 접지한다.

자세 평가

선자세에서의 후방 평가: 상반신

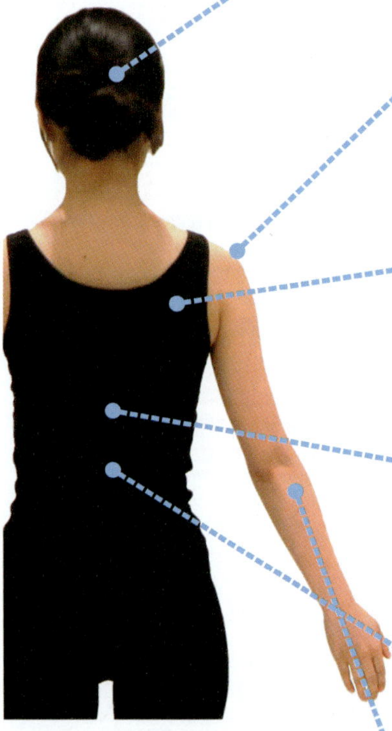

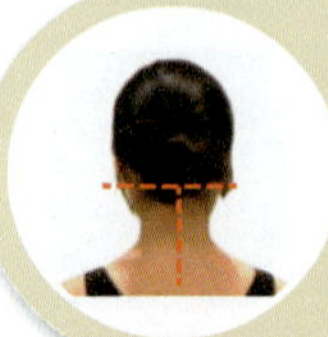

❶ 머리의 위치

평가: 측방굴곡·회전의 비대칭성 정도
임상 예: 한 측으로의 측방굴곡은 CoM 편위를 초래하고, 반대측 하중에 대한 불충분함을 유발한다.

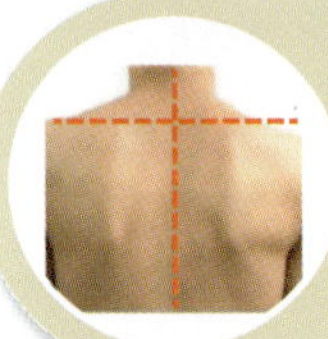

❷ 견봉의 높이

평가: 거상·하강의 좌·우차 및 정도
임상 예: ❶과 연동하여 거상측 어깨 주위 근육은 과도한 근활동을 수반하면서 CoM 편위를 유발한다.

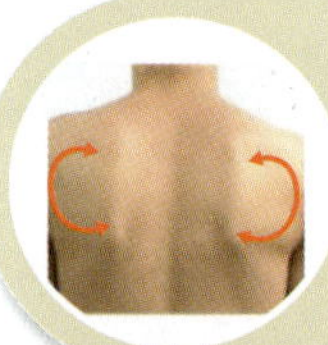

❸ 견갑골의 정렬

평가: 거상·하강, 내·외전, 내·외회전의 정도
임상 예: 상부 체간이 굴곡 경향을 보이는 경우, 견갑골은 전면 근육군에 이끌려 전방경사·외전으로 가며, 상지 정렬에도 영향을 미친다.

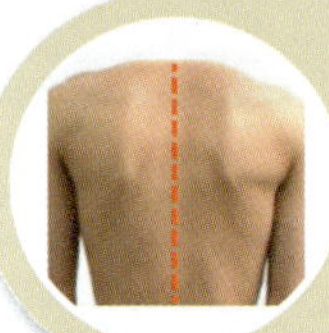

❹ 척주의 정렬

평가: 굴곡·신전, 회전, 측방굴곡의 정도
임상 예: 상부 체간의 굴곡 자세가 지체되어 있는 경우, 척주근의 불활성이 두드러져 견갑골의 정렬 불량에 영향을 미친다.

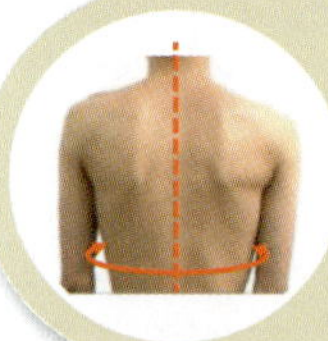

❺ 흉곽의 정렬

평가: 거상·회전의 좌·우차 및 정도
임상 예: 한 측 흉곽(늑골)의 거상은 반대측으로의 회전을 나타내고, 골반 사이와의 비틀림을 발생시켜 효율적인 자세·근육의 사슬 활동을 저해한다.

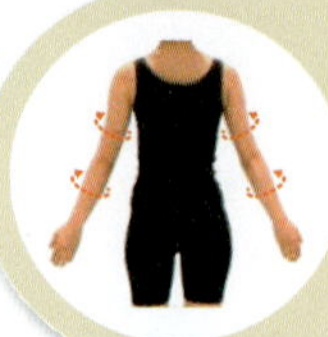

❻ 상지의 정렬

평가: 내·외회전, 내·외전, 굴곡·신전의 정도
임상 예: 위의 포인트와 연동하여 견갑골 전방경사·상부 체간 굴곡 경향을 보일 경우, 상지는 내회전·굴곡의 패턴을 나타내기 쉽다.

자세 평가

선자세에서의 후방 평가: 하반신

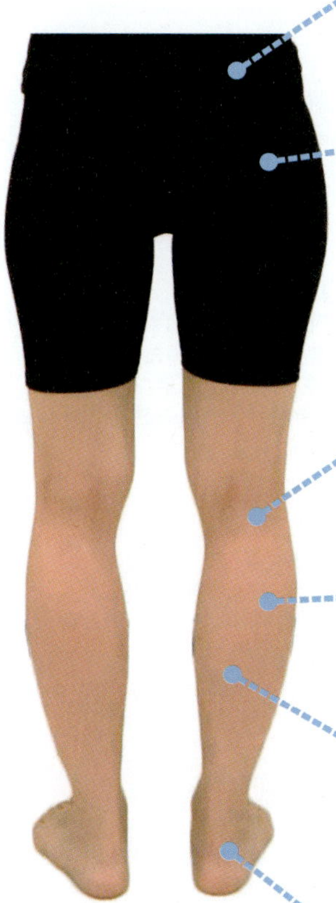

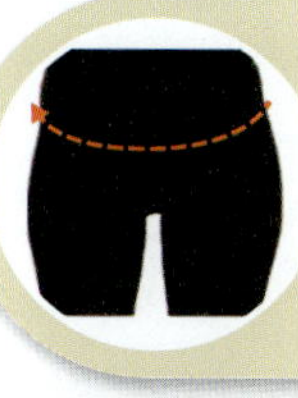

❶ 골반의 정렬

평가: 회전 · 경사의 좌·우차 및 정도
임상 예: 한 측으로의 편위된 회전·경사는 적절한 고관절의 기능을 저해하고, 지면 반발력 정보를 상반신으로 파급시키는 것을 어렵게 한다.

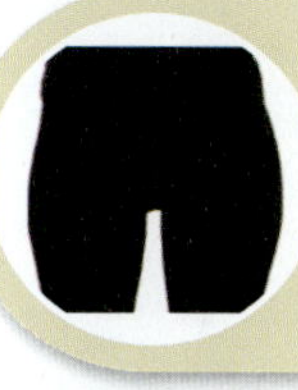

❷ 고관절 주위근의 활동

평가: 둔부의 주름, 대퇴 둘레의 좌우차
임상 예: 한 측으로의 골반 회전·경사가 과도한 경우, 둔근·햄스트링의 불활성화가 두드러져 골반의 측방으로의 흔들림을 유발한다.

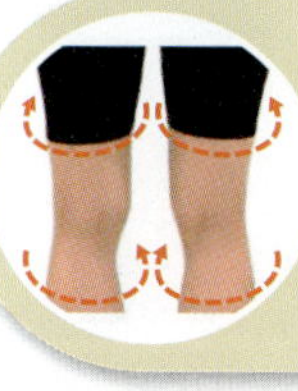

❸ 슬관절의 정렬

평가: 대퇴 · 하퇴 간의 비틀림, 굴곡·신전의 정도
임상 예: 하퇴에 대해 대퇴가 내회전 경향이 강한 경우, 슬관절은 내측으로 흔들리고 보상적으로 반장슬을 나타내는 경우가 있다.

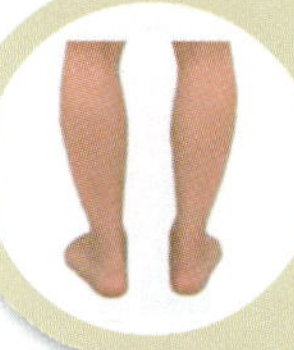

❹ 하퇴근의 활동

평가: 하퇴에서의 근팽창부의 좌우차
임상 예: ❶, ❷와 연동하여 적절한 고관절 기능이 작동하지 않는 경우, 보상적 전략으로서 동측의 하퇴근 활동을 과도하게 사용하여 팽창한다.

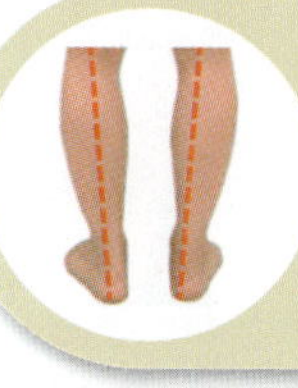

❺ 하퇴의 정렬

평가: 발에 대한 하퇴의 내·외회전 정도
임상 예: 내회전 경향을 강하게 나타낼 경우, 발내재근에 대한 부하가 커져 발 아치의 파탄을 초래할 가능성이 있다.

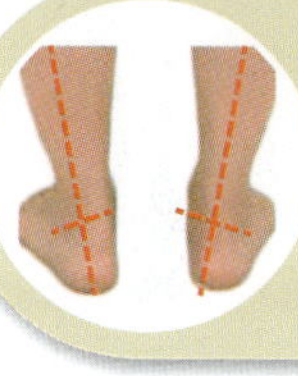

❻ 족관절·발의 정렬

평가: 종골 접지의 위치, 내·외복사의 높이
임상 예: ❺와 연동하여 과도한 발 아치가 파탄 나 무너지는 경우, 종골은 회내하여 지지 기저면과 접지한다.

자세 평가

선자세에서의 측방 평가: 상반신

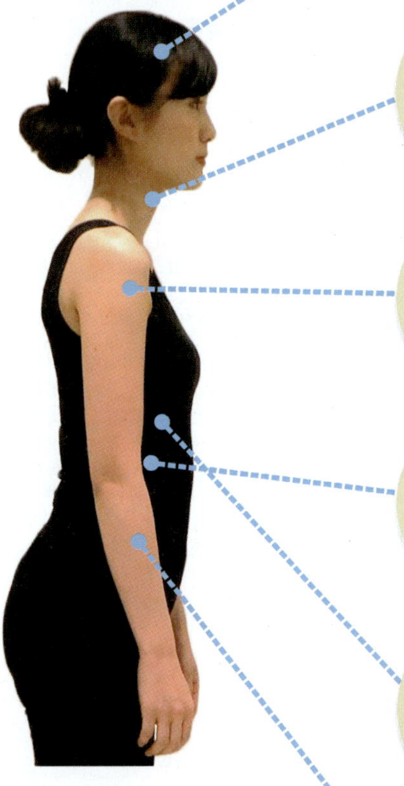

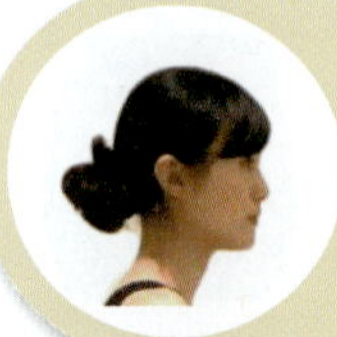

❶ 머리의 위치

평가: 굴곡·신전의 정도

임상 예: 상부 체간의 과도한 굴곡은 두경부의 신전을 유발하고, 상부 체간의 과도한 신전은 두경부의 굴곡을 유발한다.

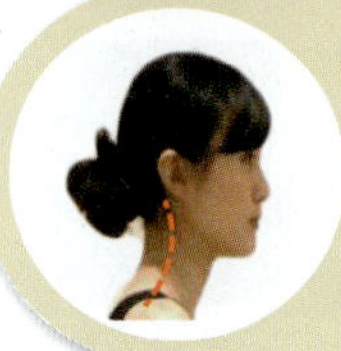

❷ 경추의 정렬

평가: 흉추에 대한 경추의 굴곡·신전

임상 예: 머리 위치와 연동하여 흉추의 굴곡은 경추의 신전을 흉추의 신전은 경추의 굴곡을 유발하여 머리 정렬에 영향을 미친다.

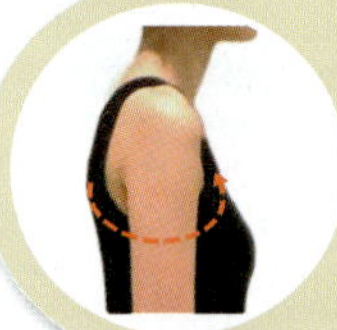

❸ 견갑골의 정렬

평가: 견갑골에 대한 상완골의 내·외회전

임상 예: 굴곡 경향의 자세에 따라 견갑골이 외전·전방경사로 이끌려진 경우, 전면 근육군의 영향을 받아 상완골은 내회전 경향을 보인다.

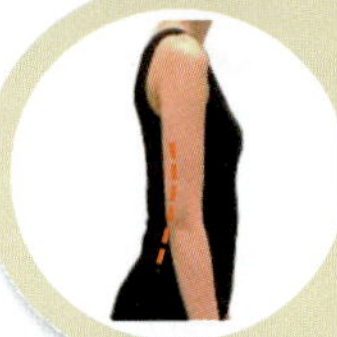

❹ 흉요추의 정렬

평가: 하부 흉추와 요추의 굴곡·신전

임상 예: 코어 근육 등의 체간 근육군의 불균형이 수반될 경우, 복강내압을 높이지 못하고 복부가 전방으로 빠져 요추 지지에 의존한다.

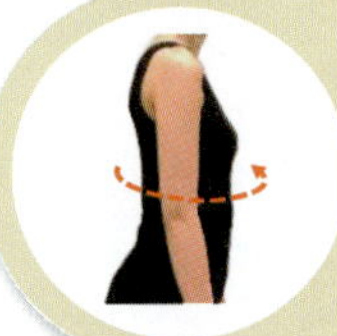

❺ 흉곽의 정렬

평가: 거상·회전의 좌·우차 및 정도

임상 예: 한 측 흉곽(늑골)의 거상은 반대측으로의 회전을 나타내고, 골반 사이와의 비틀림을 발생시켜 효율적인 자세·근육의 사슬 활동을 저해한다.

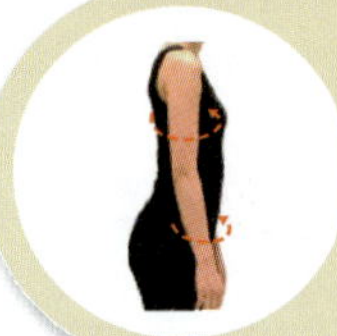

❻ 상지의 정렬

평가: 내·외회전, 내·외전, 굴곡·신전의 정도

임상 예: 위의 포인트와 연동하여 견갑골 전방경사·상부 체간 굴곡 경향을 보일 경우, 상지는 내회전·굴곡의 패턴을 나타내기 쉽다.

자세 평가

선자세에서의 측방 평가: 하반신

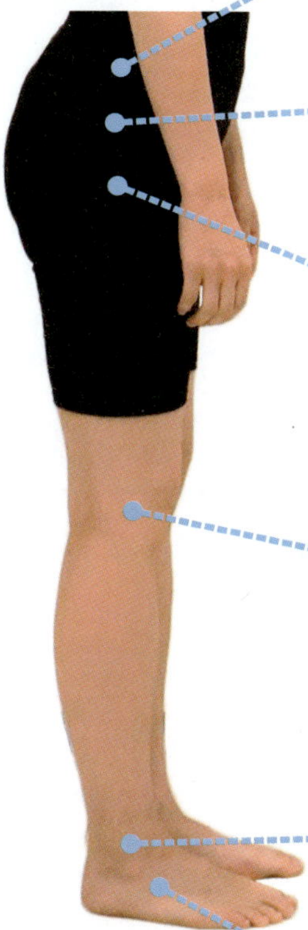

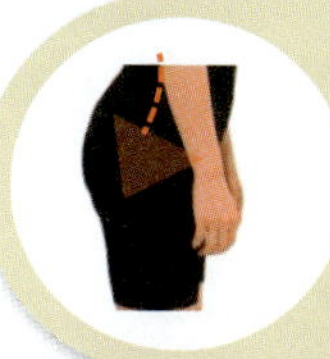

❶ **요추 · 골반 간 정렬**

평가: 골반에 대한 요추의 굴곡·신전

임상 예: 골반의 과도한 전방경사를 수반한 경우, 요추는 연동되어 신전 경향을 나타내 골성 지지에 의존하기 쉬워지고, 복부근 활동은 저하를 초래한다.

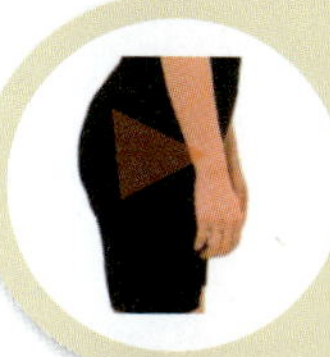

❷ **골반의 정렬**

평가: 요추에 대한 골반의 전·후방경사

임상 예: 복부근 활동의 저하에 따른 요추 과신전은 골반의 과도한 전방경사를 유발하고, 요추의 골성 지지의 영향으로 고관절 기능은 저하된다.

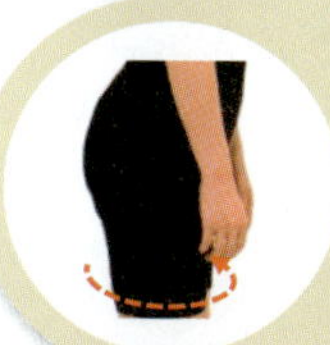

❸ **고관절의 정렬**

평가: 골반에 대한 굴곡·신전, 내·외전, 내·외회전

임상 예: 골반이 후방경사 경향을 보이는 경우, 고관절은 외회전 경향을 취하고, 둔근막·대퇴근막장근을 합한 외측 조직 의존의 자세 유지를 취한다.

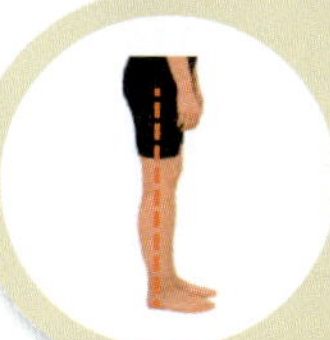

❹ **슬관절의 정렬**

평가: 굴곡·신전, 고관절·족관절과의 무게 중심선의 관계

임상 예: 위와 연동하여 요추 과신전·골반의 과도한 전방경사를 보일 경우, 고관절 수직선에 대해 슬관절은 후방에 위치하고, 반장슬 경향을 취한다.

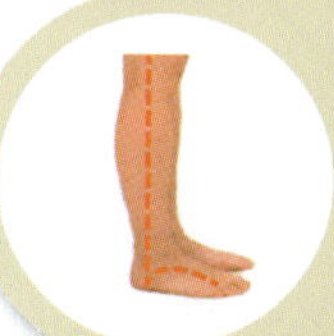

❺ **족관절의 정렬**

평가: 하퇴에 대한 저측·배측굴곡의 정도

임상 예: 위와 연동하여 고관절 수직선의 후방에 슬관절이 위치할 경우, 반장슬을 나타내고, 하퇴에 대해 족관절은 저측 굴곡을 나타낸다.

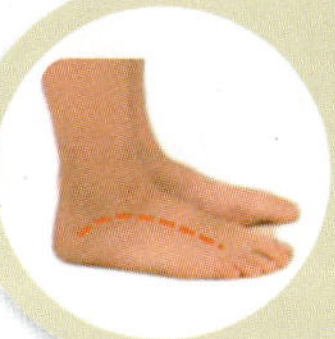

❻ **발의 정렬**

평가: 발가락 굴곡·신전, 아치 형성의 정도

임상 예: CoM이 측방으로 가며, 하중이 발바닥 외측부에 집중될 경우, 협소화한 지지 기저면을 보상하기 위해 발가락 굴곡을 강하게 한다.

앉은자세에서의 전방·후방 평가

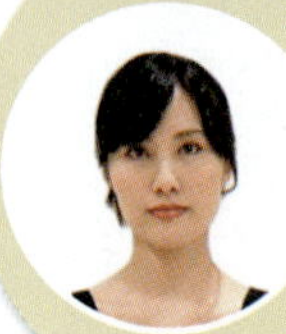

❶ **머리의 위치**

평가: 측방굴곡·회전의 비대칭성
임상 예: 한 측으로의 측방굴곡은 CoM 편위를 초래하고, 반대측 하중에 대한 불충분함을 유발한다.

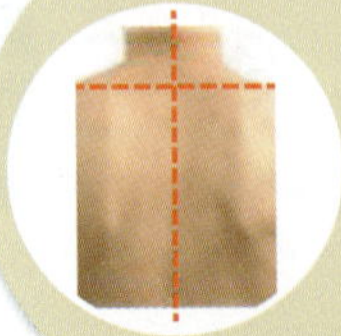

❷ **견봉의 높이**

평가: 거상·하강의 좌우차
임상 예: 머리 위치와 연동하여 거상측 어깨 주위 근육은 과도한 근활동을 수반하기 쉽다.

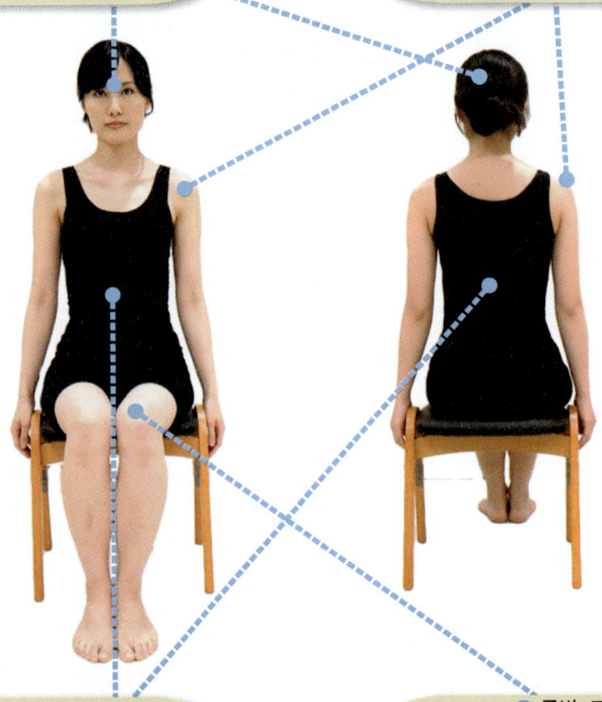

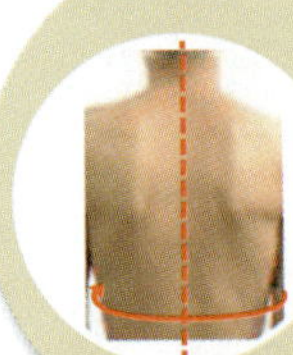

❸ **흉곽의 정렬**

평가: 거상·회전의 좌우차
임상 예: 한 측 흉곽(늑골)의 거상은 반대측으로의 회전을 나타내고, 골반 사이와의 비틀림을 발생시켜 효과적인 자세·근육의 사슬 활동을 저해한다.

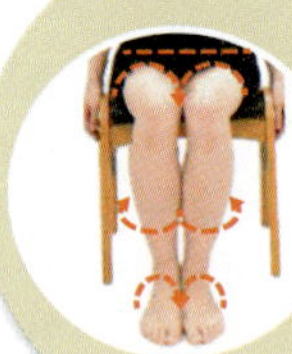

❹ **골반·고관절·슬관절·족관절의 위치**

평가: 인접한 관절 간의 굴곡·신전, 내·외회전, 내·외전, 저측·배측굴곡
임상 예: 현저한 골반 후방경사를 보이는 경우, 대퇴·하퇴 모두 외회전으로 유도되며, 발바닥 하중은 외측으로 편위한다.

자세 평가

앉은자세에서의 측방 평가

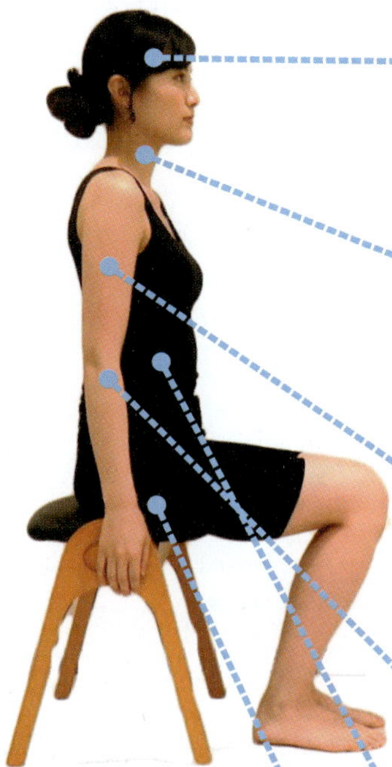

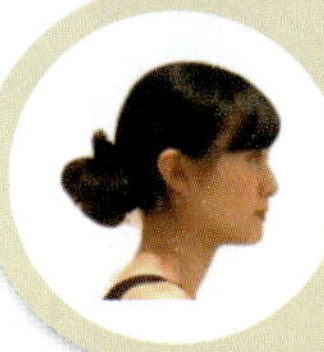

❶ 머리의 위치

평가: 측방굴곡·회전의 비대칭성 정도
임상 예: 한 측으로의 측방굴곡은 CoM 편위를 초래하고, 반대측 하중에 대한 불충분함을 유발한다.

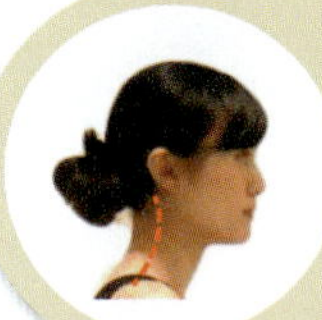

❷ 경추의 정렬

평가: 흉추에 대한 경추의 굴곡·신전
임상 예: 머리 위치와 연동하여 흉추의 굴곡은 경추의 신전을, 흉추의 신전은 경추의 굴곡을 유발하여 머리 정렬에 영향을 미친다.

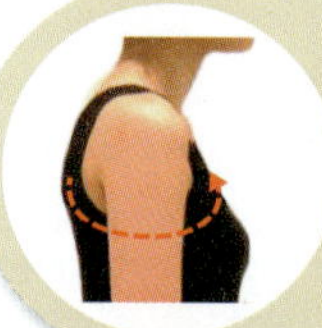

❸ 견관절의 정렬

평가: 견갑골에 대한 상완골의 내·외회전
임상 예: 굴곡 경향의 자세에 따라 견갑골이 외전·전방경사로 이끌려진 경우, 전면 근육군의 영향을 받아 상완골은 내회전 경향을 보인다.

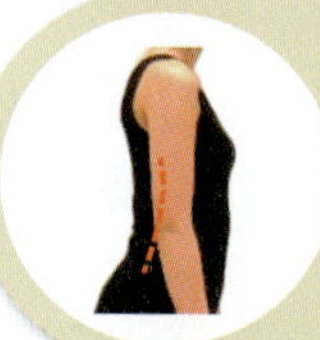

❹ 흉요추의 정렬

평가: 하부 흉추와 요추의 굴곡·신전
임상 예: 코어 근육 등의 체간 근육군의 불균형이 수반될 경우, 복강내압을 높이지 못하고, 복부가 전방으로 빠져 요추 지지에 의존한다.

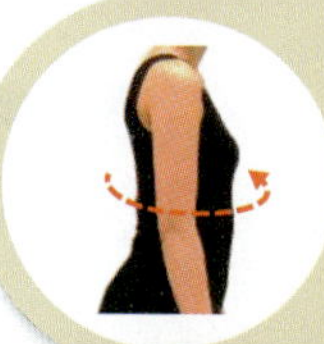

❺ 흉곽의 정렬

평가: 거상·회전의 좌·우차 및 정도
임상 예: 한 측 흉곽(늑골)의 거상은 반대측으로의 회전을 나타내고, 골반 사이와의 비틀림을 발생시켜 효율적인 자세·근육의 사슬 활동을 저해한다.

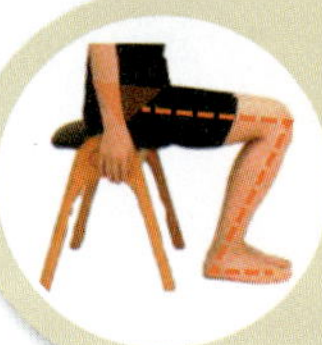

❻ 골반·고관절·슬관절·족관절의 정렬

평가: 관절 간의 굴곡·신전, 경골 경사
임상 예: 발을 과도하게 전방·후방에 위치시키는 자세를 선택할 경우, 지속적인 자세근 활동의 유지가 어려울 수 있다.

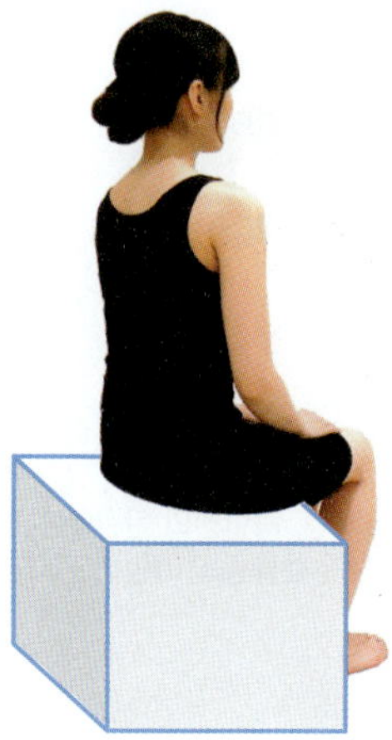

전두면·수평면·시상면을 통합한 3차원적 평가가 임상에서는 더욱 중요해진다.

참고문헌

Johnson J. Postural Assessment (Hand-on Guides for Therapists). Human Kinetics, 2012, pp. 142-153.

부록 2
핸들링의 10가지 포인트

동작분석이나 임상추론에서 관찰뿐만 아니라 손에서 전해지는 직접적인 감각은 중요합니다. 핸들링은 평가와 치료에 모두 활용할 수 있으며, 동작분석의 문제점을 정리하여 임상추론을 발전시킬 수 있는 도구가 됩니다. 아래에 핸들링을 실시하는 데 중요한 포인트를 정리했습니다. 이 내용에 근거(evidence)가 있는 것은 아니지만, 필자가 임상에서 중요하게 생각하고 있는 것입니다.

1 | 기능과 생활을 의식하고 있는가?

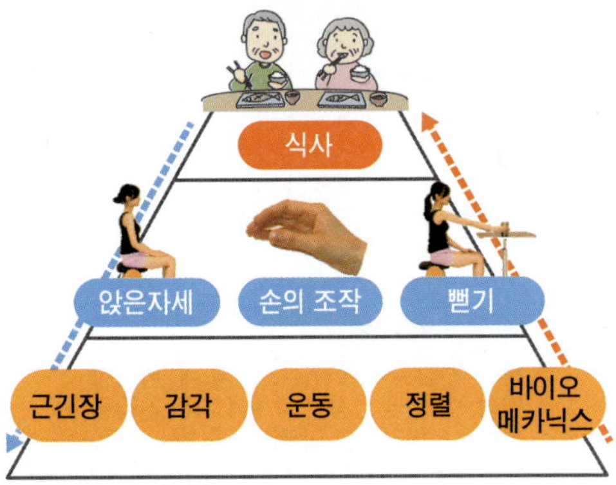

핸들링으로 평가하는 정렬이나 근긴장이 동작이나 생활의 무엇으로 연결되어 있는가, 생활로부터 동작이나 기능에 무엇이 결부되어 있는가를 의식한다.

2 | 3차원이나 표층·심층을 이미지화하고 있는가?

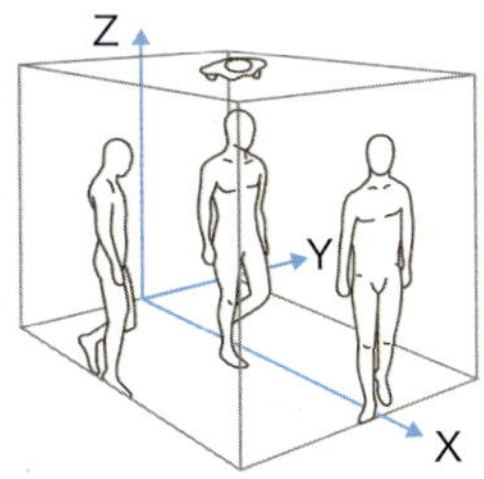

3차원 레벨

골격근을 입체적으로 상상

(Vaughan CL, et al. Dynamics of Human Gait. 2nd ed. Kiboho Publishers, 1999, p. 9.에서 수정)

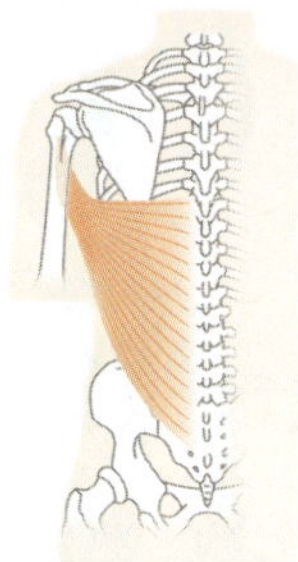

표층·심층

피부 → 신경 → 근육 → 뼈 등

(Lynn S. Clinical Kinesiology and Anatomy. 4th ed. F.A. Daivs, 2006, p. 114.에서 수정)

3 | 환자의 동작을 순식간에 정확하게 모방할 수 있는가?

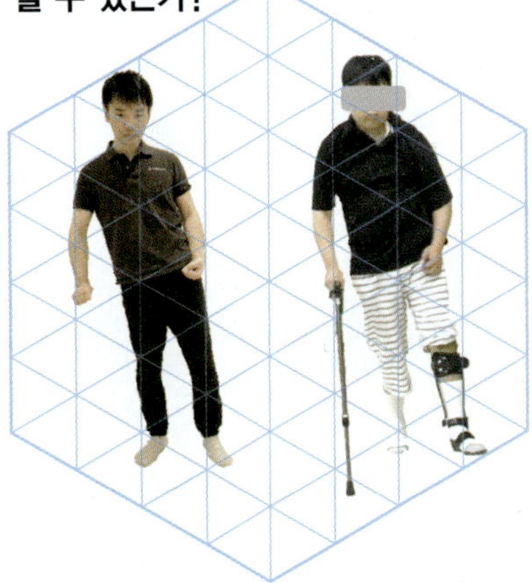

동작 관찰로부터의 모방을 순식간에 정확하게 할수록 동작분석이나 치료에 적용될 수 있다. 시각 정보를 치료사의 체성감각으로 바꾸는 훈련은 중요하다. 그때에 환자가 느끼고 있는 감각도 이미지화해 본다.

4 | 접촉하기 전이나 실행 시에 치료사가 항중력 자세를 유지하고 있는가?

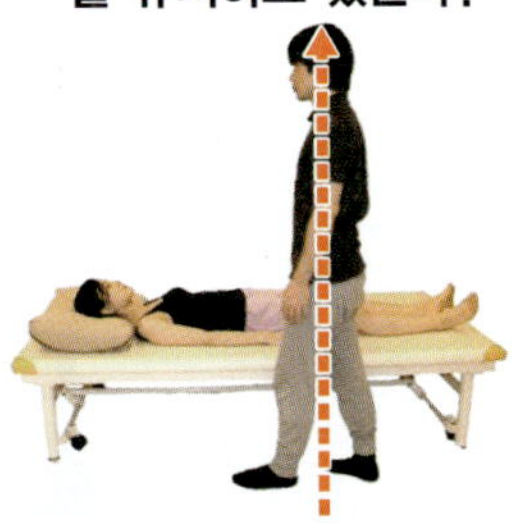

접촉하기 전에 치료사가 지면 반발력을 느끼고, 수직축을 의식할 수 있는 자세를 취한다.

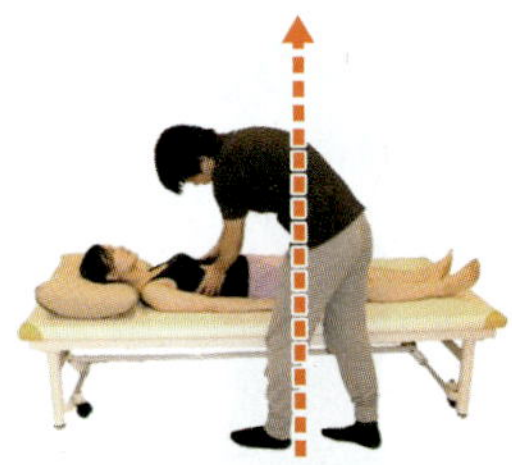

핸들링하는 손이 편안해지고, 환자의 반응을 느끼기 쉬워진다. 체간, 하반신의 탄탄함은 안정적인 핸들링의 기반이 된다.

참고문헌

1) Vaughan CL, et al. Dynamics of Human Gait. 2nd ed. Kiboho Publishers, 1999, p. 9.

2) Lynn S. Clinical Kinesiology and Anatomy. 4th ed. F.A. Davis, 2006, p. 114.

5 | 상대를 유도하기 위한 손의 폼(form)을 이해하고 있는가?

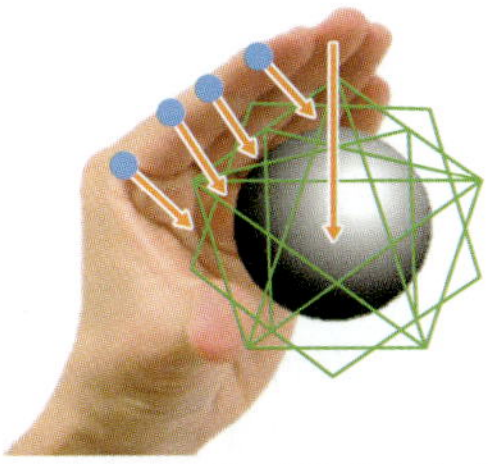

손외재근이 원심적으로 작용한 가운데의 손내재근 우위에 의한 잡기가 되면, 물품을 보다 섬세하게 잡을 수 있다. 극단적인 수축과 이완의 관계에서는 균형이 무너진다.

6 | 수동적인 유도가 아니라 능동적인 유도를 하고 있는가?

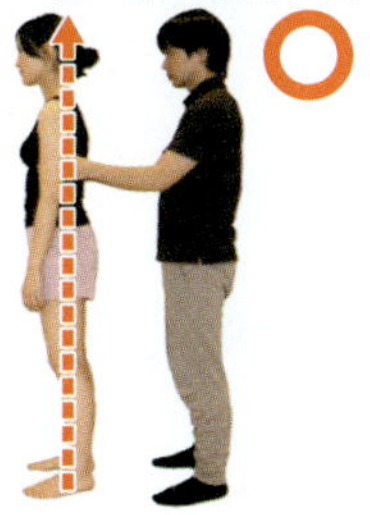

환자의 반응을 읽으면서 신전을 촉진한다.

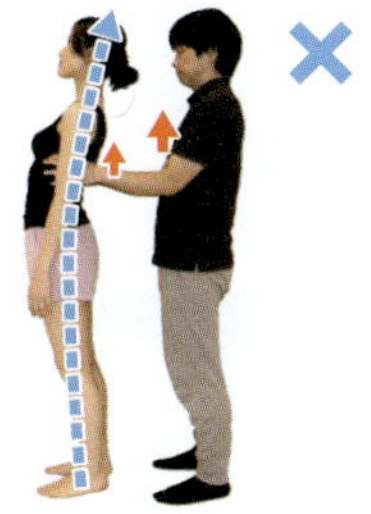

반응을 읽지 않는 수동적인 힘에 맡긴 신전

7 | 접촉 포인트에서 전신을 감지하는 의식을 가지고 있는가?

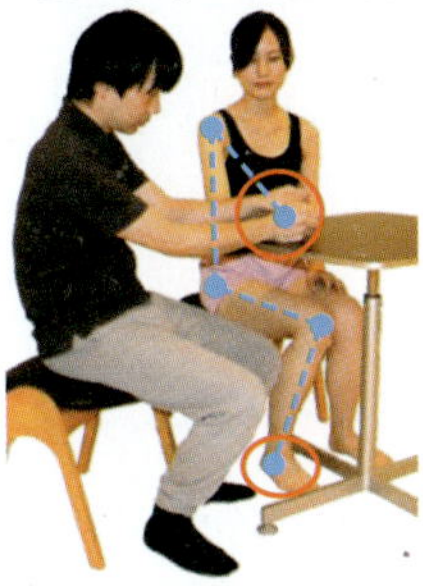

손에서 좌골이나 발의 상태를 의식하여 느낀다.

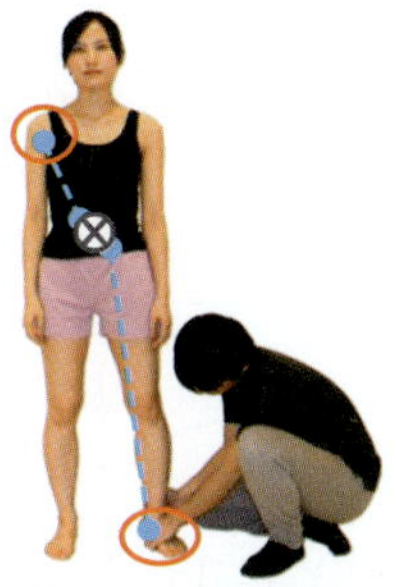

발에서 반대측의 견갑골의 상태를 의식하여 느낀다.

8 | 안정과 운동을 좌우의 손, 동측의 손 안에서 의식하고 있는가?

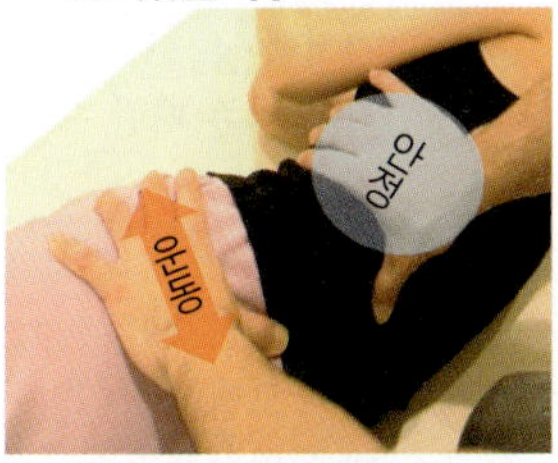

오른손으로 안정을 주고, 왼손으로 운동 방향을 전달하는 경우

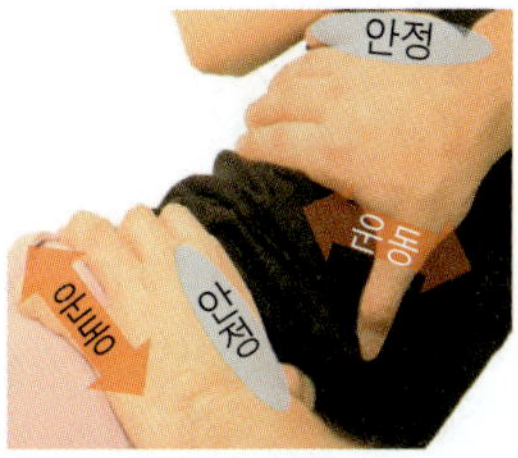

새끼손가락측: 안정
엄지손가락측: 운동
(오른손)

그 반대(왼손)의 경우도 있다.

9 | 항중력뿐만 아니라 종중력까지도 의식하고 있는가?

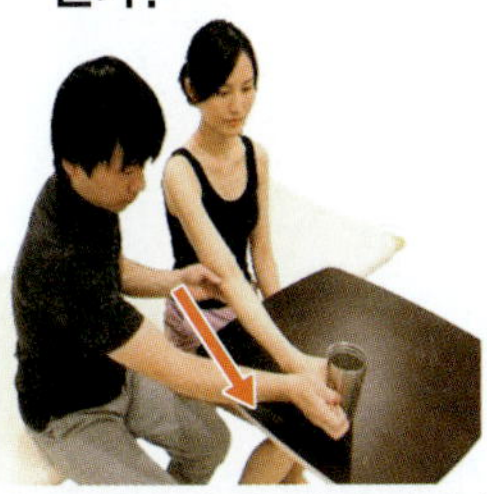

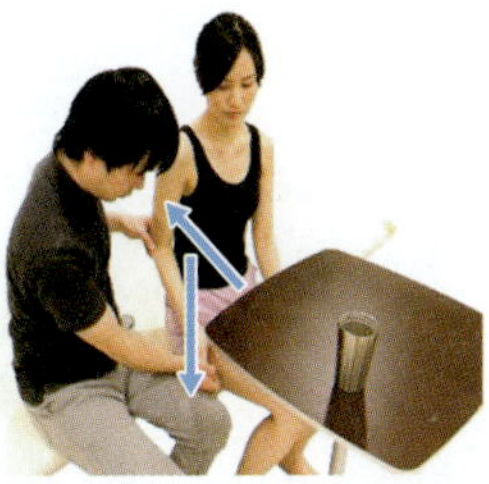

뻗기는 항중력 활동뿐만 아니라 스타트 포지션까지 손을 되돌릴 때의 공간상에서의 제어도 중요하다.

10 | 직접 피부에서 촉진하여 뼈뿐만 아니라 근육의 정렬을 의식할 수 있는가?

대퇴직근의 정렬 수정

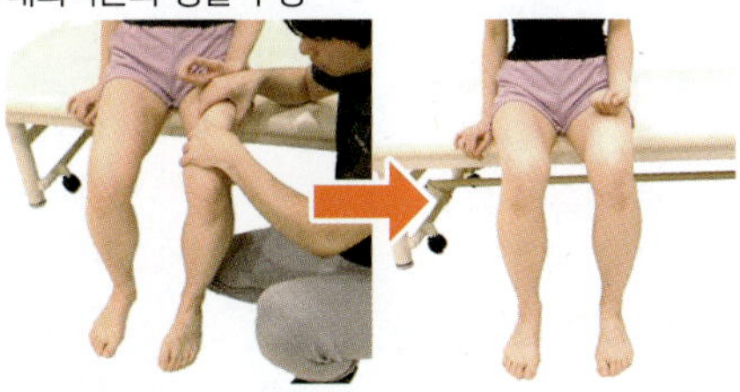

관절가동범위(ROM)와 같은 뼈를 유도한 외관상의 정렬뿐만 아니라 부착하는 근육의 위치도 의식한 중간위치로의 유도가 중요하다. 직접 피부에서의 감각은 치료사가 섬세한 감각을 포착하기 쉽고, 환자에게도 전달되기 쉽다.

찾아보기

국문

ㅊ

ㅋ

ㅌ

ㅍ

ㅎ

영문

A

B

C